ஹோமியோபதி மருத்துவ நூல் வரிசை - 4

நோய் நீக்கும் ஹோமியோபதி மருத்துவ முறை

ஹோமியோபதி மருத்துவக் களஞ்சியம்

டாக்டர் சி.இராமகிருஷ்ணன்
M.A. (Eng.) M.A. (Eco.), B.T., R.H.M.P.

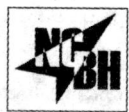

நியூ செஞ்சுரி புக் ஹவுஸ் (பி) லிட்.,
41-பி, சிட்கோ இண்டஸ்டிரியல் எஸ்டேட்,
அம்பத்தூர், சென்னை- 600 050.
☎: 044 - 26251968, 26258410, 48601884

Language: Tamil

Homeopathy Maruththuvakkalanjium

by: **Dr. C. Ramakrishnan**

First Edition: December, 1992

Revised Second Edition: July, 1997

Third Edition: October, 2003

Fourth Edition: January, 2021

Copyright: Publisher

No. of pages: 444

Publisher:

New Century Book House Pvt. Ltd.,

41-B, SIDCO Industrial Estate,

Ambattur, Chennai - 600 050.

Tamilnadu State, India.

email: info@ncbh.in

Online: www.ncbhpublisher.in

ISBN: 978 - 81 - 2340 - 018 - 9

Code No. A 600

₹ 420/-

Branches

Ambattur (H.O.) 044 - 26359906, **Spenzer Plaza (Chennai)** 044-28490027 **Trichy** 0431-2700885 **Pudukkottai** 04322- 227773 **Tanjore** 04362-231371 **Tirunelveli** 0462-4210990, 2323990, **Madurai** 0452-2344106, 4374106 **Dindigul** 0451-2432172 **Coimbatore** 0422-2380554 **Erode** 0424-2256667 **Salem** 0427-2450817 **Hosur** 04344-245726 **Krishnagiri** 04343-234387 **Ooty** 0423-2441743 **Vellore** 0416-2234495 **Villupuram** 04146-227800 **Pondicherry** 0413-2280101 **Nagercoil** 04652-234990

ஹோமியோபதி மருத்துவக் களஞ்சியம்

ஆசிரியர்: **டாக்டர் சி. இராமகிருஷ்ணன்**

முதல் பதிப்பு: டிசம்பர், 1992

திருத்திய இரண்டாம் பதிப்பு: ஜூலை, 1997

மூன்றாம் பதிப்பு: அக்டோபர், 2003

நான்காம் பதிப்பு: ஜனவரி, 2021

அச்சிட்டோர்: **பாவை பிரிண்டர்ஸ் (பி) லிட்.,**

16 (142), ஜானி ஜான் கான் சாலை, இராயப்பேட்டை, சென்னை - 14

☎: 044-28482441

All rights reserved. No part of this book may be reprinted or reproduced or utilised in any form or by any electronic, mechanical, or other means, now known or hereafter invented, including photocopying and recording, or in any information storage or retrieval system, without permission in writing from the publishers.

அணிந்துரை

டாக்டர் ஆர். சீனுவாசன்
கார்த்திக் பஹோலா, கும்பகோணம்
தமிழ்நாடு ஹோமியோபதி கவுன்சில் உறுப்பினர்

நம் நாட்டில் நடைமுறையில் இருக்கும் மருத்துவ முறைகளில் "ஹோமியோபதி" மருத்துவ முறை எளிமையான, பின் விளைவுகள் ஏற்படுத்தாத, ஒரு மிகச் சிறந்த மருத்துவ முறையாகும்.

எனது தந்தை மறைந்த டாக்டர் வி.ஆர். மூர்த்தி அவர்கள், தமிழ்நாட்டு மக்கள் "ஹோமியோபதி" என்றாலே என்னவென்று அறியாத காலத்தில், ஹோமியோபதி மருத்துவ முறையை மக்களுக்கு அறிமுகப்படுத்தி, அம் மருத்துவ முறையைப் பரப்ப உண்மையாகவும் நேர்மையாகவும் உழைத்தார்கள். அவரைப் பின்பற்றி இம்மருத்துவ முறையைச் சார்ந்த மருத்துவ அறிஞர்கள் பலர் தொடர்ந்து பாடுபட்டு வருகின்றனர். இதனால் இன்று தமிழ்நாட்டில் ஹோமியோபதி மருத்துவ முறையை அறியாதவர்களே இல்லை என்று சொல்லும் அளவுக்கு இம்மருத்துவ முறைகள் பட்டி தொட்டிகள் எங்கும் பரவி இருக்கின்றன.

ஹோமியோபதி மருத்துவ முறையின் சிறப்பு, அதன் தத்துவம், நோய்க்குறிகளும் அதற்கேற்ற ஹோமியோபதி மருந்துகளும் போன்ற பல்வேறு விபரங்கள் அடங்கிய நூல்கள் தமிழிலும் ஆங்கிலத்திலும் வெளிவந்து கொண்டிருக்கின்றன.

மதுரை, டாக்டர் சி. இராமகிருஷ்ணன் அவர்கள் எழுதியுள்ள "ஹோமியோபதி மருத்துவக் களஞ்சியம்" என்னும் இந்நூலில், நம் உடல் உறுப்பு ஒவ்வொன்றிற்கும் தொடர்பான நோய்கள், அவற்றைக் குணமாக்கும் ஹோமியோபதி மருந்துகள் எவை என்பன போன்ற விபரங்கள் அவருக்கே உரித்தான பாணியில், மிகத் தெளிவாகவும், பிறர் எளிதில் புரிந்து கொள்ளும் வகையிலும், சுருக்கமாகவும் எழுதியுள்ளார்.

இந்நூல், ஹோமியோபதி மருத்துவர்கள் ஒவ்வொருவரும் வைத்திருக்க வேண்டிய ஒரு இன்றியமையாத நூலாகும். அவர்களின் மருத்துவத் தொழிலுக்கு இந்நூல் மிக்க உதவியாக இருக்கும் என்பது எனது கருத்து.

டாக்டர் சி. இராமகிருஷ்ணன் அவர்கள், ஹோமியோபதி மருத்துவர்கள் மேலும் பயனடையும் வகையிலும், மக்கள் நோய் நீங்கி, சுகமாக வாழவும் இன்னும் நிறைய நூல்கள் ஹோமியோபதி உலகிற்குப் படைத்து, மாபெரும் தொண்டாற்றிட முன் வரவேண்டுமென பணிவன்புடன் கேட்டுக்கொள்கிறேன்.

டாக்டர் ஆர். சீனுவாசன்

முன்னுரை

நாளிதழ்களும், வார, மாத இதழ்களும் உடற்கூறு, மருத்துவம், மருந்துகள் ஆகியவை பற்றிய ஏராளமான பயனுள்ள அல்லது பயமுறுத்துகிற செய்திகளையும், கட்டுரைகளையும் விளம்பரங்களையும் வெளியிட்டு வருகின்றன. தலைவலி, காய்ச்சல், வயிற்றோட்டம், வயிற்றுப் பொருமல் ஆகியவற்றிற்கான மாத்திரைகளும், மருந்துகளும் இல்லாத அல்லது அவை பற்றித் தெரியாத வீடுகள் இல்லையென்றே கூறிவிடலாம். சந்தையில் உள்ள மருந்துக் கடைகளில் மருந்துப் பொருளைக் கேட்ட அளவில் பெற்றுக்கொள்ளும் வாய்ப்புகள் மிகுதி. அவசரங்கள் மிகுந்த இந்நாளில் தலைவலி, வயிற்றுவலி என்றவுடன் மருத்துவரை சந்திக்க விரும்புவோரின் எண்ணிக்கையும் குறைவு. அவர்களின் வசதியும் வாய்ப்பும் குறைவு. எனவே தொலைக்காட்சி, வானொலி, படக்காட்சிகள், செய்தித்தாள்கள் ஆகியவற்றில் விளம்பரம் செய்யப்படுகிற மருந்துப்பொருட்களையும், உடலுரமாக்கிகளையும் வாங்கிப் பயன்படுத்துவோரின் எண்ணிக்கை பெருகிவருகிறது. அவற்றில் பல உடலுக்கும், உள்ளத்திற்கும் ஊறு விளைவிப்பவையே.

இவ்வாறான சமுதாயச் சூழ்நிலையில், நோயால் அவதியுறும் மனிதவர்க்கத்தின் துன்பம் துடைக்கத் தோன்றிய மருத்துவ முறைகளில் ஒன்றான ஹோமியோபதி மருத்துவமுறை, இன்றைய உருவில் தோன்றி ஏறத்தாழ 200 ஆண்டுகள் ஆகின்றன. இந்தக் கால இடைவெளியில் அது பெற்றுள்ள வெற்றிகளை அதனால் பயனடைந்தவர்கள் அனைவரும் அறிவர். அதன் வெற்றிகள் கண்கூடானவை; நிகழ்வு களுக்கு இயைந்தளவு எனவே உண்மையானவை.

இம்முறை மக்களுக்கேற்ற எளிய சிறந்த நோய் நீக்கும், நோய்த் தடுப்புமுறை. அது சிறுகச் சிறுகப் பல்வேறு வர்க்கங்களைச் சேர்ந்த மக்களையும் கவர்ந்து வருகிறது. இந்த மருத்துவ முறையின் தத்துவங் களும் அதன் சிகிச்சை முறைகளும் சிறப்பானவை; மனநிறைவளிப்பவை நம்பிக்கைக்குரியவை; துன்பம் விளைவிக்காதவை; அனைத்து நாட்டவராலும் பின்பற்றப்படுபவை. அவ்வாறான ஒரு சிறந்த மருத்துவ முறையை ஒரு வரம்பிற்குள் நின்று விளக்க இந்நூல் முயல்கிறது.

உலகப்புகழ் வாய்ந்த ஹோமியோபதி மருத்துவர்களின் அனுபவங்களையும் ஆசிரியரின் அனுபவங்களையும் அடிப்படையாகக் கொண்டு நோய் நீங்கி வாழ சில சிகிச்சை முறைகள் இந்நூலில் கூறப்பட்டுள்ளன. இவையன்றி நோய் நிலைகளின் அடையாளங்களையும், குணங்குறிகளையும், காரணங்களையும் அவற்றிற்குரிய பெயர்களையும், அவற்றிற்கான மருந்துகளையும் அவற்றைக் கொடுக்கும் போதும், அதற்குப் பின்னரும் கவனிக்க வேண்டியவை பற்றியும், அவை தொடர்பான வேறு பல செய்திகளையும் பல பெரும் புகழ்வாய்ந்த மருத்துவ அறிஞர்களின் நூல்களிலிருந்து அறிந்து, எடுத்துப் பயன் படுத்தப்பட்டுள்ளன. எனவே நூலின் பெருமைகள் அனைத்தும் அந்தப் பெரியோர்களுக்கே உரியதாகும். சிக்கலான விஷயங்களைத் தெளிவாகவும், சுருக்கமாகவும், ஏற்ற முறையில், எளிதில் புரியுமாறு இயன்ற அளவு இனிய நடைமுறைத் தமிழைப் பயன்படுத்தி விளக்க முயற்சி மேற்கொள்ளப்பட்டுள்ளது.

ஊருக்கு நல்லது செய்ய வேண்டும் என்பதற்காகவும், தெரிந்த உண்மைகளை யாவரும் அறியச் செய்ய வேண்டுமென்பதற்காகவும் மருத்துவத் தொண்டின் மூலம் மக்களுக்குத் தொண்டு செய்யப் பேரார்வம் கொண்டோருக்காவும் இந்நூல் வெளியிடப்படுகிறது.

சமூகத் தொண்டர்களுக்கும், தொடக்க நிலையில் உள்ள மருத்துவ நண்பர்களுக்கும், பிறமுறை மருத்துவர்களுக்கும்கூட, நோய் மிகுந்த நிலையில் தங்களிடம் வரும் நோயாளிகளுக்குக் கருணையுள்ளத்துடனும், தேர்ந்த திறனுடனும் உதவ இந்நூல் பெரிதும் பயன்படும் என்பதாலும் ஏராளமான சிந்தனைத்திறன் கொண்ட ஆண்களும் பெண்களும் இந்நூலைப் பயன்படுத்தி அவர்களுடைய உடல் நலனையும், அவர்களுடைய உற்றார் உறவினர்களின் உடல் நலனையும் பேணிக்காக்கப் பெரிதும் பயன்படும் என்பதாலுமே இந்நூல் வெளியிடப்படுகிறது.

இந்நூலின் நிறைகுறைகள் எதுவாயினும் அவற்றை எடுத்துக் கூறினால் நான் என்னையே திருத்திக் கொள்ளவும், உயர்த்திக் கொள்ளவும் வழிசெய்யும்.

தமிழ்நாட்டில் ஹோமியோபதி மருத்துவம் வளர்ந்து பரவத் தேவையான அனைத்தும் செய்து அழியாப் புகழ்பெற்ற அமரரான டாக்டர் V.R. மூர்த்தி அவர்களின் குமாரரும், அவரது சேவைகளைத் தொடர்ந்து அயராது செய்துவரும், இன்றைய தமிழ்நாடு ஹோமியோபதி கவுன்சில் உறுப்பினருமான டாக்டர் ஆர். சீனுவாசன் அவர்கள் இந்நூலுக்கு அணிந்துரை வழங்கி வாழ்த்தியுள்ளார். அவருக்கு என் நன்றியைக் கூறிக் கொள்வதில் பெருமகிழ்ச்சியடைகிறேன்.

மக்கள் சிறந்த உடல் நலமுடன் வாழப் பெரிதும் உதவக்கூடிய இதுபோன்ற பல்வகை மருத்துவ முறை நூல்களைத் தமிழில் கொண்டு வரவேண்டும் என்ற இலட்சிய ஆர்வத்துடன் ஏராளமான நூல்களை நியூ செஞ்சுரி புக் ஹவுஸ் நிறுவனத்தினர் வெளியிட்டு தமிழுலகு சிறப்புறச் செய்து வருகின்றனர். அதே வரிசையில் இந்நூலையும் மேலான முறையில் அச்சிட்டுச் சிறப்பாக வெளியிட்டுள்ள அந்நிறுவனத்திற்கு என் நன்றியைத் தெரிவித்துக் கொள்வதில் பெருமகிழ்ச்சியடைகிறேன். மருத்துவ உலகமும், மக்களும் முந்திய இவ்வரிசை நூல்களை வரவேற்று ஆதரவளித்ததைப் போன்று இந்நூலையும் வரவேற்று ஆதரவளிப்பர் என நம்புகிறேன்.

சி. இராமகிருஷ்ணன்

'துவாரகா'
பிளாட் எண் 16A
பொன்மேனி நாராயணன் தெரு,
சோமசுந்தரம் குடியிருப்பு,
மதுரை - 625 016

9

பொருளடக்கம்

ஹோமியோபதி மருத்துவமும் அதன் நடைமுறைகளும் 19

பகுதி - 1
மனம் தொடர்பான நோய்கள் 55-61

1. பயம், அச்சம், பீதி
2. துயரமும் வருத்தமும்
3. கோபம்
4. பைத்தியம்

பகுதி - 2
தலை தொடர்பான நோய்கள் 62-78

1. தலை சுற்றல், கிறுகிறுப்பு
2. தலைக்கு இரத்தம் விரைந்து செல்லுதல்
3. மூளைக்கு இரத்தம் விரைந்து செல்வதால் ஏற்படும் வலிப்பு நோய்
4. மூளை வேக்காடு
5. மூளை மற்றும் தண்டுவட வேக்காடு
6. மண்டை ஓட்டினுள் நீர் கோத்தல்
7. தலைவலி
8. தலைமயிர் உதிர்தல்

பகுதி - 3
கண் நோய்கள் 79-86

1. கண் பட்டைகளில் வீக்கம்
2. கண் கட்டிகள்
3. ஒன்றரைக்கண்
4. பார்வை மங்குதல்
5. கண் வலி
6. கண்ணில் பூ விழுதல்

பகுதி - 4
காது தொடர்பான நோய்கள்   87-94

1. காது வேக்காடு
2. காதில் சீழ் வடிதல்
3. காது கேளாமை
4. காதில் இரைச்சல்கள்
5. பொன்னுக்கு வீங்கி

பகுதி - 5
மூக்கு தொடர்பான நோய்கள்   95-103

1. மூக்கொழுகுதல்
2. பீனிசம்
3. தடுமன்
4. மூக்கில் தசைக்கட்டி வளர்தல்
5. மூக்கிலிருந்து இரத்தம் வடிதல்

பகுதி - 6
வாய் தொடர்பான நோய்கள்   104-116

1. வாயில் தோன்றும் பல்வேறு வகையான சுவைகள்
2. வாயில் தோன்றும் கெட்ட நாற்றம்
3. நாக்கு வேக்காடடைதல்
4. நாக்கிற்கடியில் புண்
5. வாய்ப்புண் அல்லது வாய் வேக்காடு
6. வாய்ப்புண்
7. ஈறுகளிலிருந்து இரத்தம் வடிதல்
8. ஈறுகளில் புண் கட்டிகள்
9. பல்வலி

பகுதி - 7
தொண்டை தொடர்பான நோய்கள்   117-127

1. தொண்டை புண்ணாதல்
2. நீண்டகால தொண்டைப்புண்
3. டான்சில் கோளங்களின் வீக்கம்
4. டிப்தீரியா

பகுதி - 8
மார்பு தொடர்பான நோய்கள்   128-156

1. தொண்டைக்கம்மல் அல்லது தொண்டைக்கட்டு
2. குரல்வளை வேக்காடு
3. காற்றுக்குழல் அழற்சி
4. இருமல்
5. கக்குவான் இருமல்
6. மார்ச்சளி
7. மார்ச்சளிக் காய்ச்சல் அல்லது கபவாத சுரம்
8. நுரையீரல் சவ்வின் அழற்சி
9. ஆஸ்துமா
10. இதயப் படபடப்பு
11. இருதய வலி அல்லது மாரடைப்பு
12. மிக விரைவான நாடியோட்டம்
13. இதய வெளியுறை வேக்காடு
14. இதய உள்ளுறை வேக்காடு
15. இருதய வேக்காடு
16. தமனிகள் விரிந்து பருத்தல்
17. சிரைகள் பருத்து வீங்குதல்

பகுதி - 9
வயிற்றுக் கோளாறுகள்   157-204

1. குறுகிய கால அசீரணமும் அதன் காரணங்களும்
2. நீண்ட கால அசீரணம்
3. பசியின்மை
4. பெரும் பசி
5. நெஞ்செரிவு
6. வாந்தி
7. இரத்த வாந்தி
8. விக்கல்
9. மலச்சிக்கல்
10. வயிற்றுப்போக்கு

11. வயிற்றுக்கடுப்பு
12. வயிற்றுப் புண்
13. பெரிட்டோனிட்டிஸ்
14. இரைப்பைப் புற்றுநோய்
15. குடற் பூச்சிகள்
16. ஆசன வாய் வெளித்தள்ளுதல்
17. மூலநோய்
18. கல்லீரல் கோளாறுகள்
19. நாட்பட்ட கல்லீரல் வேக்காடு
20. மண்ணீரல் வேக்காடு
21. மஞ்சட்காமாலை
22. குடல்வால் அழற்சி
23. குடற் பிதுக்கம்

பகுதி - 10
சிறுநீர்க் கோளாறுகள் 205-218

1. வலியுடன் சிறுநீர் கழித்தல்
2. மதுமேகம் (அல்லது) நீரிழிவு
3. அதிமூத்திரம்
4. சிறுநீரகங்களில் வேக்காடு
5. சிறுநீரகங்களில் கற்களிருப்பதால் தோன்றும் வலி
6. சிறுநீர்ப்பை வேக்காடு

பகுதி - 11
தோல் தொடர்பான நோய்கள் 219-249

1. புறப்பாட்டுக் காய்ச்சல்கள் அல்லது அம்மைக் காய்ச்சல்கள்
2. தட்டம்மை
3. செவ்வாப்புக் காய்ச்சல்
4. சின்னம்மை
5. பேய் முஷ்டை
6. அக்கி
7. சிரங்கு
8. எச்சில்பற்று

9. எச்சில் பற்றுக்களில் மற்றொரு வகை
10. காசுபோன்ற வட்டவடிவமான எச்சில் பற்றுக்கள்
11. பொடுகு
12. முகப்பருக்கள்
13. தோலில் அரிப்பு
14. வேர்க்குரு போன்ற சினைப்புகள்
15. குருதிக் கட்டிகள்
16. இராஜபிளவை
17. நகச்சுற்று
18. சீழ்க்கட்டிகள்
19. குழிப்புண்கள்
20. கால் நகங்களில் தோன்றும் நோய்கள்
21. கால் ஆணிகள்
22. பால் பருக்கள் அல்லது பாலுண்ணிகள்

பகுதி - 12
மாதர்களின் நோய்கள்   250-306

1. மாதவிடாய்
2. பூப்பெய்துதல் காலந்தாழ்த்தப்படுதல்
3. வழக்கத்திற்கு மாறான மாதவிடாய்
4. வலிமிக்க மாதவிடாய்
5. மட்டுமீறிய மாதவிடாய்ப் போக்கு
6. மாதவிடாய் முற்றிலுமாக நின்று விடுவது
7. வெள்ளை அல்லது வெட்டைப் போக்கு
8. பசலை நோய்
9. முதுகெலும்பில் உறுத்தல் அல்லது வலி
10. வெட்டை நோய்
11. கருப்பையில் காணும் இழுத்துப் பிடிக்கும் வலி
12. கருப்பை கீழிறங்குதல் அல்லது கருப்பைப் பிதுக்கம்
13. கருப்பை அழற்சி அல்லது அதைப்பு
14. மலட்டுத்தன்மை
15. சூலுற்ற காலத்தில் மாதர்க்குத் தோன்றும் நோய்கள்

16. சூல் காலம்
17. மசக்கை
18. தலைசுற்றல் - தலைவலி
19. சூலுற்ற காலத்தில் தோன்றும் பல்வலி
20. நெஞ்செரிவு
21. வயிற்றின் பக்கங்களில் வலி
22. மலச்சிக்கல்
23. சூலுற்ற காலத்தில் வயிற்றோட்டம்
24. பாலுறுப்புகளில் அரிப்பு
25. கால்களில் நரம்புகள் சுருண்டு கொள்ளுதல்
26. கை, கால்களிலும் வேறு இடங்களிலும் நரம்பு பிடித்திழுத்தல்
27. சிறுநீரை அடக்க இயலாமை
28. கருச்சிதைவு
29. முலைகள்
30. பொய்ப் பிரசவ வலிகள்
31. மகப்பேறு
32. பேறுகாலத்தின்போது ஏற்படும் வலிப்புகள் அல்லது இசிவுகள்
33. மகப்பேற்றுக்குப் பின் செய்ய வேண்டிய சிகிச்சை
34. மகப்பேற்றுக்குப் பின் இரத்தம் கொட்டுதல்
35. பேறுகாலத்திற்குப் பின் சிறுநீர்கழிக்க இயலாமை
36. கால்களில் தோன்றும் வெண்மையான வீக்கம்
37. பிள்ளைத்தாய்ச்சிக்கு ஏற்படும் காய்ச்சல்
38. மகப்பேற்றுக்குப் பின் மலச்சிக்கல்
39. தீட்டு வெளியேறுதல்
40. முலைகளில் வெடிப்புகளும், புண்களும்
41. முலைகளில் கட்டிகள் அல்லது வீக்கம்

பகுதி - 13
குழந்தைகளின் நோய்கள் 307-343

1. குழந்தைக்குப் பால் புகட்டுவது
2. பிறந்த குழந்தைக்குத் தோன்றும் நோய்களும் அதற்கான மருந்துகளும் தலையில் தோன்றியுள்ள இரத்தக் கட்டிகள்
3. பிறப்பிலேயே தோன்றும் உடற்குறைகள்

4. குழந்தை நீலம்பூத்திருத்தல்
5. தலை நீண்டு வீங்கிக் காணப்படுதல்
6. குழந்தை முதன் முதலில் கழிக்கும் கருநீல மலம்
7. கண் நோய்கள்
8. குழந்தைகளுக்கு ஏற்படும் மூக்கடைப்பு
9. மஞ்சட்காமாலை
10. வாய்ப்புண்
11. தோல் உரிதல்
12. சிறுநீர் வெளியேறாமை
13. மலச்சிக்கல்
14. குழந்தைகளுக்கு ஏற்படும் வயிற்றோட்டம்
15. குழந்தைகளுக்கு ஏற்படும் வயிற்றுவலி
16. மார்பகங்கள் வீங்குதல்
17. குழந்தை அமைதியின்றிக் காணப்படுதல்
18. குழந்தை அழுது கொண்டேயிருப்பது
19. விக்கல்
20. தலையில் பொருக்குகள்
21. வலிப்புகள்
22. பல்முளைத்தல்
23. குழந்தைகளுக்கு கோடையில் ஏற்படும் வயிற்றோட்டம்
24. உடல் இளைப்பு, உடல் மெலிவு
25. காதுகளுக்குப் பின்னால் தோன்றும் வெடிப்புகளும், புண்களும்
26. குழந்தைகளுக்குத் தோன்றும் குடலிறக்கம்
27. வியர்க்குரு
28. குழந்தைகளுக்கு ஏற்படும் வெள்ளைப் போக்கு

பகுதி - 14
பொதுவான நோய்கள்   344-377

1. குடிமயக்கம்
2. மகோதரம் அல்லது உடற்பகுதிகளில் வீக்கம்
3. கீல்வாதம்
4. குறுகிய கால வாதம்

5. நீண்ட கால வாதம்
6. தோள்பட்டை வாதம்
7. நரம்பு வலிகள்
8. இடுப்பு (குறுக்கு) வலி
9. தொடை நரம்பு வாதம்
10. கழுத்துப் பிடிப்பு
11. கை கால்களில் தசைநார்கள் இழுத்துப் பிடித்தல்
12. மயங்கி விழுதல்
13. காக்காய் வலிப்பு
14. நடுக்கல் வாதம்
15. பயங்கரக் கனவு
16. தூக்கமின்மை
17. விந்து தானாகவே வெளியேறுதல்
18. நினைவுசக்தி குறைதல்
19. கண்டமாலை
20. தீச்சுட்டபுண்ணும், வெந்நீர்க் கொப்புளங்களும்
21. படுக்கைப் புண்கள்
22. ஒற்றை அம்மைக் கொப்புளம்
23. இரவுநேரத்தில் படுக்கையிலேயே சிறுநீர் கழிப்பது
24. உடற்சோர்வு
25. வாய் திக்குதல் - திக்குவாய்

பகுதி – 15
காய்ச்சல்கள் 378-388

1. இன்புளுயன்சா
2. சாதாரணக் காய்ச்சல்
3. விட்டு விட்டு வரும் காய்ச்சல்
4. சீரணக் கோளாறினால் ஏற்படும் காய்ச்சல்
5. டைபாய்ட் காய்ச்சல்

பகுதி - 16
காயங்கள் 389-397

1. சுளுக்கு - தசைகள் பிசகிக் கொள்ளுதல்
2. கன்றிப்போன காயம்
3. மண்டையோட்டில் காயங்கள்
4. மூளையில் அடிபடுதல்
5. எலும்பு முறிவுகள்
6. மூட்டுகள் இடம் பெயர்தல்
7. தேனீ கொட்டுதல் மற்றும் தேள் கொட்டுதல்

பகுதி - 17
புற்றுநோய் 398-402

பகுதி - 18
இயலாமை அல்லது ஆண்மைக் குறைவு 403-407

பகுதி - 19
பொருட்குண சிந்தாமணி 408-436

நூற்பெயர்க்கோவை (Bibliography) 437-443

ஹோமியோபதி மருத்துவமும் அதன் நடைமுறைகளும்

காலம் ஈன்ற சோதிக் கதிரவன் சாமுவேல் ஹானிமன்

"ஊருக்கு நல்லது சொல்வேன்
எனக்குண்மை தெரிந்தது சொல்வேன்"

உலகம் செழிக்கத் தோன்றிய மாமேதைகளில் சாமுவேல் ஹானிமனும் ஒருவர். 'சைனா' என்ற மருத்துவப் பொருளை ஆராய்ந்ததன் மூலம், ஒப்பற்ற சிறந்த, அறிவியல் அடிப்படையிலான, ஹோமியோபதி சிகிச்சை முறையைக் கண்டறிந்தார். அதை நடைமுறையில் கையாண்டு உலகறியச் செய்தார்.

இவர் 1755-ல் பிறந்தார். அவருடைய தந்தையார் மெய்சீன் என்ற இடத்தில் பீங்கான் பாத்திரங்கள் செய்யும் தொழிற்சாலையில் பணிபுரிந்து வந்தார். பள்ளி நாட்களில் அவரது சிறந்த திறமையும், அறிவுக்கூர்மையும், மற்ற மாணவர்களையும் ஆசிரியர்களையும் பெரிதும் கவர்ந்தன. பெரும் பணக்காரர்களும் நல்லிதயம் கொண்டோரும் அவரது உயர் கல்விக்கு உதவினர். அப்போதே அவர் எட்டு மொழி களில் மிகச் சிறந்த புலமை பெற்றிருந்தார். ஏராளமான மருத்துவ நூல்களையும், இரசாயன நூல்களையும் மொழிபெயர்த்து வெளி யிட்டார். அவருடைய பணிகளுக்கு ஏராளமான கிராக்கி இருந்தது. ஆனால் அதை அவர் பணம் தேடுவதற்கெனப் பயன்படுத்தவில்லை.

அவர் மருத்துவத்துறையில் பட்டம் பெறுவதற்காக வியன்னா சென்று பயின்றார். அவர் மிகுந்த சுறுசுறுப்பும் அறிவுக் கூர்மையும் கொண்டவர். அவரது சிறந்த குண நலன்கள் அவரது ஆசிரியர்களைக் குறிப்பாக அவரது பேராசிரியரைப் பெரிதும் கவர்ந்தது. ஹானிமனைத் தன்னுடைய மேற்பார்வையின் கீழ் இருத்தி, தன் சொந்த மகன் போல் நடத்தி வந்தார்.

ஹானிமன் மாணவராக இருக்கும்போதே டிரான்சில் வேனியா மாகாணத்தின் ஆளுநருடைய குடும்ப மருத்துவர் ஆனார். அப்போது அவர் ஹங்கேரியின் தாழ்நிலப் பகுதிகளில் பல நாட்களைச் செலவழிக்க வேண்டியிருந்தது. அந்தப் பகுதிகளில் உள்ள மக்களை மலேரியா சுரம் வாட்டி வதைத்து வந்தது. எனவே, அவரது இளம் வயதிலேயே அந்த நோய்ப்பற்றி அறியும் வாய்ப்பு அவருக்குக் கிட்டியது. அவர் தனது 24 வயது முடிவதற்குள் எம்.டி. பட்டம் பெற்றார். இந்தக் காலம் முழுமையும் அவர் தன்னுடைய மொழிபெயர்ப்புப் பணிகளையோ அல்லது மருத்துவம் தொடர்பான கட்டுரைகள் எழுதுவதையோ நிறுத்தி விடவில்லை. அவர் ஓர் அயரா உழைப்பாளி.

அவர் 1782-ல் மாக்டிபர்க் என்ற நகரில் வாழ்ந்த ஒரு மருந்துக் கடைக்காரரின் மகளைத் திருமணம் செய்து கொண்டார். அவர்களின் வாழ்க்கை இன்னல்கள் மிகுந்ததாயிருப்பினும் இனிமை நிறைந்த தாகவே இருந்தது. அவர் 1784-ல் ட்ரெஸ்டன் நகருக்குச் செல்ல வேண்டியதாயிற்று. அவரது அன்பான மருத்துவத் தொழிலிலும், மொழிபெயர்ப்புப் பணியிலும் தனக்கு என ஒரு தனி இடத்தைச் சம்பாதித்துக் கொண்டார். 1786-ல் அந் நகரின் தலைமை மருத்துவர் நோயுற்றதனால் ஹானிமன் அந்தப் பதவிக்கு நியமிக்கப்பட்டார்.

அடுத்த சில ஆண்டுகளில், அவர் ஒரு பெரும் இரசாயன வல்லுநர் என்று பெயர் பெற்றார். இதுவரை கண்டறியப்படாத பல இரசாயனப் பொருட்களைப் பற்றி எழுதிப் புகழ் பெற்றார். ஹானிமன் பத்திரிகை களுக்குக் குறிப்பாக மருத்துவப் பத்திரிகைகளுக்கு கட்டுரைகள் எழுதி வந்தார். அவற்றில், அவர் தன் கருத்துக்களைப் பயமில்லாமலும், ஒளிவுமறைவின்றியும் எழுதி வந்தார். அக்காலத்திய மருத்துவர்கள், நோயாளிகள் நோயால் மிகவும் மெலிந்தும், நலிந்தும் இருந்தாலும்கூட, அவர்களின் இரத்தத்தைத் தூய்மைப்படுத்துவது என்ற பெயரால் அவர்களுடைய இரத்தம் முழுமையையும் இழக்கச் செய்தனர். அல்லது அவர்களுக்கு மிகவும் சக்திவாய்ந்த, கொல்லும் விடங்களையே மருந்தெனக் கொடுத்தனர். கிரந்தி நோயாளிகளுக்கு அடிக்கடி பாதரசத்தால் செய்யப்பட்ட மருந்துகள் கொடுக்கப்பட்டதால் அவர்கள் தங்களுடைய பற்களைக் கொப்பளித்துத் துப்பினர். பின்னர் அந்த மருந்துகளே அவர்களைக் கொன்றன.

ஹானிமன் ஒரு மனச்சாட்சி உள்ள மருத்துவர். எனவே அவர் காலத்தில் நிலவிய பொய்யையும் பித்தலாட்டத்தையும் பெரிதும் வெறுத்தார். ஏழை எளிய மக்கள் ஏற்ற சிகிச்சைமுறையின்றி வாடுவதையும், மரிப்பதையும் கண்டு மனம் நொந்தார். அக்காலத்தில் நிலவிய மருத்துவமுறையின் கொடுமைகள் அவர் உள்ளத்தை நடுங்க

வைத்தன. எனவே அவர் அரிதிற் பயின்று, முயன்று வளர்த்திருந்த மருத்துவத் தொழிலைக் கைவிட்டார். எனினும் மருத்துவ நூல்களையும் பிற அறிவியல் நூல்களையும், பிரெஞ்சு, ஆங்கிலம் போன்ற மொழிகளில் மொழிபெயர்த்து வந்தார். அதன் மூலம் சிறிதளவு பொருளே பெற முடிந்தது. அதன் விளைவாக இதுவரை அவருக்குக் கிடைத்து வந்த வருவாயையும் நோயாளிகளின் நன்மதிப்பையும், நண்பர்களின் உதவியையும் இழந்தார்.

அப்போது அவருக்கு 35 வயதுதான். அவரும் அவரது துணைவியாரும் தங்களின் ஐந்து குழந்தைகளுடன் ஏழ்மையும், இன்னலும் நிறைந்தவர்களாக, மிகச் சிறு அறையொன்றில் வசித்து வந்தார்கள். எனினும் அவர் தன் தீர்மானத்தை மாற்றிக் கொள்ளவில்லை. அதற்காக அவர் வருந்தவும் இல்லை. அவர் உண்மையைத் தேடுபவர். அவரது மனத்தூய்மையும், தியாக உணர்வும், தன்னுடைய மனத்திற்கொவ்வாத அன்றைய மருத்துவ முறைக்கு மீண்டும் திரும்ப இடம் தரவில்லை. எனினும் அவரது சலியா உழைப்பும், உறுதியும், நேர்மையும் ஏற்ற வெகுமதியை உரியகாலத்தில் பெற்றன.

திக்குத் தெரியாத காட்டில்

இவ்வாறு ஏழ்மை நிறைந்த நாட்களில், ஒரு சமயம் ஸ்காட்லாந்து நாட்டைச் சேர்ந்த சிறந்த, புகழ்வாய்ந்த மருத்துவரின் பொருட்குண சிந்தாமணியை மொழிபெயர்த்துக் கொண்டிருந்தார். அவரது நூலில் சின்கோனா அல்லது சைனா என்ற கொய்னா மரப்பட்டையைப் பற்றி அந்த மேதை வெளியிட்டிருந்த கருத்துக்களை அவரால் ஏற்றுக் கொள்ள முடியவில்லை - குறிப்பாக மலேரியா சுரத்தில் கொய்னாவின் செயல்திறன் பற்றிய விளக்கத்தை அவரால் ஏற்றுக்கொள்ள முடியவில்லை. எனவே மொழிபெயர்க்கும் வேலையை விட்டுவிட்டு, அவரே அந்த மருந்துப் பொருளைப் பயன்படுத்திச் சோதிக்கத் தொடங்கினார்.

தீராத நோயெல்லாம் தீர்க்க

நல்ல உடல் நலம் கொண்டிருந்த அவர் கொய்னா மரப்பட்டையின் சாறை சில நாட்கள் உட்கொண்டு வந்தார். அவர் மாணவராயிருந்த காலத்தில், ஹங்கேரி நாட்டின் தாழ் நிலங்களில் வாழ்ந்தபோது மலேரியா நோயாளரிடம் காணப்பட்ட நோய்க் குறிகள் அனைத்தும் அந்த மருந்துப் பொருளைச் சாப்பிட்ட பிறகு, உடனே அவரிடம் தோன்றுவதைக் கண்டார். சுருங்கச் சொன்னால், காய்ச்சலைத் தவிர, மலேரியா சுரத்தில் தோன்றுகிற அத்தனை குறிகளும், அவரது உடலில் தோன்றின. அந்தப் பட்டையின் சாற்றைக் குடிக்காமல் நிறுத்திய போது அவரது உடலில் தோன்றிய நோய்க்குறிகள் அனைத்துமே

மறைந்தன. அதை மீண்டும் பருகியபோது மீண்டும் அதே நோய்க் குறிகள். அதே வரிசையில், அதே நேரத்தில் தோன்றின. இதனை அறிந்த அவருக்கு ஒரு பெரும் வியப்பும், தெளிவும் ஏற்பட்டது. அதாவது "எப்பொருள் ஒரு நோயை உண்டாக்குகிறதோ, அப்பொருள் அதே நோயைக் குணப்படுத்தும் ஆற்றல் உள்ளதாய் இருக்கும்" என்பதுதான் அது.

இந்தக் கோட்பாட்டை 2300 ஆண்டுகளுக்கு முன் கிரேக்க நாட்டில் வாழ்ந்த, மருத்துவத்தின் தந்தை எனப் போற்றப்படுகிற பேரறிஞர் ஹிப்பாகிரேட்டஸ் '(Similia Similibus Curantur)' என்று கூறியுள்ளார். நம் முன்னோர்களும் "முள்ளை முள்ளால் எடுக்கலாம்", "சூட்டை சூட்டால் போக்கலாம்" என்பன போன்ற கருத்துக்களைக் கூறியுள்ளனர் என்பதையும் நாமறிவோம். அதாவது எந்த மருந்துப் பொருள் நல்ல உடல் நலமுள்ள ஒருவர் உட்கொண்டால், அவரிடம் ஒரு குறிப்பிட்ட நோய்க்குறிகளை உண்டாக்குகிறதோ அந்த மருந்துப் பொருளை அதே நோய்க் குறிகள் உள்ள ஒருவருக்கு, மிக நுண்ணிய அளவில் கொடுத்தால் அந்த நோய்க் குறிகளும், அந்த நோயும் தீரும் என்பதாகும். இந்த அடிப்படையிலேதான் ஹோமியோபதி என்ற எழில்மிகு கோட்டை எழுப்பப் பெற்றுள்ளது. இந்த அடிப்படை உண்மையை யார் மறுத்தாலும் மாற்றிவிட முடியாது என்று கண்டறிந்து உலகிற்குக் கூறினார்.

கொய்னா மரப்பட்டையின் சாற்றைக் குடித்து அவர் மேற்கொண்ட சோதனைக்கு, செயல் விளக்கம் (Proving) எனப் பெயரிட்டார். அதை நல்ல உடல் நலம் உள்ள உடலில் மருந்துப் பொருள் ஏற்படுத்தும் உண்மை விளைவுகள் எனலாம்.

அதன் பின்னர், பல ஆண்டுகள் மருந்துப் பொருட்களை தன் குடும்பத்தினருக்குக் கொடுத்து தானும் உண்டு, அதன் விளைவுகளை மிகவும் கவனமாக உற்று நோக்கியும், கேட்டு அறிந்தும் குறித்து வைத்தார். அதன் மொத்தமே பின்னர் பொருட் குணசிந்தாமணி (Materia Medica) என அழைக்கப்பட்டது. ஒரு முழுமையான ஹோமியோபதி பொருட்குண சிந்தாமணியைத் தொகுத்து வரைய ஏறத்தாழ 25 ஆண்டுகள் ஆயின. அவர் காலத்தில் தெளிவாக செயல் விளக்கத்திற்கு உட்படுத்தப்பட்ட மருந்துப் பொருட்களின் எண்ணிக்கை 62 தான். ஆனால் அவருக்குப் பின் எவ்வாறு செயல் விளக்கத்திற்கு உள்ளாக்கப்பட்ட மருந்துப் பொருட்களின் எண்ணிக்கை பல ஆயிரமாகப் பெருகியுள்ளன.

ஹானிமன் இன்று நம்மோடு இல்லை. எனினும் உலகிற்கு நல்ல உண்மைகளைக் கண்டு சொன்ன காலத்தை வென்ற ஹானிமனின் புகழை வாயுரைக்க வகையில்லை. வாழ்க அவர் தம் மேன்மை எல்லாம்.

ஹோமியோபதி மருத்துவத்தின் சாரம்

மேலே கண்டவற்றை அடிப்படையாகக் கொண்டு பார்த்தால் அடியிற் கண்டவை அவற்றுள் அடங்கியிருக்கின்றன என்பது தெளிவாகும்.

1. ஹோமியோபதி மருத்துவம், என்றும் உண்மையான விதி ஒன்றை அடிப்படையாகக் கொண்டது.
2. மருந்துப் பொருட்கள் (drugs) பெருமளவில் உட்கொள்ளப்பட்டால், நல்ல ஆரோக்கியமான உடலில் செயற்கையான நோய்க் குறிகளைத் தோற்றுவிக்கும் வன்மைபெற்றவை.
3. ஒரு மருந்துப் பொருளின் இயல்புகளையும், ஆற்றலையும் அறிய அதை நல்ல உடல் நலமுள்ள மனிதர்களுக்குக் கொடுத்து சோதித்துப் பார்க்க வேண்டும்.
4. ஒரு நோயைக் குணப்படுத்த, எந்த மருந்துப் பொருள் நலமுள்ள உடலில் நோய்க் குறிகளை உண்டாக்கிற்றோ, அந்தப் பொருளே தான் மருந்தாகக் கொடுக்கப்பட வேண்டும். ஆனால் அம்மருந்தின் அளவு மிகக் குறைவாகவே இருக்க வேண்டும்.
5. ஹோமியோபதி பொருட் குணசிந்தாமணி நல்ல உடல் நலமுள்ளவர் களுக்குக் கொடுக்கப்பட்ட மருந்துப் பொருட்கள், அவர்களுடைய உடலில் ஏற்படுத்திய நோய்க்குறிகள் அனைத்தும் அடங்கிய நூலாகும்.
6. ஹோமியோபதி சிகிச்சை முறைக்கென ஒரு அடிப்படைத் தத்துவம் உள்ளது.

ஹோமியோபதி

சொல்லின் பொருள்

ஹோமியோபதி என்ற சொல் கிரேக்க மொழியில் இருந்து வந்த சொல் ஆகும். Homois என்றால் போன்ற அல்ல ஒத்த (similar) என்னும் Pathos என்றால் உணர்ச்சி (feeling) துன்பம் அல்லது நோய் (suffering) என்றும் பொருள்படும். எனவே இதை 'ஒத்த மருத்துவ முறை' என அழைக்கின்றனர்.

ஹோமியோபதியும் அலோபதியும்

ஹோமியோபதி மருத்துவ முறைக்கு ஒரு தத்துவம்[1] (Philosophy) இருக்கிறது. அந்தத் தத்துவத்தின் அடிப்படையில் தான் நோயாளிக்கு மருந்து கொடுக்கப்பட வேண்டும். அலோபதி முறை அவ்வாறான தத்துவம் ஒன்றை உடையதாக இல்லை.

ஹோமியோபதி முறையில் ஒரு சில குறிப்பிட்ட நோயின் நோய்க் குறிகளுக்கு ஒரு காலத்திலும், ஓர் இடத்திலும், கொடுக்கப்பட்ட மருந்தேதான். அதே மாதிரியான நோயின் நோய்க் குறிகளுக்கு, எந்த நாடாயினும், எந்த ஊராயினும் கொடுக்கப்பட வேண்டும்.

ஆனால் அலோபதி முறையிலோ மருந்துகள் மாறிக் கொண்டே இருக்கின்றன. இன்று பயன்படும் மருந்து நாளை பயனற்றுப் போய் விடலாம்.

ஹோமியோபதி மருந்துகள் முறையாக, நோயை மீண்டும் தலை தூக்காதவாறு முழுதும் குணப்படுத்தி விடுகின்றன. எவ்விதத்துன்பமும் இல்லாமல், எளிதாக நோய்களைக் குணப்படுத்தி விடுகின்றன. அலோபதி முறை நோய்களை உடனடியாகக் குணப்படுத்துவது போலத் தோன்றினாலும், உண்மையில் நோயை அமுக்கி சிலகாலம் வரை மேலெழும்பாமல் செய்கிறதேயொழிய நோய்களை முழுதும் குணப்படுத்துவதில்லை. நோய்கள் மீண்டும் மீண்டும் தலைதூக்கு கின்றன. சில நேரங்களில் ஒரு நோய் மறைந்து மற்றொரு நோய் தோன்றும்படி கூடச் செய்கிறது.

அலோபதி மருந்துகள் நீடித்த நோய்களிலும், அகவயக்குறிகள் (Subjective symptoms) மிகுதியாக உள்ள நோய்களிலும் பெரும்பாலும் பயனற்றவையாகவே உள்ளன.

அலோபதி முறையில் மிருகங்களுக்கு மருந்து கொடுக்கப்பட்ட போது, அவற்றின் உடலில் ஏற்பட்ட மாற்றங்கள் மருத்துவர்களால் சோதித்துப் பார்க்கப்படுகின்றன. ஹோமியோபதி முறையில் சிறந்த, மருத்துவ அறிவுள்ளவர்களுக்கே மருந்து கொடுக்கப்படுகிறது. அவர் களுடைய உடலில் அந்த மருந்துப் பொருட்கள் ஏற்படுத்தும் மாற்றங்கள், கண்டு, கேட்டு, உற்று, உணர்ந்து, அறிந்து குறித்துக் கொள்ளப்படுகின்றன.

---

1. இந்தத் தத்துவம் ஹானிமன் அவர்களின் ஆர்கனான் என்ற நூலில் கூறப் பட்டுள்ளது. இதற்கு டாக்டர் டட்ஜியான், டாக்டர் கென்ட் ஆகியோர் விளக்க உரைகள் எழுதியுள்ளனர்.

நோய் என்பது என்ன?

'மனிதன் என்ற சொல் வெறும் சதைப்பிண்டத்தையோ அல்லது ஒரு இரசாயனக் கூட்டையோ மட்டும் குறிப்பதில்லை. மனிதன் எனும் சொல் பகுத்தறிவுமிக்க, "நான் எனும் முனைப்பும்" (Ego) அல்லது "தான் எனும் தன்மை" (self) உடைய ஓர் உயிருள்ள பிராணியையே குறிக்கிறது. இதோடு அதற்குக் கீழ் நிலையில், உயிராற்றல் உள்ளது. இது மனித உடல் முழுவதும், ஒவ்வொரு அணுவிலும், நரம்பிலும், தசையிலும் பரவி நிற்கிறது. இந்த உயிராற்றல் (vital force) தனித்தன்மை வாய்ந்த, ஆதிக்கம் செலுத்துகிற ஒரு பெரும் சக்தியாகும். இந்த சக்தியே மையத்திலிருந்து விளிம்புவரை ஆட்சி செய்கிறது. அது நல்ல நிலையில் இருந்தால் சாவுகூட ஓடி ஒளிந்துவிடும்.[2] அதுவே நம் உடலைக் கட்டுப்படுத்துகிறது.

நாம் நல்ல உடல்நலம் உள்ளவர்களாக இருக்கும்போது இந்த உயிராற்றல் முழுமையான சுதந்தரம் உடையதாக இருக்கிறது. அப்போது நாம் நம் உடல் உறுப்புகளான கை, கால், இதயம் முதலியவை இருப்பதாகவே நினைப்பதில்லை.

நம் உள்ளத்தையும் உடலையும் பேணிக்காக்கும் இந்த உயிராற்றல் (Vital force) தன் நிலையிற் தடுமாறும் போது, உள்ளமும் உடலும் சோர்வுற்று வாடுகிறது. உயிராற்றல் தன்நிலை தடுமாறியதால், தன் சுதந்திரத்தை இழந்து விடுகிறது. அது அப்போது தடைகளின் கீழ் (Impediments) இடர்ப்பாடுகளின் (Checks) கீழ் செயலாற்ற வேண்டியதாயிருக்கிறது. அதாவது உயிராற்றலின் வழக்கமான சுதந்திரமான செயல் முறைகளுக்குத் தடங்கல் ஏற்படுகிறது. அதன் விளைவாக மனிதனின் உள்ளத்திலும், உடலிலும், கண்ணுக்குப் புலனாகா மாற்றங்களும், புலனாகும் மாற்றங்களும் தோன்றுகின்றன. இந்தப் புலனாகா மாற்றங்களையும், புலனாகும் மாற்றங்களையும் தான் மொத்தக் குறிகள் என்கிறோம். அவற்றைத் தோற்றுவித்தது எது எனப் பாராமல் அந்த மொத்தக் குறிகளுக்கே முதலிடம் கொடுக்கிறோம். இந்த மொத்தக் குறிகளையே நோய் எனக் கூறுகிறோம்.

வேறு வார்த்தைகளில் சொன்னால், நம் உள்ளத்தையும் உடலையும் பாதுகாக்க இயற்கை வழங்கியுள்ள உயிராற்றல் தன் நிலை தடுமாறி, உடலும் உள்ளமும் சோர்வுற்று விடுவதே நோய் எனப்படும்.

---

2. ஆர்.கே. நாராயண் அவர்களின் "மருத்துவரின் தீர்ப்பு" "Doctors Word" என்ற கதை இதை விளக்குவதாக உள்ளது.

நோய்களின் வகைகள்

மனித உடலில் தோன்றும் நோய்களை இரண்டு வகையாகப் பிரிக்கலாம். ஒன்று குறுகியகால நோய். மற்றொன்று நாட்பட்ட அல்லது நீடித்த கால நோய்.

குறுகியகால நோய் முன்னெச்சரிக்கை ஏதுமின்றி, திடீரென எதிர்பாராது தோன்றுகிறது. மிகஉயர்ந்த நிலையை அடைகிறது அல்லது அடையாதிருக்கிறது. இவற்றிற்கான பண்டுவம் (treatment) மேற்கொள்ளப்பட்டாலும், இல்லாவிட்டாலும் நோய் குணமாகி விடலாம். சில வேளைகளில் நோயாளி மரித்து விடுதலும் உண்டு.

இம்மாதிரியான நோய்களில் டிப்தீரியா, பிளேக், வாந்தி, பேதி, வயிற்றோட்டம், காய்ச்சல் போன்றனவாகும். இப்படிப்பட்ட நோய்களுக்கு சிகிச்சையளிக்கும்போது மருத்துவர் மிகவும் கவனமாக இருக்க வேண்டும். ஏனெனில் குறுகியகால நோய்களில் நோய்க்குறிகள் திடீர் திடீரென மாறும். அதன் விளைவாக நோய்க்குறிகளுக்கேற்ப சிகிச்சை மேற்கொள்ளப்பட வேண்டும். இவ்வகைக் குறுகியகால நோய்களை எந்த நிலையிலும் ஹோமியோபதி மருந்துகள் கொடுத்துக் குணப்படுத்திவிட முடியும்.

குறுகியகால நோய்கள் பெரும்பாலும் கீழ்க்கண்ட காரணங்களில் ஏதேனும் ஒன்றால் ஏற்படலாம்.

1. அளவிற்கு அதிகமாக உணவு உண்ணல்
2. இயற்கை நியதிகளை மீறல்
3. மிகுதியான உடல் உழைப்பு
4. காலநிலை அல்லது தட்பவெப்பநிலை மாற்றங்கள்
5. நரம்புத் தளர்ச்சி
6. எதிர்பாராத அதிர்ச்சிகள்

இன்னும் இவை போன்ற பல காரணங்களால் குறுகிய கால நோய்கள் தோன்றலாம். இந்தக் காரணங்களில் நோய்க் காரணம் எது என்பதை மருத்துவர் அறிந்து கொள்வது மிகவும் இன்றியமையாதது.

குறுகியகால நோய்களுக்கு தொடக்கம், அதிகப்படும் காலம், நோய் நீங்கும் காலம் அல்லது நோயாளி மரணம் அடையும் காலம் என மூன்று நிலைகள் உண்டு.

அடிபடுதல், விபத்துக்கள் மற்றும் சூழ்நிலைக் கேட்டினால் ஏற்படும் நலக்குறைவுகள் நோயாகக் கருதப்படுவதில்லை.

நாட்பட்ட நோய்கள்

நீடித்தகால நோய்கள் மனித இனத்தைப் பற்றிக் கொள்ளும் பொழுது, அவை மனிதனின் உடலில் ஆழ்ந்து நீடித்து, நிலை பெற்றுவிடுகின்றன. மேலும் அவை பரம்பரையாகவும் தொடர்ந்து நிலைத்து பாதிக்கின்றன. நாட்பட்ட நோயாளியின் உயிராற்றல் அவர் அறியாமலேயே கெட்டுவிடுகிறது, நோயாளியின் உடல் குறிப்பிட்ட சில நோய்களுக்கு எளிதில் உட்படுகிறது. அவரது உடல் நோயை எதிர்க்கும் ஆற்றலை இழந்து விடுகிறது. சிறந்த பல சிகிச்சைகளை மேற்கொண்ட போதிலும் நோயாளி குணம் பெறுவதே இல்லை. மேலும் அது பரம்பரையாகவும் கூட நிலைத்து விடுகிறது.

குறுகியகால நோய்களைப் போன்று நோயின் தொடக்கம், நோய் அதிகப்படுதல், நோய் இறங்குதல் என்ற மூன்று நிலைகள் இதற்கு இல்லை, மாறாக இதற்கு முதல் இரண்டு நிலைகள் மட்டுமே உண்டு. எனவே நாட்பட்ட நோய்களுக்கு சிகிச்சையளிக்கும் பொழுது மருத்துவர் மிகவும் கவனமாகவும், பொறுமையுடனும் இருத்தல் இன்றியமையாதது.[3]

இவ்வகை நோய்களில் தொழுநோய், காசம், காக்கை வலிப்பு, கரப்பான், புற்றுநோய், நீரிழிவு, இரத்த அழுத்தம் ஆகியவை சிலவாகும். இவற்றைத் தவிர வேறுபல நோய்களும் உள்ளன.

நாட்பட்ட நோய்கள் தோன்றக் காரணங்கள் பல கூறப்படுகின்றன. சில நோய்க்கிருமிகளாலும், சில பரம்பரை பரம்பரையாகவும், சில நோய்கள் ஒரு தொழிலை இடைவிடாது நீண்ட காலம் செய்வதாலும், சில நோய்கள் தட்பவெப்ப மாற்றங்களாலும் பரவுகின்றன எனக் கூறப்படுகிறது. எனினும் ஹோமியோபதி முறை நோய்க்குறிகளின் மொத்தத்தை அடிப்படையாக வைத்தே நோய்க்கு சிகிச்சை அளிக்கிறது.

நோய்களுக்குக் கிருமிகள்தான் காரணமா?

பலவகையான நோய்களுக்குக் கிருமிகள்தான் காரணம் என்று கூறப்படுகிறது. சோதனை செய்து பார்த்தால் நோயுற்றவரிடத்தில் நோய்க்கிருமிகள் காணப்படுவது உண்மைதான். நோயாளியின் உடலில் காணப்படும் கிருமிகள்தான் நோய்க்குக் காரணம் எனக் கூறுவது பொருத்தமானதாகத் தோன்றவில்லை. ஏனெனில் நோய், கிருமிகள் மூலம்தான் பரவுகிறது என்றால் யார், யாருடைய உடலில் இந்தக் கிருமிகள் காணப்படுகின்றனவோ அவர்கள் அனைவருமே இந்த

---

3. ஹானிமன் "நாட்பட்ட நோய்கள்" என்ற நூலில் அது பற்றி விரிவாகக் கூறியுள்ளார்.

நோயால் பாதிக்கப்பட்டிருக்க வேண்டுமல்லவா? ஆனால் உண்மை அவ்வாறில்லை என்பதை நீங்கள் அறிவீர்கள். காசநோய்க் கிருமிகள் காற்றில் நிறைந்துள்ளன. பெரும்பாலான மனிதர்களின் உடலிலும் காணப்படுகின்றன. எனினும் ஒரு சிலருக்கு மட்டுமே இந்த நோய் தோன்றுவது ஏன்?

நோய்களுக்கான உண்மையான காரணம்

டாக்டர் ஹானிமன் அவர்கள் ஏராளமான நோயாளிகளுக்கு ஹோமியோபதி மருத்துவ முறையில் மருந்து கொடுத்து அவர்களின் நோய்களைக் குணப்படுத்தினார். ஆனால் சில காலம் சென்றபின் அதே நோயாளிகள், அதே நோய்க்காக அவரிடம் திரும்பி வந்தனர். திரும்பவும் மருந்துகள் கொடுக்கப்பட்டுக் குணமடைந்தனர். எனினும் சில நாட்கள் சென்றபின் மீண்டும் அவர்கள் திரும்பி வந்தனர். நோய் முழுதும் நீங்காமல் திரும்பத் திரும்ப தன்னிடம் நோயாளிகள் வருவதைக் கண்ட அவர் அதிர்ச்சியும், வியப்பும், துன்பமும் அடைந்தார். எனவே உண்மையை அறிய ஆர்வம் கொண்டிருந்த அவரது உள்ளம் தீவிரமாகச் சிந்தனையில் ஈடுபட்டது. அதன் விளைவாகச் சில பெரிய உண்மைகளைக் கண்டறிந்தார்.

மனித இனத்தை மூன்றுவித நச்சுக்கள் ஆட்டிப்படைக்கின்றன. அவை சோரா (Psora), சிபிலிஸ் (Syphilis), சைக்கோசிஸ் (Sycosis) என்பவைதான். அவைதான் நோய்களுக்கு அடிப்படையான காரணம். அவை நீக்கப்பட்டால்தான் நோய் குணமாகிறது என்பதைத் தன் அனுபவத்தால் அறிந்து கூறினார். பின்னர் ஒவ்வொரு நச்சின் சிறப்புக் குறிகளையும் அவற்றை நீக்கும் மருந்துகளையும் கண்டறிந்து கூறினார்.

மனிதனுக்கு மருத்துவம் செய்யும்பொழுது நாம் முதலில் மனிதன் வெறும் தசைப் பிண்டமல்ல என்பதையும், அவன் சிக்கல் நிறைந்த, பன்முகத்தன்மை கொண்ட உயிர் என்பதையும் மனதில் கொள்ள வேண்டும். "நாடகமே உலகம்" என்றும், அதில் மனிதர்கள் பல வேடங்களைத் தரித்து, ஆங்காங்கு கூத்தாடுகிறார்கள் என்றும் ஷேக்ஸ்பியர் கூறுவார். இவ்வாறு கூத்தாடும் மனிதர்களின் உண்மையான உருவை மிக அரிதாகவே காணமுடியும். அதுவும் பெரும்பாலும் தன்னை இழந்த நிலையில் இருக்கும்போதுதான் இயலும். இந்த வேடங்கள் அனைத்தும் எதற்கு? மனிதன் ஏன் இவ்வாறு ஒளிந்து மறைந்து வாழ வேண்டும்? ஏனெனில் அவன் ஒரு சமுதாய அமைப்பு முறையின் கீழ் வாழ்கிறான். அவன் வாழ்கிற இந்தச் சமுதாய அமைப்பின் கீழ் அவனுடைய ஆழ்ந்த விருப்பங்களையும் எண்ணங்களையும் அனைவரும் அறிய வெளிப்படுத்துவது இயலாத ஓர் செயலாகும்.

எனினும், இந்த விருப்பங்களும் அதன் அடிப்படையாகத் தூண்டப்படுகிற செயல்களும் தான் மனிதனை, அவனுடைய வாழ்வை உருவாக்கி மேம்பாடடையச் செய்ய உதவியாக உள்ளன.

மனிதன் வாழ்கிற இன்றைய உலகம் பல்வேறு சிக்கல்கள் நிறைந்ததாக ஆகிக்கொண்டு வருகிறது. மனிதன் தன்னுடைய வாழ்க்கைக்கான பயனுள்ள செயல்களில் ஈடுபடும் பொழுது தொடர்ந்து மாறிக் கொண்டேயிருக்கிற அவன் வாழ்கின்ற சூழ்நிலைக்கேற்பவும், அவசரங்களும், வேகமான ஓட்டம் நிறைந்த வாழ்க்கை முறைக்கேற்பவும், முனைப்பான செயல் முறைகளில் ஈடுபடுகின்ற மனிதர்களிடையேயான உறவுகளுக்கேற்பவும், காற்றெனப் பறந்து செல்லும் காலத்திற்கேற்பவும் தன்னைத் தகவமைத்துக் கொள்வது இன்றியமையாததாக உள்ளது எனவே தான் மனிதனுக்கு மனப்பாரங்கள், நெருக்கடிகள் தோன்று கின்றன. விருப்பு - வெறுப்புகள் தோன்றுகின்றன. எனவேதான் உலகில் பிணக்குகள்-போர்கள்- பிணக்குவியல்கள்.

மனிதன் படைப்பாற்றல் மிக்கவன். அவன் சுதந்திரமானவன். எனவே அவனது படைப்புக்களை ‘ஆக்கவோ’ அல்லது ‘அழிக்கவோ’ பயன்படுத்தலாம். அதாவது நன்மைக்கும் தீமைக்கும் பயன்படுத்தலாம். அவ்வாறு செய்ய அவனுடைய ‘மனம்’தான் அதாவது அவனது விருப்பாற்றலும் (Will), அறிவுத் திறனும் (Intellect) தான் பயன்படுகின்றன.

அவனுடைய ஆசைகள், விருப்பங்கள், இலட்சியங்கள் ஆகியவற்றை விருப்பாற்றல் (Will) உள்ளடக்கியது; அவனுடைய அறிவோ, அவனுடைய எண்ணங்களின் மொத்தமாக விளங்குகிறது.

அவன் விரும்புகிறான் அல்லது ஆசைப்படுகிறான். அவனுடைய ஆசைகளை நிறைவேற்றுவதற்கான வழிகளை அவனுடைய அறிவு அவனுக்குத் தந்துதவுகிறது. அதன்விளைவாக அவன் செயலில் ஈடுபடுகிறான், அவனுடைய ஆசைகள் அல்லது விருப்பங்கள் தோன்றுகிற சமுதாயச் சூழ்நிலைகளை இங்குக் கருத்தில் கொள்வது இன்றியமை யாதது ஆகும்.

உண்மையான உதாரணம் ஒன்றை எடுத்துக் கொள்வோம். அடுத்த வீட்டு வேலிக்குள் இருக்கும் மாமரத்திலிருந்து மாங்கனி யொன்று தொங்குகிறது. அதை ஒரு சிறுவன் பார்க்கிறான். அவனுக்கு மாம்பழங்களைப் பற்றிய அறிவு முன்னரே இருந்ததால் அதன் சுவையையும், அதனைச் சுவைப்பதால் ஏற்படக் கூடிய இன்பத்தையும் உணர்கிறான். பின்னர் அதைச் சுவைப்பதற்காக அதை மரத்திலிருந்து பிடுங்கத் தீர்மானிக்கிறான். இந்த முடிவு செய்யப்பட்டவுடன் அவனுடைய மோட்டார் நரம்புகளும், கைகளும் இணைந்து அவனது முடிவை நிறைவேற்ற முனைகின்றன.

இதுவே நல்ல செயல்களுக்கும், தீய செயல்களுக்கும் தூண்டுதலாக அமைதல் கூடும். இவற்றை அடிப்படையாகக் கொண்டுதான் டாக்டர் ஹானிமன் அவர்கள் 'நச்சுக்கள்' (Miasms) பற்றிய முடிவுக்கு வந்தார்.

சோரா (Psora)

மனமே நோயின் பிறப்பிடம். மனம் கெட்டால் உடல் கெடுகிறது. மனம் பாதிக்கப்பட்டால் உடல் பாதிக்கப்படுகிறது. இங்கு நாம் ஒரு விஷயத்தை மறந்து விடுதல் கூடாது. மனம் கெடுவதற்குச் சூழ்நிலைகளே காரணம். நாம் கோபம் கொண்டால் உடலில் பாதகமான விளைவுகள் ஏற்படுகின்றன. கண் சிவக்கிறது, இரத்த ஓட்டம் மிகுதியாகிறது, சீரணம் பாதிக்கப்படுகிறது, அவ்வாறே மனதில் பயம் ஏற்பட்டால் உடல் நடுங்குகிறது, நா வறண்டு விடுகிறது, வியர்வை கொட்டுகிறது.

இவ்வாறே தன் மனதில் ஏற்படும் கலங்கம் உடலில் அரிப்பாக வெளிப்படுகிறது. இந்த வெளிப்பாடான உடல் அரிப்புக்கு சோரா (Psora) தான் காரணம் என்கிறார் ஹானிமன். பல நோய்கள் சோராவை அடிப்படையாகக் கொண்டு தோன்றுகின்றன. அவற்றை சோரிக் (Psoric) எனப் பெயரிட்டு அழைக்கிறார். அரிப்பும், சோராவும் ஒன்றல்ல என்றும் சோராவின் விளைவுதான் அரிப்பு என்றும் தெளிவாக விளக்கியுள்ளார். எனவே அரிப்பு என்ற விளைவை நீக்க சோரா என்ற காரணத்தை நீக்க வேண்டும். சோரா நச்சு பெரும்பாலும் தோல் தொடர்பான நோய்களாக வெளிப்படுகின்றன.

சோராவின் முக்கியமான குறிகள்

1. தோல் நோய்களும், அரிப்பும், கட்டிகளும்
2. மிகுதியான பசி, பசியேயில்லாமை, இயற்கைக்கு மாறான வியர்வை
3. மூக்கினுள் புறப்பாடுகள், மூக்கு ஒழுக்கு, மூக்கு அடைப்பு
4. ஒருபக்கத் தலைவலி
5. பல்வலி, ஈறுகளில் வீக்கம்
6. மலச்சிக்கல் அல்லது வயிற்றுப்போக்கு
7. வயிற்றுவலி, வாந்தி
8. அனைத்து வகை மாதவிடாய்ப்போக்குகள் மட்டும் (கர்ப்பப்பை கோளாறுகள் அல்ல)
9. இயற்கைக்கு மாறுபட்ட சிற்றின்பம் துய்த்தல் ஆகியவை

சிபிலிஸ் (Syphilis)

சிபிலிஸ் அல்லது கிரந்திநோய் என்றழைக்கப்படும் நச்சு, தீயமனம் தூண்டிய செயலின் விளைவே. இரகசியமான தீய செயல்கள்,

அறநெறிக்குப் புறம்பான செயல்கள், பொதுப் பெண்களுடன் தொடர்பு ஆகியவற்றால் வருவதே இந்நோய். ஒருவருக்கு சிபிலிஸ் என்ற கிரந்தி நோய் ஏற்படவேண்டும் என்றால் அவரிடம் சோரா என்ற நச்சு அதாவது தீயமனம் இருந்தேயாக வேண்டும். சோராதான் மனித மனதில் உள்ள நல்ல சிந்தனைகளைக் கெடுக்கிறது. பிற நச்சுக்கள் தோன்றி வளர வகை செய்கிறது. 1492-ம் ஆண்டு, புதிய நாடுகள் காணச்சென்ற கொலம்பஸ் குழுவின் மாலுமிகள் தான் சிபிலிஸ் நோய் ஐரோப்பியக் கண்டத்தில் பரவக் காரணமாயிருந்தார்கள் எனக் கூறப்படுகிறது.

கிரந்தி நோய்கள் பாதிக்கப்பட்டவர்களிடம் உடலின் பகுதிகளின் அமைப்பில் மாறுபாடு காணப்படுகிறது. ஆனால் அவருடைய மனதில் எவ்வித மாற்றமும் ஏற்படுவதில்லை. மிகுதியான மன உணர்வுகளும் விருப்பங்களும் ஆசைகளும் உடையவர்களாக சிபிலிஸ் நோயாளிகள் இருப்பதில்லை. சோரிக் நோயாளிகளைக் காட்டிலும் இவர்கள் நோயால் குறைந்த துன்பமே அடைவர்.

எனினும் இவர்கள் தங்களுடைய நோயைப் பற்றிக் கூறும்போதே கூட மிகுதியான கண்ணீர் விடுவர். சிபிலிஸ் நோயால் தோன்றும் தோல் நோய்கள் அரிப்பில்லாதது; சிவந்த நிறமுடையது. உடலின் உறுப்புக்களை அரித்துக் குறைத்துக் குழியாக்கும். இது இரவு நேரங்களில் மிகுதியாகும்.

சிபிலிஸ் நச்சினால் தோன்றும் சில நோய்க்குறிகள்

1. புத்தியின்மை, நினைவாற்றலின்மை
2. நோய்க்குறிகள் அனைத்தும் இரவில் மிகுதியாதல்
3. உடல் உறுப்புக்கள் சிறுத்து விடுதல், வளர்ச்சிக் குறைவு
4. குழிப்புண்கள், சதை அழுகிப்போதல்
5. எலும்பு கேடுற்று சிதைந்து போதல்
6. கழிவுப் பொருட்கள் கெட்ட நாற்றமுடையவையாயிருத்தல்
7. அரிப்பில்லாத சிரங்குகள், பொருக்குகள்
8. குஷ்ட நோய்

சைக்கோசிஸ் (Sycosis)

சைக்கோசிஸ் மனிதனை நோயுற்றவனாக ஆக்கும் மற்றொரு நச்சு ஆகும். முன் கூறிய சோரா நச்சு மனம் கெடுவதால் ஏற்படுவது என்கிறோம். சைக்கோசிஸ் நச்சும் - தீய எண்ணங்களை அடிப்படையாகக் கொண்டு தோன்றுவதுதான். மனிதனின் எண்ணத்தை

அடிப்படையாகக் கொண்டவைதான் அவனது செயல்கள். எனவே எண்ணமே முந்தியது. செயல் பிந்தியது. தீய எண்ணங்கள் தோன்ற சூழ்நிலையில் வாய்ப்பில்லை என்றால் தீய செயல்கள் தோன்றவும் வாய்ப்பில்லை. எனவே மனதைக் கேடுறச் செய்யும் சோராவுக்குப் பின்னர்தாம் சைக்கோசிஸ் மனிதனிடம் தோன்றுகிறது.

சைக்கோசிஸ் நச்சுத் தன்மையைக் கழலைநோய் என்று ஹானிமன் அழைக்கிறார். இதை மேகவெட்டை என்று அழைப்பது வழக்கம். இது வெட்டை நோயுள்ளவர்களுடன் தொடர்பு கொள்வதாலும் ஏற்படுவதுண்டு. மேகவெட்டை நோய், மருந்துகள் மூலம் வெளியில் தலைகாட்டாமல் அமுக்கப்பட்டால் சைக்கோசிஸ் என்ற கழலை நோய் தோன்றுகிறது. நன்றாகக் குணப்படுத்தப்பட்டால், மேகவெட்டை நோய், கழலை நோயாக வெளிப்படுவது இல்லை. மேகவெட்டை நோய் உண்மையிலேயே மேகவெட்டை நோயாக இருந்தால் அடுத்தவருக்கு எளிதில் பரவுகிறது.

சோரா நச்சுஉடலின் பணிகளில் மட்டுமே மாற்றங்கள் உண்டாக்கு கிறது. கிரந்திநோய் குழிப் புண்களையும், தசைகளின் அழிவையும், எலும்பை ஒட்டியுள்ள தசைகளின் அழிவையும் தோற்றுவிக்கிறது. கழலை நோயோ ஊடுருவல்களை (Infiltration) யும், புறப்பாடுகளையும் தோற்றுவிக்கிறது. எனவே சைக்கோசிஸ், சோரா நச்சுக்கு முரணான பல புதிய பிரச்சினைகளை உடலில் தோற்றுவிக்கிறது.

சைக்கோசிஸ் நச்சுத்தன்மையின் முக்கிய குறிகள்

1. எந்தச் செயலையும் பிறர் அறியாவண்ணம் வைக்கத் தூண்டும் குணம்
2. பிறர், தன்னைப்பொறுத்த வரையில் நேர்மையானவர்களாக இல்லை எனச் சந்தேகம் கொள்ளும் மனஇயல்பு
3. தன்னலமும், அற்பத்தனமும் கொண்ட தன்மை
4. நினைவாற்றல் குறைவாயிருப்பது
5. உடலுக்கு உரியது அல்லாத கழலைக்கட்டிகள், பருக்கள் மருக்கள் தோன்றுவது.
6. அடிக்கடி நீர் பிரிதல்
7. மழையிலும், காற்றிலும் உலவ விரும்புதல்
8. பெண்களின் கருப்பை தொடர்பான அனைத்து நோய்களும்
9. வெட்டை நோய், விரை வீங்குதல், விரையில் நீர் ஏற்றம்.
10. அற்பக்குணமுடையவர், திருடர், கொலைகாரர், சைக்கோசிஸ் இனத்தவரே.

மனித இனத்தைத் தாக்கிப் பாழ்படுத்தும் நீடித்த நச்சுக்களான, சோரா, சிபிலிஸ், சைக்கோசிஸ் ஆகிய மூன்றிலும் சோராவே முதன்மையானது. சோரா இல்லாமல் உடலில் மற்ற இரு நச்சுக்களுக்கும் இடமில்லை.

சோராவுடன், ஏதாவது ஒரு நச்சோ அல்லது இரண்டு நச்சுக்களுமோ இணைந்து காணப்படலாம். சிபிலிஸ் மட்டும் அல்லது சைக்கோசிஸ் மட்டும் தனியாக இருக்க முடியாது. இந்த இரண்டு நச்சுக்கள் மட்டுமே இணைந்திருத்தலும் இயலாது. இந்த இரண்டு நச்சுக்களில் ஏதாவது ஒன்றோ அல்லது இரண்டுமோ இருந்தால் உறுதியாக அங்கு சோரா இருந்தே ஆக வேண்டும்.

ஒரு சமயத்தில் நச்சுக்களில் ஏதாவது ஒன்றுதான் ஒரு நோயாளியிடம் மிகுந்து காணப்படும். அதாவது சோரா மிகுதியாக வெளிப்பட்டால் மற்ற இரண்டும் தலை காட்டுவதில்லை. சைக்கோசிஸ் குறிகள் மிகுந்திருந்தால் மற்ற இரண்டும் மறைந்து விடும். ஆனால் அவை உடலைவிட்டு நீங்கிவிட்டது எனக் கூறிவிட முடியாது. வேறு, வகையான இரு நோய்கள் ஒன்றையொன்று வெறுத்து விரட்டும் என்பதே இதன் பொருளாகும். இதனாலேயேதான் காச நோயாளிக்கு பெருவியாதியோ, பெருவியாதிக்காரனுக்கு காசநோயோ இருப்பதில்லை.

இந்த நச்சுக்களின் தன்மையையும், அவற்றில் எது நோயாளியின் உடலில் மிகுந்துள்ளது என்பதையும் தெரிந்து கொள்ளாமல் நீடித்தகால நோய்களுக்கு சிகிச்சையளிப்பது இயலாது. ஏனெனில் அவ்வாறு மிகுந்துள்ள நச்சுக்களுக்கு ஏற்ற மருந்துகள் கொடுக்கப்படாவிட்டால் நோய் முழுவதும் குணமாவதே இல்லை. எனவே மருந்து கொடுக்கும் போது நோயாளியின் உடலில் எந்த நச்சுப் பொருளின் ஆதிக்கம் மேலோங்கி நிற்கிறது எனக் கண்டறிந்து அதற்கான மருந்துகளைக் கொடுக்க வேண்டும்.

இம்மாதிரியான நச்சுக்களையுடைய நோயாளிகளுக்கு மருந்து கொடுத்து சிகிச்சையளிக்கும் போது மருத்துவர் சிலவற்றை மனதில் கொள்ள வேண்டும். ஹோமியோபதி மருந்துகள் வீரியப்படுத்தப்பட்டவை, குறைந்த வீரிய (potency) மருந்துகள் உடலில் மாற்றங்களை ஏற்படுத்திவிட முடியும். ஆனால் அது மனநிலையில் மாற்றங்களை ஏற்படுத்த முடியாது. நச்சுக்கள் மன நிலையையே பெருமளவு பாதித்துள்ளதால், அவற்றை நீக்க உயர்ந்த வீரிய மருந்துகள் மன நிலையில் பெருமளவு மாற்றங்களைத் தோற்றுவிக்க முடியும். எனவே அவற்றைப் பயன்படுத்தும் போது நோயாளியின் மனநிலைக்கேற்பப் பயன்படுத்துதல் வேண்டும்.

நோய் உள்ளமுக்கப்படுதல் (Suppression)

முக்கியமான உறுப்புக்களில் தோன்றுகிற நோய்களை முக்கிய மில்லாத உறுப்புக்களுக்குக் கொண்டு வந்து நாளடைவில் நோயை நீக்கி விடுவதே உடலின் சிறப்பியல்பாகும். எல்லா நச்சுத் தன்மை களையும் நோய்க்குறிகளையும், தோல்வழியாகவும், மற்ற கழிவு உறுப்புக்களின் வழியாக வெளியேற்றப்படும் கழிவுப் பொருட்களின் மூலமாகவும் வெளியேற்றுகின்றன. எனவே தோலிற் காணப்படும் நோய்க்குறிகளை களிம்புகள், பூச்சுக்கள் மூலம் உள்ளடக்குதலோ அல்லது ஹோமியோபதி மருந்து கொடுத்தபின் ஏற்படும் வயிற்றோட்டம், வியர்வை, இரத்தப் போக்கு முதலிய போக்குகளை தடைசெய்தலோ கூடாது.

ஹோமியோபதி மருந்துகள் நோயை உள்ளமுக்காமல் நோயை வெளிக் கொண்டுவந்து இயல்பான முறையில் குணப்படுத்துகிறது.

உடலின் உட்பகுதிகளில் ஏற்படும் நோய்களின் வெளிப்பாடுகள் தோலில் நோய்களாக வெளிவருகின்றன. அவற்றை அறுவைச் சிகிச்சையாலோ அல்லது களிம்பு, பூச்சு முதலியவையாலோ சிகிச்சை செய்தால் நோய் உள்ளமுக்கப்படுகிறது.

ஹோமியோபதி மருந்துகள் ஹோமியோபதி முறையிலேயே கொடுக்கப்பட வேண்டும். அவ்வாறல்லாது வேறுமுறையில் கொடுக்கப் பட்டால் நோய்க்குறிகள் மட்டும் நீங்குமேயொழிய நோய் நிரந்தரமாக நீங்குவதில்லை.

நோயாளி - மருத்துவர் - நோய் அறிமுறை

ஒரு நோயாளியின் நோய்க்குறிகளை முழுமையாகவும், சரியாகவும் அறிந்து கொள்வதே நோயாளியைக் குணப்படுத்த இன்றியமையாத முதற்படியாகும். இதில்தான் மருத்துவரின் ஆற்றல் அடங்கியுள்ளது. அதன் பிறகு ஏற்ற மருந்தைத் தேர்ந்தெடுப்பது எளிதாகும். தன்னுடைய குடும்பத்தைச் சேர்ந்தவர்களுக்கும், நண்பர்களுக்கும் மருந்து கொடுக்கும் பொழுது கூட இந்த முறைகளைப் பின்பற்றவேண்டுவது அவசியம். இங்கு சில சாதாரண அடிப்படைகள் கூறப்பட்டு உள்ளன. இந்த அடிப்படையிலிருந்து காலப் போக்கில் அனுபவம் ஏற்படும் பொழுது மருத்துவர் தன்னுடைய அறிவைப் பெருக்கிக் கொண்டு இந்த இயலிலும், கலையிலும் சிறந்த திறமை பெற முடியும்.

நோயாளியைச் சந்தித்தவுடன் ஒரு இன்சொல் அல்லது ஒரு புன்னகை மூலம் அவருக்கு மகிழ்ச்சியூட்டுதல் வேண்டும். இவ்வாறு நடந்து கொள்வதன் மூலம் நோயாளியின் நம்பிக்கையை மருத்துவர்

பெற்றுவிட முடியும். இது சாதாரண யாவருமறிந்த உளநூல் அடிப்படையாகும்.

மருத்துவருடைய அறையிலேயே ஆலோசனைச் சந்திப்பு (Consulting) நடந்தால், மருத்துவர், நோயாளியை நன்றாக உற்றுக் கவனிக்கும் அளவுக்கு வெளிச்சம் உள்ள இடத்தில் நல்ல வசதியான நாற்காலியில் உட்காரச் செய்ய வேண்டும். இச்சமயத்தில் மருத்துவர் தன் உணர்ச்சிகளை, தன்னுடைய முகபாவங்களில் காட்டாதிருத்தல் வேண்டும். அல்லது அவர் உட்கார்ந்திருக்கும் நிலை அவரது முகபாவங்களை பிறர் அறிந்து கொள்ள இயலாததாக இருத்தல் வேண்டும்.

சில விநாடிகள் ஏதாவது இனிய விஷயம் பற்றிப் பேசிக் கொண்டிருத்தல் நன்று. ஏனெனில் இது நோயாளியை அமைதியாகவும் மகிழ்ச்சியுடையவராகவுமாக்கும். பின்னர் நோயாளியின் வாயாலேயே அவருடைய நோய் பற்றிக் கூற ஊக்குவிக்க வேண்டும். அவர் பேசும் போது மருத்துவர் அவசியமானாலன்றி இடையில் பேசுதல் கூடாது. மருத்துவர் நோயாளியின் கூற்றுக்களை சிறிதும் மாற்றாமல், அவரது குறிப்பேட்டில் எழுதிக் கொண்டேயிருத்தல் நன்று. குறிப்பேட்டில் நோயாளியின்பெயர், வயது, பால், அமைப்பு, நிறம், முகவரி ஆகியவற்றை முதலில் குறித்துக் கொள்ள வேண்டும். நோயாளி அனைத்தையும் சொல்லி முடித்தபின் மருத்துவர் தனக்கு வேண்டிய செய்திகள் ஏதாவதிருந்தால் அதற்கான கேள்விகளைக் கேட்க வேண்டும். இவ்வாறு கேள்விகள் கேட்கும் போது மருத்துவர் சில விஷயங்களை மனதில் கொள்ள வேண்டும். ‘ஆம்’ அல்லது ‘இல்லை’ என்று பதில் வருகிறாற் போன்ற கேள்விகள் கேட்டல் கூடாது. இது மருத்துவரின் நோயைக் குணப்படுத்துவதற்கான அறிவைப் பெருக்க பயன்படாது. நோயாளி கேள்விக்குப் பதில் அளிக்கும் போது அவரது முகபாவனை உணர்ச்சிகள் ஆகியவற்றில் ஏற்படும் மாறுதல்களை நன்றாக உற்றுநோக்குதல் இன்றியமையாதது.

ஒரு நோயாளி மோசமான இருமலால் அவதிப்படுகிறார் என வைத்துக் கொள்வோம். ஒரு சில மருத்துவர்கள், வழக்கமாக இருமலுக்ெனக் கொடுக்கப்படும் மாத்திரைகளையும் உரமாக்கி (Tonics) களையும் நோயாளி கையில் எழுதிக் கொடுத்தனுப்புகிறார்கள். நோயாளி மருந்துகளை வாங்கியபின் அவற்றைக் கொண்டு வந்து காண்பித்து அதைச் சாப்பிடும் முறையை அறிந்து போகும்படி கூறப்படுகிறார். பின்னர் மருந்தைத் தொடர்ந்து நோயாளி சாப்பிட்டு வருகிறார்.

அவர் ஒரு மனசாட்சி மிகுந்த மருத்துவராயின் அந்த இருமல் எப்படிப்பட்டது? குரைப்பதைப் போன்றதா? இழுப்பு இருக்கிறதா?

கக்குவான் போன்றதா? எனக்கேட்டு அறிந்து கொள்வார். பின்னர் அது வறண்ட இருமலா? சளி வருகிறதா? அப்படியானால் எங்கிருந்து சளி வருகிறது? அதன் நிறம் என்ன? அளவு எவ்வளவு? என்றெல்லாம் கேட்டுத் தெரிந்து கொள்வதோடு, என்ன செய்தால் நோய் அதிகமாகிறது, எப்போது அதிகமாகிறது? என்னசெய்தால் குறைகிறது? என்பதையும் அறிந்து கொள்கிறார்.

இவை அனைத்தையும் கேட்டு அறிந்து கொண்டபின், ஒரு ஹோமியோபதி மருத்துவருக்கு ஒரு நல்ல மருந்தைத் தேர்ந்தெடுத்து, அந்த நோயாளிக்குக் கொடுப்பதில் எந்தவிதத் துன்பமும் இராது. அவர், அவரது மருந்து காண் கையேட்டை (Repertory) துருவிப் பார்த்து மருந்தைத் தேர்ந்தெடுத்து விடுவார். அந்த மருந்து நோயாளிக்கு நீண்ட நாட்களாக இருந்த அந்த இருமலை ஒரு சில நேரத்தில் அல்லது ஒரு சில நாட்களில் குணப்படுத்திவிடும்.

இருமல் அல்லது தலைவலி அந்தப் பகுதி நோயுற்றதால் தான் ஏற்பட்டது என்பது உறுதியில்லை. அது இரத்த ஓட்டம், செரிமானம் ஆகியவற்றில் ஏற்பட்டுள்ள ஏதாவது ஒரு கோளாறினால் அல்லது வேறு பல காரணங்களினால் ஏற்படக்கூடும் என்பதை நாமெல்லாம் அறிவோம்.

எனவே, அனைத்து நோய்க்குறிகளையும் பற்றி நோயாளி கூறி முடித்தவுடன் அவரது உணவுப் பழக்க வழக்கங்களைப் பற்றி மருத்துவர் கேட்டுத் தெரிந்து கொள்வது இன்றியமையாதது. நோயாளி "நானென்ன வழக்கமான உணவுகளைத்தான் உண்கிறேன். வேறு தனிச் சிறப்பாக ஒன்றுமில்லை" என்று கூறினால் மருத்துவர் அதை எற்றுக் கொண்டு வாளாவிருந்து விடுதல் கூடாது. அவற்றில் காலை உணவாகக் கொள்ளும் பொருட்கள் எவை, எவை? கிட்டத்தட்ட எவ்வளவு இருக்கலாம். ஒருவேளை பதினைந்து இட்லிகளும் அல்லது தோசை களும் நெய்யும், மிளகாய்ப் பொடியும் சேர்த்து உண்கிறார் என வைத்துக்கொள்வோம். அவருடைய செரிமானம் எப்படி இருக்கும்?

பால் சாப்பிடுகிறாரா? எப்படி? தண்ணீர் கலந்தா, கலக்காமலா? அவர் எவ்வளவு உப்பு, சர்க்கரை, உறைப்பு, உவர்ப்பு சேர்த்துக் கொள் கிறார் என்பதைக் கேட்டுத் தெரிந்து கொள்ள வேண்டும். எவ்வளவு சூடாகப் பாலை அல்லது காபியைப் பருகுவார்? என்பதையும் அறிந்து கொள்ள வேண்டும்.

மிக அதிகமான அளவு, உப்பு, மிளகாய், எண்ணெய் சாப்பிட்டால் என்ன நிலை ஏற்படுமென்பது நாம் அனைவரும் அறிந்ததே.

பெரும்பாலான சமயங்களில் நோயாளி தன் தாய், தந்தை, பாட்டன், பாட்டியின் நோய்களைப் பற்றியும், தன்னிடமுள்ள சில இரகசிய நோய்களைப் பற்றியும் கூறத் தயங்குவார். உண்மையை மறைத்து, தங்கள் பரம்பரையினர் அனைவருமே சிறந்த உடல் வாகுடையவர்கள் என்று கூறுவார். மருத்துவர் சிறிது, சிறிதாகத் துருவித் துருவிக் கேட்டால், சில நாட்களுக்குப் பின்னர், நோயாளியின் பாட்டியும், தாயும், காசநோயால் இறந்தனர் என்ற உண்மை தெளிவாகும்.

பின்னர் மருத்துவர், நோயாளி குடிக்கிற மதுபானம் டீ, காபி, சிகரெட், போடுகிற பொடி, சுவைக்கிற வெற்றிலை, பாக்கு, புகையிலை பற்றித் தெரிந்து கொள்ள வேண்டாமா? அவசியம் தெரிந்து கொண்டேயாக வேண்டும். அவை தான் நோய்க்குக் காரணம் என மருத்துவர் கருதினால் அவற்றைப் பயன்படுத்துவதைத் தடுத்தேயாக வேண்டும்.

பெண்களின் நோய்களுக்கு அடிப்படையாக விளங்குவது அவர்களின் மாதவிலக்கு தொடர்பான குறைகளே. எனவே அது தொடர்பாகக் கேள்விகள் கேட்டு அறிந்து கொள்ளுதல் வேண்டும். அவர்கள் கருத்தடை சாதனங்களைப் பயன்படுத்துகிறார்களா? அப்படியானால் எந்த வகை? அவற்றைப் பயன்படுத்துவதனால் ஏற்பட்டுள்ள விளைவுகள் எவை? என்பதை எல்லாம் தெரிந்து கொள்ள வேண்டும்.

என்னுடைய மருத்துவத் தொழிலின் தொடக்க நாட்களில் ஒரு மாலை நேரத்தில் என்னுடைய நோயாளி ஒருவர், என்னை அவருடைய வீட்டிற்கு வந்து அவரை சோதித்துப் பார்த்து மருந்து கொடுக்க அழைத்திருந்தார். அங்கு சென்றபோது வீடு முழுதும் ஒரே புகை மண்டலமாக இருந்தது. ஆங்காங்கே சிகரெட் துண்டுகள் சிதறிக் கிடந்தன. ஒரு வட்ட டம்ளரில் சூடான, ஸ்ட்ராங் காபி இருந்தது. கையிலிருந்த சிகரெட்டை ஊதிக் கொண்டே காபியைச் சுடச்சுடச் சுவைத்துக் குடித்துக் கொண்டிருந்தார். எனினும் வயிற்று வலியால் துன்பப்பட்டுக் கொண்டிருந்தார். அவருடைய துணைவியார் அவர் படும் வேதனையை விவரித்துக் கூறிய பின்னர் "டாக்டர் ஐயா, உங்களுக்குப் புண்ணியம் உண்டாகட்டும், அவர் குடிக்கும் சிகரெட் டையும், காபியையும், நிறுத்துமாறு கட்டளையிடுங்கள். அதுவே அவரது நோயைக் குணப்படுத்தும், உங்கள் மருந்தும் அதற்கு உதவும்" எனக் கூறிப் புலம்பினார்.

நோயாளியின் நல்லறிவின் விளைவாக, அவர் சிகரெட் பிடிப்ப தையும், காபி குடிப்பதையும் மனவலிமையுடன் நிறுத்தி விட்டார்.

அதன் விளைவாகவும் அவர் உட்கொண்ட ஹோமியோபதி மருந்து களின் விளைவாகவும் மிகச் சிறந்த உடல் நலமுள்ளவராக வாழ்கிறார்.

பிறகு மருத்துவர் நோயாளி நீராடும் முறைகள் பற்றியும், அவரது உடற்பயிற்சி முறையைப் பற்றியும் அறிந்து கொள்வது இன்றியமையாதது. உறக்கம், கனவுகள், அவருடைய குண இயல்புகள் ஆகியவை பற்றியும், அவரது தொழில், மருத்துவ வரலாறு, பரம்பரை ஆகியவற்றைப் பற்றியும் அறிந்து கொண்டபின் அவரது உடலை (உச்சி முதல் உள்ளங் கால்வரை) நன்றாக சோதித்துப் பார்க்க வேண்டும். அது அவருடைய நாடி, வயிறு, இருதயம், உடலமைப்பில் உள்ள கோளாறுகள் ஆகியவற்றைப் பற்றி அறிந்து கொள்ள உதவும்.

ஒரு ஹோமியோபதி மருத்துவர் கேள்விகள் கேட்பதில் ஒரு திறன் மிக்க வழக்கறிஞர் போன்றும், நோயாளியைப் புரிந்து கொள்வதில் சிறந்த ஒரு நண்பனைப் போன்றும் விளங்க வேண்டும்.

இவற்றைத் தவிர மருத்துவர் நோயாளியின் மனைவி, கணவன், நண்பர்கள், பிள்ளைகள் முதலியோரிடமிருந்து முடிந்த அளவு விஷயங்களைத் தெரிந்து கொள்ள வேண்டும்.

நோயாளி பதிலளிக்க முடியாத நிலையில் இருந்தால் நோயாளியை நன்றாக உற்று நோக்கி, அவரது செயல்களையும், அவரிடம் காணப்படும் நோய்க்குறிகளையும் அறிதல் வேண்டும். பின்னர் அவரருகில் உள்ள உற்றார் உறவினர், ஆயா ஆகியோரிடமிருந்து அவரின் நோய்க்குறிகள் பற்றி அறிந்து கொள்ள வேண்டும்.

மனிதர்கள் காலத்தோடு போட்டியிடும் இன்றைய நாட்களில் மருத்துவர்கள் இம்மாதிரியான கேள்விகள் கேட்கவும் நோயாளிகள் அதற்குரிய விடைகளைக் கூறவும் போதுமான காலம் கிடைக்காதவர் களாக இருக்கிறார்கள். எனினும், சுவரை வைத்துத்தானே சித்திரம் வரைதல் வேண்டும்.

ஏற்ற மருந்தைத் தேர்ந்தெடுப்பது எப்படி?

நோயாளியின் நோய்க்குறிகளனைத்தையும் அறிந்தபின் நோய்க்குறி களைப் பின்வருமாறு வகைப்படுத்துதல் வேண்டும்.

1. மனநிலை

இதில் புத்தி அறிவு, நினைவாற்றல், பிறருடன் பழகும் முறைகள், விருப்பு வெறுப்புகள், கனவுகள் கூட.

2. பொதுக் குறிகள்

உடல் முழுமையையும் பாதிக்கும் குறிகள் - "எனக்குத் தாகம் எடுக்கிறது" போன்ற குறிகள் தூக்கம் - கனவுகள் - சமைக்கும் வாசனை பிடிக்கவில்லை.

3. குறிப்பான குறிகள்

ஏதாவது ஓர் உறுப்பைப் பொருத்த குறிகள். மூக்கில் கற்பனையான வாசனை', 'பாதங்களில் வலி'.

4. விசேடக் குறிகள்

நோய் அதிகரித்தல் அல்லது குறைதல் போன்றவை. இவற்றில் மிக நன்றாகப் புலனாகக் கூடிய மனக்குறிகளே நோயைத் தீர்ப்பதற்குப் போதுமானது. எனினும் அடுத்துப் பொதுக் குறிகளை உற்று நோக்குதல் வேண்டும். பின்னர் நோயை மிகுதியாக்கும் குறிகளை முதன்மையாகவும் மற்ற குறிகளை படிப்படியாகவும் கருத்தில் கொள்ளவேண்டும்.

பின்னர் அந்த நோய்க் குறிகளுக்கேற்ற மிகவும் ஒற்றுமையான மருந்தைத் தேர்ந்தெடுக்க வேண்டும். அதாவது நோயாளியிடம் காணப்படுகிற நோய்க் குறிகளை நல்ல உடல்நலமுள்ளோரிடத்தில் எந்த மருந்துப் பொருள் உண்டாக்க வல்லதோ அந்த மருந்தைத் தேர்ந்தெடுத்தல் மிக இன்றியமையாதது. இதற்கு வாசகரிடம் (மருத்துவரிடம்) இரண்டு நூல்கள் இருக்க வேண்டும்.

1. பொருட்குண சிந்தாமணி (Materia Medica)

2. மருந்துகாண் கையேடு (Repertory)

ஹோமியோபதி பெருட்குண சிந்தாமணியில் நல்ல உடல் நலமுள்ளோருக்கு மருந்துப் பொருட்கள் அதிக அளவில் கொடுக்கப் பட்ட போது, அவர்களிடத்தில் தோன்றிய நோய்க்குறிகள் அனைத்தும் முறைப்படுத்தி எழுதப்பட்டு இருக்கும். அவ்வாறு தோன்றிய குறிகள்- மனம், தலை, முகம், கண், மூக்கு, செவி, இரைப்பை, வயிறு - எனப் பல்வேறு தலைப்புகளின் கீழ் முறையாகவும், தெளிவாகவும் குறிக்கப் பட்டிருக்கும். வேறு மாதிரி கூறினால், ஒரு மருந்துப் பொருள் ஒரு மனிதனை எவ்வகையிலெல்லாம் பாதிக்கிறது எனக் குறிப்பிடப் பட்டிருக்கும்.

இம்மாதிரி ஒரு மருந்துப் பொருளைச் சோதனைக்காக உட்கொண்டவர் 'செயல் விளக்கம் செய்பவர்' (Prover) என அழைக்கப் படுகிறார். அவரது உடலில் ஏற்பட்ட மாற்றங்கள் அல்லது விளைவுகள் 'செயல் விளக்கம்' (Proving) என அழைக்கப்படுகிறது.

மருந்துகாண் கையேடு (Repertory) ஒரு குறிப்பிட்ட நோய்க்குறிகள் எந்த மருந்துப்பொருளால் செயல்விளக்கம் செய்பவர்களிடம் உண்டாக்கப்பட்டன என்ற செய்தி கென்ட் (Kent) என்பாரது மருந்துகாண் கையேட்டில் (Repertory) கூறப்பட்டிருக்கும்.

'மனம்' என்ற தலைப்பில் - தனியாக இருக்கும்போது கவலை, என்ற குறியின் கீழ் - ஆர்சனிக்கம், காட்மியம், ட்ரோசிரா, மெசிரியம், பாஸ்பரஸ், ரட்டானியா, டபாக்கம், சிங்க்கம் என்ற மருந்துகள் குறிக்கப்பட்டுள்ளன.

இதன் பொருள் என்னவென்றால் மேலே சொல்லப்பட்ட எட்டு மருந்துப் பொருட்கள் மட்டுமே - தனியாக இருக்கும்போது கவலை என்ற குறியைக் குறைந்த அளவிலோ, அதிக அளவிலோ உண்டாக்கி யிருக்கின்றன என்பது தான்.

இதைக் குறிக்க தடித்த, கரிய எழுத்துக்களும், சாய்ந்த எழுத்துக் களும் சாதாரண சிறிய எழுத்துக்களும் மருந்துகாண் கையேட்டில் பயன்படுத்தப்பட்டுள்ளன.

செயல் விளக்கம் செய்பவர்களிடம் அதிக அளவில் இந்தக் குறியை இம்மருந்துகள் உண்டாக்கின என்பதைத் தடித்த, கரிய எழுத்துக்கள் குறிக்கின்றன. சிறிய குறைந்த அளவில் இந்தக் குறியை உண்டாக்கின என்பதைச் சாய்ந்த எழுத்துக்களும், மிக மிகச் சிறிய அளவில் இந்தக் குறியை உண்டாக்கின என்பதை சாதாரண சிறிய எழுத்துக்களும் நமக்கு உணர்த்துவதாக உள்ளன.

மேலே கூறப்பட்ட உதாரணத்தில் ஆர்சனிக்கம், பாஸ்பரஸ் தடித்த, கரிய எழுத்துக்களிலும்; ட்ரோசிரா, மெசிரியம், சாய்ந்த எழுத்துக்களிலும்; காட்மியம், ரட்டானியா, டபாக்கம், சிங்க்கம், சாதாரண எழுத்துக்களிலும் குறிக்கப்பட்டுள்ளன.

மருத்துவர், இதைப் போலவே உடற்குறிகள் அனைத்தையும் எழுதி வைத்துக் கொண்டு, மருந்துகாண் கையேட்டில் ஒவ்வொரு குறிக்கு எதிரிலும் எந்த மருந்துகள் குறிப்பிடப்பட்டுள்ளன எனக் காண வேண்டும். அதன் பிறகு கரிய தடித்த எழுத்துக்களில் குறிக்கப் பட்ட எந்த மருந்துக்கு நோயாளியின் பெரும்பாலான நோய்க்குறிகள் ஒத்திருக்கின்றன என்று காண வேண்டும்.

பின்னர் பொருட்குண சிந்தாமணியில் அந்த மருந்தின் குறிகளைப் படித்துப் பார்த்தால், அதில் நோயாளியின் நோய்க் குறிகள் அனைத்தும் அல்லது கிட்டத்தட்ட அனைத்தும் இருப்பதைக் காணலாம். அவ்வாறு ஒத்திருக்கும் அம்மருந்தையே நோயாளிக்குக் கொடுக்க வேண்டும்.

நோய் அதிகமாதல், குறைதல் அதன் நேரம்- மருந்துகளைத் தேர்ந் தெடுப்பதில் முக்கியப் பங்கு வகிக்கிறது.

ஆரம்பத்தில் இது ஒரு கடினமான செயலாகத் தோன்றும். எனவே தொடக்க காலத்தில் நூல்களை உற்று நோக்கி எல்லாவற்றையும் அறிவது இன்றியமையாதது. ஆனால் பட்டறிவு பெருகப் பெருக எளிமையாகிவிடும். எனினும் நூல்களை உற்றுநோக்கி அறிதலை எந்த நிலையிலும் கைவிடுதல் கூடாது. அவ்வாறு செய்து வந்தால் அது நமக்கும், நம்முடைய தொழிலுக்கும், பெரும் இலாபத்தையும் இன்பத்தையும் உண்டாக்கும்.

சரியான மருந்தைத் தேர்ந்தெடுப்பது எளிதல்ல. சில வேளை களில் நோயாளியின் சொற்களும், பொருட்குண சிந்தாமணியிலும், மருந்துகாண் கையேட்டிலும் காணப்படும் சொற்களும் வேறுபட்டவை யாயிருக்கும். எனவே நோயாளியின் சொற்களை மருத்துவ நூல்களில் காணப்படும் கலைச் சொற்களுக்கேற்றவையாக மாற்ற வேண்டும்.

"நான் ஒரு குறிப்பிட்ட நேரத்தில் செய்யப்பட வேண்டிய காரியத்தை வெறுக்கிறேன். ஏனெனில் என்ன நிகழப்போகிறதோ என்ற பயமும், எண்ணமும் நிலைகுலைந்து போதலும் ஏற்படுகிறது. எனினும் அந்தக் காரியம் பற்றி பயப்பட எந்தக் காரணமும் இல்லை. மற்றபடி நான் நல்ல உடல் நலம் கொண்டவனாகவே இருக்கிறேன்." என்று ஒரு நோயாளி கூறுகிறார் என்று வைத்துக் கொள்வோம். மருந்துகாண் கையேட்டில் இந்தச் சொற்களை எங்கும் காண முடியாது. ஆனால் இச்சொற்களைப் புரிந்து கொண்டு பார்த்தால் ஒரு விஷயம் புலனாகும். நோயாளிக்கு ஒரு காரியத்தை எதிர்நோக்கும் போது பயமும் கவலையும் ஏற்படுகிறது என்பது தெளிவு.

டாக்டர் கென்ட் அவர்களின் மருந்துகாண் கையேட்டில் 'மனம்' என்ற தலைப்பில் 'கவலை' என்ற உபதலைப்பின் கீழ் 'ஒரு குறிப்பிட்ட வேலையை செய்ய எதிர்நோக்கியிருக்கும் போது என்பதற்கு நேராக, ஆர்கென்டம், நைட்ரிக்கம் ஜெசிமியம், மெடொரினம் ஆகிய மருந்து களின் பெயர்கள், அச்சிடப்பட்டுள்ளன அவற்றில் ஆர்கென்டம், நைடரிக்கம் மட்டும் கரிய, தடித்த எழுத்துக்களிலும், மற்ற இரு மருந்துகளும் சாதாரண எழுத்துக்களிலும் அச்சிடப்பட்டு உள்ளன.

அடுத்து பொருட்குண சிந்தாமணியில் ஆர்கென்டம் நைட்ரிக்கத் தைப் படித்துப் பார்த்து, அம்மருந்து நோயாளியின் நோய்க் குறிகள் அனைத்திற்கும் ஒத்ததாக உள்ளதா எனக் காண வேண்டும். அவ்வாறிருந் தால் அந்த மருந்தே நோயாளிக்குரிய மருந்து. அம்மருந்தை நோயாளிக்கும், நோய்க்கும் ஏற்ற வீரியத்தில கொடுத்தால் நோயாளி மிக விரைவிலும்,

எளிதிலும் குணமாவதைக் காண்போம். இந்த சமயத்தில் நாம் ஒரு விஷயத்தைக் கருத்தில் கொள்வது மிகவும் இன்றியமையாதது. "ஒரு நோயாளியிடம் ஏதாவது ஒரு மருந்துப் பொருளின் தனிச் சிறப்பான குறிகளில் மூன்றைக்காண முடிந்தால், மருத்துவர் எவ்விதத் தயக்கமின்றி அவ்வாறான நோய்க் குறிகளையுடைய நோயாளிக்கு அந்த மருந்தைக் கொடுத்தால் விரைவில் குணமடைவார்" என டாக்டர் ஹெர்ரிங் என்பவர் கூறுகிறார். இவ்வாறு மருந்து தேர்ந்தெடுக்கும் முறையை "ஹோமியோபதி முக்காலி" எனப் பெயரிட்டு அழைத்தார்.

மருந்தின் வீரியம் (Potency)

நோயாளிக்குக் கொடுக்கும் மருந்துப் பொருளின் அளவைக் குறைத்து அதன் சக்தியைப் பெருக்கும் முறைக்கு வீரியப்படுத்துதல் எனப் பெயர். மருந்துகளை வீரியப்படுத்த தாய்ச்சரக்கு அல்லது பச்சை மருந்து ஒருபங்கை எடுத்துக் கொள்ள வேண்டும். பின்னர் தூய்மையான மதுசாரம் (Alcohol), அல்லது பாற் சர்க்கரை (Sugar of milk), மாவு 9 பங்கை எடுத்து மருந்துடன் சேர்த்து நன்றாய் அரைக்கவோ, அல்லது குலுக்கவோ வேண்டும் இப்படி கரைக்கப்பட்ட அல்லது அரைக்கப் பட்ட மருந்து IX வீரியம் உடையது. 2X வீரியத்தைத் தயாரிக்க IX வீரியம் மருந்தில் 1 பாகமும் 9 பங்கு மதுசாரம் அல்லது பாற் சர்க்கரைமாவு கலந்து முன்போல் குலுக்கியோ அல்லது அரைத்தோ தயாரிக்க வேண்டும். 1X- ல் உள்ள மருந்தின் அளவைக் காட்டிலும் 2X- ல் உள்ள மருந்தின் அளவு மிகக் குறைவு. ஆனால் அதற்கு 1Xஐக் காட்டிலும் குணப்படுத்தும் ஆற்றல் அதிகம். இவ்வாறே மருந்தின் அளவைக்குறைத்து வீரியத்தைப் பெருக்கிக் கொண்டே போகலாம்.

நூற்றுக் கூறு (Centesimal) முறையிலும் மருந்து வீரியப்படுத்தப் படுகிறது. தாய்ச்சரக்கு அல்லது பச்சை மருந்தின் 1 பங்கை எடுத்து தூய்மையான மதுசாரம் 99 பங்கும் எடுத்துக் கொண்டு இரண்டையும் நன்றாகக் குலுக்கி 1C வீரியம் உண்டாக்கப்படுகிறது. 2C தயாரிக்க 1C யிலிருந்து ஒரு பாகமும் 99 பாகம் மதுசாரம் எடுத்துக் கலந்து மேற்கண்ட முறைப்படி தயாரிக்க வேண்டும். இவ்வாறே 3, 6, 30, 200, 1000 வீரியங் களும் அதற்கு மேலும் தயாரிக்கப்படுகின்றன. (தாய்ச் சரக்கு மதுசாரத்தில் கரையாத பொருளாக இருப்பின் பாற்சர்க்கரையுடன் சேர்த்து அரைக்கப்பட வேண்டும். 2C மருந்தில் உண்மையில் 1/10,000 பங்கு மருந்துப் பொருளே இருக்கும்.)

எந்த வீரியங்களில் நோயாளிக்கு மருந்தைக் கொடுக்க வேண்டும்?

ஆரம்ப நிலையில் இருப்பவர்கள் 6X 12X அல்லது 6C 12C வீரியங்களைப் பலமுறை பயன்படுத்தி அதன் விளைவுகளை நன்றாக அறிந்த பின்னர் 30, 200 வீரியங்களைப் பயன்படுத்த ஆரம்பிக்கலாம்.

அதன் விளைவுகளை நன்றாக அறிந்த பின்னர் உயர்ந்த வீரியங்களைப் பயன்படுத்தும் அனுபவம் பெறலாம். சாதாரணமாக உயர்ந்த வீரியங்களை நல்ல அனுபவமும் தெளிவும் ஏற்பட்ட பின்னர் பயன்படுத்துதலே சிறந்தது.

அமெரிக்காவின் மிகச் சிறந்த ஹோமியோபதி மருத்துவ மேதை டாக்டர் கென்ட் அவர்கள் "உயர்ந்த வீரியங்களைப் பயன்படுத்தும் போது கூரான முகம் வழிக்கும் கத்திகளைப் பயன்படுத்துகிறோம் என அறிந்து கொள்ள வேண்டும். அங்ஙனம் உயர்ந்த வீரிய மருந்துகளைப் பயன்படுத்துபவருடனிருப்பதைக் காட்டிலும், கூரான சவரக் கத்திகளை இங்குமங்கும் வீசி விளையாடும் 1 டஜன் முட்டாள்களிடையே இருப்பதை மேலானதாகக் கருதுகிறேன்." என்று கூறுகிறார். மேலும் அவர் "உயர்ந்த வீரிய மருந்துகள் மிக அதிகமான நன்மை பயப்பதைப்போலவே மிக அதிகமான துன்பங்களையும், தீங்குகளையும் உண்டாக்குகின்றன." என்றும் கூறினார். மிகச் சிறந்த மருத்துவ மேதையின் இந்தச் சொற்களை ஓர் எச்சரிக்கையாகக் கொள்ளுதல் நமக்கு நல்லது.

நாம் ஒரு நோயில் எந்த வீரியத்தைப் பயன்படுத்துவது என்பது முக்கியமான பிரச்சினை. பொதுவாக (பொதுவாக என்ற சொல்லை நன்றாக கவனித்துக் கொள்ளவும்) கீழ்க்காணும் காரணங்களை அடிப்படையாகக் கொண்டு வீரியத்தைத் தேர்ந்தெடுக்கலாம்.

நோய் மிக மோசமாகவும், மிகவும் கடுமையான நிலையிலும் உள்ள போது குறைந்த வீரியங்கள், 1X 3X 6X கொடுக்கப்படல் வேண்டும். இருதயம், நுரையீரல், சிறுநீரகங்கள், மண்ணீரல், கல்லீரல் ஆகியவை பாதிக்கப்பட்டிருக்கும் போது குறைந்த வீரிய மருந்துகளே கொடுக்கப்பட வேண்டும்.

மேலே கொடுக்கப்பட்டுள்ள குறிப்புகள் பொதுவாக ஒருவருக்கு வழிகாட்டப் பயன்படும். ஆனால் இதையே முடிவாக வைத்துக் கொள்ளுதல் ஏற்றதல்ல.

நோய் வகையும் மருந்து கொடுக்கும் முறையும்

ஹோமியோபதி மருந்துகள் நன்றாக சோதிக்கப்பட்டு, மெய்ப்பிக்கப்பட்டவை. பட்டறிவு மிகுந்த ஹோமியோபதி மருத்துவர்களின் குறிப்புகளில் காணப்பட்ட மருந்துகளே. இந்நூலில் நோய்களுக்குரிய மருந்தாகக் கொடுக்கப்பட்டுள்ளன. எனவே மருந்துகளைக் குறிகளுக்கேற்ப தேர்ந்தெடுத்துக் கொடுப்பது இன்றியமையாதது.

சாதாரணமாக மருந்துகள் திரவ உருவிலும் மாத்திரை உருவிலும் கிடைக்கின்றன. மாத்திரை பயன்படுத்தப்பட்டால் 5 அல்லது 6

மாத்திரைகளை வாயில் இட்டு மிட்டாய் போன்று சுவைத்துச் சாப்பிடவேண்டும். குழந்தைகளால் 2 அல்லது 3 மாத்திரைகளை கொடுத்தால் போதுமானது. திரவ உருவிலிருந்தால் 3 அல்லது 4 துளி மருந்தை ½ அவுன்சு தண்ணீரில் கலக்கிக் கொடுக்கலாம்.

தலைவலி, நெஞ்சில் சளி, இருமல், மூக்கில் நீர் வடிதல், வயிற்றுக் கோளாறுகள் முதலிய குறுகிய கால நோய்களுக்கு மருந்தை மாத்திரை யாகவோ தண்ணீரில் கலந்தோ, 2, 3 அல்லது 4 மணிக்கொரு முறை நோயின் தீவிரத்திற்கேற்ப கொடுக்க வேண்டும்.

அவசரமான நிலையில் உள்ள கடுமையான, அபாயகரமான நோய்களில் குறிப்பாக, காரா வயிற்றுவலி, பிடிப்புகள், இழுப்புகள், வயிற்றோட்டம் போன்றவற்றிற்கு ஒரு மணிக்கு ஒரு முறையோ, அரைமணிக்கொரு முறையோ, கால் மணிக்கொரு முறையோ கொடுக்கலாம்.

மருந்துகளைத் தண்ணீரில் கலந்து கொடுக்கலாம். அவ்வாறு கொடுக்கும் போது சுமார் ½ அவுன்சு தண்ணீரில் 3 அல்லது 4 சொட்டு மருந்தை ஊற்றிக் கலக்க வேண்டும் அல்லது 10 அல்லது 15 மாத்திரை களை இட்டுக் கலக்க வேண்டும்.

ஒருமுறை தண்ணீரில் கரைத்த மருந்தைக் கால்மணிக்கொரு முறை அல்லது அரைமணிக்கொரு முறை ஒரு சிறு கரண்டி வீதம் கொடுத்தல் நன்று. மருந்து கெட்டுப் போகாமல் அப்படியே வைத்திருந்து ஓரிரு நாட்கள் வரை கொடுக்கலாம்.

பொதுவாக தற்காலிக நோயானால் 6, 12, 30 ஆகிய வீரியங்களில் அதாவது குறைந்த வீரியங்களில் மருந்தைத் தேர்ந்தெடுத்துக் கொடுக்க வேண்டும்.

நீடித்த நோயானால் 200 வீரியமும் அதற்கு மேற்பட்ட 1M.10 M.C.M. வீரியங்களையும் நீண்ட இடைவெளிக்குப் பின்னரே கொடுக்க வேண்டும். உயர்ந்த வீரியங்களைப் பயன்படுத்தும் போது, நோயாளியின் நிலையை நன்கு அறிதல் வேண்டும். அதாவது அவர் இந்த மருந்தின் விளைவுகளைத் தாங்கக் கூடிய வலிமை உடையவரா? இல்லையா? என்பதை அறிதல் இன்றியமையாதது.

மருந்தைத் தேர்ந்தெடுக்கும் போதும் மருந்தை மாற்றும் போதும் நிதானம் தேவை. மாற்றும் போது பகை மருந்துகளைத் தேர்ந்தெடுப் பதைத் தவிர்த்தல் நலம்.

தொடக்க காலத்தில் அவசரமான நேரங்களில் மட்டும் அனைத்துக் குறிகளுக்கும் ஏற்ப மருந்துகளைத் தேர்ந்தெடுத்துப் பின்னர் ஒரு

பட்டறிவு மிக்க ஹோமியோ மருத்துவரைக் கலந்தாலோசிப்பது தான் ஏற்றது.

குறுகிய கால நோய்களில் குறைந்த வீரியங்கள் தினம் 3 அல்லது 4 வேளைகள் கொடுக்கலாம். நோயின் கொடுமை மிகுந்திருந்தால் ½ மணி அல்லது 1 மணிக்கொரு முறை மருந்தைத் திரும்பத் திரும்பக் கொடுக்கலாம்.

நாட்பட்ட நோய்களில் உயர்ந்த வீரியம் பயன்படுத்தும் போது வாரம் ஒரு முறை, அல்லது மாதம் ஒரு முறை அல்லது அதைக் காட்டிலும் அதிகமான இடைவெளியிலும் தான் கொடுக்கப்பட வேண்டும்.

நோய் குணமாகும் முறை பற்றி ஹானிமன் அவர்கள் கூறியுள்ளதைக் கருத்தில் கொண்டு மருந்து கொடுத்த பின் நோயாளியிடம் மாற்றங்களை உற்று நோக்கிக் குறித்து வைப்பது இன்றியமையாதது. அவரது கூற்றுப்படி நோய் மையத்திலிருந்து ஓரத்திற்கும், உயரே இருந்து கீழேயும், உள்ளேயிருந்து வெளியிலும் என்ற முறையிலேயே குணமாக்கும். நீடித்த நோயில் மருந்து கொடுத்த பின் கடைசியாகக் கண்ட நோய் முதலில் குணமாகும்.

தேர்ந்தெடுக்கப்பட்ட மருந்தைக் கொடுத்தவுடன் நோயாளியின் நிலையில் வரவேற்கத்தக்க முன்னேற்றம் இருந்தால் மருந்து கொடுப்பதை உடனே நிறுத்திவிட வேண்டும். கொடுக்கப்பட்ட மருந்து நோயாளியின் உடலில் முழுமையும் குணம் உண்டாக்க வகை செய்ய வேண்டும். சிறந்த விதி என்னவெனில் நோயாளியின் உடலில் மருந்து நல்ல குணங்களை ஏற்படுத்தத் தொடங்கியவுடன் மருந்து கொடுப்பதை நிறுத்திவிட்டு காத்திருப்பதுவேயாகும். நோயாளி மீண்டும் பழைய நிலைக்குப் போனால் மருந்தை மீண்டும் கொடுக்கவும் மறுபடியும் அதே நிலை சில நாட்களில் திரும்பினால் வீரியத்தை உயர்த்திக் கொடுக்கவும்.

மருந்து கொடுத்த பின் நோய்க்குறிகள் அதிகரிக்கலாம். அப்போது மருத்துவர், மருந்தை நிறுத்தி, நோயாளியின் முன்னேற்றத்தை உற்றுக் கவனித்தறிய வேண்டும்.

மருந்து கொடுத்த பின் வெளிப்பாடுகள், புறப்பாடுகள், வியர்வை அல்லது வயிற்றோட்டம், வெள்ளைப்பாடு தோன்றலாம். அப்போது மருத்துவர், அவற்றைக் கட்டுப்படுத்தாமல், அவற்றின் போக்கிற்கேற்ப நோயாளிக்கு மருந்து கொடுத்தல் வேண்டும். ஏனெனில் வெளிப்பாடு களும், கழிவுப் பொருள் வெளியேறுதலும் நோய் குணமாவதன் அறிகுறிகளாகும்.

மருந்து கொடுத்த பின் நோய்க்குறிகளில் எவ்வித மாற்றமும் இல்லாதிருக்கலாம். அப்போது வீரியங்களைச் சிறிதளவு மாற்றிக் கொடுத்தல் வேண்டும். அப்போதும் மாற்றம் தெரியவில்லை என்றால் மருந்திற்கும் நோய்க்குறிகளுக்கும் ஒற்றுமையில்லை எனத் தெரிந்து, மீண்டும் நோயாளியின் குறிகளை அறிந்து அந்த குறிகளுக்கேற்ற மருந்தைத் தேர்ந்தெடுத்துக் கொடுக்க வேண்டும்.

மருந்து கொடுத்த உடன் நோய் அதிகப்படுதல் விரைவாகவும், கொடூரமாகவும் இருக்குமானால் உடனடியாக நல்ல பலனை எதிர்பார்க்கலாம். எனவே காத்திருப்பது அவசியம்.

மருந்து கொடுத்தவுடன் குணம் கண்டு, பின்னர் தொடர்ந்து நோய் அதிகப்படுமானால், அந்நோயை அநேகமாகக் குணப்படுத்துதல் இயலாது.

சரியாகத் தேர்ந்தெடுக்கப்பட்ட மருந்தைக் கொடுத்த பின் நோய் அதிகப்படுதல் நீடித்து, அதே வேளையில் நோயாளியின் பலம் குறைந்து கொண்டே வந்தால் அநேகமாக நோயைக் குணப்படுத்துதல் இயலாது. அம்மாதிரியான சமயங்களில் தற்காலிகமான நோய் நிவாரணிகளைக் கொடுத்து வருவதே சிறந்தது.

குறிப்பிட்ட மருந்து கொடுத்த பின் மருத்துவர் கவனிக்க வேண்டிய சில முக்கியமான விஷயங்கள்

1. மருந்து கொடுத்த பின் நோயாளியிடத்தில் எந்தவித மாறுதலும் காணப்படாவிட்டால் தேர்ந்தெடுக்கப்பட்ட மருந்து உரிய மருந்து அல்ல அல்லது தேர்ந்தெடுத்த வீரியம் ஏற்றது அல்ல என அறிந்து மருந்தில் ஏற்ற மாறுதல் செய்ய வேண்டும்.

2. மருந்து கொடுக்கப்பட்டவுடன் நோயாளிக்கு அவரிடம் இதுவரை இல்லாத புதிய நோய்க்குறிகள் தோன்றினால் தேர்ந்தெடுத்த மருந்து தவறானது என்பதை அறிக.

3. மருந்து கொடுத்த பின் ஏற்பட்ட புதிய குறிகள் கொடுத்த மருந்தின் குறிகளாயிருந்து, நோயாளி குணப்பட்டு வந்தால் தேர்ந் தெடுக்கப்பட்ட மருந்து சரியானது தான் என அறிந்து கொள்ள வேண்டும்.

4. மருந்து கொடுக்கப்பட்ட பின், நோய் அதிகப்பட்டு பின் குணமடைந்து, திரும்பவும் அதே நோய்க்குறிகள் தோன்றினால் மருந்தின் வீரியம் உயர்த்தப்பட வேண்டும்.

நீடித்த கால நோய்களுக்குச் சிகிச்சையளிக்கும் போது கவனிக்க வேண்டிய சில விஷயங்கள்

1. தொடக்கத்தில் நம்பிக்கை வைத்துள்ள நோயாளிக்கும், நண்பர்களுக்கும் மட்டுமே சிகிச்சையளித்தல் வேண்டும்.

2. ஆழ்ந்து வேலை செய்யும் மருந்துகளையும் 200 வீரியத்திற்கும் மேற்பட்ட சிகிச்சையளித்தல் வேண்டும்.

3. மருத்துவரும், நோயாளியும் மிகப் பொறுமையுடன் ஒத்துழைக்க வேண்டும். மருத்துவர் தன் கண், காது, அறிவுத்திறன் அனைத்தையும் திறனுடன், பயன்படுத்த வேண்டும். நோயாளி தன் மனம், உடல் ஆகியவற்றில் தோன்றும் மாற்றங்களைக் கண்டறிந்து கூறும் ஆற்றல் கொண்டிருக்க வேண்டும்.

4. நோய்க்குறிகள் அதிகப்படும் போது நோயாளி அதைப் பொறுத்துக் கொள்ளும் வலிமையும் மனோதிடமும் உடையவரா என்பதை முடிவு செய்து கொள்ள வேண்டும்.

5. மருந்துகள் அனைத்தும் மிகச்சிறந்த மருத்துவ மேதைகளால் செயல் விளக்கம் செய்யப்பட்டவை. எனவே மருந்துகளை, நோயாளிகளின் குறிகளுக்கேற்ப மிகவும் கவனமாகத் தேர்ந்தெடுத்துக் கொடுத்த பின், அது தன் பணியைச் செய்யும் வரை காத்திருப்பது நன்று. மருந்துகளை விரைவில் மாற்றுவது ஏற்றது அல்ல.

மிக மோசமான நோய்களில் அனுபவம் மிக்க வேறு ஒரு சிறந்த ஹோமியோபதி மருத்துவரை அல்லது சிலரைக் கலந்தாலோசியுங்கள். அதுவே நன்று.

தற்காலிக நோய்களில் 2 அல்லது 3 மணிக்குள் முன்னேற்றம் தெரியவில்லையானால் மருந்தை மாற்றிக் கொடுக்கலாம். மருந்தை மாற்றும்போது மீண்டும் ஒரு முறை குறிகளை ஆராய்ந்தறிந்து அதற்கு ஏற்ப மருந்தைத் தெரிந்து எடுக்க வேண்டும்.

நாட்பட்ட நோய்களிலும் இதே முறை கையாளப்பட வேண்டும். ஆனால் நாம் குறுகிய கால நோய்களைப் போல 3 அல்லது 4 மணி நேர இடைவெளியில் மருந்தை மாற்றுதல் கூடாது சுமார் 10 நாட்களுக்குக் குறையாமல் காத்திருந்து பார்க்க வேண்டும். அந்த இடைவெளியில் சாதகமான மாற்றம் ஏற்படாவிட்டால் மட்டுமே மருந்தை மாற்ற வேண்டும். சாதகமான மாற்றங்கள் ஏற்பட்டு நோயாளி முன்னேறி வருகிறார் என்றால் வேறு எந்த மருந்தும் அவருக்குக் கொடுத்தல் கூடாது. ஓரிரு நாட்கள் நல்ல முன்னேற்றம் ஏற்பட்டு,

பிறகு நின்றுவிட்டது என்றால் முதலில் பயன்படுத்திய மருந்தின் உயர்ந்த வீரியத்தைக் கொடுக்க வேண்டும்.

கடைசியாக ஒரு நோயாளி ஹோமியோபதி மருந்துகளை உட்கொண்டு வரும்போது காபி, தேநீர் ஆகிய பானங்களையும், புகையிலையையும் எந்த உருவத்திலும் பயன்படுத்துதல் கூடாது. வேறு எந்த மருந்தையும் சாப்பிடுதல் கூடாது. முறையான வாழ்க்கை முறையை மேற்கொள்ள வேண்டும்.

நோய் நிலைமைகளின்போது பின்பற்ற வேண்டிய உணவுக் கட்டுப்பாடு

மருத்துவத்தில் உணவுக் கட்டுப்பாடு என்பது சிகிச்சையின் போது நோயாளி பின்பற்ற வேண்டிய ஒரு செயல்முறையே தவிர அதுவே சிகிச்சை ஆகிவிடாது.

ஹோமியோபதி முறையில் சிகிச்சை மேற்கொள்ளப்படும் போது மருந்தின் செயல்திறனைப் பெருக்கவும், செரிமான மண்டலம் திறமையுடன் பணியாற்றவும், வளர்சிதை மாற்றத்திற்கு உறுதுணை யாகவும் இருக்க வேண்டுமென்பதற்காகவே உணவுக் கட்டுப்பாடுகள் வலியுறுத்தப்படுகின்றன. எனினும் நோயின் இயல்புகளையும், நோயாளி களின் தனித்தன்மைகளையும் அறிந்து அதற்கு ஏற்ற உணவுக் கட்டுப் பாடுகள் பின்பற்றப்பட வேண்டும்.

உணவுக் கட்டுப்பாடுகளை வலியுறுத்துவதற்கு நோயாளியைப் பட்டினி போடுவது என்று பொருளில்லை. நோயாளிக்கு, எளிதில் செரிக்கக்கூடிய நல்ல ஊட்டச்சத்து மிகுந்த உணவு கொடுக்கப்பட வேண்டுமென்பது இன்றியமையாதது. அவ்வாறு கொடுக்கப்பட்ட உணவு செரிக்கப்பட்டால் உடலின் இரத்த ஓட்டம் செழுமையடை கிறது. நோயாளியின் உடல் நலம் சிறப்புறுகிறது. அதையே நோய் குணமாவது பெரிதும் சார்ந்துள்ளது.

ஹோமியோபதி முறையில் சிகிச்சை மேற்கொள்ளும்போது மருத்துவர் சில உணவு முறைக் கட்டுப்பாடுகளை வலியுறுத்திக் கூறத்தான் வேண்டும். அது நோயாளியின் விருப்பத்திற்கும் பழக்கத் திற்கும் மாறுபட்டதாக இருக்கலாம். எனினும் அந்தக் கட்டுப்பாடுகள் பின்பற்றப்பட்டால் நோயாளி மிக விரைவிலும், எளிதாகவும், துன்பமின்றியும் குணமடைவதைக் காணலாம்.

பிரிட்டனைச் சேர்ந்த டாக்டர் 'கு' என்பவர் "உணவில்லாதது மாண்ட நோயாளிகளைவிட, உணவு வேண்டாத வேளையில் உண்டு மாண்டவர்களே பலர்" எனக் கூறுகிறார். மேலும் "நீ சரியான உணவு உண்டால் எந்த மருந்தும் தேவைப்படாது. சரியான உணவு

உட்கொள்ளவில்லை என்றால் உலகில் எந்த மருந்தும் உன்னைக் காப்பாற்ற இயலாது" என ஒரு மருத்துவப் பழமொழி வலியுறுத்திக் கூறுகிறது.

நோய் நிலைகள் தோன்றிய பின்னர் அதைக் குணப்படுத்துவது எவ்வளவு இன்றியமையாததோ அவ்வளவு நோய் தோன்றாது தடுப்பதும் இன்றியமையாதது ஆகும்.

முதலாவதாக நாம் "வாழ்வதற்காகவே உண்கிறோமே" தவிர, "உண்பதற்காக வாழவில்லை" என்பதை நன்கு உணர்தல் வேண்டும். எனவே பொதுவான உடல் நலத்தையும், வலிமையையும் பேணிக்காக்கத் தேவையான உணவுப் பொருட்களை மட்டும் உண்பது போதுமானது. நோயாளி எப்பொழுதும் அவரது உடலுக்குத் தேவையான எளிதில் செரிக்கக்கூடிய, துன்பம் விளைவிக்காத பொருட்களை அறிந்து கொண்டு அவற்றை உண்பதே சிறந்தது.

"ஒரு வேளை உண்பவன் யோகி
இருவேளை உண்பவன் போகி
மூன்று வேளை உண்பவன் ரோகி"

என நம் மூதாதையர் அறுதியிட்டுக் கூறியிருந்தாலும், இன்று மூன்று வேளை உண்பது என்பது பொதுவாக ஏற்றுக் கொள்ளப்பட்ட ஒன்றாகும். உடல் நலனுக்கும், வலிமைக்கும் அது போதுமானது என்பதை நம் அனுபவம் காட்டுகிறது. மூன்று வேளை உணவு உட்கொள்வது மட்டும் இன்றியமையாதது அல்ல. அவற்றைச் சரியான அளவில், சரியான முறையில், சரியான நேரத்தில், போதுமான இடைவெளிக்குப் பின்னர் உண்பதும் இன்றியமையாதது ஆகும். அதுவும் அவசரம், அவசரமாக விழுங்காமல் மெதுவாகச் சுவைத்து, மென்று, நொறுக்கி உண்ண வேண்டும்.

காபி, டீ போன்ற பானங்களை அதிகமான அளவு பருகுவதும், புகை பிடிப்பதும், வேறு முறைகளில் புகையிலையைப் பயன்படுத்து வதும் தவிர்க்கப்பட வேண்டும். மசாலாப் பொருட்களும், இனிப்பும், காரமும், புளியும், உப்பும் நிதானமான அளவில் உணவில் சேர்த்துக் கொள்ளலாம். எண்ணெய்ப் பலகாரங்களைத் தவிர்ப்பதும், இனிப்புப் பண்டங்களைத் தவிர்ப்பதும், இன்றியமையாதது. மதுபான வகை களையும், போதைப் பொருட்களையும், தூக்க மாத்திரைகளையும் பயன்படுத்தாமல் இருப்பதே மேல்.

எந்த உணவுப் பொருளை நோயாளி துன்பத்தைத் தருவதாக உணர்கிறாரோ அதைத் தவிர்த்து, எளிதில் சீரணமாகும் உணவுகளை உண்பதே சிறந்தது.

மிளகு, சீரகம், தனியா, கீரை வகைகள் ஆகியவற்றையும், வெங்காயம், பூண்டு ஆகியவற்றையும் சற்று அதிகம் சேர்த்துக் கொள்ளலாம்.

மிகுதியான அளவு நீர் பருகுதல், அவரைக்காய், வெண்டைக்காய், வெள்ளரிக்காய், அத்திப் பிஞ்சு ஆகியவற்றை உணவில் பழச்சாற்றுடன் தேன் கலந்த நீரைப் பருகுதல் ஆகியவை பொதுவான உடல் நலனை மேம்பாட்டையச் செய்ய உதவும். நோய் நிலைகளின் போதும் இம்முறை பெரிதும் பயனுள்ளதாகும்.

இந்நூலில் குறிப்பிடப்பட்டுள்ள நோய்களின் சிகிச்சைக்கென குறிப்பிடப்பட்டுள்ள மருந்துகளின் பெயர்களும் அவற்றின் சுருக்கங்களும்

அக்கோனைட் - (அக்கோ)

ஆன்டிமோனியம் - க்ரூடம் - (ஆண்டிம் க்ரூட்)

ஆன்டிமோனியம் டார்ட்டாரிக்கம் - (ஆன்டிம்டார்ட்)

அபிஸ் மெல் - (அபிஸ்)

ஆர்சனிக் ஆல்பம் (ஆர்ஸ் ஆல்ப்)

ஆர்னிகா மான்டேனா (ஆர்னிகா)

பாப்டிசியா (பாப்டி)

பெல்லடோனா (பெல்)

பிரையோனியா (பிரையோ)

கல்கேரியா கார்ப் (கல் கார்ப்)

கல்கேரியா பாஸ் (கல் பாஸ்)

காக்டஸ் கிராண்டிப்ளோரஸ் (காக்டஸ்)

காந்தாரிஸ் (காந்த்)

கார்போ வெஜிடாபிலிஸ் (கார்போ வெஜி)

காலண்டுலா (காலண்)

காஸ்டிகம் (காஸ்ட்)

கிரேட்டகஸ் (கிரேட்டகஸ்)

சாமோமில்லா (சாமோ)

சைனா (சைனா)

சினா (சினா)

கோக்குஸஸ் (கோக்)
கோல்சிகம் (கோல்)
கோலோசிந்திசிஸ் (கோலோ)
காபியா (காபி)
சிம்சிசியூகா (சிம்சி)
கோனியம் மாக்குலேட்டம் (கோனி)
க்ரோக்கஸ் சாட்டிவா (க்ரோக்)
டிஜிட்டாலிஸ் (ஜிட்)
டல்காமரா (டல்க்)
பெர்ரம் பாஸ் (பெர்ரம்)
ஜெல்சிமியம் செம்பர்வினம் (ஜெஸ்சி)
கிராபைட்டிஸ் (கிராபை)
ஹீப்பர் சல்ப் (ஹீப்சல்ப்)
ஹையாசியாமஸ் (ஹையா)
இன்னேஷியா (இக்னேஷியா)
இபிகாக் (இபிகாக்)
காலிபைக்ரோம் (காலிபைக்)
லாச்சசிஸ் (லாச்)
லைக்கோபோடியம் (லைக்கோ)
மாக்னிஷியாகார்ப் (மாக்கார்ப்)
மெர்கூரியஸ் சொலுபிலிஸ் (மெர்க்சால்)
மெர்கூரியஸ் விவஸ் (மெர்க்விவ்)
நேட்ரம் மூரியாட்டிக்கம் (நாட் மூர்)
நைட்ரிக் ஆசிட் (நைட் ஆசிட்)
நக்ஸ்வாமிகா (நக்ஸ்வாம்)
ஓபியா (ஓபியம்)
பாஸ்பரம் (பாஸ்)
பாஸ்போரிக் ஆசிட் (ஆசிட்பாஸ்)
பைட்டோலக்கா (பைட்டோ)

போடோபைலம் (போடோ)

பல்சட்டில்லா (பல்ஸ்)

ரஸ்டாக்டஸ் (ரஸ்)

சாபினா (சாபினா)

சீகேல் கார்னூடம் (சீகேல் கார்)

செபியா (செபியா)

சிலிகா (சிலிகா)

ஸ்பான்ஜியா (ஸ்பான்ஜ்)

ஸ்ட்ராமோனியம் (ஸ்ட்ராமோன்)

சல்பர் (சல்ப்)

வெராட்ரம் ஆல்பம் (வெர் ஆல்ப்)

தூஜா ஆக்சிடென்டாலிஸ் (தூஜா)

டியூபர்க்கூலினம் (ட்யூபர்க்)

இந்நூலைப் பயன்படுத்தும் முறை பற்றிச் சில ஆலோசனைகள்

இந்நூலில் மனம் மற்றும் பல்வேறு உறுப்புகளில் தோன்றக்கூடிய நோய்களுக்கான சிகிச்சைகள் பற்றி இயன்ற அளவு வரிசைப்படுத்திக் கூறப்பட்டுள்ளது. ஆங்காங்கே அந்த நோய்களின் இயல்பு பற்றியும், அவற்றின் குணங்குறிகள் பற்றியும், அவை தோன்றுவதற்கான காரணங்கள் பற்றியும் கூறப்பட்டுள்ளன. அதனுடனேயே சிகிச்சைக்குப் பயன்படக்கூடிய மருந்துகளின் பெயர்களும், அதைக் கொடுப்பதற்கான குணங்குறிகளும் கொடுக்கப்பட்டுள்ளன.

தொடக்க நிலையில் உள்ளவர்களுக்குக் குறிகள் அனைத்தும் ஒரே மாதிரியாக இருப்பது போன்று தோன்றலாம். எனினும் அவற்றை மீண்டும், மீண்டும் படித்து, அறிந்து கொண்டால் அவற்றிடையே நிலவும் வேறுபாடுகள் தெளிவாக விளங்கும்.

ஹோமியோபதி மருத்துவத்தில் ஏறத்தாது 2,500 மருந்துகள், பல்வேறு வீரியங்களில் பயன்படுகின்றன. அவை அனைத்தையும் பற்றி அறிந்து கொள்ள பல்வேறு கீர்த்தியும், புகழும் மிக்க மருத்துவர்கள் எழுதியுள்ள 'பொருட்குண சிந்தாமணி' (Materia Medica) களைப் படித்தறிந்து கொள்வது உங்களுடைய சிறப்பான முன்னேற்றத்திற்குப் பெரிதும் உதவும். எனினும் இந்நூலின் இயல்பை ஒட்டி 'பொருட்குண சிந்தாமணி'யில் காணப்படும் ஒரு சில மருந்துப் பொருட்களைப் பற்றி மட்டுமே, நூலின் இறுதிப் பகுதியில் கூறப்பட்டுள்ளது.

நோய்க்கான மருந்துகளைத் தேர்ந்தெடுத்துக் கொடுப்பதற்கான முறைகள் பற்றி இந்நூலில் 'ஹோமியோபதி மருத்துவமும் அதன் நடைமுறையும்' என்ற பகுதியில் கூறப்பட்டுள்ளது. நோயாளிக்கு மருந்து கொடுக்கும்போது எவ்வகை அவசரமும் இன்றி, நிதானமாக குறிகளையும், காரணங்களையும், உடல் வாகையும், சூழ்நிலைகளையும் அறிந்து கொண்டு அவற்றிற்கு ஏற்ப மருந்துகளைக் கண்டு, தேர்ந்து எடுத்துக் கொடுப்பதும், அதன் விளைவுகளைக் கூர்ந்து கவனித்து அறிந்து கொள்வதும் இன்றியமையாதது.

தொடக்க நிலையில் உள்ளவர்கள் அவசரமான நேரங்களிலும், இரவு நேரங்களிலும், மருத்துவரில்லாத நேரங்களிலும், மருத்துவரை எளிதில் சென்றடைய இயலாத நேரங்களிலும், நோயாளிகளின் குறிகளுக்கேற்ப மருந்து கொடுத்து, நோய் குறைந்ததும் பட்டறிவு மிக்க மருத்துவரிடம் நோயாளியை அழைத்துச் செல்வது சிறந்தது.

பகுதி - 1
மனம் தொடர்பான நோய்கள்

மன உணர்வுகள், உடல் நிலையை எவ்வளவு மிகுதியாக பாதிக்கின்றன என்பதை நாமறிவோம். நாம் கோபம் கொண்டால் உடலில் பாதகமான விளைவுகள் ஏற்படுகின்றன. கை, கால்கள் நடுங்குகின்றன. கண் சிவக்கிறது. இரத்த ஓட்டம் விரைவாகிறது. சீரணம் பாதிக்கப்படுகிறது. நிதானம் இழந்த நிலை தோன்றுகிறது. சென்ற காலத்தில் மனம் தொடர்பான நோய்கள் பேய், பிசாசுக் கோளாறுகள் எனக் கருதப்பட்டன. இன்றைய அறிவியலும், மருத்துவமும் மனநோய்கள் மூளை மற்றும் நரம்புக் கோளாறுகளால் தோன்றுபவைதான் எனக் கண்டறிந்து உறுதி செய்துள்ளனர்.

மன உணர்வுகளால் தோன்றும் மாற்றங்கள் உடனடியாக வெளிப்படுகின்றன என்றாலும், பல சமயங்களில் அது பல நாட்கள் அல்லது மாதங்கள் சென்றே வெளிப்படுகின்றன. இவ்வாறான சமயங்களில் நோயைக் குணப்படுத்துவது எளிதில் இயலாது.

பயம், அச்சம், பீதி
(Fear, Fright, Panic)

பயம், அச்சம், பீதி ஆகியவற்றின் விளைவாகத் தோன்றிய துன்பங்களுக்கு நிவாரணம் அளிக்க கீழே கொடுக்கப்பட்டுள்ள மருந்துகள் பயன்படும்.

அக்கோனைட்

உடல் முழுவதும் நடுக்கமும், இதயப் படபடப்பும், தான் உறுதியாக மரித்து விடுவோம் என்ற எண்ணமும் நோயாளியிடம் காணப்பட்டால்; பயந்த பல நாட்கள் அல்லது பல மணி நேரத்திற்குப் பின்னும், அவர் மனதை விட்டு பீதி அகலவில்லை- அதை மறக்க இயலவில்லை என்றால் அக்கோனைட் பயனாகிறது.

பெல்லடோனா

குறிப்பாக குழந்தைகளிடம் பயம் இசிவை உண்டாக்கியிருந்தால் கைகளிலும், கால்களிலும் வெட்டி இழுத்தலும், நடுக்கமும்

காணப்படுகிறது. தலையை நோக்கி இரத்தம் மிகுதியாகச் செல்வதும், முகம் சிவப்பாக இருப்பதும் காணப்படுகிறது. இதற்குப் பெல்லடோனா பலனளிக்கிறது.

காபியா

மிக அதிகமான நரம்புக் கிளர்ச்சி, உடல் நடுக்கம், மயக்கம், தூக்கமின்மை, விழித்துக் கொண்டேயிருத்தல்; அழுகையும், புலம்பலும்; எதிர்பாராத மகிழ்ச்சிகரமான செய்திகளால் ஏற்படும் பயம் ஆகிய வற்றிற்கு காபியா என்ற இம்மருந்து பயனாகிறது.

ஜெல்சிமியம்

பயத்தினால் வயிற்றோட்டம் தோற்றுவிக்கப்பட்டிருந்தாலும், நோயாளி மதுபானம் அருந்தியவர் போன்று மயங்கிய நிலையிலும், குழப்பமான நிலையில் இருந்தாலும் ஜெல்சிமியம் உதவுகிறது.

ஓபியம்

பயத்தின் விளைவாக உடலின் பகுதிகளில் வெட்டியிழுத்தலும், இசிவுகளும் காணப்பட்டால்; குறட்டை ஒலியுடன் இயற்கைக்கு மாறான தூக்கம்; மூச்சு விடுவது துன்பம் நிறைந்ததாக இருப்பது; உணர்விழுத்தல்; சன்னியில் உளறுவது; தானாகவே சிறுநீரும், மலமும் கழித்தலுக்கு ஓபியம் பயன்படும்.

ஓபியம் உட்கொண்டு அரைமணியில் நோய் குறையவில்லை என்றால் இக்னேஷியா கொடுக்கவும்.

துயரமும் வருத்தமும்
(Grief and Sorrow)

உடல்நலத்தைப் பெரிதும் பாதித்து, அதை மீண்டும் சீர்பெற இயலாமல் ஆக்குவதில் துயரமும் வருத்தமும் பெரும் பங்கு வகிக்கின்றன. அவை நோயாளியை, அவர் அறியாமலேயே சிறுகச்சிறுக, அமைதியாக அரித்து அவருடைய உடல் மற்றும் உள்ளத்திறன்கள் அனைத்தையும் இழந்துவிடச் செய்கிறது.

நோயாளியின் இருதயத்தின் இயல்பான வேகம் குறைகிறது. கல்லீரலின் பணிகளுக்கு இடையூறு செய்கிறது. மலச்சிக்கல் துன்புறுத்து கிறது. உடற்சோர்வும் மனச்சோர்வும் மிகுகிறது.

இவ்வாறான மனஉணர்வுகளால் பாதிக்கப்பட்ட நோயாளிகளுக்குச் சிகிச்சையளிக்கும்போது, மருத்துவர் தன்னுடைய நேர்மையான மனஉணர்வையும், செல்வாக்கையும் பயன்படுத்தி, அவரை அன்புடனும்

அனுதாபத்துடனும் நடத்துதல் வேண்டும். நோயாளியை அவர் இருக்குமிடத்திலிருந்து வேறு சூழ்நிலையில், நல்ல, புதிய மனிதர்களுடன், அழகான இயற்கைக் காட்சிகளிடையே வாழச்செய்தல் வேண்டும்.

சிகிச்சை

இக்னேஷியா

இரைப்பை காலியாக இருப்பது போன்ற உணர்வுடன், நோயாளி தன்னுடைய துயரத்தையும், வருத்தத்தையும் அடக்கி வைத்துக் கொள்ளுதல் எதைப்பற்றியும், கவலைப்படாமல் இருத்தல். துன்பத் தினாலும், தன் மதிப்பு குறைந்ததாலும் ஏற்பட்ட வலிப்புகளுக்கும், இசிவுகளுக்கும் இக்னேஷியா என்ற இம்மருந்து பலனளிக்கிறது.

பாஸ்போரிக் ஆசிட்

வாழ்க்கையின் முக்கியமான கடமைகளைப் பற்றிக் கவலைப்படா திருத்தல், மிகுந்த சோர்வும், களைப்புமுடையவராக இருத்தல்; யாருடனும் உரையாடத் தயாராக இல்லாமலிருத்தல்; காலை நேரத்தில் அதிகமாக வியர்த்தல், தூங்கவேண்டுமென்று விரும்புதல் ஆகிய நோய்க் குறிகளுக்கு பாஸ்போரிக் ஆசிட் மருந்தாகிறது.

கோக்குலஸ்

வருத்தம். இரவு நேரங்களில் அடிக்கடி திடுக்கிடுதல். துயரமான நிகழ்ச்சிகளுக்குப் பின்னர் நரம்புக்கிளர்ச்சிமிக்க தலைவலி; நோயுற்ற நண்பர்களைக் கண்காணிப்பதால் ஏற்பட்ட தூக்கமின்மை போன்ற நோய்களை கோக்குலஸ் தீர்த்து வைக்கிறது.

லாச்சசிஸ்

தூங்கி எழுந்தவுடன் வருத்தம், துன்பம் மிக அதிகமாதல்; நோயாளி தொடர்பற்ற விஷயங்களைப் பற்றி அதிகமாகப் பேசுகிறார். கழுத்தைச் சுற்றி எந்தத் துணியையோ அல்லது பொருளையோ போட்டுக் கொள்ள அல்லது பொறுத்துக் கொள்ள முடியாத நிலை - இது போன்ற நோய்களை நீக்க லாச்சசிஸ் மருந்து உதவுகிறது.

பல்சட்டில்லா

வருத்தம் நிறைந்தவராகவும், அழுது கொண்டேயிருப்பது. அழுவது அல்லது சிரிப்பது. எந்த விஷயமும் அவருக்கு மகிழ்ச்சி தருவதில்லை. இருதயத்தைச் சுற்றிலும் ஒருவகையான சுகக்கேடு; எளிதில் கண்ணீர் விடுகிற மென்மையான உள்ளம் கொண்டவர்களுக்கு ஏற்றது பல்சட்டில்லா.

கோபம் (Anger)

கோபம் குடி கெடுக்கும். எனினும் கோபம் கொள்பவர்கள் மனித சமுதாயத்தில் ஏராளமாக உள்ளனர். அது வராமல் தடுத்து, மென்மையான, நிதானமான உள்ளங்கொண்டவராக ஆக்கவும், கோபம் கொண்டதன் விளைவால் தோன்றும் உடல்நலக் கேடுகளைச் சீர்செய்யும் ஹோமியோபதி மருந்துகள் மிகுதியாகப் பயன்படும்.

ஆர்னிகா

குழந்தை மிகுதியான அளவு பரபரப்புடையதாகக் காணப்படுகிறது. அதிகமாக அழுகிறது. கேள்விகளுக்குப் பதில் சொல்ல மறுக்கிறது. அடிக்கடி தோன்றும் இருமலால் துன்புறுகிறது. இத்தகைய நோய்க்கு ஆர்னிகா பயனாகிறது.

பிரையோனியா

எரிச்சல் மிகுந்தவராக இருக்கிறார். எந்தச் சிறுவிஷயமும் அவருக்குக் கோபமூட்டுகிறது. தலைவெடித்துப் பிளந்து விடுமோ என எண்ணச் செய்யும் தலைவலி, சிறிது அசைந்தால் கூட நோய் அதிகரித்தல் இவற்றிற்கு பிரையோனியா பயனாகிறது.

சாமோமில்லா

சிறு குழந்தைகள் மிக அதிகமான கோபம் கொள்கின்றனர்; அப்போது அவர்கள் மூச்சு நின்றுவிடுகிறது. இசிவுகள் தோன்றுகின்றன. கோபம் அவர்களுக்குக் கல்லீரல் கோளாறுகளையும், அசீரணத்தையும் தோற்றுவிக்கிறது. இவற்றிற்கு சாமோமில்லா மருந்து சிகிச்சை அளிக்கிறது.

கோலோசிந்த்

வருத்தத்தினாலோ அல்லது வெறுப்புற்றதனாலோ (Vexation) கோபம் ஏற்பட்டால், யாரிடமும் உரையாடவோ யாருக்கும் பதில் கூறவோ விருப்பமில்லாதிருத்தல், எப்பொழுதும் கோபமும், சீற்றமும் (Indignant) கொண்டவராக இருத்தல். இப்படி இருப்போருக்கு கோலோசிந்த் மருந்து பயனாகிறது.

நக்ஸ்வாமிகா

கோபம் கொண்டபின் ஓயாது உடல் கெட்டு விடக்கூடிய தன்மை கொண்டவர்கள், மிகுந்த எரிச்சல் படுபவர்கள், தனிமையிலிருக்க விரும்புபவர்கள் ஆகியோருக்கு நக்ஸ்வாமிகா நல்ல மருந்து.

பைத்தியம் (Insanity)

பைத்தியம் என்ற இந்த மனோ வியாதி, ஒரு பெரும் புதிராக நீண்ட காலமாகவே இருந்து வந்துள்ளது. பண்டை நாட்களிலிருந்து மிகவும்

அறிவும், திறனும் படைத்த ஏராளமான மருத்துவர்கள் இந்நோயின் தோற்றுவாயை அறிந்து கொள்ள முயன்று வந்துள்ளனர். இன்றைய அறிவியல் அதில் பெருமளவு வெற்றி கண்டுள்ளது.

"இந்நோய், நோயாளிக்குத் தெரியாமலேயே மெல்ல அவரது மனதுள் நுழைந்து விடுகிறது. சிலர் அவர்களுடைய உணர்வுகளிலோ அல்லது அறவழிச் செயல்களிலோ சீர்கெட்ட நிலையை அடைகிறார்கள். அவர்களது முந்திய நிலையிலிருந்து முழுவதும் வேறுபட்டவர்களாக மாறி விடுகின்றனர்; அமைதியற்றவர்களாகவும், உறக்கம் கொள்ளாதவர்களாகவும் காணப்படுகின்றனர். அல்லது இயற்கைக்கு மாறாக மிகுந்த கவலையும், வருத்தமும் உடையவர்களாகத் தோன்றுகிறார்கள்; அல்லது எரிச்சல் மிக்கவர்களாக இருக்கிறார்கள். ஒரு சிலர் தேவையில்லாத துன்பங்களையும், விபத்துக்களையும் பற்றி பயந்து கொண்டேயிருக்கிறார்கள்; பேசுவதைக் குறைத்துக் கொள்கிறார்கள்; தங்களுடைய மிக நெருங்கிய நண்பர்கள் மீது கூட சந்தேகப்படுகிறார்கள். வேறு சிலர் மிக அன்பானவர்களாகவும், மகிழ்ச்சியானவர்களாகவும் தோற்ற மளிக்கிறார்கள். சிலர் சண்டைக்காரர்களாகவோ, கடுஞ்சொற்களைப் பயன்படுத்தி திட்டிக் கொண்டேயிருப்பவர்களாகவோ காணப்படுகிறார்கள். இவ்வாறான குண இயல்புகளில் மாற்றங்கள் நோயாளியின் வாழ்வில் ஏற்பட்ட ஏமாற்றங்களாலோ தோல்விகளாலோ அல்லது பெரு நஷ்டங்களாலோ அல்லது இழப்புக்களாலோ ஏற்படுவதுண்டு." என டாக்டர் பிரிக்காம் (Dr. Brigham) கூறுகிறார்.

"பெரும்பாலான சமயங்களில் நோயாளியிடம் இந்த நோய் நீண்ட காலமாகவே இருந்திருக்கும். அவருக்கு மிக நெருங்கிய உறவினர்களும், நண்பர்களும் மட்டுமே இதுபற்றி ஓரளவு அறிந்திருப்பர். அது திடீரென ஒரு சமயம் பூதாகரமாக வெடித்துக் கிளம்பி விடுகிறது. சில சமயங்களில் நோயாளி தன்னைத்தானே அழித்துக் கொள்கிறார் அல்லது கொலையாளியாக மாறி விடுகிறார்" எனவும் கூறுகிறார்.

காரணங்கள்

பெரும்பாலான சமயங்களில் இது பரம்பரையை ஒட்டியதுதான். உடல்வாகு எவ்வாறு பெற்றோரிடமிருந்து பெறப்படுகிறதோ அது போன்றே இந்த நோயின் பல்வேறு தன்மைகளும் பெற்றோர்களிடமிருந்து பிறக்கும்போதே பெறப்படுகின்றன.

எந்த வயதிலும் இந்நோய் தோன்றலாம். மூளை, கல்லீரல், கருப்பை ஆகியவற்றில் ஏற்பட்டுள்ள கோளாறுகளும், சீரணக் கோளாறுகளும், போதைப் பொருட்களை பயன்படுத்துவதும் இந்நோய்க்குக் காரணங்களாக அமையலாம். முறையற்ற வாழ்க்கையும், மதுபானப் பழக்கமும்

இந்நோய்க்கு இன்றியமையாக் காரணங்களாக விளங்குகின்றன. தூக்கமின்மை இந்நோயின் மற்றொரு காரணமாக விளங்குகிறது.

அதிக அளவில் படித்துக் கொண்டேயிருப்பது, மன உழைப்பில் ஈடுபடுவது, எதிர்பாராத தீவிர உணர்ச்சிகள், காதலில் தோல்வி, நம்பிக்கைத் துரோகம், தொடர்ந்து துன்பங்கள் நிறைந்த வாழ்க்கை, மதவெறி ஆகியவை இந்நோயைத் தூண்டும் காரணங்களாக விளங்கு கின்றன.

சிகிச்சை

அக்கோனைட்

பலமான, விரைவான நாடித்துடிப்பு, வறண்ட சருமம், மற்றும் காய்ச்சலின்போது தோன்றும் வேறுசில குறிகள்; மிகுந்த பரபரப்பும், பயமும்; சாவுக்கு பயம்; தான் இறக்கப் போகும் நாளைக் குறித்துப் பேசுவது ஆகிய நோய்க் குறிகளுக்கு அக்கோனைட் பலனளிக்கிறது.

பெல்லடோனா

முகம் சிவந்தும், சூடாகவும் காணப்படுவது, கண்கள் பிரகாச மாகவும், கண்ணின் மணிகள் விரிந்தும் காணப்படுவது. தன்னுடைய உடைகளைக் கழித்தல், தனக்கே பெரும் காயங்களை உண்டாக்கிக் கொள்ளுதல்; மற்றவர்களை அடிக்கவும், கடிக்கவும் செய்கிறார். தன்னைச் சுற்றியுள்ளவர்களுக்குக் காயங்களை ஏற்படுத்தவும் முனைகிறார். பாடல்களை அமைக்கிறார். அவற்றைப் பாடுகிறார். பயங்கரமான தோற்றங்கள் அவருக்குத் தெரிகின்றன. இப்படிப்பட்ட நோயாளிக்கு பெல்லடோனா சிறந்த மருந்து.

ஹையாசியாமஸ்

திடீர், திடீரென வெறி வந்து விடுகிறது. காக்கை வலிப்பு போன்ற இசிவுகளும், வலிப்புகளும் காணப்படுகின்றன. தனக்குப் பேயோ, பிசாசோ பிடித்திருக்கிறது என எண்ணுகிறார். முட்டாள்தனமான பைத்தியக்காரத்தனமான வேடிக்கையான சைகைகளையும், செயல் களையும் செய்கிறார். தன்னுடைய உடைகளைக் களைந்தெறிந்து விட்டு நிர்வாணமாக இருக்க விரும்புகிறார். தன்னை யாராவது காயப்படுத்தி விடுவார்களோ அல்லது பிறருக்கு விற்று விடுவார்களோ எனப் பயப்படுகிறார். தனக்கு விஷம் வைத்து விடுவார்கள் என்றோ அல்லது தன்னைகாட்டிக் கொடுத்து விடுவார்கள் என்றோ அஞ்சுகிறார். இத்தகைய நோயாளிக்கு ஹையாசியாமஸ் ஏற்ற மருந்தாகும்.

நக்ஸ்வாமிகா

ஓரிடத்திலிருந்து மற்றோரிடத்திற்குப் போய்க் கொண்டேயிருக்க வேண்டுமென்ற எண்ணமும், மிகுந்த கவலையும், தற்கொலை செய்து கொள்ள வேண்டுமென்ற ஒரே எண்ணமும் கொண்டவர்கள்; காபி, மதுபானங்கள் ஆகியவற்றை மிகுதியாகப் பயன்படுத்தியதால் நோய் தோன்றியிருந்தால் எரிச்சல் மிகுதல்; தனிமையில் இருக்க வேண்டு மென்று விரும்புதல், தன்னுடைய உயிர்த் தோழனைக்கூட கொலை செய்துவிட எண்ணுதல்; தன்னை யாராவது கொலை செய்து விடுவார்கள் என பயப்படுதல்; ஒலிகள், பேச்சுக்குரல் கடுமையான வாசனைகள், பிரகாசமான வெளிச்சம் ஆகியவற்றைப் பொறுத்துக் கொள்ள இயலாதிருத்தல்; மலச்சிக்கல், மலம் வெளியேறுதலில் சிரமம் இருப்பதோடு, கட்டியாகவும் இருத்தல் போன்ற துன்பங்களுக்கு நக்ஸ்வாமிகா உதவுகிறது.

ஓபியம்

பயந்த தன்மையும், திகிலடையும் தன்மையும்; மனதின் திறனும், உணர்வுத் திறனும் இல்லாதிருத்தல், கை கால்களில் நடுக்கமும், இசிவுகளும்; அடக்க முடியாத கோபம்; மாற்ற இயலாத எண்ணங்கள்; பலமான ஆனால் மெதுவான நாடியோட்டம்; தூக்கம் வந்தாலும் தூங்க இயலாமை; மலச்சிக்கல்; மலம் கறுப்பாக கட்டியாக புழுக்கை போலிருத்தல். இம்மருந்து குழந்தைகளுக்கும், வயதானவர்களுக்கும் மிகவும் ஏற்றது.

பல்சட்டில்லா

நோய் கருப்பைக் கோளாறுகளின் விளைவாகத் தோன்றியிருந்தால், நோயாளி எப்பொழுதும் சோகமும் வருத்தமும் நிறைந்தவராகக் காணப்படுதல்; அவரது உடல்நிலை பற்றி பெரிதும் கவலைப்படுதல்; மென்மையான உள்ளம் கொண்ட, எளிதில் கண்ணீர் வடிக்கும் இயல்புடையவராயிருத்தல் போன்றோருக்கு மிகவும் ஏற்றது.

பைத்தியமும், சயரோகமும் ஒன்றோடு ஒன்று தொடர்புடையவை. குடும்பத்தினரில் யாருக்காவது சயரோக உடல்வாகு இருந்திருந்தால் நோயாளிக்கு டியூபர்க்குலினம் / M ஒரு மாதத்திற்கொரு முறை கொடுத்து வந்தால் நாட்பட்ட பைத்தியம் கூட தெளியும். எனினும் பட்டறிவு மிக்க ஹோமியோ மருத்துவரைக் கலந்தாலோசிப்பது இன்றியமையாதது.

பகுதி - 2
தலை தொடர்பான நோய்கள்
(Giddiness, Vertigo)
தலை சுற்றல், கிறுகிறுப்பு

இந்த நோயின் போது அருகில் உள்ள பொருட்கள் அனைத்தும் சுற்றுவது போலத் தோன்றுகிறது அல்லது நோயாளியே சுற்றுவது போல அவருக்குத் தோன்றுகிறது.

சில வேளைகளில் தோன்றும் தலை சுற்றலை மருந்துகள் மூலம் நீக்கிச் சரி செய்து விடலாம்.

தலை சுற்றல் சில வேளைகளில் இரைப்பையில் தோன்றும் சீரணக் கோளாறுகளால், மயக்கந்தரும் மருந்து அதிகமாக உட்கொள்வதால், மிகுதியான வயிற்றோட்டம், கீழே விழுதல், தலையில் அடிபடுதல் ஆகியவற்றாலும் வேறு பல சமயங்களில் பொதுவான உடல்நலம் சீர்கெட்டுப் போவதாலும் ஏற்படுகிறது.

சாப்பிடும் பொழுது அல்லது சாப்பாட்டிற்குப் பின் தோன்றும் தலை சுற்றல், மிகுந்த அபாயத்தைக் காட்டும் அறிகுறியாகும். இது மூளை தாபிதம் ஏற்படுவதால் ஏற்படுகிறது. இது பெரும்பாலான சமயங்களில் வலிப்பு நோய்க்கு (Apoplexy) முன்னோடியாகத் திகழ்கிறது. இவ்வகைத் தலைசுற்றலுக்கு, 'ஆர்னிக்கா' தினம் காலையிலும் 'நக்ஸ்வாமிகா' மாலையிலும் கொடுத்து வர வேண்டும்.

இவ்வாறான தலை சுற்றலுக்கு மதுபானம் அருந்துவது முற்றிலும் தவிர்க்கப்பட வேண்டும். உண்பதிலும், பானங்கள் பருகுவதிலும், கட்டுப்பாடுகள் மிக இன்றியமையாதது.

இது தவிர,

அக்கோனைட்

இருக்கையிலிருந்து எழுந்திருக்கும்போதோ, கீழே குனியும் போதோ, மேலே பார்க்கும்போதோ தோன்றும் தலைசுற்றல்

(பிரையோனியா, பல்சட்டில்லா) கண் பஞ்சடைதல், உணர்விழத்தல் ஆகியவற்றிற்குத் தேவைப்படும்.

ஆர்னிகா

கீழே விழுந்து அடிபட்டதால், அல்லது ஏதாவது கருவிகளால் காயம்பட்டதால் தலைசுற்றல் ஏற்பட்டாலும் குமட்டலுடன் தலைசுற்றல் இருந்தாலும், படுத்திருக்கும் பொழுது நோய் குறைந்தாலும், (படுத்திருக்கும் பொழுது நோய் அதிகரித்தால் - கோனியம்) இம்மருந்தைப் பயன்படுத்தலாம்.

பெல்லடோனா

கண் பஞ்சடைந்து சிறிது நேரம் கண் தெரியாமல் போதல், நடக்கும் பொழுது அல்லது அசையும் பொழுது பொறிகள் பளிச்சிடுதல், குனிந்தால் அதிகமாதல், இரத்தம் தலைக்கு விரைந்து செல்வதுடன் கூடிய தெறிக்கும் தலைவலி- இவற்றிற்குப் பயன்படுத்தலாம்.

நக்ஸ்வாமிகா

அதிகமான மன உழைப்பினால் தோன்றுகிற தலைசுற்றல், காதில் ஒரு சப்தத்துடன், கண் தெரியாமல் போகிற தலைசுற்றல், வழக்கமாக இருக்கும் மலச்சிக்கல், மதுபானம் அருந்துவோருக்கும், வாசனைத் திரவியங்களுடன் உண்போருக்கும் இம்மருந்து ஏற்றது.

பல்சட்டில்லா

இரைப்பையும் வயிறும் கேடுற்றதால் - அதாவது ஏராளமான எண்ணெய்ப் பலகாரங்களை உண்டதன்மூலம் கேடு ஏற்பட்டதால், உட்கார்ந்த இடத்திலிருந்து எழும்போது, கைகால் சில்லிடுதலுடன் இது ஏற்பட்டால், குமட்டலும், வாந்தியும், உணவின் மீது வெறுப்பும் ஏற்பட்டால், அதுவும் மாலையில் அதிகமானால் பல்சட்டில்லா மருந்து ஏற்றது.

இதைத்தவிர, ஆண்டிம், க்ரூடம், கோனியம், கோக்குலஸ், சல்பர் ஆகிய மருந்துகள் குறிகளுக்கேற்பக் கொடுக்கப்படலாம். நோய் தீவிரமாய் இருந்தால் மருந்தின் 5 துளிகள் அல்லது 10 மாத்திரையை ½ குவளை தண்ணீரில் கரைத்து வைத்துக்கொண்டு ¼ மணிக்கொரு முறை அல்லது நோயின் தீவிரத்திற்கேற்ப கொடுக்க வேண்டும்.

தலைக்கு இரத்தம் விரைந்து செல்லுதல்
(Rush of blood to the head)

குறிப்பாக உடல் உழைப்பு இல்லாத, மன உழைப்பு மிகுந்த, அதிகமான அளவு வாசனைத் திரவியங்கள் சேர்க்கப்பட்ட செயற்கை

உணவுகளை மிகுதியாக உண்பவர்கள் இந்நோயால் பாதிக்கப்படுகிறார்கள்.

இருதய நோயால் பாதிக்கப்பட்டுள்ள சிலருக்கும், இரத்த இழப்பு மிகுதியாக ஏற்பட்டிருந்தவர்களுக்கும், இந்நோய் தோன்றுகிறது.

திடீர் மயக்கம், உணர்விழப்பு, தலையிலும் கழுத்திலும் ஏதோ கனம் மிகுதியாக இருப்பது போன்ற உணர்வு, கழுத்தில் உள்ள தமனிகளும், தலையிலுள்ள தமனிகளும் அடித்துக் கொள்வது அறிந்து கொள்ளக் கூடியவாறு மிக அதிகமாக இருத்தல்; தலையும், முகமும் சிவந்து காணப்படுதல், பொறுத்துக் கொள்ள முடியாத தலைவலி, தலைமுழுவதும் புண் போன்றிருத்தல், ஏதோ ஒன்று இழுத்துப் பிடிப்பது போலிருத்தல், காதுகளில் இரைச்சல்; காது கேளாமை, கண்களுக்கு முன்னர் புள்ளிகள் தோன்றுதல், மார்பில் அழுத்தும் உணர்ச்சி, கைகால்கள் மரத்துப் போதல்.

சிகிச்சை

அக்கோனைட்

இம்மருந்து இவ்வகையைச் சேர்ந்த நோயில் பெரும்பாலான சமயங்களில் பயன்படும். குறிப்பாக கீழே குறிப்பிடப்பட்டுள்ள குறிகள் காணப்படும்போது, முகம் அதிகமாக சிவந்தும், மிகுதியான சூட்டுடனும், தலையில் இரத்தம் மிகுதியாகச் சேர்ந்தும் காணப்படும்.

தலையில் உள்ள தமனிகள் நாடித்துடிப்புடன் இணைந்து துடிப்பது நன்றாகவே உணர்ந்து கொள்ளக்கூடியதாக இருக்கும். நோயாளி வெயிலில் நடக்கும்போதோ அல்லது குனியும்போதோ கிறுகிறுப்பை (தலை சுற்றுதலை) உணர்கிறார். கண்ணிற்கு முன் ஏதோ ஒன்று பளிச்சிட்டு மின்னுவதைப் பார்க்கிறார். மனதில் மிகுந்த பயமும் கவலையும் உடையவராக இருக்கிறார்.

பெல்லடோனா

தலையில் உள்ள இரத்த நாளங்கள் மிகுதியாக விரிந்திருத்தல், வெளிச்சத்தையும், சப்தத்தையும் பொறுத்துக் கொள்ள முடியாத தெறிக்கும் வலி, கண்களும் முகமும் மிக அதிகமாக சிவந்திருத்தல், கண்களுக்கு முன் தீப்பொறிகள் போன்ற பொருள் பறத்தல், பார்வை மங்குதலுடன் கிறுகிறுப்பு, மேலும் இம்மருந்து பருத்த உடலுடையவர்களுக்கு மிகுதியாகப் பொருந்தும்.

ஆர்னிகா

உடலில் ஏற்பட்ட காயத்தினாலோ அல்லது அடிப்பட்டதனாலோ அல்லது விழுந்ததாலோ இவ்வாறு தலையை நோக்கி இரத்த ஓட்டம்

மிகுதியாகக் காணப்பட்டால் தலையில் எரிச்சலும் சூடும் காணப்படும் போது உடலின் பிற பகுதிகள் சில்லென்று இருக்குமானால், இம்மருந்து உபயோகமாகும்.

நக்ஸ்வாமிகா

மிகுதியாகவும் ஆழ்ந்தும் படித்ததனாலோ அல்லது மிகுதியாக உண்டுகளித்ததனாலோ இந்நோய் ஏற்பட்டிருந்தால் அல்லது ஏராளமான அளவு மது அருந்தியதால் இந்நோய் ஏற்பட்டிருந்தால்; மதுவினால் தோன்றும் மயக்கம், தலை பருமனாகத் தோன்றுவது, (சிறியதாகத் தோன்றினால் காபியா) முன் தலையில் நெற்றியில் வலி, மனஉளைப்பால் வலி அதிகமாவது போன்றவற்றிற்கு இது பயனாகும்.

ஓபியம்

தலைக்கு இரத்தம் வேகமாக ஓடுதல், பயத்தால் அல்லது கேளிக்கைகளின் விளைவாக ஏற்பட்டிருந்தால் முகம் வீங்கி கருஞ் சிவப்பாகவும் சூடாகவும் இருத்தல், தூக்க மயக்கம், படுத்துக் கொள்ள வேண்டுமென்ற உணர்வு, கண்கள் பாதி மூடியிருத்தல்- மெதுவான, பலமான நாடியோட்டம்- இது வயதான நோயாளிகளுக்கு மிகவும் ஏற்றது.

மூளைக்கு இரத்தம் விரைந்து செல்வதால் ஏற்படும் வலிப்பு நோய் (Apoplexy)

இந்நோய் எதிர்பாராமல் ஒருவரைத் தாக்கி விடுகிறது. அவ்வாறு தாக்கப்படும்பொழுது நோயாளி தன்னுடைய புலனுணர்ச்சிகளையும், தானாக விரும்பிச் செய்யக்கூடிய செயல்களைச் செய்யும் திறனையும் இழந்து விடுகிறார்.

நல்ல உடல் உள்ளவராகத் தோன்றும் ஒருவர் திடீரென மயங்கிக் கீழே விழுகிறார். அவ்வாறு விழுந்ததிலிருந்து அவரது புலன் உணர்ச்சிகளை முழுவதுமாக அல்லது ஒரு பகுதியை மட்டும் இழந்து விடுகிறார். எனினும் உடலின் இன்றியமையாத பணிகளான மூச்சு விடுதல், இரத்தஓட்டம் ஆகியவை தொடர்ந்து எவ்விதக் கேடுமின்றி நடந்து வருகின்றன. முகம் மிகுதியாகச் சிவந்து காணப்படுகிறது. தலை மற்றும் முகத்தில் உள்ள தமனிகளில் இரத்தம் மிகுதியாக ஓடுவது தெரிகிறது. மெதுவாக மூச்சு விடுவது, துன்பத்துடன் குறட்டை விடுவது போன்று தெரிகிறது. எனினும் சில சமயங்களில் அது விரைவாகவும், வலிமை வாய்ந்ததாகவும் காணப்படும்; உடலுறுப்புகள் வலிமை எதுவுமின்றி கீழே ஓய்ந்து கிடக்கும், நாடித்துடிப்பு பலமாக ஆனால் மெதுவாக அல்லது விட்டுவிட்டுக் காணப்படும். இந்த நிலையிலிருந்து

அவர் மீள்வது கடினமாக உள்ளது. மெதுவாகச் சிறிது சிறிதாக வலுவிழந்து 48 மணி நேரத்தில் மரித்து விடுகிறார்.

இதுதான் மூளைக்கு இரத்தம் விரைந்து செல்வதால் ஏற்படும் வலிப்பு நோயின் வழக்கமான தன்மையும் போக்கும். எனினும் சில நோயாளிகளுக்கு முன்னெச்சரிக்கையாகச் சில குணக்குறிகள் தெரிகின்றன அல்லது தோன்றுகின்றன. அவற்றில் கிறுகிறுப்பு, தூங்க வேண்டும் என்ற மிகுதியான விருப்பம், தலையில் ஒருவகை மந்தவலி மற்றும் கனமும் காணப்படுவது, குறிப்பாக குனியும் போது மிகுதியாதல், முன் தலையில் உள்ள தமனிகள் பலமாகத் துடித்தல், நாக்கு அசைக்க முடியாதிருத்தல் ஆகிய குறிகள் இந்த நோய் முழு மூச்சாக நோயாளியைத் தாக்கும்வரை தொடர்ந்து நீடிக்கலாம்.

காரணங்கள்

போதுமான உடற்பயிற்சி இன்மை, அளவுக்கு மீறி உண்ணுதல், மிக அதிகமான அளவு மதுபானம் அருந்துதல், போதை மருந்துகளையும் அல்லது மயக்க மருந்துகளையும், உணர்வுகளைத் தூண்டும் மருந்துகளையும் மிகுதியாகப் பயன்படுத்துதல், மிக அதிகமான மன உணர்ச்சிகள், மிக அதிகமான ஆழ்ந்த மனஉழைப்பு, அதிகமான அளவு உடல் உழைப்பு ஆகியவைகளாகும்.

மருந்துகள்

அக்கோனைட்

தலையில் சூடு அதிகம், கழுத்துத் தமனிகள் பலமாகத் தடித்தல். முகம் சிவந்திருத்தல் (பெல்) கண்கள் சிவந்தும், பிரகாசமாகவும், துருத்திக் (பெரியதாக அகன்று விரிந்து) கொண்டுமிருத்தல், கண்ணின் மணிகள் (Pupils) விரிந்திருத்தல், நிலை குத்திய பார்வை, நாக்கு அசைக்க முடியாமை, நாக்கு நடுங்குதல், திக்கிப் பேசுதல், விழுங்குதல், மிகுந்த துன்பம் (Bell, Hyos), நாடித்துடிப்பு பலமானதாகவும், கடினமாகவும் இருத்தல்.

ஆர்னிகா

உடம்பெல்லாம் சில்லென்றிருக்கும் போது தலை மட்டும் சூடாக இருத்தல், கைகால்கள் அசைக்க முடியாமை-குறிப்பாக இடதுபக்கம்; உணர்விழப்பு எங்கிருக்கிறோம் எனத் தெரியாமலிருத்தல், குறட்டை விடுவது போன்று மூச்சு விடுதல் (ஓபியம்); அசையாது நிலை குத்திய பார்வை, கண்ணின் மணிகள் (Pupils) சுருங்கியிருத்தல், பெருமூச்சு விடுதல், உளறுதல், தன்னையறியாமலே மலம் மற்றும் மூத்திரம் கழித்தல்.

பெல்லடோனா

முகம் வீங்கி, நீலநிறமாகவும், கருஞ்சிவப்பாகவும் இருத்தல், கழுத்து, தலை ஆகிய இடங்களில் உள்ள சிரைகள் பருத்திருத்தல், கழுத்தில் உள்ள தமனிகளும் நெற்றியில் உள்ள தமனிகளும் பலமாகத் துடிப்பதைக் காண முடிதல் (அக்கோ), பேச இயலாமை, உணர்விழப்பும் தூக்கக் கலக்கமும், கை, கால்களில் செயலிழப்பு, குறிப்பாக வலதுபுறம் (இடதுபுறம் லாச்சிஸ்) வாய் ஒருபுறம் இழுத்துக் கொள்வது.

உணவை விழுங்குவதற்குத் துன்பம் அல்லது இயலாமை, கண் பார்வை இழத்தல், நுகரும் சக்தி, பேசும் திறன் ஆகியவை அற்றுப் போதல், தானாகவே, தன்னை அறியாமலேயே சிறுநீர் கழித்தல்.

கோக்குலஸ்

தலையில் ஒன்றுமே இல்லாத ஒருவித உணர்ச்சி, தலைசுற்றல், கண்களில் இசிவு (Convulsive motion), கால்கள் குறிப்பாக உணர்விழத்தல், தலையும் முகமும் சூடாக இருத்தல், பாதங்கள் குளிர்ந்திருத்தல்.

ஹையாசியாமஸ்

ஒரு பலமான சப்தத்துடன் திடீரெனக் கீழே விழுதல், வாயில் இருந்து நுரை தள்ளுதல், உணர்விழத்தலுடன் பேசும் திறனை இழத்தல், தொண்டை அடைத்துக் கொள்ளுதல், விழுங்க இயலாமை (பெல்), சிவந்த கபில நிறம், வீங்கிய முகம், சிமிட்டாத, விழித்த கண் அல்லது விரிந்த பாவை, சிறுநீர்ப்பையும், மலக்குடலும் விரிந்து சுருங்கும் திறனை இழத்தல், உடலில் உள்ள அனைத்துத் தசைகளும் திருகிக் கொண்டு துடித்தல்.

லாச்சசிஸ்

உடலின் இடதுபுறம் முழுவதும் செயலிழப்புடன் கூடிய இறந்து போன சடலத்தின் கைகள் போல மிக அதிகமாக சில்லிட்டுப் போதல், வாய் ஒரு பக்கம் மிகுதியாக இழுத்துக் கொண்டிருத்தல் (பெல்) தலைசுற்றல் அல்லது மிகுந்த மறதிக்குப் பின் இந்த நோய் தோன்றுதல், எந்தப் பொருளும் கழுத்தைச் சுற்றியிருக்க பொறுக்க முடியாமை, முழுதும் விழுங்க இயலாமை.

நக்ஸ்வாமிகா

தலைவலி, காதில் இரைச்சல் அல்லது வாந்தி செய்ய வேண்டும் என்ற விருப்பத்துடன் கூடிய குமட்டல், குறட்டை விடுவது போன்ற மூச்சுவிடல், உணர்வு மழுங்கிய நிலையும் (Stupefaction), கீழ்த்தாடையை அசைக்க இயலாமையும், எந்தவித உணர்ச்சியும் இல்லாது மிகுதியாகச் சில்லிட்டுப் போன கால்களை அசைக்க முடியாமை; மதுபானங்களை

மிகுதியாகப் பயன்படுத்துவோருக்கும் அதிமாக பசியைத் தூண்டும் வாசனைத் திரவியங்களுடன் கூடிய உணவை உண்போருக்கும்.

ஓபியம்

நோயாளி ஒருவகை உணர்விழந்த நிலையிலும் (Stupor) அரைகுறையாக மூடிய கண்களுடனும், வரிந்த பாலை (Pupils) களுடன் படுத்திருக்கிறார். சிவப்பாகவும், வீங்கியும், சூடாகவும் உள்ள முகம். சிரமத்துடன் மூச்சுவிடுதல், குறட்டை, மார்பில் சளி இருப்பது போன்ற கலகலவென்றிருக்கும் ஒலி, கைகால்களில் ரணஜன்னி (Tetanus), வந்தது போன்று உடல் முழுதும் முறுக்கிக் கொள்ளுதல் (நக்ஸ்வாம்) மெதுவான நாடியோட்டம்.

மூளை வேக்காடு
(Inflammation of the Brain)

இந்த நோயின் குணக்குறிகள் குறிகள், வயது, பால், உடல்வாகு, மனதின் இயல்பு, மூளையின் எந்தப் பகுதி பாதிக்கப்பட்டிருக்கிறது என்பவற்றைப் பொருத்ததாக இருக்கும். மூளையைப் போர்த்தியிருக்கும் சவ்வு (Investing membrane) பாதிக்கப்பட்டு இருந்தால் அந்த வேளையில் அந்த நோய்க்கு மெனிங்கிட்டிஸ் (Meningitis) என்று பெயர். இந்நோயின் போது வலி மிகக் கடுமையாகவும், குத்தும் வலியாகவும் இருக்கும். மூளையின் பகுதிகள் பாதிக்கப்பட்டிருந்தால் அதற்கு மூளை வீக்கம் (Encephalitis) எனப் பெயர். அப்போது வலி மந்தமாகவும், ஆழ்ந்ததாகவும், பாரம் அழுத்துவது போலவும் இருக்கும்.

இந்த நோயின்போது காய்ச்சல் மிகுதியாக இருக்கும். தலைவலி கடுமையாக இருக்கும். முகமும் கண்களும் சிவப்பாகக் காணப்படும். கழுத்திலும், பொட்டிலும் உள்ள தமனிகள் பலமாக அடித்துக் கொள்வது நன்றாகத் தெரியும். ஒளியையும், ஒலிகளையையும் தாங்கிக் கொள்ள இயலாது. அவை எரிச்சலூட்டும். நோய் நீடிக்கும்போது நோயாளி வாந்தி எடுக்கலாம். அல்லது நோயின் தொடக்கத்திலேயே நோயாளி வாந்தி எடுக்கலாம்.

நோயின் முதல் நிலையில் கண்பாவைகள் (Pupils) சுருங்கிக் காணப்படும். எனினும், நோய் அதிகரிக்கும்போது, அவை விரிந்து விடுவதனால் ஒளி அவற்றில் எவ்விதமான மாறுபாட்டையும் செய்வதில்லை. நாடித்துடிப்பு சில வேளைகளில் விரைவாகவும், சில வேளைகளில் மெதுவாகவும், சில வேளைகளில் பலமாகவும், சில வேளைகளில் மெலிந்த நடையுடனும் காணப்படுகிறது.

நாடித்துடிப்பு திடீரென மெலிந்து மெதுவாகக் காணப்பட்டால் வெண்டிரிக்கிள் பகுதிகளுக்குள் நீர் சென்று விட்டது என்பதற்கு அடையாளமாக அது விளங்கும்.

குழந்தைகள், அவர்களின் மூளையின் மென்மையான அமைப்பினாலும், விரைவில் நோய்வாய்ப்படும் இயல்பினாலும் பெரியவர்களைக் காட்டிலும் மிகுதியாக இந்நோய்க்கு ஆட்படுகிறார்கள்.

அவர்களுக்குப் பல் முளைக்கும் காலத்தில் அல்லது குழந்தை வேறு எந்தவிதமான குறுகிய கால நோய்களாலும் பாதிக்கப்பட்டுள்ள காலத்தில் இந்நோய் வந்திருந்தால் அவர்களிடம் காணப்படும் குணக்குறிகளை மிகுந்த கவனத்துடன் கண்டறிய வேண்டும்; குழந்தை ஓயாது அழுதுகொண்டே இருந்தால், ஆடி ஓடி விளையாடும் விருப்பமே இல்லாதிருந்தால் எப்பொழுதும் படுத்துக்கொண்டேயிருக்க வேண்டும் என்று எண்ணினால், தலையை நேராக நிமிர்த்தி வைத்துக் கொள்ளும் திறன் இல்லாதது போல் தோன்றினால், அடிக்கடி கையை தலைமேல் வைத்துக் கொண்டேயிருந்தால், எந்தவிதமான தெளிவான காரணமும் இன்றி குழந்தை அழுது கொண்டேயிருந்தால், படுக்கையில் தலையை இங்குமங்கும் திருப்பிக் கொண்டேயிருந்தால், தலையை தலையணைக்குள் வைத்துத் திணிப்பதுபோன்று அழுத்திக் கொண்டேயிருந்தால், இரைச்சலையும் வெளிச்சத்தையும் கண்டு பயந்தால், கண்கள் பிரகாசமாகவும் சிவப்பாகவும் இருந்தால், கண்ணின் பாவைகள் (Pupils) விரிந்தோ அல்லது சுருங்கியோ காணப்பட்டால், தலை மற்றும் கழுத்தில் உள்ள இரத்த நாளங்கள் துடித்தால், தூக்கத்தில் இருந்து அதிர்ச்சியுடன் விழித்து எழுந்தால், எப்பொழுதும் தூக்கக் கலக்கத்துடன் காணப்பட்டால், மூளை வேக்காடடைந்துள்ளது என்று நம்புவதற்குக் காரணங்கள் உள்ளன. எனவே உடனடியாக தேவையான சிகிச்சையளிக்கப்பட வேண்டும்.

காரணங்கள்

தலையின் வெளியே மண்டையோட்டில் காயம் ஏற்படுதல் அல்லது கீழே விழுதல் அல்லது பலமாக அடிபடுதல் (Concussions), எதிர்பாராத மன அதிர்ச்சிகள், ஆழ்ந்த நீண்டகால மன உழைப்பு, உள்ளமுக்கப்பட்ட தோல்வியாதிகள், குழந்தைகளுக்கு மிகுதியான மூளை வேலை கொடுத்தல், கஞ்சாவையும் போதை தரும் மதுபானங்களையும் மிகுதியாகப் பயன்படுத்துதல், பெரும்பாலும் செவ்வாப்புக் காய்ச்சலின் (Scarlet Fever) போதும், அக்கியின் போதும், குழந்தைகளுக்கு ஏற்படும் வயிற்றோட்டத்தின் போதும் தோன்றுகிறது.

சிகிச்சை

அக்கோனைட்

தொடக்கத்தில் மிகுதியான காய்ச்சல் இருக்கும்போது, சூடான வறண்ட சருமமும், கடினமான, விரைவான நாடியோட்டமும் காணப்படும்போது, தலைக்கு விரைவாக இரத்தமும் செல்லுதல், முகம்

அதிகமாகச் சிவந்திருத்தல், மிகுதியான கவலையும், சாவிற்கு பயமும், சாகும் நாளை முன்கூட்டியே சொல்வது, தூக்கமின்மை, அமைதி யின்மை, ஒருபுறமிருந்து மறுபுறம் புரண்டு படுத்துக் கொண்டேயிருத்தல், எழுந்திருக்கும் போது தலை சுற்றுதல் அல்லது மயக்கம்.

பெல்லடோனா

தலையில் கடுமையான துடிக்கும் மற்றும் குத்தும் வலி, சிவந்த பிரகாசமான கண்கள், கோபமாகப் பார்ப்பது போன்றிருக்கும் கண்கள், முகம் சிவந்தும் வீங்கியும் இருத்தல் (அக்கோனைட்), கழுத்துத் தமனி பலமாக அடித்துக் கொள்வதுடன் தலையில் மிகுந்த சூடுடன் கூடிய தலைவலி (ஹையாசியாமஸ்) படுக்கையிலிருந்து குதித்து வெளியே ஓட வேண்டுமென்ற விருப்பத்துடன் கூடிய ஜன்னி, அவரைச் சுற்றி இருப்பவர்களை அடிக்கவும், கடிக்கவும், காயப்படுத்தவும் முயலுதல், வெளிச்சமும், ஒலிகளும் பொறுத்துக் கொள்ள இயலாமை, கண்ணின் மணிகள் (Pupils) மிக விரிந்தோ அல்லது மிகச் சுருங்கியோ காணப் படுதல், தூக்கத்தின்போது திடுக்கிட்டு எழுந்து குதித்தல்.

பிரையோனியா

மண்டையோடு நசுக்கி உடைக்கப்படுவது போன்ற தலைவலி, சூடும் எரிச்சலும் நிறைந்து தலையில் இரத்த தேக்கம், தப்பியோட வேண்டுமென்ற எண்ணத்துடன் கூடிய உளறல், மிகுந்த ஜன்னி (பெல்), உதடுகள் காய்ந்து போய் காணப்படுதல், மிகுந்த தாகம், சிறிதும் அசையாது ஓரிடத்தில் இருக்க விருப்பம் (ஏனெனில் அசைவது நோயை மிகைப்படுத்துகிறது), தூக்கத்திலிருந்து திடுக்கிட்டு எழுந்திருத்தல், படுக்கையிலிருந்து எழுந்து உட்காருதல், குமட்டலும் வாந்தியும் மயக்கமும் உண்டாதல், எரிந்து கரியாய்ப் போனது போன்ற காய்ந்த கட்டியான மலம், மிகுந்த எரிச்சல்.

ஹையாசியாமஸ்

உணர்விழத்தல், தூக்கம், கலக்கம், தெளிவற்ற பேச்சு, திறந்த வெளியை முறைத்துப் பார்ப்பது போன்ற பார்வை, உடற் பகுதிகளில் துடிப்பு, கழுத்துத் தமனிகள் துடித்தல், வெண்மையான மாசுபடிந்த நாக்கு, வாயில் நுரை தள்ளுதல், வெறித்துப் பார்க்கும் (இரட்டைப் பார்வை கொண்ட) கோணலான கண்கள், தூக்கத்திலிருந்து திடீரென அதிர்ச்சியுடன் எழுந்திருத்தல் (பெல்), படுக்கையை- போர்வையை கையால் இழுத்து விளையாடிக் கொண்டேயிருத்தல், தானாகவே மூத்திரம், மலம் வெளியேறுதல்.

ஓபியம்

சோம்பல், கர்புர் என்ற ஒலியுடன் மூச்சு விடுதல், கண்பாதி மூடியிருத்தல், விழித்துக் கொண்ட பிறகு எங்கிருக்கிறோம் எனப் பேந்தப் பேந்த விழித்தல், கண்களை அகலத் திறந்தவாறு சன்னியில் பிதற்றல், முகம் வீங்கியும் சிவந்துமிருத்தல், காதுகள் சிறு ஒலியையும் தெளிவாகக் கேட்டு அதிர்ச்சியடைதல், பயத்துடன் திடுக்கிடுதல், உருண்டையான, கடினமான, கறுப்பான, பந்து போன்ற, கருகிய மலம், பயம், வருத்தம், கடுமையான மன உழைப்பிற்குப்பின் ஏற்படும் நோய் களுக்கு மிகவும் ஏற்ற மருந்து.

ஸ்ட்ராமோனியம்

அவரைச் சுற்றியுள்ள பொருட்களை அவர் அறிய முடியாதிருத்தல், புலன்கள் உணர்விழந்து இருத்தல், தப்பியோடிவிட வேண்டுமென்ற எண்ணத்துடன் கூடிய சள சளவென்று பேசிக் கொண்டேயிருக்கும் சன்னி (பெல், ஓபியம்), கண் விழித்தவுடன் முதலில் பார்க்கும் பொருளைக் கண்டு பயந்து பார்ப்பதுபோன்ற கண்ணைச் சுருக்கிக் கொண்டு பார்த்தல், தொடர்ந்து பேசிக் கொண்டேயிருக்க வேண்டு மென்ற விருப்பம், நடுக்கத்துடன், பற்களை நறநறவென்று கடித்தல், உதடுகள் வெடித்துப் புண்ணாக இருத்தல், பற்களில் ஊத்தை (Sordes) படிந்திருத்தல், எங்கோ பார்ப்பது போன்றிருக்கும் பிரகாசமான கண்கள், கறுப்பு நிறமான நீர்த்த மலம்.

மூளை மற்றும் தண்டுவட வேக்காடு
(Cerebro Spinal Meningitis)

இந்த நோய், நோயாளி அறிந்து கொள்ள முடியாமலேயே எதிர்பாராதவாறு, ஒரு நடுக்கத்துடன் கூடிய குளிருடனும், காய்ச்சலுடனும் தொடங்குகிறது. கடுமையான தலைவலியும், அமைதி யின்மையும், மிகுந்த சோர்வும் காணப்படுகிறது. உடல் முழுவதும் சொல்லமுடியாத வலிதொடர்ந்து மிகுந்த துன்பத்தை விளைவிப்பதாக உள்ளது. வேகமான, ஒழுங்கற்ற நாடி ஓட்டம், தூக்கக்கலக்கம், இசிவுகள் (Convulsions), கழுத்து இழுத்துப் பிடிக்கப்படுதல் அல்லது கழுத்தின் ஒரு பக்கம் இழுத்து பிடிக்கப்படுதல், ஒரு பக்கத்திலோ அல்லது பின்னாலிருந்தோ கழுத்து இழுக்கப்படுதல், ஒன்றரைக் கண்ணால் பார்ப்பது, இரட்டைப்பார்வை, நோய் வேகமாகக் கூடும்போது, ஒரு குண்டூசியின் தலையின் அளவிலிருந்து பெரிய காசுகளின் அளவு வரையுள்ள சிவந்த நிறமுடைய தோற்படைகள் தோன்றுகின்றன. அதன் காரணமாக இந்த நோய்க்கு பொட்டுப் பொட்டான தோற்படைக்காய்ச்சல் (Spotted Fever) எனப் பெயரிட்டு சிலர் அழைக்கின்றனர்.

அழுத்தினால் இந்த இடங்கள் (Spots) வெள்ளையாக ஆவதில்லை. இந்த நோய் தொடர்பான அனைத்துக் குறிகளும் எல்லா சமயங்களிலும் தோன்றுவதில்லை.

இது வழக்கமாக தொற்றுநோயாக ஏதாவது ஒரு பகுதியில் தோன்றி வளர்கிறது. குழந்தைகளையே மிகுதியாகப் பாதிக்கிறது. வசந்த காலத்திலும், குளிர் காலத்திலும் இந்நோய் மிகுதியாகத் தோன்றுகிறது. இது எந்தக் காரணங்களால் தோன்றுகிறது என அறுதியிட்டுக் கூற இயலவில்லை.

சிகிச்சை

அக்கோனைட்

மிகுந்த தாகம், அமைதியின்மை, குளிர் நடுக்கம், காய்ச்சல், முதுகெலும்பில் ஒரு மரத்துப்போன உணர்ச்சி, மனந்தளர்ந்து காணப்படுதல், சாவைப் பற்றிய பயம்.

ஆர்னிகா

உடலின் அனைத்துப் பகுதிகளிலும், புண்போன்ற வலி, தோலின் மீது இரத்தம் கட்டிப்போனது போன்ற தோற்றமுள்ள இடங்கள், தன் நினைவிழந்த நிலை.

பெல்லடோனா

கடுமையான தெறிக்கும் தலைவலி, உடன் பின்னர் வலிப்புடன் (இசிவு போன்று) இழுக்கப்படுவது (ஓபியம்). கழுத்தில் புண் போன்ற வலியும், சிறிது கூட வளைக்க முடியாமலும் இருப்பது (பிரையோ), (இரட்டைப் பார்வையுடன் ஜெல்சி, ஹையாஸி) மிகவும் விரிந்த பாவைகள் (Pupils), கண்ணுக்கு முன்னால் பயங்கரமான உருவங்கள் தோன்றுவதுடன் கூடிய சன்னி.

பிரையோனியா

அசைவினால் அதிகமாகும் தெறிக்கும் (பிளக்கும்) வலி (பெல்), கழுத்தை திருப்ப இயலாமை, மூட்டுக்களிலும் கை கால்களிலும் வலி, இரைப்பை புண் போன்றிருப்பது.

ஜெல்சிமியம்

தலையின் பின்புறம் மந்தமான வலி, மதுபானம் அருந்திய மயக்கம் போன்று உணர்கிறார். கண்ணிமைகளின் வாதம், இரட்டைப்பார்வை, விரிந்த பாவைகள், தசைநார்களில் பலமே இல்லாதிருப்பது போலிருப்பது, நாடித்துடிப்பு மிகவும் பலமற்றதாக இருப்பது (மெதுவாக இருப்பது ஓபியம்), மூச்சுவிட சிரமம், குமட்டலும் வாந்தியும்.

லைக்கோபோடியம்

தூக்கக்கலக்கமும் சன்னியும், நாசித்துவாரங்கள் விசிறி போன்று இயங்குதல், கீழ்த்தாடை விழுந்துபோதல், உடலும் கைகால்களும் துடித்தல்.

ஓபியம்

தூக்கக்கலக்கமும், ஆழ்ந்த மெதுவான மூச்சுவிடுதலும், மிக வேகமான நாடி அல்லது மிக மெதுவான நாடி, உடல் முழுவதும் பின்னால் வளைந்த பக்கவாட்டில் உருளுதல், கைகால்களைச் கழற்றிக் கொண்டு வருகிற இழுவை.

மண்டை ஓட்டினுள் நீர் கோத்தல்
(Dropsy of the Brain-Hydro-cephalus)

குழந்தைப் பருவத்தில் மிகுதியாகத் தோன்றும் ஒரு நோயின் தொடக்கத்தில் காய்ச்சலின் போதுள்ள குறிகளே காணப்படும். அந்தக் குழந்தை எரிச்சல் படுவதாகவும் அமைதியற்றதாகவும், தூங்காமலும் இருக்கும். தலையில் மிகுந்த சூடு காணப்படும். ஒலியும், ஒளியும் அதிகமான துன்பத்தை விளைவிப்பதால் தாங்க முடியாததாக இருக்கும் பாவைகள் (Pupils) சுருங்கியிருக்கும், புருவங்களைச் சுருக்கி அடிக்கடி ஒன்றாகச் சேர்த்துப் பார்க்கும். தூக்கத்தில் திடீரென விழித்துக் கொள்ளுதல், அழுகையுடன் எழுந்திருக்கும்- முதல் நிலை.

இரண்டாம் நிலை-பொதுவாக வேக்காடு முடிவடைந்து நீர் தேங்கத் (effusion) தொடங்கி விட்டது என்பதைக் காட்டும். நாடித்துடிப்பு மெதுவாக இருக்கும். மிகுந்த துன்பம் நிறைந்த வலி-முணுமுணுத்தல், விரிந்த பாவைகள் (Pupils). (Spuinting) ஒன்றரைக்கண் பார்வை கைகளும், கால்களும் உள்ளிழுத்துக் கொண்டு உட்புறம் திரும்பிக் கொள்ளுதல், முகம், மேலுதடு, கைகள் ஆகியவற்றில் இலேசாக இசிவு போன்று வெட்டியிழுத்தல் (Twitching.)

தலைவலி (Headache)

தலையின் எந்தப் பகுதியிலாவது ஏற்படும் வலிக்கு, அது எப்படிப் பட்ட வலியாக இருப்பினும், தலைவலி என்றே அழைக்கப்படுகிறது. இது ஒரு குறியே தவிர, இதுவே ஒரு நோயல்ல. இது ஒரு அடிப்படை யான ஒரு நோயின் அடையாளமே. எனவேதான் தடுமன் தலைவலி, சீரணத் தலைவலி, மாதவிடாய் தொடர்பான தலைவலி, நரம்புக் கோளாறுகளினால் தோன்றும் தலைவலி, வாதத் தலைவலி அல்லது வேறு இடங்களில் ஏற்படும் நோய்க்கு இரங்குவது போன்றும் தோன்றும் தலைவலிகள் பற்றிப் பேசுகிறோம், இந்த நோய்க்கு மருந்து

கொடுக்கும்போது, இதன் அடிப்படையான காரணங்களை அறிந்து அதற்கேற்ற மருந்துகளை அதன் குறிகளுக்கேற்பத் தேர்ந்தெடுத்துக் கொடுப்பது இன்றியமையாதது.

காரணங்கள்

அசீரணம், தீய பழக்கவழக்கங்கள், தோல் வியாதிகள் வெளிவராமல் உள்ளமுக்கப்படுதல், மாதவிடாய்க் கோளாறுகள், தூக்கமின்மை, கெட்ட காற்றை சுவாசிப்பது, மதுபானங்கள், காபி, தேநீர் ஆகியவற்றை மிகுதியாக அருந்துவது, ஒழுங்கீனமான பழக்க வழக்கங்கள் போன்றவை இந்நோய்க்கு காரணங்களாக அமையலாம்.

சிகிச்சை

அக்கோனைட்

தெறிக்கும் தலைவலி, நெற்றி கனமாகவும், வலி நிறைந்ததாகவும் மூளை நெற்றியின் வழியாக வெளிவந்துவிடுமோ என்ற உணர்வு, உட்கார்ந்த நிலையிலிருந்து எழுந்திருக்கும்போது தலைசுற்றல் (பல்ஸ்), கசப்பான பித்த வாந்தி, சாவைப் பற்றி கவலையும் பயமும், மிகவும் அதிகமான கவலை, தலைவலி தாங்க இயலாததாக இருப்பது.

ஆர்னிகா

குறிப்பாக கண்களுக்கு மேல் தோன்றும் தலைவலி, நெற்றியில் இங்குமங்கும் ஓடும் தலைவலி, குனிவதால் அதிகம், தலையும் முகமும் சூடாக இருப்பது, இரைப்பையில் புண்போன்ற வலி, கெட்டுப்போன முட்டை நாற்றம் உடைய ஏப்பம் (செபியா, சல்ப்), குமட்டலும், வாந்தியும், சாப்பாட்டிற்குப் பின்னும், ஏதாவது பானம் பருகிய பின்னும் மிகுதியாக இருக்கும். அடிபட்டதாலோ, காயம் பட்டதாலோ மூளைக்கு அதிர்ச்சி ஏற்பட்டதாலோ ஏற்பட்ட தலைவலிக்கு.

ஆர்சனிக்கம்

ஒரு குறிப்பிட்ட கால இடைவெளியில், 2 நாளைக்கொரு முறை வாரம் ஒருமுறை தோன்றும் தலைவலி (பெல்) தலை மிகுந்த பாரமாக இருப்பது, குறிப்பாக நெற்றியில், சுத்தியலால் அடிப்படி போன்ற தலைவலி, மிகுதியான வாந்தி, குறிப்பாக ஏதாவது உண்ட பின்னரோ அல்லது பருகிய பின்னரோ மிக அதிகமான தாகம், சிறிது சிறிதாக அடிக்கடி நீர் பருகுவது, அமைதியின்மை, சோர்வு, சாவிற்குப் பயம், ஓய்வாக இருக்கும் பொழுது வலி அதிகம், இங்குமங்கும் நடந்தால் வலி குறைதல்.

பெல்லடோனா

வாந்தியுடன் தலைவலி, தலை வெடித்து விடுவது போன்ற தலைவலி (பிரையோ, நக்ஸ்), கழுத்துத் தமனிகள் துடிப்பதுடன், தலையில் இரத்தத் தேக்கம், கண்ணை மூடிக் கொள்வதை இன்றியமை யாததாக ஆக்கக்கூடிய நெற்றியில் துடிக்கும் வலியுடன் கூடிய தலைவலி, வலது பக்கத்தில் துளைக்கும் தலைவலி, கண் பார்வை மங்குவதுடன், தலைசுற்றலுடன் கூடிய தலைவலி, சிலேட்டுமம் அல்லது பித்தம் அல்லது உணவுப் பொருட்களை வாந்தி செய்தல் அல்லது குமட்டல், ஒலியையோ அல்லது வெளிச்சத்தையோ பொறுத்துக் கொள்ள இயலாமை: மாலை 3 மணிக்கு நோய் மிகுதியாதல்.

பிரையோனியா

காலையில் எழுந்தவுடன் ஏற்படும் தலைவலி (கல்கேரியா, நக்ஸ்) தலைவெடித்து விடுவது போன்ற வலி, அந்த வலி குனிந்தாலோ அசைந்தாலோ அதிகமாதல், நோயாளி சிறிது கூட அசையாமலிருக்க விரும்புகிறார். உட்கார்ந்திருக்கும் போது மயக்கம் போன்று வருகிறது. புளித்த அல்லது கசப்பான வாந்தி, உதடுகள் காய்ந்தும் வெடித்தும் காணப்படுதல், காய்ந்து சருகாகிப் போனது போன்ற கடினமான மலம், நோயாளி எரிச்சல் மிகுதி உடையவராகக் காணப்படுவார்.

வகைகள்

தடிமன் தலைவலி - நக்ஸ்வாமிகா, மெர்க்கூரியஸ், ஆர்சனிக்

பித்தத் தலைவலி - சாங்குனேரியா, பெல்லடோனா, இபிகாக், ஸ்பைஜீலியா

ஒரு பக்கத் தலைவலி - பிரையோனியா, நக்ஸ்வாமிகா, பல்சட்டில்லா, சல்பர், சாங்குனேரியா, ஸ்பைஜீலியா

வலது புறம் - பெல், சாங்குனேரியா, பல்சட்டில்லா, நக்ஸ்வாமிகா

இடது புறம் - ஸ்பைஜீலியா, செபியா, லாச்சசிஸ், பிரை யோனியா

காரணங்கள்

குளிரினால் - அக்கோனைட், நக்ஸ்வாமிகா, மெர்கூரியஸ்

மகிழ்ச்சியினால் - காபியா

காபி குடித்ததனால் அல்லது காபி உரிய நேரத்தில் குடிக்காததால்	-	நக்ஸ்வாமிகா
பயத்தினால்	-	ஓபியம், அக்கோனைட்
வருத்தம்	-	இக்னேஷியா
வீட்டிற்குள்ளேயே இருந்து மேற்கொள்ளப் படும் மிகுதியான மன உழைப்பு	-	நக்ஸ்வாமிகா, சல்பர்
தோல்வியாதி உள்ளமுக்கப்பட்டதால்	-	ஆண்டிம், க்ரூடம், சல்பர்
அசீரணத்தால், மிகுதியாக வலி உண்டாதல்	-	நக்ஸ்வாமிகா
வெயிலில் அலைந்ததால்	-	அக்கோனைட், பெல், க்ளோனாயின்
மாதவிடாய் வெளிவராது உள்ளமுக்கப்பட்டதால்	-	பெல், பல்சட்டில்லா, பிரையோனியா
மலச்சிக்கலால்	-	நக்ஸ்வாமிகா, பிரையோனியா, பல்சட்டில்லா, ஓபியம், இபிகாக், லைக்கோபோடியம்.

நோய் மிகுதியாவதற்கான காரணங்களை அடிப்படையாகக் கொண்டு

அதிகமான வெளிச்சம்	-	பெல்
மன உழைப்பு	-	நக்ஸ்வாமிகா
அதிகப்படியாக இங்குமங்கும் போதல்	-	பிரையோனியா
மிகுதியான சப்தம்	-	பெல்

நோய் அதிகரிக்கும் நேரத்தை அடிப்படையாகக் கொண்டு

காலை	-	நக்ஸ்வாமிகா, பிரையோனியா, இக்னேஷியா, ஸ்பைஜீலியா
மாலை	-	பல்சட்டில்லா, பிரையோனியா
இரவு	-	மெர்க், சைனா, சல்பர்

நோய் குறைவதை அடிப்படையாகக் கொண்டு

கண்ணை மூடுவதால்	-	செபியா, சல்பர்
தலையை இறுகக் கட்டுவதால்	-	செபியா, சல்பர்
சும்மா இருக்கும்போது	-	சைனா, செபியா, ஸ்பைஜீலியா
தூங்கும்போது	-	செபியா

தலைமயிர் உதிர்தல்

பல்வேறு காரணங்களால் தலைமயிர் உதிரலாம். கடுமையான காய்ச்சல், டைபாயிடு சுரம், அக்கி அல்லது தலையில் பொடுகு அல்லது புண் வருதல் ஆகியவற்றுக்குப்பின் பொதுவாக இது ஏற்படுகிறது. நீண்டகாலமாக வருத்தத்தில் ஆழ்ந்திருப்பது, கடுமையான தலைவலி, மிகுதியான ஆழ்ந்த படிப்பு, தலைமயிர் உதிர்வதை ஊக்குவிக்கிறது. இறுக்கமான தொப்பிகளையோ, குல்லாய்களையோ அணிவது கூட இதைத் தோற்றுவிக்கலாம். தலைமயிருக்குச் சாயம் பூசுதல், பல்வேறு வகையான தைலங்களைப் பயன்படுத்துவது ஆகியவையும் இந்த நோயைத் தோற்றுவிக்கலாம். தலை வழுக்கை விழவும் இது காரணமாகலாம்.

சிகிச்சை

தலை முடியை அதிகமாக வளர்த்து வைக்கலாம் குறைவாக வைத்துக் கொள்ள வேண்டும். அடிக்கடி குளிர்ந்த நீரில் தலைகுளித்தல் இன்றியமையாதது. நல்ல தேங்காய் எண்ணெய் மட்டும் பயன்படுத்தி வந்தால் போதுமானது.

சைனா, பெர்ரம்	-	மிகுதியான நீர்-இரத்தம், மலம் வெளி யேறியதால் தலைமயிர் உதிர்ந்தால்.
ஹீப்பர் சல்ப், பாஸ்	-	அடிக்கடி தலைவலி வருவதனால் முடி உதிர்ந்தால்
செபியா, சிலிகா, ஹீப்பர் சல்ப், கல்கேரியா, சிலிகா	-	அதிகப்படியான காய்ச்சல் இந்த நோய் களுக்குப் பின்னர் ஏற்பட்ட தலைமுடி உதிர்தலுக்கு
ஆசிட்பாஸ், இக்னேஷியா	-	அதிகமான வருத்தம் அல்லது மிகுந்த கவலைக்குப் பின் தலைமுடி உதிர்வதற்கு

ஹீப்பர் சல்ப் நைட்ரிக் ஆசிட்	-	மிகுதியான பாதரசம் கலந்த மருந்துகள் சாப்பிட்டதனால் ஏற்பட்டிருந்தால்
பெல், பல்சட்	-	மிகுதியான கொய்னா மருந்துகள் சாப்பிட்டதனால் ஏற்பட்டிருந்தால்
கல்கேரியா, சல்பர் சைனா	-	மகப்பேற்றுக்குப் பின் ஏற்பட்டால்
கல்கேரியா, கிராபைட்டிஸ்	-	தலையில் அதிகப்படியாக படைகள் (scurf) இருத்தல்

பகுதி - 3
கண் நோய்கள்

உடலுறுப்புக்களில் மிகவும் அழகானதும், முக்கியமானதும் கண்தான். பிற உறுப்புகள் நோய்வாய்ப்படுவது போல இந்த உறுப்பும் நோய்வாய்ப்படுகிறது. இவ்வுறுப்பு சிறப்புறச் செயல்படும் முயற்சிகள் நம்முடைய சுகத்திற்கும், மகிழ்ச்சிக்கும் உதவியாகவும், காரணமாகவும் விளங்குகிறது. அதனுடைய மென்மையான அமைப்பு, அதைப் பல்வேறு நோய்களுக்கும் விபத்துக்களுக்கும் ஆட்படும்படி செய்கிறது. அவ்வாறான நோய்களுக்கெல்லாம் ஹோமியோபதி முறை மருத்துவத்தில் மிகச் சிறந்த மருந்துகள் உள்ளன. குறிகளுக்கேற்ற சரியான மருந்தை, சரியான நேரத்தில் சரியான முறையில் கொடுத்தால் நோய் நீங்கி நோயாளி நலம் பெறுவர் என்பது உறுதி.

கண்ணில் ஊற்றும் மருந்துகள், கண்ணைக் கழுவும் மருந்துகள் ஆகியவற்றில் விஷப்பொருட்கள் பல அடங்கியிருக்கின்றன. எதிர் பாராமல் அந்த மருந்துகள் நோயைக் குணப்படுத்தினால் கூட, அதன் பின்னர் புதிய பல நோய்கள் தோன்றலாம்.

நல்ல குளிர்ந்த தண்ணீர்தான் கண்களைக் கழுவுவதற்கு ஏற்ற மருந்தாகும். கண்கள் வலி மிகுந்ததாகவும், சிவப்பாகவும், எரிச்சல் மிகுந்ததாக இருக்கும்போதும், தலையில் தடிமன், அல்லது இருமல் இருக்கும்போதும், நல்ல குளிர்ந்த நீர் பெரிதும் பயன்படுகிறது. ஈரமான குளிர்ந்த காலநிலையிலும், குளிர்ந்த காற்றிலும், வெளியில் இங்குமங்கும் சென்றால் மேற்சொன்ன உபாதைகள் மேலும் அதிகமாகிறது. வெளிச்சத்தால் கண் கூசுகிறது. நீண்டகால கண்நோய்க்கு கண்களை அடிக்கடி குளிர்ந்த நீரால் கழுவுவதும் அல்லது ஈரத்துணியைப் பயன்படுத்தி அழுத்தித் துடைப்பதும் பயனளிக்கும்.

குளிர்ந்தநீர் பயன்படுத்தப்படுவதை நோயாளியால் சகித்துக் கொள்ள இயலவில்லையென்றால், அப்போது வெதுவெதுப்பாக இருக்கும் வெந்நீரைப் பயன்படுத்துவது நல்லது.

கண் பட்டைகளில் வீக்கம்
(Blepharitis)

கண்கள் ஒரு சிறிதும் பாதிக்கப்படாமல் இருக்கும்பொழுது கண்பட்டைகள் மட்டும் வீங்கிச் சிவந்து காணப்படும். இந்த வேக்காடு பெரும்பாலும், கண்பட்டைகளின் ஓரங்களிலேயே காணப்படும். அப்போது ஓரங்கள் வீங்கியும் தொட முடியாமல் புண்போல வலிக்கும். கண் கட்டிகள் போன்று காணப்படும் முடிச்சுகள் கண் பட்டைகளின் ஓரத்தில் ஏற்படும். அவை சில வேளைகளில் உடைந்து அதில் இருந்து ஏதாவது ஒருவகை திரவப்பொருள் வெளியேறும். நாட்பட்ட நோயின் போது கண்பட்டையில் புண் ஏற்பட்டுள்ள ஓரங்களில் பக்குகள் தோன்றுவதுண்டு. கண்பட்டையிலுள்ள மயிர் உதிர்வதும் உண்டு.

சிகிச்சை

அக்கோனைட்

கண்கள் வறண்டு, சிவந்து, கடினமான வீக்கத்துடன் காணப் படுவதுடன் காய்ச்சல் இருந்தாலும், வெளிச்சத்தைப் பார்க்கக் கண் கூசினாலும் (பெல்).

பெல்லடோனா

கண்பட்டைகளில் எரிச்சலுடன் அரிப்பு காணப்பட்டாலும், ஒன்றுடன் ஒன்று ஒட்டிக் கொண்டாலும், பட்டைகளைத் திறக்கும் பொழுது இரத்தச் சரிவு ஏற்பட்டாலும், ஓரங்கள் வெளியில் திரும்பிக் காணப்பட்டாலும் அல்லது பாரமாகக் காணப்பட்டாலும், கண்களைத் திறக்க முடியாதது போல் தோன்றினாலும், வெளிச்சத்தைப் பார்க்க கண் மிகக் கூசினாலும் கொடுக்கப்பட வேண்டும்.

ஹீப்பர் சல்ப்

கண்ணின் மேல்பட்டை, தேள்கொட்டுவது போன்ற வலியுடன் வீங்கிக் காணப்படுவது, இரவு நேரங்களில் கண்பட்டைகள் ஒன்றுடன் ஒன்று ஒட்டிக்கொள்ளுதல் (ரஸ்பாக்ஸ்), பகல் போதில் கண்களை இங்குமங்கும் திருப்பும்போதுகூட கண் வலியும் கூச்சமும் காணப் படுவதாலும்.

மெர்க்கூரியஸ் விவஸ்

கண் பட்டைகள் வெளிப்புறம் திரும்பிக்கொள்வது, எரிச்சலுடன், குத்துகிற வலியும், அரிப்பும் காணப்படும் அல்லது வலியே இல்லாதிருக்கும். கண் பட்டைகள் வீங்கி, ஓரங்களில் குழிப்புண்கள் காணப்படும். அதில் பக்குகள் (Scabs) கண்ணுக்கு முன் கரிய பூச்சிகள் போன்ற உருவங்கள் (motes) காணப்படும்.

நக்ஸ்வாமிகா

கண் பட்டைகளின் ஓரங்களில் அரிப்புடன் எரிச்சலும் காணப்படும். தொட்டால் புண் போன்ற உணர்வு காணப்படும். காலையில் ஒன்றுடன் ஒன்று ஒட்டிக் கொள்ளும்.

ரஸ்டாக்ஸ்

கண் பட்டைகளின் உட்பக்கம் வேக்காடடைந்திருத்தல், கண் கட்டி போன்றிருக்கும், சிவந்த கடினமான வீக்கம், காலையில் கண் பட்டைகள் ஒட்டிக்கொள்ளுதல்.

சல்பர்

ஓரங்களில் குழிப்புண்கள், பட்டைகள் எரிச்சலும் வலியும் கொண்டதாகக் காணப்படும். குறிப்பாக படிக்கும்போது கண்களில் பிசுபிசுவென்றிருக்கும் பீழை வெளியேறுவது, அதை அடிக்கடி துடைத்துக் கொள்ள வேண்டியதிருக்கும். சூரிய வெளிச்சத்தை பார்க்க இயலாமை.

குறிகளை அடிப்படையாகக் கொண்டு தேர்ந்தெடுக்கப்பட்ட மருந்தை 30 அல்லது 200 வீரியத்தில் நோயின் கடுமைக்கேற்ப ஒரு நாளைக்கு பலமுறை கொடுக்கலாம்.

கண் கட்டிகள் (Styes)

கண் கட்டிகளை கண் பட்டைகளின் ஓரங்களில் தோன்றும் ஒரு வகையான இளவேனல் கட்டிகள் போன்ற புறப்பாடுகள் என்று கூறலாம். பெரும்பாலான சமயங்களில் இந்தக் கட்டிகள் வலி மிகுந்ததாகக் காணப்படும். சில நாட்கள் சென்று கட்டிகள் மேலும் வலி மிகுந்ததாகக் காணப்படும். சில நாட்கள் சென்று கட்டிகள் உடைந்து சீழோ, வேறு வகையான திரவப் பொருளோ வெளியேறும். பின்னர் நோயாளிக்கு அதனுடன் கடுமையான காய்ச்சலும் ஏற்படலாம்.

சிகிச்சை

பல்சட்டில்லா

கட்டி தோன்றியவுடன் இம்மருந்து கொடுக்கப்பட்டால், அந்தக் கட்டி வளராமல் தொடக்கத்திலேயே மறைந்துவிடும். இந்த மருந்தைக் கொடுப்பதற்கு முன்னர் ஓரிரண்டு முறை அக்கோனைட் கொடுத்து வருவது நல்லது.

ஸ்டாபிசாக்ரியா

இந்தக் கட்டிகள் அடிக்கடி தோன்றினாலும், அது தோன்றிய இடத்தில் கடினமான முடிச்சுகளை விட்டுச் சென்றாலும், இம்மருந்து

கொடுக்கப்பட வேண்டும். கண்ணின் ஓரங்களில் எரிச்சலுடன் கூடிய வலி இருக்கும்.

ஹீப்பர் சல்ப்

இந்த நோய் ஒருவருக்குத் திரும்பத் திரும்பத் தோன்றினாலும் வாரத்திற்கொரு முறை இம்மருந்து கொடுக்கப்படலாம். கட்டிகள் வலி நிறைந்ததாக இருக்கும்போது, அது உடைந்து சீழ் வெளியேற இம்மருந்து கொடுக்கப்பட வேண்டும். இந்நோய் வராமல் தடுக்க சல்பர் 1 எம் வாரத்திற்கொரு முறை கொடுக்கலாம்.

ஒன்றரைக்கண் (Squinting - Strabismus)

இந்த நோயின்போது நோயாளி கண்களை சாய்த்துப் பார்க்கிறார். அதாவது ஒவ்வொரு கண்ணும் வேறு வேறு திசைகளில் பார்க்கிறது. இது ஒருவேளை இயற்கையான அல்லது வேறு காரணங்களால் பெறப்பட்ட கண்ணின் தசை நார்களின் மோட்டார் (Motor) நரம்பு களின் பணி சரிநிகராக நடைபெறாமல் இருப்பதனால் அல்லது பூச்சித் தொந்தரவினால் இருக்கலாம். அல்லது கக்குவானிருமல் அல்லது மூளைக் கோளாறுகள் காரணமாகத் தோன்றலாம்.

நோய் நீண்ட நாட்பட்டதாயின் அதற்கு அறுவைச் சிகிச்சை தேவைப்படலாம். எனினும் இந்த நோய் பிறவிக்கோளாறாக இருந்தால் கூட ஹோமியோ- மருந்துகளை உள்ளே கொடுத்து நேர் செய்து விட முடியும் என்பது ஆசிரியரின் அனுபவம்.

சிகிச்சை

பெல்லடோனா

இந்தக் குறை ஏதாவது ஒரு மூளை தொடர்பான நோயினால் ஏற்பட்டிருந்தால், தலையில் சூடும், கண்கள் வெறித்துப் பார்ப்பதும், ஒரே நிலையில் இல்லாமல் ஆடுவது போன்றுமிருந்தால்.

ஹையாசியாமஸ்

உள்நோக்கியோ அல்லது மேல் நோக்கியோ கண்கள் திரும்பி யிருந்தால், பொருட்கள் அவற்றின் அளவைக் காட்டிலும் பெரிதாகத் தெரிந்தால், இரட்டைப்பார்வை, பார்வையில் நடுக்கம் ஆகியவை இருந்தால்.

பாஸ்பரஸ்

கண் நரம்புகளில் வாதம் போன்ற நிலை ஏற்பட்டிருந்தால், கண்ணிமைகளைத் திறப்பதில் இடர் இருந்தால்.

ஸ்ட்ராமோனியம்

கண் அனைத்துத் திசைகளிலும் பார்ப்பது போலிருத்தல், கண் தசைகளின் இசிவினால் மேல் கண் பட்டை தானாகவே கீழே விழுந்து கொள்ளுதல், பாவைகள் (Pupils) மிக விரிந்திருப்பது, மிகச் சுருங்கி யிருப்பது அல்லது பக்கவாதம் (Paralysis) வந்தது போல இங்குமங்கும் அசைய முடியாதிருப்பது.

பார்வை மங்குதல் (Weakness of the Sight)

பலர் இந்தக் கோளாறினால் துன்புறுகிறார்கள். நோயாளி கண்கள் பலவீனமாக இருப்பதாகக் கூறுகிறார் அல்லது ஒரு சிறிது கண்களுக்கு வேலை கொடுத்தாலும், வேறு எந்த, அறிந்து கொள்ளக்கூடிய காரணமில்லாமல் கண்களில் வலி இருப்பதாகக் கூறுகிறார். ஏதாவது நுண்ணிய பொருட்களைப் பார்க்கும் போது, பார்வை மங்கி அந்தப் பொருள் தெளிவற்றதாகக் காணப்படுகிறது. எனவே சற்று கண்களுக்கு ஓய்வு கொடுக்க வேண்டிய இன்றியமையாத நிலை ஏற்படுகிறது; அனைத்துப் பொருட்களும், ஏதோ ஒரு புகை மூட்டத்திற்குள் அல்லது ஒரு மெல்லிய வலைக்குப் பின்னால் இருப்பது போன்று தெரிகிறது. கறுப்புப் புள்ளிகள் கண்முன் தோன்றுகின்றன. அவை துரும்புகள் (motes) காற்றில் மிதப்பது போன்று தெரிகிறது. சில வேளைகளில் தலையில் வலியும் காணப்படுகிறது.

இதற்கான காரணங்கள் பல. அவற்றைக் கண்டறிந்து கொள்வதும் இன்னல் நிறைந்ததே. அதிகப்படியான வெளிச்சத்தில் வேலை செய்வதோ, நீண்ட நேரம் இரவில் விழித்திருப்பதோ, தொடர்ந்து படித்துக் கொண்டே இருப்பதோ காரணங்களாக இருக்கலாம். குறிப்பாக அந்தி சந்தி நேரங்களில் மிகுந்த மனக்கவலை, சுயஇன்பம் அனுபவிப்பது, பார்வை நரம்புக் கோளாறுகள், மிகுந்த மலச்சிக்கல், தொலைக்காட்சியைத் தொடர்ந்து பார்த்துக்கொண்டே இருப்பது.

அக்கோனைட்

நோயாளி அடிக்கடி தலைசுற்றலுக்குள்ளாகிறார். எதிர்பாராது கண்கள் இருண்டு விடுகின்றன. கண்களின் பட்டைகள் துடிக்கின்றன. திருகிக்கொள்கின்றன (Twitching of the eyes). கண்விழிகள் நடுங்குவது போன்ற உணர்வு காணப்படுகிறது. பொருட்கள் புகைமூட்டத்தின் ஊடே தெரிவது போலத் தெரிகிறது.

பெல்லடோனா

படிக்கும்பொழுது எழுத்துக்கள் நடுங்கி ஓடுவது (Tremulous quivering) போன்று தோன்றுதல், தெளிவற்ற பார்வை, கண்கள்

சிவப்பாகத் தோன்றுகின்றன. அவை இசிவுகளால் (Spasms) பாதிக்கப் படுகின்றன. கண்ணின் மணிகள் (Pupils) விரிந்து காணப்படுகின்றன. மெழுகுவர்த்தி வெளிச்சத்தைச் சுற்றி சிவப்பு வட்டங்கள் காணப்படுவது.

ஹையாசியாமஸ்

குறைந்த பார்வை, மங்கலான பார்வை, பார்வையில் தடைகள், பார்வை முழுவதும் அற்றுப்போதல், கண்களில் நடுக்கம், ஒரு பொருள் இரண்டாகத் தெரிவது பொய்யான தோற்றங்கள். அழுது கொண்டிருப்பது போல கண்கள் தோன்றுகின்றன. கண்களுக்கு முன்னால் கறுப்புப் புள்ளிகள் தோன்றுதல் (மெர்க் சல்ப்).

மெர்க்கூரியஸ்

கண்களுக்கு முன்னால் மூடுபனி இருப்பது போன்ற தோற்றம், மங்கிய கண்கள் ஒளியிழந்து காணப்படுதல், அடிக்கடி கண் பார்வை இழப்பு ஏற்படுதல் (ஸ்ட்ராமோ), வெளிச்சத்தைப் பார்க்க இயலாமை, நெருப்பைப் பார்க்க இயலாமை, கண்ணிமைகள் திருகிக்கொள்ளுதல்.

பல்சட்டில்லா

ஒரு மூடுபனியின் ஊடே பார்ப்பது போன்று ஒரு மங்கலான குழம்பிய பார்வை அல்லது கண்களில் ஏதோ ஒன்று இருப்பது போலவும் அதை அடிக்கடி துடைத்து விட வேண்டுமென்ற உணர்வு, உடற்பயிற்சி அல்லது ஏதாவது வேலைக்குப் பின்னர் பார்வை மங்கிக் காணப்படுதல், பார்வை நரம்புகளின் (Optic nerves) பக்கவாதம் (Paralysis), மாலை நேரங்களில் நோய் அதிகமாதல்.

ஸ்ட்ராமோனியம்

நெற்றியில் அதிகமான வேர்வை, மிகுதியான தாகம், மங்கிய பார்வை, தெளிவற்ற கலங்கலான பார்வை, பொருட்கள் பலவாகத் தோன்றுதல், பல்வேறு வண்ணங்களில் தோன்றுதல், ஏறத்தாழ குருடாகப் போய்விட்ட நிலை.

சல்பர்

கண்பட்டைகளுக்குள் எரிச்சல், கண்களுக்கு முன்னால் ஒரு சல்லடைக்கம்பி இருப்பது போன்ற உணர்வு, சூரிய வெளிச்சத்தைப் பார்க்க இயலாமை, கண்களுக்கு முன்னால் கறுப்புப் புள்ளிகள் (motes), தலையின் உச்சி தொடர்ந்து சூடாக இருத்தல்.

கண்வலி (Opthalmia)

கண்ணின் பகுதிகள் அழற்சியுறுவதையே நாம் இவ்வாறு அழைக்கிறோம். உயிராற்றல் கெடுவதாலும், கிரந்தி நோயாலும், அம்மை நோயாலும், காற்றின் வேகமும் அழுத்தமும் கண்ணைப் பாதிப்பதனாலும்,

தூசி அல்லது கண்ணுக்கு உறுத்தலைத் தோற்றுவிக்கும் வேறு பொருட்களாலும், வெட்டை நோய்க்குப் பின்னும், அடிபட்டதாலும் இந்நோய் தோன்றக் கூடும். இந்நோயின் போது கண்ணின் உள் உறுப்புகளும், கண் இமையும் கூட பாதிக்கப்படுவதுண்டு. கண் நோயின் போது வெளியேறும் கண் பீளை சில வேளைகளில் வெம்மை நிறத்துடனும், சில வேளைகளில் மஞ்சள் நிறத்துடனும் காணப்படும். கண் வலியின்போது பொதுவாக தலைவலியும் காய்ச்சலும் இணைந்தே காணப்படும்.

சிகிச்சை

பெர்ரம்பாஸ்

கண்வலி, கண் சிவந்து காணப்படுதல், கண்கள் புண் போன்று காணப்படுதல்.

அக்கோனைட்

கிரந்தி நோயால் தோன்றிய கீல் வாதத்துடன் கண்வலி; தடிமனுக்குப்பின் ஏற்பட்ட சுரத்தின் போது தோன்றுகிற கண்வலி; கண்ணில் அதிகமான பீளை வருதல்.

பெல்லடோனா

கண் வலி நிறைந்ததாகவும், சிவப்பாகவும், வீங்கியும் காணப்படும்; தெறிக்கும் வலியுடன் கண்கள் வெளிச்சத்தைப் பார்க்க மிகுந்த கூச்சம் கண்களைச் சுற்றி நீல நிற வளையங்கள்.

பல்சட்டில்லா

வெள்ளைப் போக்கிற்கு முன்னும், பின்னும் ஏற்படும் கண் வலி; மேகவெட்டை நோய் உள்ளமுக்கப்பட்டபின் தோன்றும் கண் வலி; கண்களில் எரிச்சலும், வலியும், அதை அடிக்கடி தேய்த்துக் கொள்ள வேண்டுமென்ற உணர்வு, மாலையில் நோயதிகமாதல்; அடிக்கடி கண்ணீர் விடும் மென்மையான உள்ளங் கொண்டவர்களுக்கு.

அர்ஜென்டம் நைட்ரிகம்

கண்ணில் வலி, சிவந்த நிறம், பீளை கட்டுதல், குறிப்பாக குழந்தைகளுக்கு ஏற்படும் கண் நோய்களுக்கும், கிரந்தி நோயின் விளைவாக ஏற்படும் கண் நோய்க்கும் மிகவும் பயனுள்ளது.

மேலே குறிப்பிட்டுள்ள மருந்துகள் தவிர ஹீப்பர் சல்ப், சல்பர், ஆசிட்நைட், யூப்ரேஷியா ஆகிய மருந்துகளையும் குறிகளுக்கேற்பப் பயன்படுத்தலாம்.

கண்ணில் பூ விழுதல் (Cataract)

கண்ணின் மணியில் தசை வளர்ச்சி தோன்றுவதையே பூ விழுதல் என அழைக்கின்றோம். இவ்வாறு கண்ணில் பூ விழும் பொழுது கண் பார்வை சிறிது சிறிதாகக் குறைந்து கொண்டே வருகிறது. சில வேளைகளில் பார்க்கும் பொருட்கள் பல்வேறு உருவங்களில் கூடத் தோன்றுவதுண்டு. பார்வை இரவிலும், செயற்கை வெளிச்சத்திலும், நிழலிலும் நன்றாகத் தெரியும், இவ்வாறான நோய்க்குறி பெரும்பாலும் முதியவர்களுக்கே தோன்றுகிறது.

சிகிச்சை

சிலிகா

பாதத்தில் தோன்றும் வேர்வை திடீரென உள்ளமுக்கப்படுவதால் கண்ணில் பூவிழுந்திருந்தால், நீடித்துள்ள பூ, கண்களில் கூச்சம்.

பெல்லடோனா

பூ விழுந்த ஆரம்பத்திலும்; அதிர்ச்சிகளுக்குப் பின்னும் ஏற்பட்ட பூ விழுதலுக்கு.

பல்சட்டில்லா

மாதவிடாய் அடக்கப்படுவதால் கண்ணில் பூ விழுந்தால்.

பொதுவாக கண்ணில் பூ விழுதலுக்கு கோணியம் மாக்கு லேட்டம், பாஸ்பரஸ், சல்பர், நாட்ரம்மூர், காஸ்டிகம், பைசோ ஸ்டிக்மா ஆகிய மருந்துகளும் பயன்படும்.

இவை தவிர சினரேரியா மார்ட்டிமா சக்கஸ் என்ற மருந்தை (சி.எம்.எஸ்.) வாங்கி கண்ணில் நாளொன்றுக்கு 3 வேளை, வேளைக்கு 3 சொட்டு வீதம் விட்டுவர நல்ல பயன் அளிக்கும்.

மேலும் டாக்டர் பேட்ஸ் அவர்கள் எழுதிய Sight Without Glasses என்ற நூலில் கூறப்பட்டுள்ள கண்களுக்கான பயிற்சிகளைச் செய்து வருவது கண்களைப் பாதுகாக்க உதவும்.

பகுதி - 4
காது தொடர்பான நோய்கள்

காது வேக்காடு (Otitis)

காதின் உட்பகுதி வேக்காடடைந்திருப்பது வேதனை மிகுந்த ஒரு நோயாகும். அப்போது காதின் உட்பகுதி வீங்கியும் சிவந்தும் சூடாகவும் காணப்படும். அப்போது காது முழுவதும் அடைத்துக் கொண்டிருப்பது போன்றிருக்கும். (குறிப்பாக காதின் வெளிப்பாகம் வேக்காடடைந்திருக்கும் போது) எரிகிற, கொட்டுகிற, கிழிக்கிற, துடிக்கிற வலியாக இருக்கும். இலேசாக அசைவதாலோ அல்லது ஏதாவது ஒரு பொருள் அதன் மீது பட்டாலோ நோய் மிக அதிகமாகும். குழந்தைகள் அழும்போது பாதிக்கப்பட்ட காதுகளுக்கு அருகே கைகளைக் கொண்டு செல்லுகின்றன. தலையை இங்கும் அங்கும் அசைக்கின்றன. தலையணைக்குள் அழுத்துகின்றன. தொட்டிலில் போட்டு ஆட்டும் பொழுது மேலும் அதிகமாக அழுகின்றன. சில வேளைகளில் வேக்காடு பிற பகுதிகளுக்குச் செல்கிறது. பெரும்பாலான சமயங்களில் மூளைக்குக் கூடச் சென்றுவிடுகிறது.

இந்த நோய் பெரும்பாலான சமயங்களில் தடுமன் பிடிப்பதால் ஏற்படுகிறது. வேறு சில சமயங்களில் அருகில் உள்ள பகுதிகளின் வேக்காட்டினால் அல்லது காதின் உட்பகுதியில் 'வெளிச்சி' என்ற புறப்பாடுகளால் இந்த வலி தோன்றுகிறது. இதற்கு சூடான ஒத்தடங்கள் சுகம் தருவதாக இருக்கும்.

சிகிச்சை

அக்கோனைட்

காதின் உட்பகுதி மிகச் சிவந்தும், மிகச் சூடாகவும், காணப்படுகிறது. வலி தெறிக்கும் வலியாகவோ, குத்தும் வலியாகவோ, அடிக்கும் வலியாகவோ உள்ளது. பயம், கவலை, மிகுந்த அமைதியின்மை ஆகியவை காணப்படுகின்றன. இரைச்சல்களும் பேரொலிகளும் மிகுந்த துன்பத்தைத் தருகின்றன.

பெல்லடோனா

காதுகள் கருஞ்சிவப்பு நிறமாகக் காணப்படுகின்றன. காதில் உட்புறம் வெகுதூரம் வரை, மூளைவரைகூட வேக்காடடைந்து காணப்படுகிறது. நோயாளி தலையில் ஒரு ஊதியின் ஒலிபோன்ற சப்தமோ அல்லது வண்டின் ஒலி போன்ற சப்தமோ கேட்பதாகக் கூறுகிறார்:- காதிலிருந்து நாற்றமுள்ள குருதிகலந்த சீழ் வெளியேறு கிறது. தலையில் அளவுக்கு அதிகமான வேர்வை.

பல்சட்டில்லா

காதின் வெளிப்பாகமும் உட்பாகமும் வேக்காடடைந்து சிவப்பாகவும், சூடாகவும், வீங்கியுமிருப்பது இங்குமங்கும் ஓடுகிற, கிழிக்கிற வலி. வலியுள்ள பகுதியின் முகம், தலை, கண் ஆகியவற்றிலும் வலி, காதுகேளாமை, காதிலிருந்து சீழ் வெளியேறுதல் - குறிப்பாக தட்டம்மைக்குப் (Measles) பிறகு, எளிதில் கண்ணீர் விடுவோருக்கும், உடம்பு எப்போதும் சில்லென்று குளிர்ச்சியாக இருப்போருக்கும் ஏற்றது.

சாமோமில்லா

ஒரு கத்தி காதிற்குள்ளே நுழைக்கப்பட்டது போன்ற தெறிக்கும் (குத்தும்) வலி. இது சாதாரணமாக தடுமன் பிடித்துள்ள போது அல்லது வியர்வை வெளிவராமல் தடுக்கப்பட்ட போது தோன்றுகிறது. காதுகள் வறண்டதாகவும் குரும்பியே இல்லாததாகவும் காணப்படும். வலியினால் மிகுந்த துன்பமடைவதோடு எரிச்சலும், கோபமும் அடைகிறார். வலி இரவு நேரத்திலும் ஓய்வு நேரத்திலும் அதிகம். குழந்தை ஓயாது அழுதுகொண்டே இருக்கிறது. தன்னை யாராவது தூக்கி வைத்துக் கொண்டு இங்குமங்கும் போக வேண்டுமென விரும்புகிறது.

டல்காமரா

வலி இரவு நேரங்களில் அதிகம் அல்லது நோயாளி ஓய்வாக இருக்கும் பொழுது அதிகம். (ரஸ்டாக்ஸ்), காலநிலை வெப்பமாக இருந்து குளிராக மாறும்போது நோய் தோன்றி அதிகரிக்கிறது. நோயாளிக்கு பல சமயங்களில் குமட்டலும், வாந்தியும் உள்ளது.

மேற்சொன்ன மருந்துகள் தவிர ஆர்னிகா ஹீப்பர் சல்ப் ரஸ்டாக்ஸ் ஆகிய மருந்துகள் நோய் தோன்றிய காரணங்களையும், நோயின் குறிகளையும் அடிப்படையாக வைத்துத் தேர்ந்தெடுத்துக் கொடுக்கப்பட வேண்டும்.

காதில் சீழ் வடிதல் (Running of the ear)

இந்நோயைக் குணப்படுத்துவதற்கு மிகுதியான கவனம் தேவை. நீண்டகாலமாக இந்நோய் நிலவுதல், உட்காது வேக்காடடைந்திருப்ப தாலேயே தோன்றுகிறது. உட்காது மூளையிலிருந்த ஒரு சிறு குருத்தெலும்பினால் தான் பிரிக்கப்பட்டுள்ளது. மூளையில் வேக்காடோ, மூளையில் கட்டியோ இதற்குக் காரணமாக இருக்கலாம். இது குழந்தைப் பருவத்திலும் சிறு வயதிலும் அடிக்கடி தோன்றும் நோய் களில் ஒன்று. காதுகள் நீண்டகாலமாக வேக்காடடைந்துள்ளதால், அவற்றிலிருந்து கெட்ட நாற்றமுடைய ஒருவகைத் திரவம் வெளியேறும். சிலவேளைகளில் அருகில் இருப்போருக்கும் நண்பர்களுக்கும் அந்த நாற்றம் பொறுத்துக் கொள்ள இயலாததாக இருக்கும். இந்நோய் பெரும்பாலும் கண்டமாலை நோய் வாகுடையோருக்கே ஏற்படுகிறது. தட்டம்மை (Measles) அல்லது செவ்வாப்புக் காய்ச்சலுக்குப் (Scarlet fever) பிறகு குழந்தைகளுக்கு இது ஏற்படுகிறது.

சிகிச்சை

ஆர்சனிக்கம்

எரிகிற, உடலை அரிக்கிற மிகுதியான நீர் வெளியேறுதல், இவ்வாறு வெளியேறும் நீர் மிகுந்த நாற்றமுடையதாக இருத்தல், காதுகளில் உறுமும் ஒலியும், வண்டுகள் ரீங்காரமிடும் ஒலியும் கேட்டல்.

பெல்லடோனா

செவ்வாப்புக் காய்ச்சலுக்குப் (Scarlet fever) பின்னால் தோன்றும் காதில் நீர் அல்லது சீழ் வடிதல், கழுத்துக் கோளங்கள் வீங்குதல், அவை தொடமுடியாதிருத்தல் (கல்கேரியா), காது கேளாமை, காது களில் உறுமும் ஒலியும் வண்டுகள் ரீங்காரமிடும் ஒலியும் கேட்டல். இந்த மருந்திற்குப் பிறகு தேவையானால் மெர்கூரியசும், ஹீப்பர் சல்பரும் கொடுக்கலாம்.

கல்கேரியாகார்ப்

கண்டமாலை நோய் வாகுடைய பெண்களுக்கும், குழந்தை களுக்கும் ஏற்றது. கெட்ட நாற்றமுடைய சீழ் காதிலிருந்து குறிப்பாக வலது காதிலிருந்து வடிதல், பருத்த வயிறுடன் உடல் மெலிதல், மிகுதியான பசி, கழுத்துப் பகுதியில் உள்ள கோளங்கள் வீங்கியிருத்தல், பாதங்களில் ஈரக் கசிவு ஏற்படுதல் ஆகியவற்றிற்கும் ஊளைச்சதை உடல்வாகுள்ள குழந்தைகளுக்கும் ஏற்ற மருந்து.

ஹீப்பர் சல்ப்

கண்டமாலை நோய் வாகுடையவர்களுக்கு (கல்க், சல்ப்) மிகவும் ஏற்றது. கெட்ட நாற்றமுள்ள சீழ் காதிலிருந்து வடிதல், காது

கேளாமையுடன், 'விஸ்' என்ற ஊதலின் ஒலியும் துடித்தலும் இருத்தல், அதிகப்படியாக பாதரசம் கலந்த மருந்துகளைச் சாப்பிட்ட பிறகு ஏற்பட்ட நோய்க்கு மிகச் சிறந்தது.

லைக்கோபோடியம்

காதிலிருந்து வடியும் நீரோ, சீழோ கெட்ட நாற்றமுடையதாகவும், குறிப்பாக வலது காது, தோலை அரிக்கும் தன்மையுடையதாகவும் இருப்பது, காது கேளாமை, செவ்வாப்புக் காய்ச்சலுக் (Scarlet Fever) குப்பின் ஏற்பட்டது (பெல், மெர்க்விவஸ்).

மெர்கூரியஸ் விவஸ்

காதின் வெளிப்புறம் நோயுற்றிருப்பதுடன், உட்புறத்திலிருந்து நாற்றமுள்ள நீர் வெளியேறுதல், காதுகள் மூடிக்கொண்டது (அடைத்துக் கொண்டது) போன்ற உணர்வு, கிழிப்பது போன்று தோன்றும் குத்தும் வலி, அமைதியான அடக்கமான எளிதில் கண்ணீர் விடுகின்றவர்களுக்கு; தட்டம்மை (Measles) க்குப் பிறகு கொடுப்பதற்கு ஏற்ற மருந்து.

சிலிகா

பலமான சப்தத்துடன் திறந்து கொள்ளும் காதடைப்பு, காதிலிருந்து சீழ்வடிதல், காதில் வெளிப்புறம் வீங்கியிருத்தல், காதின் பின்புறம் பக்குகள் (Scabs) காணப்படுதல், கண்டமாலை வாகுடைய நோயாளிக்கு ஏற்றது.

சல்பர்

பெரும்பாலும் இடது காதிலிருந்து வெளிவரும் கெட்ட நாற்றமுள்ள கசிவுப் பொருள், (வலது கல்கேரியா) காதின் பின்புறம் புறப்பாடுகள், சொறிந்தவுடன் இரத்தம் வெளியேறுதல், ஏதாவது தோல் வியாதியை உள்ளமுக்கியதால் தோன்றிய சீழ்வடிதல்.

காது கேளாமை

காது மிக இன்றியமையாத உறுப்பு. அதன் அமைப்பு மிகவும் சிக்கலானதும் மிகவும் மென்மையானதும் ஆகும். எனவே ஒரு சிறு மாற்றமோ, சிக்கலோ அதற்குத் துன்பத்தைத் தோற்றுவிக்க முடியும். குறிப்பாக காது கேளாமையை தோற்றுவித்துவிட முடியும்.

தடுமன் பிடித்ததாலோ, டான்சில் கோளங்கள் அல்லது அடினாய்ட்ஸ் மிகவும் வீங்கிப்பருத்து அருகில் உள்ள நரம்புகளை அழுத்துவதனாலோ கருவிகளால் ஏற்பட்ட காயங்களாலோ, குறிப்பாக அறுவைச் சிகிச்சையின் போது ஏற்பட்ட சிறு காயங்களாலோ,

பொதுவாக வயோதிகத்தினாலோ, இந்த நோய் ஏற்படலாம். இந்நோய் வலியோ, அல்லது வேறு துன்பங்களோ இல்லாமலேயே அல்லது எவ்விதக் காரணமும் இல்லாமலேயேகூட தோன்றிவிடுகிறது. இது பெரும்பாலும் பரம்பரை வியாதியாகும். இது கண்டமாலை நோய் வாகுடையவர்களைப் பெரிதும் பாதிக்கிறது. அவ்வாறான நோயாளிகளுக்கு இந்த நோய்க்கான அறிகுறிகள் சிறுவயதிலேயே தோன்றி விடுகிறது.

சிகிச்சை

பெல்லடோனா

செவ்வாப்புக் காய்ச்சலைத் (Scarlet fever) தொடர்ந்து காது கேட்காமல் போயிருந்தால் (ஹீப்பர் சல்ப்), காதுகளில் உறுமும் அல்லது ஹம் (Humming) என்ற ஒலி, காதின் ஒலி நரம்புகளின் (Auditory nerve), வாதம் (Paralysis).

கல்கேரியாகார்ப்

குறிப்பாக காய்ச்சல் மற்றும் நடுக்கம் ஆகியவை கொய்னா கொடுக்கப்பட்ட பின் வெளிவராமல் தடுக்கப்பட்டிருந்தால், இம்மருந்து குறிப்பாக கண்டமாலை நோய் உடல்வாகுடையவர்களுக்கு ஏற்றது (சிலிகா-சல்ப்).

சாமோமில்லா

அடிக்கடி காதுவலி ஏற்படும் குழந்தைகளுக்கு மிகவும் ஏற்றது. (பல்சட்) நீர் போன்ற சீழ் காதில் வடிவதற்கும் இதுவே சிறந்த மருந்து.

கோனியம்

காதுப் பீழை அதிகமாகச் சேர்தல், அது காகிதம் போலவும் சீழுடனும், பூந்தசையுடனும் சேர்ந்து கலந்து காணப்படுவது. அல்லது இரத்தம் போன்று சிவப்பாயிருப்பது. அந்தப் பீழை நீக்கப்பட்டவுடன் காது நன்றாகக் கேட்டலும், அது தோன்றியவுடன் காது கேட்காமல் போய் விடுவதும்.

கிராபைட்டிஸ்

காதுகள் நீரால் நிரம்பி இருப்பது போன்ற உணர்வு, தாடைகளை அசைக்கும் போது சத்தமும், காது கேளாமையும், காதுகளின் பின்னால் (புறம்) புண் போன்றிருத்தல் - குறிப்பாக குழந்தைகளிடம்.

ஹீப்பர் சல்ப்

காதில் 'விஸ்' என்ற ஒலியுடனும் துடித்தலுடனும், காது கேளாமை, மூக்கைச் சிந்தும்போது காதுகளில் ஒரு குண்டு வெடிப்பது

போன்ற சப்தம். காதுகளுக்குப் பின்புறத்தில் சிறுசிறு வேர்க்குருகள் போன்ற புறப்பாடுகள்.

மெர்க்கூரியஸ் விவஸ்

காது கேளாமை அனைத்து ஒலிகளும் காதில் மிகப் பலமாக அதிர்தல், காதில் உட்பகுதி புண் போன்றும் கீறலும் காணப்படுதல். காதுகளில் பலவகையான ஒலி, கேட்டல்.

சிலிகா

பலமான சப்தத்துடன் திறந்து கொள்ளுகிற- காது அடைப்பு, காது கேளாமை, குறிப்பாக மனிதர்களின் குரல்கள் (பாஸ்) காது களுக்குப் பின்னால் பக்குகள் (Scabs). கண்டமாலை உடல்வாகுடைய நோயாளிகளுக்கு ஏற்றது. தலையில் அதிகமாக வியர்த்தல்.

சல்பர்

காது கேளாமையுடன் காதுகளில் இரைச்சல், காதுகளில் நீர் இருப்பது போன்று கொட கொடவென்று ஒருவகை ஒலி கேட்டல், நாட்பட்ட தோல்வியாதிகள், தோல் பார்ப்பதற்கு அருவருப்பாகவும், செதில்கள் நிறைந்தும், சுருங்கியும் (Scarfy) காணப்படுதல். இம்மருந்து பழைய புண்கள் களிம்புகள் மூலம் உள்ளமுக்கப்பட்டதன் விளைவாகத் தோன்றிய காது கேளாமைக்குப் பயன்படும்.

காதுகளில் கேட்கும் பலவகையான ஒலிகள் பெரும் தொல்லை யாக இருப்பதுண்டு. அவற்றைக் கீழே கொடுக்கப்பட்டுள்ள மருந்து களில் ஏதாவது ஒன்றைக் குறிகளுக்கேற்பக் கொடுத்து நீக்கலாம். அக்கோனைட், பெல்லடோனா, சைனா, கார்போவெஜி, மெர்கூரியஸ், நக்ஸ்வாமிகா, பல்சட்டில்லா, ரஸ்டாக்ஸ், சல்பர்.

காதில் இரைச்சல்கள் (Buzzing in the ears)

காது-கேட்பது தொடர்பான நோய்களின் விளைவாகத் தோன்றும் ஒரு குறியே இது. இவ்வாறான நோயுடையவர்கள் கண்டமாலை நோய் வரக்கூடிய உடல்வாகுடையவர்களாகவே இருப்பர். காது கேளாமை தொடர்பாகக் கூறப்பட்ட பகுதியில் குறிப்பிடப்பட்ட மருந்துகள் இந்நோய்க்குப் பெரிதும் பயன்படும்.

எனினும் கீழ்க்கண்ட மருந்துகள் குணங்குறிகள் மற்றும் காரணங் களுக்கேற்பப் பயன்படுத்தப்படலாம்.

மருந்துகள்

பெல்லடோனா

செவ்வாப்புக் காய்ச்சலுக்குப் (Scarlet fever) பிறகு ஏற்பட்டால்.

சைனா

பாடுவது போன்றும், மணியடிப்பது போன்றும் ஒலித்தால்.

மெர்கூரியஸ்

பெரியம்மைக்குப் பிறகு ஏற்பட்டால்

நக்ஸ்வாமிகா

தடுமன் பிடித்தால்.

பல்சட்டில்லா

தட்டம்மைக்குப்பின்.

சல்பர்

தோல்வியாதிகள் பூச்சுமருந்துகளால் உள்ளமுக்கப்பட்டதாகத் தோன்றினால்.

பொன்னுக்கு வீங்கி (Mumps)

இந்நோய் காண்பதன் முதற்குறி காதின் கீழ்காணும் வலி தான். அதன்பின் பராடிட் (Parotid) கோளங்களும், உமிழ்நீர்ச் சுரப்பிகளும், கீழ்த்தாடைச் சுரப்பிகளும், வேக்காடடைகின்றன. வீக்கம் வளர்ந்து பெரிதாகிறது. சோம்பல், மனச்சோர்வு, பசியின்மை, உடல முழுவதும் வலி, குளிரும் நடுக்கமும் காய்ச்சலும் தோன்றும். காய்ச்சல் மிகுதியாதல், கழுத்து முழுவதும் பாதிக்கப்படுவதால் உணவை விழுங்குவதும் மெல்லுவதும் இயலாததாகிறது. இவையனைத்தும் நான்கு அல்லது ஐந்து நாட்களுக்கு அதிகரித்துப் பின் மறையத் தொடங்கும்.

சிலவேளைகளில் வீக்கம் கழுத்தை விட்டிறங்கி ஆண்களின் விரைப்பகுதிக்கும் பெண்களின் மார்பகத்திற்கும் செல்கிறது. அவ்விடங்கள் மிகுதியான வலியும், வீக்கமும் உடையவையாய் ஆகின்றன. சில சமயங்களில் குடற்பகுதியிலும், வலி அல்லது வேறு பிற குறிகள் தோன்றுகின்றன.

பொதுவாக இந்நோய் ஏழு முதல் பதினான்கு நாட்கள் நிலவுகிறது. இது பெரியவர்களைக் காட்டிலும் குழந்தைகளையே பெரிதும் பாதிக்கிறது.

மருந்துகள்

1. பெல்லடோனா

கண்ணும் முகமும் சிவப்பாயிருத்தல், கோளங்கள் மிகுதியாகச் சிவந்து வீங்கி இருத்தல் - குறிப்பாக வலது பக்கம் (இடது பக்கம் மிகுதியாயிருந்தால் ரஸ்டாக்ஸ்). அந்தப் பகுதிகளில் அக்கிபோன்ற புறப்பாடுகள் தோன்றக்கூடிய இயல்பு காணப்படுதல். வீக்கம் திடீரென

மறைந்து, துடிக்கும் தலைவலியும் சன்னியும் ஏற்படுதல், தூக்கம் தூங்க இயலாமை.

2. கார்போவெஜி

இலேசான காய்ச்சல், வீக்கம் கடினமாகி குறையாமலேயே இருப்பது. வீக்கத்தின் விளைவுகள் மேல் வயிற்றிற்கு இறங்கி அங்கு மிகுதியான எரிச்சல் மிகுந்த வலி ஏற்படுவது. சாதாரண உணவு கூட ஒத்துக்கொள்ளாமை, புளித்த ஏப்பம், உணவின் நாற்றம் ஏப்பத்தில் காணப்படுவது.

3. ஹையாசியாமஸ்

நோய் மூளைக்கு இடம் மாறினால், உணர்வற்ற ஜன்னி, சிவந்த முகம், எங்கோ பார்க்கும் வெறித்த பார்வை, கழுத்தில் உள்ள இரத்த நாளங்கள் மிகுதியாகத் துடித்தல், உடலின் பகுதிகளில் நரம்புத் தினவுடன் முறுக்கியிழுத்தலும் வெட்டியிழுத்தலும் ஏற்படுதல். கிறுகிறுப்பு ஏற்படும் போது தன்னையே அறியாமல் போய்விடும்.

4. மெர்கூரியஸ்

நோய் தடுமனால் ஏற்பட்டிருந்து, சூடும், நடுக்கமும் மாறிமாறித் தோன்றினால் தாடைகளில் பிடிப்பும், விழுங்கும் போது வலியும், கோளங்களில் மிகுதியான வீக்கம், நோயைக் குறைக்காத வியர்வை, வாயில் மிகுதியாக எச்சில் ஊறுதல், வாய் மிகுந்த நாற்றமுடையதாயிருத்தல், மிகுந்த அரிப்புடன் கரும்பச்சை நிறம் அல்லது சுண்ணாம்பு நீர் போன்ற நிறமுடைய மலம், அனைத்துக் குறிகளும் இரவில், மழைக்காலத்தில், அல்லது ஈரமான இடங்களில் அதிகரித்தல்.

5. பல்சட்டில்லா

பெண்ணின் மார்பகத்திற்கு நோய் இறங்கும் போது (விதைப்பைக்கு (Testicles) நோய் இறங்கியிருந்தால் ஆர்சனிக், கார்போவெஜி) விரைவீக்கமும், வேக்காடும், விந்துப்பாதையிலும், விதைகளிலும் வலி, குளிர்மிகுந்து சில்லென்று இருப்பது, உட்கார்ந்திருந்து எழுந்திருக்கும் போது கிறுகிறுப்பு, மாசு மிகுதியாகப் படிந்த நாக்கு, வாயில் மோசமான ருசி, சாதுவானவர்களுக்கும், எதற்கெடுத்தாலும் அழுபவர்களுக்கும் ஏற்றது.

6. ரஸ்டாக்ஸ்

உடலின் அனைத்துப் பாகங்களிலும் வலி, ஓய்வுக்குப் பின் நடக்க ஆரம்பிக்கும் போது வலி, இரவு நேரத்தில் அமைதியின்மை, செவ்வாப்புக் காய்ச்சலுக்குபின் ஏற்படும் பொன்னுக்கு வீங்கி நோய்க்கு.

பகுதி - 5
மூக்கு தொடர்பான நோய்கள்

மூக்கொழுகுதல்
(Nasal Catarrh) (Cold in the Head)

நாசித்துவாரங்களில் உள்ள பூந்தசைப்படலங்களும் அதன் உட்பகுதிகளுடன் தொடர்பு கொள்ள உதவும் துவாரங்களில் (Sinus) உள்ள பூந்தசைப் படலங்களும் வேக்காடடைந்துள்ளதால் தோன்றும் ஒரு நோயாகும். இந்நோய் பெரும்பாலான சமயங்களில், நாசித்து வாரங்களில் ஒரு வகை முணுமுணுப்புடனும், அரிப்புடனும், வறட்சி யுடனும் தொடங்குகிறது. அதனைத் தொடர்ந்து மூக்கிலிருந்து நீர் ஒழுகுகிறது. அடிக்கடி தும்மல் ஏற்படுகிறது. இலேசான வலியும், நெற்றியும் தலையும் பாரமாக இருப்பது போன்ற உணர்வும் காணப்படும். கண்ணிலிருந்து நீர் வடிதல், மாலை நேரத்தில் காய்ச்சல், சில நேரங்களில குளிரும் நடுக்கமும். இவ்வாறிருக்கும் போதே இந்த நோய் குணப்படுத்தப்படவில்லையென்றால் நோய் மூக்கின் ஆழ்ந்த பின்புறத்திற்கும், மேல் தொண்டைக் (fances) கும் தொண்டைக்குழி, மூச்சு தொடர்பான பிற உறுப்புகளுக்கும் பரவுகிறது. அதன் விளைவாக இருமல், மூச்சு விடுவதில் சிரமம், பொதுவான காய்ச்சல் போன்ற கோளாறுகள் தோன்றுகின்றன. சில வேளைகளில் இவ்வாறாகச் சளிப்பிடித்தல் குடலின் பூந்தசைப்பகுதிகளுக்குப் பரவி வலியையும் வயிற்றுப் போக்கையும் தோற்றுவிக்கிறது.

இவற்றிற்கான சிறந்த மருந்துகளாக

வறண்ட தடுமன் மூக்கடைப்புடன்

ப்ரையோனியா - டல்காமரா, நக்ஸ்வாமிகா, செபியா.

அதிகப்படியான மூக்கொழுகலுடன் கூடிய தடுமன்

ஆர்சனிக்கம், காமோமில்லா, மெர்கூரியஸ், பல்சட்டில்லா, சல்பர்.

சிகிச்சை

அக்கோனைட்

முதல்நிலையில் பயன்படும் மிகச்சிறந்த மருந்து, காந்தும் சூட்டுடன் (குளிர்) நடுக்கம் (Chilliness)- குறிப்பாக முகத்திலும் தலையிலும், குரல்வளையில் (Larynx) குறுகுறுப்புடன் கூடிய சிறிய வறண்ட இருமல், பயம், கவலை, அமைதியின்மை.

வறண்ட குளிரான மேற்கத்திய காற்றுக்களால் ஏற்பட்டதாயிருந்தால்.

ஆர்சனிக்கம்

மிகுந்த தும்மல், அதிகப்படியான மூக்கொழுகல், மூக்கு அடைத்துக் கொள்ளுதல், நாசித்துவாரங்களில் எரிச்சலும் புண்போன்ற உணர்ச்சியும், மிகுதியான கண்ணீருடன் கண்ணெரிச்சல் (அக்கோ), வாய்வறண்டு, ருசி அறிய இயலாமை, குளிர் நடுக்கம், குறிப்பாக ஏதாவது குளிர்ந்த பானம் அருந்திய பின், மிகுதியான தாகம், அமைதியின்மையும், சோர்வும்.

பெல்லடோனா

தொண்டை புண்ணாகி இருப்பதுடன் தொண்டைக்கம்மல், துடிக்கும் (Throbbing) தலைவலி, அசைவதால் அதிகமாதல், நாசித்து வாரங்களிலும், வாயின் ஓரங்களிலும் புண்ணாகியிருத்தல், வறண்ட குரல் கம்மலுடன் கூடிய இருமல், குழந்தைகள் இருமும்போது அழுவது. குளிருடன் நடுக்கம்-சூடு ஆகியவை மாறிமாறி வருவது, கழுத்தின் பின்பகுதி (பிடரி) வீங்கி வலியுடனிருத்தல், தூக்கம் வரும் போலிருந்தாலும் தூக்கமின்மை.

பிரையோனியா

நாசித்துவாரங்கள் வேக்காடடைந்து, புண்ணாகியிருப்பதுடன், மூக்கில் வறண்ட சளி, உதடுகள் வறண்டு காய்ந்து வெடிப்புடன் காணப்படுதல், வயிற்றிலிருந்து வருவது போன்று தோன்றும் வறண்ட இருமல், அது ஏதாவது பானம் பருகுவதனால் அதிகரிக்கும், காய்ந்து போனது, போன்ற வறண்ட கடினமான மலம் ஆகிய குணங்குறி களுடன் நோயாளி அமைதியாக இருக்க விரும்பினாலும் மிகுந்த எரிச்சல் பட்டாலும் பிரையோனியா பயனாகிறது.

சாமோமில்லா

மூக்கிலிருந்து எரிகிற காரமான நீர் வடிதல், குளிர்ச்சியும், காய்ச்சலும் சூடுமாய் இருத்தல், ஒரு கன்னம் சிவந்து சூடாகவும், மறுகன்னம் வெளிரிப்போய் சில்லென்றுமிருத்தல், மூச்சுக்குழலில் கலகலப்பான சளி இருப்பதனால் தோன்றும் இருமலும், தொண்டைக்

கம்மலும், இரவு நேரங்களிலும் தூங்கும் போதும் அதிகமாகும் வறண்ட இருமல், நோயாளி மிகுந்த சிடுசிடுப்புடன் காணப்படுவார். யார் என்ன கேட்டாலும் எரிந்துவிழுவார், குழந்தைகள் தங்களை யாராவது தூக்கிவைத்துக்கொண்டிருக்க வேண்டுமென விரும்புவார்கள்.

டல்காமரா

குளிர்ந்த காற்றினால் அதிகமாகும் வறண்ட இருமல், தாகமில்லாமல் தொண்டை வறண்டிருத்தல், காலநிலை குறிப்பாக வெப்பநிலையிலிருந்து குளிருக்கு மாறும்போது மிகுதியான ஈரமான காலநிலைக்கும் குறிகள் மிகுதியாக ஆகின்றன. இங்குமங்கும் நடக்கும் போது நோய்குறைதல். (இங்குமங்கும் நடப்பதால், அசைவதால் நோய் அதிகமானால், பிரையோனியா.)

ஜெல்சிமியம்

காலநிலையில் எந்த மாற்றம் ஏற்பட்டாலும், சளிப்பிடிக்கும் தன்மை, (டல்காமரா) விழுங்கும் போது வலியுடன் கூடிய தொண்டைக் கம்மல், வலி காது வரைசெல்லும், தாகமில்லாத காய்ச்சல்- அமைதி யாகவும், ஓய்வாகவும் இருக்க நோயாளி விரும்புவார்.

மெர்கூரியஸ்

மூக்கில் சளியிருப்பதனால் ஏற்பட்ட தலைவலி, கண்களில் எரிச்சல், கண்களிலிருந்து மிகுதியான கண்ணீர் வடிதல், தாடைகளிலும், பற்களிலும் வலி இருத்தல், அடிக்கடி தும்மல், மூக்கிலிருந்து மிகுதியான நீர் ஒழுகல், டான்சில் கோளங்களில் குழிப்புண்கள் ஏற்பட்டு வீங்கி யிருத்தல், இரவில் மிகுதியாகும் வறண்ட களைத்துப் போகச் செய்யும், குறுகிய கால இருமல். இரவு நேரத்தில் வியர்த்தவுடன் கூட நோய் குறையாதிருத்தல். வறட்சியான அறையில் நோய் குறைந்து காணப் படுதல். ஊரெல்லாம் இந்நோய்ப் பரவியிருக்கும் போது கொடுக்கப்பட வேண்டிய முக்கிய மருந்தாகும்.

பீனிசம் (Ozaena)

இந்நோயின் போது நாசித்துவாரங்களில் ஓரங்களில் உள்ள பூந்தசைப் படலங்கள் வேக்காடடைந்து குழிப்புண்கள் நிறைந்து காணப்படும். நாசித்துவாரங்களிலிருந்து கெட்ட நாற்றமுடைய சளி வெளியேறும். மூக்கின் மெல்லிய குருத்தெலும்புகள் அரிக்கப் பட்டிருக்கும். அதிலிருந்து வெளியேறும் கழிவுப் பொருட்கள் சேர்ந்து, அங்கு ஒருவகைக் கெட்ட நாற்றத்தை ஏற்படுத்தும். இது நோயாளிக்கும், அவருக்கருகில் இருப்போருக்கும் தாங்கொணாத அருவருப்பைத் தோற்றுவிக்கும். சில வேளைகளில் அந்தப் புண்களிலிருந்து வெளியேறும்

கசிவுப் பொருட்கள் ஒன்றுதிரண்டு, வெளியேற்ற முடியாதவாறு இருக்கும். இது இவ்வாறே தொடர்ந்து நிலவுமானால், நாசித்துவாரங் களைப் பிரிக்கும் குருத்தெலும்பு அரிக்கப்பட்டு மூக்கு சப்பையாகப் போய் நோயாளியின் முகத்தை சிதைத்துவிடும்.

பெரும்பாலும் இந்த நோயின் தோற்றுவாயாக விளங்குவது கிரந்தி நோய்தான் சிலரும், இல்லை இந்த நோய் கண்டமாலை நோய் வாகுடையோருக்குத் தோன்றும் ஒருவகை நோய்தான் என்று வேறு சிலரும் கூறுகிறார்கள்.

இந்நோயைக் குணப்படுத்த பட்டறிவு மிக்க ஹோமியோபதி மருத்துவரின் சேவை இன்றியமையாதது.

எனினும் உடனடியாக நோயாளிக்கு நோய் நிலையைக் குறைத்து துன்பம் போக்க, சில மருந்துகள் மட்டும் கீழே கொடுக்கப்பட்டுள்ளன.

கோனியம், ஹீப்பர்-லாச்சசிஸ், லைக்கோபோடியம், மெர்கூரியஸ் விவஸ், பாஸ், சிலிகா.

தடுமன் (Common Cold)

சுவாச உறுப்புகளின் பூந்தசைகள் அழற்சியடைவதால் தடுமன் உண்டாகிறது. தடுமன் உண்டாவதற்குப் பல்வேறு காரணங்கள் உண்டு. தட்பவெப்ப நிலை திடீரென மாறுவது, ஈரத்தில் அல்லது தண்ணீரில் வேலை செய்வது, ஈரமான உடைகளை அணிந்து கொண்டிருத்தல், மழையில் நனைதல், குளிரில் தகுந்த ஆடைகள் இல்லாமல் இங்குமங்கும் செல்வது, இன்னும் பல்வேறு காரணங்களால் இந்நோய் தோன்றுகிறது. நம் நாட்டில் மக்களிற் பெரும்பாலோர் ஏழைகளாக இருப்பதால் தடுமன் வராமல் காப்பது என்பது இயலாத காரியமாகும்.

ஊரில் எத்தனை வகை மனிதர்கள் உள்ளனரோ அத்தனை வகைத் தடுமன்கள் இருக்கின்றன. அதே போன்று தடுமன்களுக்கு ஏற்ற மருந்துகளும் ஹோமியோபதியில் உள்ளன. எனினும் நாம் சாதாரண மாக மிகுதியாகக் காண்கிற குறிகளுக்கேற்ற மிக இன்றியமையாத மருந்துகள் கீழே கொடுக்கப்பட்டுள்ளன.

ஆர்சனிக் ஆல்பம்

மூக்கில் காட்டமான நீர் வடிதல், மூக்கடைப்பு, நெற்றியில் வலி, தும்மல், கண்களும் மூக்கும் எரிவது போன்ற உணர்வு, தாகம், அமைதியின்மை, கவலை, தூங்க இயலாமை இந்தக் குறிகளெல்லாம் சூடான ஒத்தடங்களாலும், வெப்பத்தினாலும் குறைகிறது.

யூபரேஷியா

கண்களிலும் மூக்கிலுமிருந்து நிறைய நீர் வடிதல், வருகிற நீர் காட்டமானதாக இருக்கும். கண்ணீர் காரமானதாக இருக்கும். முகம் சூடாக இருக்கும். நடுக்கமும் குளிரும் நிறைந்திருக்கும். இருமல் பகலில் அதிகமாக இருக்கும். மாலையிலும், வீட்டிற்குள்ளும், வெப்பத்திலும் நோய் அதிகமாகும். இவ்வகையான நோய்க் குறிகளுக்கு யூபரேஷியா கொடுக்கப்பட வேண்டும்.

அல்லியம் சீபா

எப்பொழுதும் தும்மிக்கொண்டே இருத்தல்-குறிப்பாக வெப்பமான அறையில் நுழையும்போது மிகுந்த தண்ணீர் போன்ற காட்டமான நீர் முட்டி இருத்தல், குளிர்ந்த காற்றாலும், குளிர்ந்த அறையிலும் நோய் குறைந்திருத்தல்.

ஜெல்சிமியம்

முதுகில் நடுக்கமும் உடலில் குளிர் மிகுந்தும் இருப்பது, மந்தத் தன்மை மிகுதியாக இருத்தல், தும்மல், அதிகப்படியான மூக்கொழுகுதல்; வியர்வையில்லாத காய்ச்சல், சிறுநீர் ஏராளமாகக் கழிவது-இதனால் தலைவலி குறைகிறது.

அக்கோனைட்

தட்ப வெப்பநிலை மாறுவதால் காய்ச்சல், தும்மல், மூக்கில் நமநமப்பு, அமைதியின்மை, தலைவலி, தாகம், நோயைப் பற்றி பயம் ஆகியவை.

மெர்க்சால்

தடுமன், அதிகமான சளி வடிதல், மூக்குத் துவாரங்கள் புண்ணாகவும், சிவந்துமிருத்தல்; மூக்கு எலும்புகள் வீங்கியிருத்தல், பச்சையும் மஞ்சளும் கலந்த சளி வெளிவருதல், தலைவலி, இரவு நேர வியர்வை, அதிகமான தாகம், உடல்வலி, மனச்சோர்வு.

மூக்கில் தசைக்கட்டி வளர்தல்
(Nasal Polypus)

மூக்கின் பூந்தசைப்பகுதியில் வளர்கிற முக்கோண வடிவமான (Pear shaped) தசைக்கட்டியின் வளர்ச்சியே இவ்வாறு குறிப்பிடப் படுகிறது. அவை எண்ணிக்கையிலும், அளவிலும், அமைப்பிலும் இயல்பிலும் மாறுபட்டவையாயுள்ளன. அவற்றின் மேற் சொன்ன இயல்புகளுக்கேற்ப அவற்றுக்கு பெயரிடப்பட்டுள்ளன. மிகுதியாக இங்குத் தோன்றும் தசைக்கட்டிகள் மஞ்சள் நிறமான, இலேசாக இரத்த நாளங்கள் பரவி இருக்கும் ஜெல்லி (Jelly) போன்ற தசைகளையுடையவை.

இதன் கழுத்து சுருங்கியும், கீழ்ப்பாகம் அகன்றும் இருக்கும். நோயாளிக்கு எப்பொழுதும் மூக்கடைப்பு காணப்படும். தலையில் பாரமும் தடுமனும் இருக்கும். அது ஈரமான காலநிலையில் அதிகரிக்கும். ஒரு நாசித்துவாரத்தை அடைத்துக் கொண்டு பாதிக்கப்பட்ட நாசித்துவாரத்தின் வழியாக நோயாளி பலமாக கட்டாயமாக மூச்சுவிட்டால், இந்தக் கட்டி வெளியில் தோன்றி நன்றாகப் பார்க்கக் கூடியதாக இருக்கும். பெரும்பாலான சமயங்களில் ஒன்றுக்கு மேற்பட்ட கட்டிகள் இருப்பது வழக்கம். இவற்றை அறுவைச் சிகிச்சையால் நீக்கிவிட்டால் மீண்டும் தோன்றும் வாய்ப்புகள் மிகுதி. அவ்வாறு மீண்டும் தோன்றாவிட்டால் நோயாளிக்கு ஆழ்ந்த வேறு உடல்வாகு நோய்களைத் தோற்றுவிக்கிறது என்பதில் சந்தேகமில்லை. கட்டிகள் மிக அதிகமாக வளர்ந்துவிட்டிருந்தால் அறுவைச் சிகிச்சையைத் தவிர வேறு வழியில்லை. தொடக்கத்தில் கீழே கொடுத்துள்ள மருந்து களைக் குறிகளுக்கேற்பக் கொடுத்து வந்தால் நோயைச் சுலபமாக நீக்கலாம்.

சிகிச்சை

கல்கேரியாகார்ப்

பருமனான, தொளதொளப்பான உடல் உடையவர்களுக்கு ஏற்றது, ஈரமான காலத்திலும், குளிரிலும் மிகுதியான துன்பத்திற் குள்ளாகிறார்கள். அடிக்கடி தும்மலுடன், அந்தத் தசைக்கட்டியில் அரிப்பும், கொட்டும் வலியும் காணப்படும். நோயாளியின் பாதங்கள் எப்போதும் குளிர்ந்ததாகவும் ஈரமாகவும் காணப்படும்.

பாஸ்பரஸ்

எளிதில் இரத்தம் சொரியக்கூடிய மூக்கில் வளரும் தசைக்கட்டி, மூக்கில் மூச்சு விடுவதற்குத் தடை, தலையில் தடுமன் பிடிக்கப்போவது போன்று காணப்படும் தலைப்பாரம், மெலிந்த ஒல்லியான உடல் உடையவர்களுக்கு ஏற்றது.

செபியா

இம்மருந்து குறிப்பாக கரிய கூந்தலையுடைய மென்மையான உள்ளம் கொண்ட பெண்களுக்கு ஏற்றது. சிறுநீர் மிகுதியான கெட்ட நாற்றமுடையதாக இருக்கும். அது நிற்கும் பாத்திரத்தின் அடியில் களிமண் நிறமோ அல்லது சிவந்த நிறமோ உள்ள படிவங்களைத் தோற்றுவிக்கிறது. அது எளிதில் சுத்தம் செய்யப்பட இயலாததாக உள்ளது. அடிக்கடி வரும் தும்மலுடன் மூக்கடைப்பும் இருக்கும்.

சிலிகா

குனியும்போது மூக்கின் மேல் பகுதி பாரமாகக் காணப்படுவதுடன் அங்கு ஏதோ ஒரு கடிப்பது போன்ற ஒருவகையான வலி (Gnawing Pain) காணப்படும். மூக்கின் ஓரங்களில் அரிப்பும், சிறிய புறப்பாடுகளும் காணப்படும். ஒவ்வொரு அமாவாசையின் போதும் நோயாளி, நோய் மிகுதியால் அவதிப்படுவார். கண்டமாலை நோய் வாகுடையோருக்கு ஏற்ற மருந்து. (கல்கேரியா, பாஸ்பரஸ்.)

ஸ்டாபிசாக்ரியா

மூக்கின் உட்பகுதி புண்ணாக இருப்பது போன்ற உணர்வு மூக்கின் அடிப்பாகத்தில் பக்குகள் (Scurf) காணப்படும். மூக்கொழுக்கு இன்றி அடிக்கடி மூக்கடைப்பும் தும்மலும் காணப்படும். மன உணர்ச்சிகள் நோயாளியைப் பெரிதும் பாதிக்கும். பற்கள் கறுப்பாக மாறி சுத்தம் செய்ய முடியாமல் இருக்கும்.

மூக்கிலிருந்து இரத்தம் வடிதல்
(Bleeding of the nose) (Epistaxis)

இந்நோய்- பல்வேறு காரணங்களால் தோன்றுகிறது. அது மிகுந்த செயல்திறன் கொண்டது (Active) என்றும், செயல்திறன் குறைந்தது (passive) என்றும் பெயரிட்டு அழைக்கப்படுகிறது.

இரத்தம் நல்ல பிரகாசமான சிவந்த நிறமுடையதாகவும், ஏதாவது மிகுதியான கிளர்ச்சியினாலோ அல்லது அளவிற்கதிகமான இரத்தம் உடலில் இருப்பதாலோ அல்லது தலையை நோக்கி இரத்தம் மிக விரைவாக ஓடுவதாலோ அல்லது வழக்கமாக வெளியேறும் கழிவுப் பொருள் உள்ளடக்கி வைக்கப்பட்டதாலோ தோன்றினால், செயல் திறன் கொண்ட இரத்தம் வடிதல் என்று அழைக்கப்படுகிறது.

இரத்தம் கருநிறமாக, சிரைகளிலிருந்து வருவதாக இருந்தாலும், இரத்த ஓட்டம் தடைப்படுவதால் ஏற்பட்டதாக இருந்தாலும், காய்ச்சலின் இறுதி நிலையில் ஏற்படுவது போன்று வெளியேறும். இரத்தம் அதிகமான அளவு நீர் போன்று இருந்தாலும் அதை செயல் திறன் குறைந்தது என அழைக்கிறோம்.

சில வேளைகளில் அறிந்து கொள்ளக்கூடிய முன்னெச்சரிக்கை ஏதுமின்றி இந்நோய் தோன்றிவிடுகிறது. வேறு சில சமயங்களில் இந்நோய் தோன்றுவதற்கு முன் தலைவலி, மயக்க உணர்வு (dizziness), முகம் மிகச்சிவந்து காணப்படுதல், இரத்த நாளங்கள் துடித்தல்,

கைகால்கள் சில்லிட்டுப் போதல் ஆகிய அறிகுறிகள் தோன்றுகின்றன. சில வேளைகளில் சில வகையான தலைவலி இரத்த (தாபிதம்) தேக்கம் போன்ற நோய்களைக் குறைப்பதற்கு இயற்கை கையாளும் முறையாக விளங்குகிறது. இந்தக் குறி வேறு சில நோய்களுக்கும் அடையாளமாக விளங்கலாம். எனவே, குறிகளுக்கேற்ப உடனடியாக மருந்துகள் கொடுக்கப்பட வேண்டும்.

சிகிச்சை

அக்கோனைட்

அளவிற்கதிகமான இரத்தம் உடையவராக இருப்பவர்களுக்கு மிகச் சிவந்த முகமுடையவர்களுக்கு தமனிகளில் மிகுந்த துடிப்பு காணப்படும் நிலையில் ஏற்றமருந்து. வெளியேறும் இரத்தம் பிரகாச மான சிவப்பு நிறமுடையதாக இருக்கும்.

ஆர்னிகா

வெயிலில் காயம்பட்டதால் இரத்தம் வடிதல், இரத்தம் வடியத் தொடங்குமுன் நெற்றியிலும், மூக்கிலும் அரிப்பு மிகுதியாகக் காணப்படுதல், மிக அதிகமான அளவு கடினமான வேலைகளுக்குப் பின்னும் (பளூ தூக்குதல் மற்றும் வேறுவகையான உழைப்பிற்குப் பின்னும் ரஸ்டாக்ஸ்.).

பெல்லடோனா

தலைக்கு இரத்தம் மிகுதியாகப் போய் அங்கு தேக்கம் ஏற்படுதல் (அக்கோனைட், நக்ஸ்வாமிகா), மிகுதியாக உடல் சூடாக ஆனபின் (அக்கோனைட், பிரையோனியா) கண்களுக்கு முன் தீப்பொறிகள் தோன்றுதல், அசைதல், இரைச்சல், மிகுதியான வெளிச்சம் ஆகிய வற்றால் நோய் மிகுதியாதல்.

பிரையோனியா

காலை எழுந்தவுடன் இரத்தம் வடிதல் (இரவு நேரத்தில் இரத்தம் வடிந்தால்-ரஸ்டாக்ஸ்) மாதவிலக்கின் போது இயல்பாகத் தோன்றும் இரத்தப் போக்கிற்குப் பதிலாக மூக்கில் இரத்தம் வடிதல் (பெல், பல்ஸ், செபியா), கோடைக்காலத்தில் அல்லது உடல் சூடாக ஆன பிறகு.

சைனா

அடிக்கடியும், தொடர்ந்தும் மிகுதியாக இரத்தம் வெளியேறும் போதும், காதுகளில் வண்டுகள் ரீங்காரம் இடுவது போன்றும், ஒலி கேட்கும் போதும் (நக்ஸ்), கைகால்கள் சில்லிட்டு முகம் சிவந்து காணப்படும் போதும்.

நக்ஸ்வாமிகா

மூலமுளைகளிலிருந்து இரத்தம் வெளியேறுவது தடுக்கப்பட்டு, அதன் விளைவாக இரத்தம் வடிதல் தோன்றியிருந்தால் நெற்றியில் அழுத்தும் வலி காணப்பட்டால்- குடிகாரர்களுக்கு ஏற்படும் இரத்தப் போக்கிற்கு.

பாஸ்பரஸ்

மிகுதியான இரத்தம் வெளியேறுதல், அடிக்கடி இவ்வாறாக இரத்தம் வெளியேறுதல், குறிப்பாக மலம் கழிக்கும் போது.

பகுதி - 6

வாய் தொடர்பான நோய்கள்

வாயில் தோன்றும் பல்வேறு வகையான சுவைகள்

இந்தக் குறி சாதாரணமானதாக இருப்பினும், நோயறிதலுக்கும் மருந்து தேர்ந்தெடுத்தலுக்கும் இது ஒரு இன்றியமையாத குறியாக விளங்குகிறது. உதாரணமாக வாயில் கசப்பு ருசி மிகுதியாக இருப்பது, கல்லீரல் மிகவும் மோசமான நிலையடைந்திருக்கிறது என்பதைக் காட்டுவதாக இருக்கும்; ஒரு கெட்ட ருசி (Foul taste) வாய், தொண்டை ஆகிய உறுப்புக்களில் ஏற்பட்டுள்ள கோளாறுகளால் ஏற்பட்டிருக்கலாம். ருசியே தெரியாமல் இருப்பது நரம்புக் கோளாறுகளைக் காட்டுவதாக இருக்கும். புளித்த ருசி, இரைப்பைக் கோளாறுடையது என்பதைத் தெரிவிக்கும். உப்பு ருசியும் ஒரு வகையான உப்புச் சப்பில்லாத (Putrid) ருசியும், நோயாளி சயரோக உடல்வாகுடையவர் என்பதை வெளிப்படுத்துவதாய் இருக்கும்.

சிகிச்சை

காலையில் கசப்பு ருசி	:	பிரையோனியா, கல்கேரியா, மெர்க்விஸ்.
இனிப்பு ருசி	:	பெல், பிரையோ, சைனா பெர்ரம், மெர்க்விஸ், பல்ஸ்.
புளிப்பு ருசி	:	கல்கேரியா, சைனா, நக்ஸ், பால் ஆசிட் சல்ப்.
உப்பு ருசி	:	ஆர்சனிக், கார்போவெஜி, நக்ஸ்வா, பாஸ் ஆசிட்.
கடுமையான புளித்த ருசி	:	டிரஸ்டாக்ஸ், வெராட்ரம்.
அழுகிய சுவை (Putrid taste)	:	ஆர்னிகா, சாமோ, மெர்க்விஸ், பல்ஸ்.
எண்ணெய் அல்லது கிரீஸ் ருசி	:	சாபினா, சிலிகா.

சப்பென்றிருத்தல் (Insipid taste)	:	பிரையோனியா, சைனா, பல்சாட், ஸ்டாபிஸ், சல்ப்.
ருசியே இல்லாதிருப்பது	:	பெல், காந்தாரிஸ், ஹீப்பனி, லைக்கோ, பாஸ், வெராட்ரம்.
கடினமான உணவுப் பொருள் கசப்பாக இருத்தல்	:	பிரையோ, கோலோ, ஹீப்பர் சல்ப்
அனைத்து உணவுப் பொருட்களும் பானங்களும் கசப்பாயிருத்தல்	:	பிரையோனியா, சைனா, பல்ஸ்
அனைத்து உணவுப் பொருட்களும் உப்பாகத் தோன்றுவது	:	ஆர்ஸ், பெல், சைனா, சல்ப்.

வாயில் தோன்றும் கெட்ட நாற்றம்

வாயில் கெட்ட நாற்றமுடையவர்களுக்கு அவர்களுடைய வாழ்க்கை மிகவும் வெறுப்பைத் தருவதாக அமைவதோடு, பிறருடன் நெருங்கிப் பழக இயலாதவராக ஆக்கி மிகுந்ததுன்பம் தருவதாக விளங்குகிறது. எனவே, இவ்வகை நோயுடையவர் இந்த நோயைப் போக்கி அவருடைய துன்பத்தைப் போக்குவதற்கான நடவடிக்கைகளை மேற்கொள்வதோடு, இந்த நோயைத் தூண்டி வளர்க்கக்கூடிய அனைத்து பழக்க வழக்கங் களையும் கைவிட்டுவிடுவது இன்றியமையாதது ஆகும்.

நோயுற்ற ஈறுகளும், உடைந்த பூச்சிப்பற்களுமே பெரும்பாலான சமயங்களில் இந்நோய்க்குக் காரணங்களாக உள்ளன. பற்களில் காவியேறுதலும், வயிறு கோளாறடைதலும், புகையிலையை வாயிலிட்டுச் சுவைப்பதும், மது பானங்கள், காபி, டீ போன்ற பான வகைகள் ஆகியவற்றை மிகுதியாகப் பயன்படுத்துவதும், வாயைப் போதுமான அளவு தூய்மையாக வைத்திராமையும் இந்நோய்க்குக் காரணமாகும்.

சிகிச்சை

கெட்டுப்போன பூச்சிப் பற்கள் காரணமாயிருந்தால் அதை (ஹோமியோபதி மருந்துகளை உண்டு அதைக் குறைத்துக் குணமாக்க வோ) நீக்க முயல வேண்டும்.

ஈறுகள் கெட்டுப் போயிருப்பதால், ஏற்பட்டிருந்தால் அந்த நிலைக்குத் தேவையான, ஏற்ற மருந்துகளைப் பயன்படுத்தி அதைப் போக்க வேண்டும்.

பற்களில் காவி ஏறவிடாமல் பார்த்துக் கொள்ள வேண்டும். அப்படி காவியேறியதால் நோய் தோன்றியிருந்தால் அதை மெதுவாக நோயாளியே நீக்க முயலவேண்டும்.

பற்கள் நல்ல நலமுடனிருக்க அதைத் தூய்மையாக வைத்திருக்க வேண்டும். ஒரு நாளைக்கு இரண்டு முறையாவது நன்றாகத் துலக்க வேண்டும். ஒவ்வொருமுறை உண்டபின்னும் வாயை நன்றாகக் கொப்பளித்துச் சுத்தம் செய்ய வேண்டும்.

புகை பிடிப்பவர்களும், புகையிலையை வாயிலடக்கிக் கொள்பவர்களும், இரவு படுக்கைக்குச் செல்லுமுன் நன்றாகப் பல் துலக்கல் வேண்டும். இந்நோய்க்கு வயிற்றுக் கோளாறுகளே மிக அதிக அளவில் காரணமாக உள்ளது. வயிற்றுக் கோளாறுகளே காரணமாயிருந்தால் அந்தக் குறிகளுக்கான ஏற்ற மருந்தைப் பயன்படுத்தி அதை நேர் செய்வதோடு, உணவு முறையையும் கட்டுப்படுத்திக் கொள்ள வேண்டும்.

மருந்துகள்

நக்ஸ்வாமிகா, சிலிகா	: காலையில் மட்டும் வாய் நாற்றமிருந்தால்
பல்சட்டில்லா	: இரவிலும் காலையிலும் மட்டும் வாய் நாற்றமிருந்தால்
சாமோமில்லா, சல்பர்	: சாப்பாட்டிற்குப் பிறகு தோன்றினால்.
கார்போ வெஜி.), ஹீப்பார் சல்ப்,), லாக்சசிஸ், சல்பர்)	: பாதரசம் கலந்த மருந்துகள் அதிகமாகப் பயன்படுத்தியதால் தோன்றியிருந்தால்.

நாக்கு வேக்காடடைதல்
(Inflammation of the tongue Glossitis)

பொதுவாக இந்த நோய் அடிக்கடி தோன்றும் ஒரு நோயல்ல இருப்பினும் இது மனிதர்களிடையே தோன்றும் ஒரு நோய்தான். தோன்றியவுடன் அந்நோய்க்கு சிகிச்சையளிப்பது மிகவும் இன்றியமையாதது. சூடாகவும், சிவப்பாகவும், வீங்கியுமிருப்பதுடன் துடிக்கும் வேதனை மிகுந்ததாக நாக்கு இருக்கிறது. இலேசான நடுக்கமும், தலைவலியும், சூடான வறண்ட சருமமும், விரைவான நாடியோட்டமும் உள்ளது. விழுங்கும் போதோ அல்லது பேசும்போதோ நாக்கை அசைக்க முயன்றால் மிகக்கடுமையான வலி தோன்றுகிறது. சில வேளைகளில் நாக்கு பெருமளவு வீங்கி வாய் முழுவதையும் அடைத்துக் கொள்கிறது. அதனால் மூச்சு விடுவதும் மிகுந்த துன்பம் நிறைந்ததாக உள்ளது. சில வேளைகளில் நாக்கில் தோன்றும் புண்கள் உடைந்து சீழ் போன்ற திரவம் வெளியேறத் தொடங்குகிறது.

காரணங்கள்

இந்த நோய் ஏதாவது இயந்திரம் மற்றும் கருவிகளால் ஏற்பட்ட காயத்தால் தோற்றுவிக்கப்பட்டிருக்கலாம். அல்லது ஏதாவது பூச்சிகள் கடித்ததால் தோன்றியிருக்கலாம். அல்லது ஏதாவது நச்சுப் பொருளை வாயில் பூச்சு மருந்தாகப் பயன்படுத்தியதால் ஏற்பட்டிருக்கலாம் அல்லது பெரியம்மை தொடங்கி உடல் முழுவதும் பரவும் காலத்தில் தோன்றலாம்.

சிகிச்சை

மிக அதிகமான அளவு நரம்புகளில் கிளர்ச்சி வேகமான நாடியோட்டத்துடன் காய்ச்சல், நாக்கில் துடிக்கிற, கடிக்கிற, குத்துகிற, எரிகிற வலி, மிகுதியான தாகம், சிவந்த முகம், தொடர்ந்து இங்குமங்கும் படுக்கையில் புரண்டு கொண்டேயிருத்தல்.

அபிஸ்மெல்

விழுங்க முடியாதவாறு, வீங்கி, வறண்டு, வேக்காடடைந்துள்ள நாக்கு, கொட்டுகிற, எரிகிற வலி (மெர்க், பல்ஸ்), வாயும், தொண்டையும் மிக அதிகமான அளவு வறண்டிருத்தல்.

ஆர்னிகா

கருவிகளால் ஏற்பட்ட காயங்களால் இந்த வேக்காடு தோன்றி யிருத்தல், நோயாளியின் உடல் முழுவதும் நொந்துபோன புண் போன்ற வலி நிறைந்திருத்தல்.

தாய்த்திரவத்தின் 10 சொட்டுக்களை 1 குவளை தண்ணீரில் விட்டு அதைக் கொண்டு நோயாளி 3 அல்லது 4 மணிக்கொரு முறை கொப்பளிக்கச் செய்யவும்.

ஆர்சனிக்கம்

மிகவும் அபாயகரமான நிலையிலுள்ள நோயாளிகளுக்கு, நாக்கு கறுப்பாகவோ, பச்சையாகவோ அல்லது கருமை கலந்த இருண்ட நிறமுடையதாகவோ காணப்பட்டால் (Threatened mutification) (லாச்சசிஸ்).

நோயாளி ஓரிடத்தில் அமைதியாக உட்கார்ந்திருக்க இயலாத வராகவும், ஓரிடத்திலிருந்து இன்னொரு இடத்திற்குச் சென்று கொண்டேயும் இருக்கிறார். மிகுதியான தாகம், ஆனால் சிறிது சிறிதாகவே நீரைப் பருக முடியும். எரிச்சல் மிகுந்த வலிக்கும் பகுதிகள் நெருப்புப் போன்று எரிச்சலுடன் காணப்படுகிறது.

பெல்லடோனா

வேக்காடு விரைவாக, அக்கி போன்று பரவிவரும் போது, நாக்கு கருஞ்சிவப்பாகவும், வீங்கியும், தொட்டால் வலி மிகுந்ததாகக் காணப்படும் போதும், முகமும் கண்களும் சிவந்து காணப்படும் போதும் இந்த நோயினால் மூளை மிகுதியாகப் பாதிக்கப்பட்டிருந்தால் இம்மருந்து மிகவும் பயனுள்ளதாக இருக்கும்.

லாச்சசிஸ்

சிறிதுகூட அசைக்க முடியாதவாறு வீங்கியிருக்கும் நாக்கு, நாக்கு மிக அதிகமாக வேக்காடடைந்திருத்தல், மரணபயத்தைத் தோற்றுவிக்கிற (with the threatened mortification (Ars) தொண்டையை எதுவும் தொட வாயில் வலியும் நோவும் மிகுதியாகும். நோய் தூங்கியெழுந்தபின் அதிகமாகும்.

மெர்கூரியஸ் விவஸ்

நாக்கு வீங்கி, வேக்காடடைந்து, புண்ணாகியிருத்தல், தொடர்ந்து வாயிலிருந்து எச்சில் வடிதல், நாக்கு காய்ந்து சருகாயிருப்பது போன்ற உணர்வு கோலோ நோயை எந்த வகையிலும் குறைக்காத மிகுதியான வியர்வை.

யூர்ட்டிகா யூரென்ஸ்

வெந்நீர் பட்டதாலோ அல்லது நெருப்புப் பட்டதாலோ நோய் தோன்றியிருந்தால் பயன்படும்.

ஆர்னிகாவைப் பயன்படுத்துவது போலவே இந்த மருந்தையும் வாய் கொப்பளிக்கப் பயன்படுத்தலாம்.

நாக்கிற்கடியில் புண் (Ranula-Frog)

மென்மையான நாக்கிற்கடியில் தோன்றுகிற நெகிழுந்தன்மையுள்ள ஊடுருவிப் பார்க்கக் கூடிய ஒரு வகையான கட்டியை இவ்வாறு அழைக்கிறோம். அதில் வெளிரிய மஞ்சள் நிறமான திரவம் இருப்பதைக் காணமுடிகிறது. இது உமிழ்நீர்ச் சுரப்பிகளில் ஏதோ ஒருவகைத் தடை தோன்றியிருப்பதன் காரணமாகவே தோன்றியுள்ளது எனக் கருதப்பட்டது. அது உண்மையாகத் தோன்றவில்லை. ஏனெனில் இது தனியாக உள்ள ஒரு நீர்க்கட்டியாகவே விளங்குகிறது. அது அளவில் பெரிதாகி நாக்கை ஒரு பக்கத்திற்கு தள்ளிவிடுவது அல்லது நாக்கை மேலண்ணத்தை நோக்கித் தள்ளிவிடும் வழக்கம். அவ்வாறு செய்வதனால், பேசுவதும், மெல்லுவதும், விழுங்குவதும் மிகவும் துன்பம் நிறைந்த தாக ஆகிவிடும்.

சிகிச்சை

கல்கேரியாகார்ப், மெர்க்சால், அபிஸ்மெல், தூஜா ஆகியவையும் காலியைக்ரோமும் இந்நோயில் பயன்படும் முக்கிய மருந்துகள். குறிகளுக்கு ஏற்ப மருந்து தேர்ந்தெடுக்கப்பட வேண்டும்.

வாய்ப்புண் அல்லது வாய் வேக்காடு

(Scurvy of the Mouth) (Stomatatis)

வாயிலுள்ள சிறு பைகள் (Follieles) வெந்து போய்விடுவதனால் இந்நோய் தோன்றுகிறது. இந்த நோயின் போது, சோம்பல், எரிச்சல், பசியின்மை, அசீரணம், காய்ச்சல் ஆகியவையும் இணைந்து தோன்றுவது வழக்கம். அவை தோன்றியவுடன் ஈறுகள் சூடாகவும், சிவந்தும், வலி மிகுந்ததாகவும் ஆகிவிடுகின்றன. அவை வீங்கி பஞ்சு போன்றதாகி பற்களிலிருந்து விலகி விடுகின்றன. வலி மிகுந்த சிறிய குழிப்புண்கள், உதடுகளுக்குள்ளும், கன்னங்களுக்குள்ளும், மேலண்ணத்திலும், நாக்கிலும் தோன்றுகின்றன. வாய் நாற்றம் காணப்படுகிறது. வாயிலிருந்து, கொழ கொழப்பான ஒருவகை நாற்றமுள்ள உமிழ் நீர் வெளியேறு கிறது. சில வேளைகளில் அது இரத்தம் கலந்ததாக உள்ளது. பற்கள் ஆடத் தொடங்குகின்றன. சில வேளைகளில் விழுந்து விடுகின்றன. தொண்டைப் பகுதியில் உள்ள சுரப்பிகள் வீங்கி வலி மிகுந்ததாக உள்ளன. நோயாளி மெலிந்து விடுகிறார். அவரிடம் தொடர்ந்து காய்ச்சல் காணப்படுகிறது. இந்நோய் சாதாரணமாக 10 நாட்கள் இருந்து மறைவது வழக்கம்.

சிகிச்சை

ஆர்சனிக்கம்

வாய் கருஞ்சிவப்பாக, வெந்து போய் எரிச்சல் மிகுந்ததாகக் காணப்படுகிறது. வாயிலிருந்து நாற்றம் மிகுந்த, கொழகொழப்பான இரத்தம் கலந்த உமிழ்நீர் வெளியேறுகிறது. ஈறுகள் கறுப்பாக மாறுகின்றன (சைனா) மரணபயமும் ஏற்படுகிறது (Threatened mortification.)

கார்போவெஜி

உப்பு அதிகமாக உள்ள உணவு வகைகளைப் பயன்படுத்திய தாலோ அல்லது பாதரசம் அதிகமாகக் கலந்துள்ள பொருட்களைப் பயன்படுத்தியதாலோ, நோய் தோன்றியிருந்தால், ஈறுகள் பற்களிலிருந்து விலகி, எளிதில் உதிரம் சொரிவனவாக உள்ளன.

டல்காமரா

குளிர்ந்த காற்று நோயைத் தூண்டும் காரணமாக விளங்கினால், தொண்டைப் பகுதியில் உள்ள சுரப்பிகள் வீங்கிக் கடினமாக ஆகியிருந்தால், வாயிலிருந்து மிகுதியான உமிழ் நீர் வடிந்தால், வெப்பமான காலநிலையிலிருந்து குளிரான கால நிலைக்கு மாறும்போது நோய் தோன்றினால்.

மெர்க்கூரியஸ்

ஈறுகள் சிவந்தும், எரிச்சலுடன் அரிப்பும் உடையவையாயிருந்தால், அவை எளிதில் உதிரம் சொரிபவையாக உள்ளன. (கார்போவெஜி) ஈறுகள் பற்களிலிருந்து விலகி தொட முடியாத அளவு வலி மிகுந்ததாகக் காணப்படுகின்றன. இரவு நேரத்தில் வீங்கியும், எரிச்சலுடன் காணப்படுகின்றன. தொடர்ந்து வாயிலிருந்து கெட்ட நாற்றமுள்ள உமிழ் நீர் வெளியேறிக் கொண்டே இருக்கிறது. நோயாளியின் நோய் இரவு நேரத்தில் மிகுதியாகக் காணப்படுகிறது. மிகுதியான வியர்வையிலிருந்தும் கூட நோய் குறைவதில்லை. பச்சையான, நீர் போன்ற மலம், கஷ்டப்பட்டு வெளியேற்றப்பட வேண்டியுள்ள நிலை.

நக்ஸ்வாமிகா

வாயின் உட்பகுதி வேக்காடடைந்து காணப்படுகிறது. குறிப்பாக மேலண்ணமும், ஈறுகளும், வாயிலும் தொண்டையிலும் கெட்ட நாற்றமுடைய குழிப்புண்கள் காணப்படுகின்றன. வாயிலிருந்து பிணம் போன்ற கெட்ட நாற்றம், மலச்சிக்கல், மலம் கடினமாகவும், பெரிதாகவும், வெளியேற்றத் துன்பம் நிறைந்ததாகவும் உள்ளது.

எலுமிச்சம்பழச்சாற்றைப் பயன்படுத்தி வாய் கொப்பளிப்பது பயனுடையதாக இருக்கும்.

வாய்ப்புண்

(Canker of the mouth) (Cancrum Oris)

அசீரணத்தாலோ அல்லது கல்லீரல் கோளாறுகளாலோ பாதிக்கப்பட்டவர்களுக்கே இந்நோய் மிகுதியாகத் தோன்றுகிறது. இந்தக் குழிப்புண்கள் வழக்கமாக, உதடுகள், கன்னங்கள் ஆகியவற்றின் உட்புறங்களிலும், சில வேளைகளில் நாக்கிலும், தோன்றுகின்றன. அவை அடிப்பாகம் வெந்துபோய் காணப்படுகின்றன. அவற்றை இலேசாகத் தொட்டால் கூட எரிச்சல் மிகுந்த வலி தோன்றுகிறது. உணவு உண்ணும் பொழுது நோயாளிக்கு மிகுந்த துன்பந்தருவதாக உள்ளது.

சிகிச்சை

இவ்வாறான நோய் நிலையைக் குணப்படுத்த கார்போ வெஜி, மெர்கூரியஸ், நக்ஸ்வாமிகா ஆகியவை போதுமானதாக இருக்கும். எனினும், இரைப்பை அல்லது கல்லீரல் கோளாறுகளால் நோய் ஏற்பட்டிருந்தால் அவற்றை நீக்குவதற்கான மருந்துகளைப் பயன் படுத்துவது இன்றியமையாதது ஆகும். அனைத்துக் குறிகளுக்கும் ஒத்ததாக உள்ள மருந்தே தேர்ந்தெடுத்துக் கொடுக்கப்பட வேண்டும் என்பது பொது வழி.

ஈறுகளிலிருந்து இரத்தம் வடிதல் (சொரிதல்)

(Bleeding of the gums)

இந்நோய் பொதுவாக பிறநோய்களை எடுத்துக்காட்டும் குறியாக வெளிப்படுத்துகிறது. வாய்ப்புண்கள் தோன்றியுள்ள போதும் (Scurvy of the mouths) குறுகிய கால டைபாயிட் காய்ச்சல், அதிகமான சமயங்களிலும் பல்லைப் பிடுங்கிய பிறகும் இந்நோய் தோன்றி நீண்ட நாட்கள் தொடர்ந்திருக்கிறது.

சிகிச்சை

அக்கோனைட், ஆர்னிகா, பாஸ்பரஸ் ஆகியவை உள்ளே கொடுப்பதற்குப் பயன்படும் முக்கியமான மருந்துகள்.

காலண்டுலா, கிரியோசோட், பிளாண்டாகோ ஆகிய மருந்துகளின் தாய்த்திரவங்களைக் கலந்து வாய் கொப்பளிப்பது பயனுள்ளதாக இருக்கும்.

ஈறுகளில் புண் கட்டிகள்

(Gum Boil) (Alveolar Abscess)

இது சாதாரணமாக பல்லின் அடிபொருந்தியிருக்கும் குழியில் (socket) தோன்றுகிற சிறு புண் ஆகும். இந்தப் புண் உடைந்து ஈறுகளின் வழியாக அல்லது சில வேளைகளில் கன்னத்தின் வழியாக சீழ் வெளியேறுவதுண்டு. பொதுவாக பூச்சிப்பல்லின் உறுத்தலாலோ அல்லது சொத்தைப் பல்லின் உறுத்தலாலோ இந்நோய் தோன்றுகிறது. இந்நோய்க்குத் தேவையான சிகிச்சை செய்யாதிருந்தால், தாடை எலும்புகள் சிறிது சிறிதாகக் கெட்டு அழிந்து போகலாம்.

சிகிச்சை

பெல்லடோனா

கட்டி சிவப்பாகவும் கடினமாகவும் வலி மிகுந்ததாகவும் இருந்தாலும், அந்த வலி எரிச்சல் மிகுந்ததாகவும், தேள்கொட்டுவது போன்றும், துடிக்கும் வலியாகவும் இருத்தல் (ஹீப்பர்).

ஹீப்பர் சல்ப்

அந்தக் கட்டி உடைந்து சீழ் வெளியேறும் நிலையிருந்தால் (மெர்க், சிலிகா) கண்டமாலை நோய்வாகுடையவர்களுக்கும், பாதரசம் கலந்த மருந்துகளை மிகுதியாகப் பயன்படுத்தியவர்களுக்கும்.

மெர்கூரியஸ்

தொடக்கத்திலேயே இம்மருந்து கொடுக்கப்பட்டால் கட்டி உடைந்து சீழ் வெளியேறாது அமுங்கிவிடுகிறது (ஹீப்பர் சல்ப் சிலிகா). கட்டி வெளாிப்போயிருத்தல் அல்லது மிகுதியான சிவப்பு நிறமுடையதாக இருத்தல், எரிச்சல் மிகுந்த கொட்டும் வலியாக அல்லது தெறிக்கும் வலியாக இருத்தல்.

சிலிகா

ஈறுகள் வலி மிகுந்ததாகவும், வேக்காடடைந்தும் காணப்படுதல், கட்டி உறுதியாக உடையப்போகிறது எனத் தெரிந்தால் அல்லது கட்டியிலிருந்து வெளிவரும் திரவப் பொருள் நீர் போன்றும் கெட்ட நாற்றமுடையதாக இருக்கும் போதும் பவுத்திரம் போன்ற ஒரு புண் தோன்றி வெடித்து, ஆறுவதற்குப் பல நாட்கள் ஆனாலும்.

பல்வலி (Toothache (Odontalgia)

பல்வலி பொறுத்துக் கொள்ள முடியாத கடுமையான நோயாகும். அந்த வலி தாங்கிக் கொள்ள முடியாததாக இருப்பதோடு நோயாளி எந்தவித சுலபமான பணிகளைக் கூட செய்ய இயலாதவாறு அவருக்கு மிகுந்த துன்பம் தருவதாக விளங்கும். பற்களைத் தூய்மையானதாக வைத்துக் கொள்ளாததாலும் அதில் கறை (Caries) தோன்றி படிந்திருப்ப தாலும் வயிற்றுக் கோளாறினாலும், காலநிலையில் எதிர்பாராத மாற்றங்கள் ஏற்படுவதாலும் குளிர் மிகுந்த அல்லது வெப்பம் மிகுந்த உணவுப் பொருட்களையும் பானங்களையும் பயன்படுத்துவதாலும் இந்நோய் தோன்றுகிறது. பற்கறைகளினால் பல்லில் உள் துவாரங்கள் நன்றாகத் திறந்து விட்டிருந்தால், அதன் உட்பகுதியில் உள்ள மென்மை யான நரம்புக்கூட்டங்கள், உணவு உண்ணும் பொழுதும், பானங்களைப் பயன்படுத்தும்போதும் பாதிக்கப்படுகின்றன. எனவே அது வலி மிகுந்ததாகின்றது. இது மேலும் மேலும் இவ்வாறு தொடர்ந்து பாதிக்கப்பட்டு வந்ததும், அந்தப் பகுதி வேக்காடடைந்து தாங்க இயலாத வலியைத் தோற்றுவிக்கிறது.

எனவே பற்களைப் பாதுகாப்பது மிகவும் இன்றியமையாத ஒரு பணியாகும். அவை கவனித்துக் காக்கப்படாமல் விடப்பட்டால் பற்களுக்குக் கேடும் நோயாளிக்குத் துன்பமும் உண்டாகிறது. செரிமானத்தில் அவற்றிற்கு முக்கியமான பங்கு உண்டு என்பதையும்

மறந்து விடுதல் கூடாது. அவை அனைத்தும் பத்திரமாக, பாதுகாக்கப்பட வேண்டியது இன்றியமையாததாகும்.

பற்களை எப்பொழுதும் தூய்மையாக வைத்துக் கொள்வதும், பற்களையும், ஈறுகளையும் எளிதில் பாதிக்கும் உணவுப் பொருட்களையும், பானங்களையும் பயன்படுத்தாதிருப்பதும், பற்களைப் பாதுகாப்பதற்குச் சிறந்த வழியாகும்.

குளிர்ந்த ஐஸ் தண்ணீர், சூடான காபி, அல்லது தேநீர், கடுமையான அமிலங்கள், போதைப் பொருட்கள், சிலவகை மருந்துப் பொருட்கள் முதலியன பற்களுக்கு கேடு விளைவிக்கின்றன. எனவே அவற்றைப் பயன்படுத்தாதிருப்பதும், வாயை அடிக்கடி, தூய குளிர்ந்த நீரால் கொப்பளித்து பற்களை ஒவ்வொரு உணவிற்குப் பிறகும் சுத்தம் செய்து பற்களுக்கிடையில் எந்தப் பொருளும் தங்காமல் பார்த்துக் கொள்வதும் பற்களைப் பாதுகாத்து அவை கேடுறாதிருக்கச் செய்ய சிறந்த வழியாகும்.

சிகிச்சை

அக்கோனைட்

விவரித்துக் கூறமுடியாத அளவில் உள்ள வலியால் துடிப்பது, தலைக்கு இரத்தம் மிக வேகமாக ஓடுவதுடன் மிகுந்த அமைதியின்மை யுடனும் கூடிய தெறிக்கும், குத்தும் வலி, இடைவிடாத பயம், மனக்கவலை, மிகுந்த நரம்புக் கிளர்ச்சி.

ஆண்டிமோனியம் க்ரூடம்

கறை படிந்த பற்களில் வலி, தலைவரை செல்கிற திடீரென்று தோன்றுகிற வலி, குறிப்பாக மாலையில், படுக்கையில், உண்டபின் நோய் மிகுதியாவது, குளிர்ந்த தண்ணீர் பட்டவுடன் அதிகமான வலி (பிரையோனியா, சாமோமில்லா, நக்ஸ்வாமிகா, மெர்கூரியஸ்), பற்கள் ஈறுகளிலிருந்து எளிதில் விலகிச் செல்கின்றன. அவற்றிலிருந்து இரத்தம் வடிகிறது.

ஆர்னிகா

பல்லைப் பிடுங்கியபின் தோன்றுகிற பல்வலி, அல்லது அறுவைச் சிகிச்சைக்குப் பின் தோன்றுகிற வலி, பற்களில் சுளுக்கிக் கொண்ட வலி, கன்னங்கள் சிவந்து வீங்கி, கடினமாக இருத்தல், ஈறுகளின் துடிப்பு வலி அல்லது தெறிக்கும் வலி காணப்படுதல், நோயாளியின் உடல் முழுவதும் அடிபட்டது போன்று நொந்த வலி.

பெல்லடோனா

கன்னங்களில் வீக்கத்துடன், முகத்திலும் பற்களிலும், காதுகளிலும் கிழிக்கும் வலியும், இழுக்கும் வலியும், வாயிலிருந்து உமிழ்நீர் அதிகமாக

வடிதல், அல்லது மிகுந்த தாகத்துடன் தொண்டையிலும், வாயிலும் வறட்சி, எதிர்பாராது தோன்றி எதிர்பாராது மறையும் வலி, முகமும் கண்களும் சிவந்து காணப்படுதல் இரவு நேரத்தில் படுக்கையில் வலி அதிகம் காணுதல் அல்லது குளிர்ந்த காற்றால் அதிகரித்தல்.

பிரையோனியா

கறை பிடித்த பற்களிலும் பிறபற்களிலும் கூட வலி, பற்கள் நீண்டிருப்பது போன்ற உணர்வு, அவற்றில் திடீரெனத் தோன்றும் இழுக்கும் வலி, இரவு நேரத்தில் அதிகம், அல்லது சூடான பானங ்களையோ அல்லது உணவுப் பொருட்களையோ உட்கொண்டால், வலியும் கூச்சமும் அதிகமாதல் (சாமோ, நக்ஸ்வாமிகா, பல்சட்டில்லா), வாய் மிக அதிகமான அளவு வறண்டிருத்தல், மிகுந்த தாகம், மலச்சிக்கல், காய்ந்து வறண்டு போன மலம், மிக அதிகமான அளவு எரிச்சல், அமைதியின்மையாக இருப்பதைத் தவிர்த்தல்.

சாமோமில்லா

வியர்வை அதிகமாக ஏற்பட்டதனால் தடுமன் பிடித்தபோது தோன்றும்வலி, வலி இழுக்கிற வலியாகவோ, வெட்டி இழுக்கிற வலியாகவோ, எரிச்சல் நிறைந்த வலியாகவோ அல்லது தைக்கும் வலியாகவோ இருக்கும். குறிப்பாக இரவு நேரங்களில் மிக அதிகமான பொறுக்க முடியாத வலி, அந்த வலியால் நோயாளி என்ன செய்வதென்று தெரியாமல் துடியாய்த் துடிப்பார். (அக்கோனைட்) கன்னங்கள் சிவந்தும் சூடாகவும் இருக்கும், சிவந்தும் வீங்கியுமிருக்கும். ஈறுகள் திறந்த வெளியிலும், இரவு நேரங்களிலும், வலி மிகுதியாக இருத்தல் (பெல், மெர்க், பாஸ், ரஸ்டாக்ஸ்). பொறுமையின்மையும், எரிச்சலும் மிகுந்து காணப்படுவர். யாரிடமும் அன்பாகப் பேச இயலாது.

காபியா

பைத்தியமாக்கக்கூடிய பொறுக்க இயலாத வலி (அக்கோனைட், சாமோமில்லா), குளிர்ச்சியுடன் கூடிய நீர் பருகுவதால் வலி குறைகிறது. (பிரையோனியா, சாமோமில்லா) தலைசுருங்கிப் போனது போன்றோ அல்லது மிகச் சிறியதாகவோ தோன்றுகிறது. தூக்கமின்மை, எதுவும் வாய்க்கு ருசிக்காமை.

ஸ்டாபிசாக்ரியா

பொடிப்பொடியாக நொறுங்கக்கூடிய கறுப்புநிறமுடைய கறை மிகுந்த பற்கள், ஈறுகள் வெளிரிப்போய் வெள்ளையாகவும் குழிப்புண்களோடு வீங்கியும் வலி நிறைந்ததாகவுமிருத்தல், நன்றாக இருக்கும் பற்களின் வேர்களிலும், கறைபடிந்த பற்களின் வேர்களிலும்,

வலி (மெர்க்), குறைந்த பானங்களை அருந்துவதாலும், அதிகாலையிலும் வலிமிகுதி, சில்லென்ற வியர்வையால் கைகள் சில்லெனக் குளிர்ந்திருத்தல்.

சல்பர்

துவாரமுள்ள பற்களில் தோன்றும் வலி. அந்த வலி மேல் தாடை அல்லது காதுகள் வரை செல்வதாக இருக்கும். பற்கள் ஆடிக்கொண்டும் மங்கலான நிறமுடையதாகவும் காணப்படும் (ரஸ்டாக்ஸ்). குளிர்ந்த நீரராலோ அல்லது படுக்கையிலோ அல்லது இரவு நேரங்களிலோ வலி மிகுதியாகக் காணப்படுதல். தலையின் உச்சியில் எரிச்சல் மிகுந்த வலி, கை கால்கள் சில்லிட்டுப் போயிருத்தல், குறைவான கறுப்பான மாதவிடாய்ப் போக்கு.

இவை தவிர கீழ்க்கண்டவாறு நோயறுதியிட்டு குறிகளுக்கேற்ப மருந்துகள் கொடுக்கலாம்.

குழந்தைகளுக்கு ஏற்படும் பல்வலி	:	பெல்லடோனா, சாமோமில்லா மெர்க், பல்சட்டில்லா, காபியா
பெண்களுக்கு ஏற்படும் பல்வலி	:	பெல், சாமோ, சைனா, காபியா ஹையாசியாமஸ், பல்சட்டில்லா
பாலூட்டு காலத்தில் ஏற்படும் பல்வலி	:	அக்னோனைட், பெல், சைனா, நக்ஸ்
மாதவிடாய்ப் போக்கின் போது	:	கல்கேரியா, சாமோ, பல்சட்டில்லா, பிரையோனியா, லாச்சசிஸ்.
சூலுற்ற காலத்தில் ஏற்படும் பல்வலிக்கு	:	பெல், பிரையோனியா, நக்ஸ்வாமிகா, பல்சட்டில்லா, ஸ்டாபிஸ், ரஸ்டாக்ஸ்
தடுமன் பிடித்ததனால் ஏற்படும் பல்வலி	:	அக்கோனைட், பெல், பிரையோனியா, டல்காமரா, ஹையாசியாமஸ், மெர்க், நக்ஸ், ரஸ், பாஸ், பல்சட்டில்லா.
வீங்கிய முகத்துடன் ஏற்படும் பல்வலி	:	சாமோமில்லா, மெர்க், நக்ஸ், பல்ஸ், பிரையோ
வீங்கிய ஈறுகளுடன் ஏற்படும் பல்வலி	:	அக்கோனைட், பெல், மெர்க், பிரை யோ, நக்ஸ்
வீங்கிய கோளங்களுடன் பல்வலி	:	மெர்க், பெல், நக்ஸ்
காதுவலியுடன் பல்வலி	:	சாமோ, மெர்க், பல்ஸ், கல்கேரியா, சல்ப்

தலைவலியுடன் பல்வலி	: பெல், க்ளோனாயின், நக்ஸ், லாச்சசிஸ், பல்சா
நரம்புத் தளர்ச்சியுடன் (கோளாறுகளுடன்) பல்வலி	: அக்கோனைட், பெல், காபியா, இக்னேஷியா, ஹையாசியாமஸ், சாமோ, நக்ஸ், ஸ்பைஜீவியா
இடதுபக்கம் பல்வலி	: அக்கோனைட், சாமோ, பாஸ், சல்ப்
வலதுபக்கம் பல்வலி	: பெல், பிரையோ, ஸ்டாபிஸ்
மேல்தாடையில் பல்வலி	: பெல், கல்கேரியா, பிரையோ
கீழ்தாடையில் பல்வலி	: காஸ்டிகம், நக்ஸ், ஸ்டாபிஸ், சல்ப்

பகுதி - 7
தொண்டை தொடர்பான நோய்கள்

தொண்டை புண்ணாதல்
(Sore throat)

குளிர் காலங்களில், குளிரில் நீண்ட நேரம் இருப்பதாலோ அல்லது ஈரமான நாட்களில் ஈரத்திலும், ஈரம் நிறைந்த குளிரிலும் அதிகநேரம் இருப்பதாலோ இது ஏற்படுகிறது.

இதன் விளைவாக Fances-ம் மேலண்ணத்தில் மேல்பாகமும், தொண்டையை ஒட்டியுள்ள பகுதிகளும், சிவந்து இலேசாக வீங்கி, சூடாகவும் எரிச்சலுடன் வலியும் கொண்டதாக இருக்கும். குறிப்பாக விழுங்கும் போது வலி அதிகமாக உணரப்படும். சில வேளைகளில் குளிரும், காய்ச்சலும் காணும்.

இம்மாதிரியான தொண்டைக்கட்டு, கம்மல், ஜலதோஷம் பிடிக்கத் தொடங்கும்பொழுதும் அல்லது குளிரில் நீண்ட நேரம் உட்கார்ந்திருப்பதனாலும், அல்லது கால்களைக் குளிர்ந்த நீரில் நனைப்பதாலும், அல்லது நன்றாக வியர்த்துக் கொட்டும் பொழுது திடீரென உடலில் மிகுந்த குளிர் ஏற்பட்டாலும் அல்லது குளிர்ந்த பானங்களைப் பருகினாலும் தோன்றுகிறது.

மருந்துகள்

அக்கோனைட்

முதல் நிலையில் கொடுக்கப்பட வேண்டிய இன்றியமையாத மருந்து காய்ச்சலுடன் தொண்டை சிவந்து கருஞ்சிவப்பு நிறமாக இருத்தல், குரல் கம்மலுடன் விழுங்குவதில் சிரமம், கவலை, பயம், அமைதியின்மை இருக்கும்போது இம்மருந்து கொடுக்கப்பட வேண்டும்.

பெல்லடோனா

காய்ச்சல் மிகுதியாகவும், நாடித்துடிப்பு பலமாகவும் வலிமை யுடனும் இருக்கும். தொண்டை சிவந்தும் வறட்சியாகவும் காணப்படும். டான்சில் கோளங்கள் வீங்கிப் பருத்துக் காணப்படும். அடிக்கடி

விழுங்க வேண்டும்போல் ஒரு உணர்ச்சி இருக்கும். விழுங்கும் போது தொண்டையில் ஒருவகையான இசிவு காணப்படும். அந்த இசிவின் காரணமாக, பருகிய தண்ணீர் மூக்கின் வழியாக வெளிவரும். டான்சில் கோளங்களில் தோன்றும் வலி, காதுக்குள்ளும் செல்லும், தொண்டையில் வெளிப்புறம் வீங்கிக் காணப்படும். சிவந்த வீங்கிய முகம், நெற்றியில் வலி, நீர்பருகுவதற்கு பெரும் வெறுப்பு-இம்மருந்து தேவைப்படுவதற் கான இன்றியமையாத குறியாகும்.

இந்நோய்க்கு தொடக்கத்தில் இந்த இரண்டு மருந்துகளையும் மாற்றி மாற்றிக் கொடுத்து வந்தால், நோய் உறுதியாகக் குணமாகி விடும். எனினும் வேறுசில குணங்குறிகளுடன் இந்த நோய் தொடர்ந்து நிலவுமானால் கீழ்க்கண்ட மருந்துகள் தேவைப்படலாம்.

பிரையோனியா

தடுமன் பிடித்தபிறகு தேவைப்படும் முக்கியமானமருந்து. கோடையில் ஐஸ் கலந்த தண்ணீர் அருந்தியதால் தோன்றிய தொண்டைக் கட்டுக்கும், மூச்சுவிடுவதில் சிரமம், தொண்டையில் குத்தும் வலி, ஊசி குத்துவது போன்ற வலியுடன் தொண்டை வறண்டிருப்பது, தலையைத் திருப்பினால் வலி, பேசுவதற்கு சிரமம், விழுங்குவதில் துன்பம், உடலிலும் முதுகிலும் தலையிலும் வலி ஆகிய குறிகள் காணப்படும். இத்துடன் காய்ச்சல், காய்ந்த வாயும் உதடு களும், மிகுந்த தாகமும் எரிச்சலும் நோயாளியிடம் காணப்படும்.

ரஸ்டாக்ஸ்

பிரையோனியா மருந்துக்கான குணங்குறிகளுடன் காதுக்குக் கீழ் உள்ள கோளங்கள் வீங்கிக் காணப்படும். நோயாளி மிகுந்த அமைதி யற்றவராகக் காணப்படுவார். தூங்கும்போது வாயில் இருந்து இரத்தம் கலந்த எச்சில் ஒழுகும்.

சாமோமில்லா

இம்மருந்து குறிப்பாக சிறு குழந்தைகளுக்கு மிகவும் பயன் உள்ளதாக இருக்கும். குழந்தைக்கு நீண்ட நேரம் குளிர்ந்த காற்றில் இருந்ததனால் அல்லது மிகுந்த வியர்வைக்குப் பின் குளிர்ந்த காற்றில் நின்றதால் தடுமன் பிடித்திருந்தால் அவ்வேளையில் டான்சில் கோளங்கள் வீங்கி, தொண்டை வலியுடன் இருமலும் தொண்டை கம்மியிருந்தாலும், குழந்தை எரிச்சலுடன் சிடுசிடுப்பும் உள்ளதாகவும், தூக்கிவைத்துக்கொண்டே இருக்க வேண்டும் என்று விரும்புவதாகவும் இருந்தால் இம்மருந்து கொடுக்கப்பட வேண்டும்.

மெர்கூரியஸ்

நோயின் தொடக்ககாலத்தில் இது மிகவும் பயனுள்ள மருந்து குறிப்பாக தலையிலும், பிடரியிலும் வலியுடன் கூடிய தொண்டைக் கம்மலுக்கும் டான்சில் கோளங்களிலும், தொண்டையிலும் துடிக்கும் வலியுடன் கூடிய தொண்டைக்கம்மலுக்கும் அந்த வலிகள் குறிப்பாக விழுங்கும்போது கழுத்தில் உள்ள கோளங்களுக்கும், காதுகளுக்கும் செல்லும். வாயில் விரும்பத்தகாத ஒரு சுவையும் வாயிலிருந்து மிகுதியான எச்சில் வடிதலும் காணப்படும். மாலையில் குளிர்நடுக்கம், அல்லது காய்ச்சலுடன் வியர்வை, பாதிக்கப்பட்ட பகுதிகள் வீங்கிச் சிவந்திருத்தல், அவற்றில் குழிப்புண் காணப்படுதல் போன்றவற்றிற்கு இது பயன்படும். தொண்டையில் உள்ள குழிப்புண்களிலிருந்து சீழ் வெளிவரக்கூடுமென்றாலும், அந்தக் குழிப்புண்கள் வலி மிகுதியாக இல்லாது, மெதுவாகத் தோன்றியது என்றாலும் பெல்லடோனா பயன்படாது. அப்போது மெர்கூரியஸ்தான் கொடுக்கப்பட வேண்டும். சீழ் தோன்றச் செய்வதற்கு merc கொடுக்க வேண்டும். சீழ் தோன்றியபின் அதை வெளியேற்ற ஹீப்பர்சல்ப் (Hepar Sulph) கொடுக்கப்பட வேண்டும்.

நீண்டகால தொண்டைப் புண்
(Ulcerated Sore Throat)

நீண்ட காலமாக இருந்து வரும் தொண்டைக்கம்மல்தான் இது, முந்திய தொண்டை வேக்காடு, தொண்டையில் குழிப்புண்களைத் தோற்றுவிக்கிறது. பெரும்பாலான சமயங்களில் இது டிப்தீரியா நோய்க்குப் பின்னரும், செவ்வாப்புக் காய்ச்சலு (Scarlet Fever) க்குப் பின்னரும் தோன்றுவதுண்டு. அது உறுதியாக கண்டமாலை நோயை உடல்வாகாகக் கொண்டவர்களுக்கே தோன்றுகிறது. குழிப்புண்கள் தொண்டையின் பின் பகுதியிலும் டான்சில் கோளங்களின் மீதும் மேற்பகுதியிலுமே காணப்படுகிறது. தொண்டையில் வறட்சியும் துன்பமும் காணப்படுகிறது. தொண்டையை அடிக்கடி செருமிச் சரிப்படுத்திக் கொள்ள வேண்டியிருக்கிறது. அவ்வாறு செருமும்போது சிறு துளி அல்லது சிறிதளவில் சளிபோன்ற பொருள் வெளியேறுகிறது. அது அந்தப் பகுதியை மேலும் சிவப்பாகவும் மென்மையானதாகவும் ஆக்குகிறது.

வேதனையான மருந்துகள்

பாப்டிசியா

தொண்டையிலிருந்து ஒருவகையான கெட்ட வாடை, தொண்டை வேக்காடடைந்தும், மங்கிய கருநிறத்துடன் கூடிய குழிப்புண்கள்

நிறைந்ததாகவும் காணப்படும். மந்தமான தலைவலியும், சோர்வும் தளர்ச்சியும் இருக்கும்.

காலிபைக்

உள் நாக்கிலும், டான்சில் கோளங்களிலும் தொண்டையின் அடிப்பாகத்திலும் குழிப்புண்கள்; அண்ணத்தில் சிறிய சிவந்த புண்கள். அவை குழிப்புண்கள் தோன்றப் போகின்றன எனக் காட்டுவதாக உள்ளன. மூக்கிலிருந்து நாற்றமுடைய சளி வெளியேறுதல் (மெர்க், நைட் ஆசிட்).

லாச்சசிஸ்

தொண்டையில் குழிப்புண்கள், வேக்காடடைந்துள்ள டான்சில் கோளங்களிலும் குழிப்புண்கள், செருகும்போது சளி வெளியேறுவது, குறிப்பாக மாலை வேளைகளில் அதிகமாய் இருப்பது. அது ஒரு குழிப்புண் வெடித்துத் தோன்றியுள்ளது என்பதைக் காட்டுவது போல இருக்கிறது. தொண்டை மிகுந்த வறட்சியாக இருக்கிறது.

மெர்கூரியஸ்

Fances-ம், டான்சில் கோளங்களும் மிகுதியாக வீங்கியிருத்தலும், அதில் விழுங்கும்போது குத்தும் வலி காணுதலும், தொண்டை மிகுதி யாகக் காய்ந்து வறண்டு விட்டிருப்பது போன்ற வலி, விழுங்கும் போது தொண்டையின் பின் பகுதியில் குத்தும் வலி.

நைட்ரிக் ஆசிட்

தொண்டை வறண்டு, எரிச்சலுடன் கூடிய தேள் கொட்டுவது போன்ற வலியும் கொண்டதாக இருத்தல்.

தொண்டையில் குழிப்புண்கள்; வாயிலிருந்து கெட்ட நாற்றம் வருதல்.

தேர்ந்தெடுக்கப்பட்ட மருந்தை 30 அல்லது 200 வீரியத்தில் மூன்று அல்லது நான்கு மணிக்கொரு முறை - வேளைக்கு 5 மாத்திரை வீதம் கொடுத்து வரவும்.

நோய் மிகுதியாக இருக்கும்போது குறைவான இடைவேளையிலும், குறையும்போது நீண்ட இடைவெளிக்குப் பின்னும் கொடுக்க வேண்டும்.

குளிர்ந்த, உணவுப் பொருட்கள் உண்பதையும், குளிர்ந்த பானங் களைப் பருகுவதையும் உறுதியாகத் தவிர்க்க வேண்டும். எண்ணெய்ப் பலகாரங்களையும் கொழுப்புச்சத்து நிறைந்த உணவுப் பொருட்களையும்

தவிர்த்தல் அவசியம். நல்ல வேகவைத்த காய்கறிகளும், பாலும் ஏற்ற உணவாக இருக்கும்.

டான்சில் கோளங்களின் வீக்கம்

மேலண்ணத்தின் கீழ்ப்பகுதியும் தொண்டையும் இணையுமிடத்தில் காணப்படும் சிறிதளவு உருண்டையான உருவில் காணப்படும் ஒரு சிறு உறுப்பாகும் இது. சிலருக்கு இது இருப்பதையே காணமுடியாது. ஏனெனில் அவை அவ்வளவு சிறியவையாக இருக்கும். ஒரு சிலருக்கு அது தொண்டையின் இரு பக்கங்களிலும் பெரிதாக வளர்ந்து தொண்டையையே அடைத்துக் கொண்டிருப்பது போலத் தோன்றும். அவ்வாறு அவை வளர்ந்திருப்பதால் உணவை விழுங்குவதும், சில வேளைகளில் மூச்சுவிடுவதும் கூட துன்பமாக இருக்கும்.

உடலிற் காணப்படும் சுரப்பிகளில் (Glands) இதுவும் ஒன்று. இது ஒரு காரணத்திற்காகவே அங்குள்ளது. இரைப்பைக்கு உணவுப் பொருட்கள் செல்வதை எளிதாக்குவதற்கும் (அங்கு ஒருவகையான திரவம் உற்பத்தியாகிறது), தேவையில்லாத பொருட்களைத் தவிர்ப்ப தற்குமே அவை அங்குள்ளன என்பதை நாம் நினைவிற் கொள்ள வேண்டும்.

இந்தக் கோளத்தின் வீக்கம் பெரும்பாலான சமயங்களில் பரம்பரையாகப் பெற்ற உடல்வாகின் காரணமாகத் தோன்றினாலும், சில வேளைகளில்- குறிப்பாக இன்றைய புதிய நாகரிகம் வளர்ந்துள்ள நாட்களில் ‘மிக அதிகமான தேவையில்லாத ஊட்டச்சத்து மிகுந்த பொருட்களை- அது உடலில் ஏற்றுக் கொள்ளப்படாத போது’ தோன்றுகிறது.

இந்நோயின் தொடக்கத்தில் நோயாளி தூங்கும் போது மூச்சுவிடும் ஒலி- அதாவது குறட்டை- ஒலி நம் கவனத்தை ஈர்க்கிறது. வீங்கிய டான்சில் கோளங்கள் மேலண்ணத்தை அழுத்துவதாலும் மூக்குத் துவாரத்தை ஓரளவு அடைத்துக் கொள்வதாலும் இது ஏற்படுகிறது. ஏனெனில் காற்று மிக சிரமத்துடன வேகமாக அந்தக் குறுகிய பாதையின் வழியாக உள்ளிழுக்கப்படுவதாலேதான் குரல் கரகரப்பாகவும் தெளிவற்றதாகவும் ஆகிறது. தடுமன் பிடித்தாலோ, சளிபிடித்தாலோ இந்தக் குறிகள் மிகுதியாகி விடுகின்றன.

இதே போன்ற காரணத்தால் தோன்றும் மற்றொரு நோய் காது கேளாமை- எஸ்டேசியன் குழாயை வீங்கிய டான்சில் கோளங்கள் அழுத்துவதால் இந்தக் குறி தோன்றுகிறது. எனினும் டான்சில் கோளங்கள் தொடர்ந்து வீங்கிப் பருத்து விடுவதன் விளைவாக நோயாளி “கூட்டு நெஞ்சு” (Pigeon chest) உடையவராக ஆகிவிடுகிறார்.

எனினும் இம்மாதிரியான குறைகளை உடைய நோஞ்சான் 14 அல்லது 15 வயதடைந்த உடன் வலிமை பெற்றதாக ஆகி, அதற்கிருந்த நோய்க்குறிகள் அனைத்தும் மறைந்து விடுகின்றன. டான்சில் கோளங்கள் ENT அறுவைச் சிகிச்சை நிபுணர்களுக்கு கார்களையும், பங்களாக்களையும் வாங்கித் தருவதற்காகவே இருக்கின்றன; வீங்குகின்றன என ஒரு வாரப்பத்திரிகை கூறுகிறது.

டான்சில் கோளங்களை வெட்டி நீக்கி விடுவது பயனற்றது என்பதைக் காட்டிலும் படுமோசமானது, பிற்காலத்தில் பெரும் துன்பம் தருவது என்றே கூற வேண்டும்.

டான்சில் கோளங்களுக்கு இயல்பான பணிகள் உள்ளன. எனவே அவை மனித உடலுக்குத் தேவையற்ற ஒரு உறுப்பல்ல. எனவே அவற்றை அறுவைச் சிகிச்சைமூலம் நீக்கிவிடுவதற்குப் பதில் ஹோமியோபதி முறையில், தேவையான மருந்துகளைக் கொடுத்து, குணப்படுத்துவது சிறந்தது. இம்முறையில் குணப்படுவதற்கு ஒரு வேளை நீண்ட காலமாகலாம். எனினும் அதுவே பகுத்தறிவுக்குகந்தது. அறுவைச் சிகிச்சை மூலம் டான்சில் கோளங்களை நீக்கிய பின்னர் நோயாளி ஏராளமான துன்பங்களை அனுபவிக்கிறார் என்பதை நம் அனுபவம் நமக்குத் தெளிவாக்குகிறது.

சிகிச்சை

பாரிகார்ப்

தொடக்கத்தில் இலேசான குளிரினால் பாதிக்கப்பட்டால் கூட உடனடியாக டான்சில் கோளங்கள் வீங்கினால் அந்நோயாளிக்கு முதல் மருந்தாகக் கொடுக்கவேண்டியது இது. 30 வீரியமுள்ள இம்மாத்திரையைப் பலமுறை கொடுக்கலாம். தொடர்ந்து வீங்கினால் 30 அல்லது 200 வீரியத்தில் கொடுக்கவும்.

டான்சில் கோள வீக்கம், கடும் காய்ச்சலுடன் தொடங்கினால் அக்கோனைட், தண்ணீரில் கரைத்து அதில் 1 டீஸ்பூன் 2 அல்லது 3 முறை கொடுக்கவும்.

பெல்லடோனா

வலது பக்கத்து டான்சில் மிகுதியாக வீங்கி விழுங்குவதற்கு மிகுந்த இன்னலும், மிக அதிகமான தலைவலியும், தலைக்கு இரத்தம் மிக விரைவாகச் செல்வதாகவும் இருந்தால் கொடுக்கப்பட வேண்டும்.

ஹீப்பர் சல்ப்

டான்சில் கோளங்கள் வீங்கி விழுங்கும்போது காது மற்றும் பிடரி வரை வலி காணப்பட்டாலும், டான்சில் கோளங்களில் சீழ் நிறைந்த

வெண் கொப்புளங்கள் காணப்பட்டாலும், வேறு மருந்துகள் கொடுக்கப்பட்டதால் நோய் மிகுந்திருந்தாலும், இம்மருந்து கொடுக்கப்பட வேண்டும்.

லாச்சசிஸ்

டான்சில் கோளங்களில் இடது பக்கம் மிகுதியாகப் பாதிக்கப் பட்டிருந்தால், கழுத்தைத் தொட்டால் மிகவும் துன்பம் நிறைந்ததாகவும் தூங்கி எழுந்தவுடன் துன்பம் மிகுதியாகக் காணப்பட்டாலும், உள்நாக்கு மிகுதியாக வீங்கி இருந்தாலும் கொடுக்கவும்.

சிலிகா

பெல்லடோனா, ஹீப்பர் சல்ப் ஆகிய மருந்து கொடுக்கப்பட்ட பின்னரும் கூட டான்சில் கோளங்களின் வீக்கம் தொடர்ந்து காணப் பட்டால், அப்போதும் இம்மருந்து கொடுக்கப்பட வேண்டும்.

பெல்லடோனா கொடுத்தவுடன் ஒரு வீக்கம் தோன்றிப் பெரிதாகக் கட்டி போன்று ஆகிவிட்டால், அந்தக் கட்டி பழுத்து அதிலிருந்து சீழ் வெளியேற மெர்க் (Marc) கொடுக்கப்படவேண்டும். எனினும் கட்டி தோன்றி பழுப்பதற்கு முன் மெர்க் கொடுக்கக்கூடாது.

இறுதியாக டான்சில் கோளங்களில் உள்ள புண்கள் வெடித்து சீழ் வெளியேறிய பின்னரும் புண் ஆறாதிருந்தால்-சல்பர் கொடுக்கப்பட வேண்டும்.

அடிக்கடி டான்சில் கோளங்கள் வீங்கித் துன்புறும் குழந்தை களுக்கு காலையில் பாரிட்டாகார்ப், மதியம் ரஸ்டாக்ஸ், மாலையில் பிரையோனியா, இரவில் நக்ஸ்வாமிகா-என தினம் ஓரிரு மாதங்கள் கொடுத்து வந்தபின் அவற்றை இடையிடையே நிறுத்தி Posrinum-Tuberculinum-Bacillinum ஆகியவற்றை மாற்றி மாற்றிக் கொடுத்துவர டான்சில் கோளங்கள் வீங்குவது நின்று, நோயாளி நல்ல உடல் நலனைப் பெறுவார்.

டிப்தீரியா (Diptheria)

இது பெரும்பாலும் ஒரு வயதிலிருந்து ஐந்து வயதிற்குட்பட்ட குழந்தைகளை மிகுதியாகப் பாதிக்கும் ஒரு அபாயகரமான நோயெனக் கருதப்படுகிறது. இந்நோய் பல்வேறு சமயங்களில், பல்வேறு இடங்களில் தொற்று நோயாகப் பரவிய காலங்களில் பல்வேறு உருவங்களில் தோன்றியுள்ளது.

(இந்நோய், நோயின் கிருமிகளுடன் தொடர்பு ஏற்பட்ட 24 மணி நேரத்திலோ அல்லது ஐந்து தினங்களுக்குள்ளோ தோன்றி விடுகிறது.)

நோயுற்றவரின் மூக்கு, தொண்டை ஆகியவற்றின் மீதுள்ள மென்தசைப் படலங்கள் மீது, குறிப்பாக டான்சில் கோளங்கள், உள்நாக்கு, மேலண்ணம் ஆகியவற்றின் மீதும் பொய்யான வெண்மையான நிறமுடைய மென்தசைப் படலங்கள் மீதும் தோன்றுகின்றன.

தொடக்கத்தில் காய்ச்சல், குளிர் நடுக்கம், மிகுதியான நாடி ஓட்டம், பலமிழந்துவிடுதல், சோர்வு தோன்றுதல், விழுங்குவதில் துன்பம், அமைதியின்மை ஆகியவை தோன்றும். சில சமயங்களில் இது சாதாரணமான தொண்டைக்கட்டுதான் என எண்ணி அலட்சியம் செய்து விடுவதும் உண்டு.

தொண்டையை சோதித்துப் பார்த்தால் அது கருஞ்சிவப்பு நிறமுடையதாக வீங்கி இருப்பது தெரியும். டான்சில் கோளங்கள் வீங்கியும், சாம்பல் நிறமான வெண்ணிறப் புள்ளிகள் கொண்ட பூஞ்சக்காளான் வளர்ந்திருப்பது போன்று ஒருவகைப் படலம் வளர்ந்து ஒன்றுடன் ஒன்று சேர்ந்து காணப்படும், பின்னர் அது அழுக்குப் படிந்த மஞ்சள் நிறமுடையதாக ஆகும். இந்தத் திட்டுகளின் ஓரங்கள் மிகுந்த செந்நிறமுடையதாகக் காணப்படும். அங்கு வளர்ந்திருக்கும் பூஞ்சக்காளான் போன்ற பகுதியை நீக்கினால், சிவந்த, கரடுமுரடான மற்றும் சிலவேளைகளில் குருதி வெளிப்படுகிற பகுதிகள் காணப்படுகின்றன. நாக்கில் அழுக்கடைந்த மஞ்சள் நிறமுடைய மாசுபடிந்து காணப்படுகிறது. வாயிலிருந்து ஒரு வகையான கெட்ட நாற்றம் வீசும். கழுத்தில் உள்ள கோளங்கள் வீங்கிப் பருத்துக் காணப்படும். விழுங்குவதில் துன்பம் மிகுதியாகக் காணப்படும். நோயாளி வலிமை யிழந்து சோர்வு மிகுந்தவராவார். இந்நோய் தொடக்கத்திலேயே குணப்படுத்தப்படாவிட்டால், இந்தப் பகுதியில் வளர்ந்துள்ள பூஞ்சக்காளான் போன்ற மென்தசைப்படலங்கள், மூக்கு, தொண்டை, உள்நாக்கு, மேலண்ணம் ஆகியவற்றின் உள்ளும் பரவிப் பெருத்து விடுகிறது. அதன் விளைவாக இருமல், தொண்டைக்கம்மல் ரம்பம் அறுப்பது போன்று மூச்சுவிடுதல், மூச்சுத் திணறல் ஆகியவை தோன்றி நோயாளியின் வாழ்வு இறப்பில் முடிகிறது.

இந்நோய் கண்டமாலை (Scrofula) உடல்வாகுள்ளவர்களையே எளிதில் தாக்குகிறது.

சில நேரங்களில் கொள்ளை நோய் (Epidemic) போன்று பரவிவரும் போதும், செவ்வாப்புக் காய்ச்சலின் (Scarlet Fever) போதும் காணப்படும். வேறு சில சமயங்களில் வாந்தி, வயிற்றோட்டம், வாயிலிருந்தும் மூக்கிலிருந்தும் இரத்தம் வடிதல் ஆகிய குறிகளும் காணப்படும்.

இந்த நோய் பொதுவாக ஒன்று முதல் மூன்று வாரங்கள் வரை நீடித்து இறுதியில் நோயாளி மரிக்கலாம் அல்லது பிழைத்துக் கொள்ளலாம். இந்த நோயின் போது மூக்கிலிருந்து காரமான நீர் வெளியேறுதல், தொண்டைகம்மிய இருமல், மூக்கில் இரத்தம் வடிதல், வாந்தி, வயிற்றோட்டம், இசிவுகள் போன்ற நோய்கள் தோன்றுதல். தொடக்கத்தில் எந்தவிதத் துன்பமும் இல்லாதது போன்று தோன்றும் நோய்கூட சில வேளைகளில் நோயாளியைக் கொன்றுவிடுகிறது. எனவே மிக அதிகமான முன்னெச்சரிக்கையுடன் மருத்துவர் நோய்க்கான மருந்துகளைக் கொடுக்க வேண்டும்.

இந்த நோயிலிருந்து மீண்டுவிட்ட போதிலும், பல்வேறு சமயங்களில் இந்த நோயால் பாதிக்கப்பட்டவர்களுக்கு பக்கவாதம், கண்பார்வையிழத்தல், காது கேளாமல் போதல், சுவை மற்றும் வாசனையறிய முடியாமல் போதல் ஆகியவை தோன்றலாம்.

மருந்துகள்

அக்கோனைட்

தொண்டை சிவந்து புண்போன்று காணப்படுதல், தலைவலி, விழுங்குவதில் துன்பம், பலமான நாடியோட்டம், உள்நாக்கு, காற்றுக் குழாய் முதலியவற்றில் வேக்காடு.

பாப்டிசியா

தொண்டை கருஞ்சிவப்பு நிறமும், அழுகிய நாற்றம் உடையதாக புண் போன்றும் காணப்படும், வீங்கியிருக்கும். இருந்தாலும் வலி இருப்பதிலலை; திரவப் பொருட்களை மட்டுமே விழுங்க முடியும். கடினமான ஆகாரப் பொருட்களை விழுங்க இயலாது.

அபிஸ் மெல்

தொடக்கத்திலிருந்து அதிகமான சோர்வும் பலமின்மையும், தொண்டைப் பகுதியிலுள்ள பூந்தசைகள் அழுக்கடைந்த சாம்பல் நிறம் கொண்டதாக இருத்தல் (கறுப்பு வண்ணமுடையதாயிருந்தால் பைட்டோலக்கா) கண்களைச் சுற்றிலும் ஒருவகையான ஊத்தம் காணப்படும். விழுங்கும்போது காதுகளில் வலி, பாதிக்கப்பட்ட இடங்களில் தெறிக்கும் வலி, சருமத்தின் மீது அரிப்பும் வலியும் கொண்ட புறப்பாடுகள், கைகளும், கால்களும் மரத்துப் போயிருத்தல்.

ஆர்சனிக் ஆர்ப்

மிகுந்த துயரம்; அமைதியின்மை; சாவு வந்து விடுமோ என்ற பயம்; வாயிலிருந்து கெட்ட நாற்றம்; மூக்கிலிருந்து கொழ கொழப்பான

கெட்ட நாற்றமுடைய கழிவுப் பொருள் வேளியேறுதல்; அடிக்கடி சிறிது சிறிதாக குளிர்ந்த நீர் பருக வேண்டுமென்ற விருப்பம், மிக அதிகமாகிக் கொண்டே வரும் களைப்பும், பலவீனமும், சோர்வும் ஆகிய அனைத்துக் குறிகளும், நள்ளிரவு நேரத்திலும் அதை ஒட்டியும் மிகுதியாதல்.

பெல்லடோனா

தொண்டை முழுதும் வறண்டிருத்தல்; டான்சில் கோளங்கள் மிகுந்த சிவப்பாகவும் வீங்கியும் காணப்படுதல்; விழுங்க இயலாது அல்லது மிகத்துன்பத்துடனேயே விழுங்க இயலும் நிலை; அமைதி யின்மை; தூங்க வேண்டுமென்ற விருப்பம் - ஆனால் தூங்க இயலாமை; தூங்கும் போது பதறி எழுந்திருத்தல் அல்லது படுக்கையின் மீது குதித்து எழுதல்; தலைக்கு மிகுதியான இரத்தம் செல்லுதல்; கழுத்தில் உள்ள தமனிகள் அடித்தல்; விழுங்கியது போன்று காணப்படும் விழிகள், ஜன்னி.

பிரையோனியா

டான்சில் கோளங்கள் மீதும் மேலண்ணத்தின் மீதும் பொய்யான பூந்தசைப் படலங்கள் படிந்திருத்தல், உதடுகள் வறண்டும், வெடித்துப் போயும் காய்ந்தும் இருத்தல், மிக அதிகமாக நீர்பருகுதல், சற்று அசைந்தால் கூட துன்பம் அதிகரிக்கிறது என்பதனால், சிறிது கூட அசையாது ஓரிடத்தில் இருக்க விருப்பம், குமட்டலும் மயக்கமும் தோன்றுவதால் உட்கார்ந்திருக்க இயலாமை, வறண்ட, கடினமான, காய்ந்து போன மலம் வெளியேறுதல்.

லாச்சசிஸ்

தொண்டையின் உட்புறமும் வெளிப்புறமும் மிகுதியாக வீங்கியிருத்தல், டான்சில் கோளங்களில் நீலநிறமான வீக்கம், குளிர்ந்த பானங்கள் குடிக்கும்போது மிகுதியான வலி, தொண்டை புண் போன்றிருத்தல், மூச்சுத்திணறல், முதலில் இடதுபுறம் தொடங்கி பின்னர் வலது பக்கம் செல்லுதல், அல்லது இடதுபுறம் மட்டுமே மிகுதியாகப் பாதிக்கப்பட்டிருத்தல், தொண்டையிலும் குரல்வளை யிலும் எதுவும் படமுடியாதிருத்தல், டிப்தீரியா நோயின்போது தோன்றும் பொய்யான சவ்வுப்படலங்கள் தொண்டை முழுவதையும் அடைத்துக் கொண்டிருத்தல். நோயாளி தூங்கியெழுந்தபின் துன்பம் மிகுந்தவராகக் காணப்படுகிறார்.

லைக்கோபோடியம்

தொடக்கத்தில் நோய் வலது புறத்தில் ஆரம்பிக்கிறது. பின்னர் அது இடதுபுறத்திற்கும் செல்கிறது. தொண்டை சிவந்த கபில

நிறமுடையதாக இருத்தல், விழுங்கும்போது தொண்டையில் குத்தும் வலி காண்பது.

வாயில் எச்சில் மிகுதியாக ஊறுவதால் அடிக்கடி எதையோ விழுங்க வேண்டியதிருத்தல் அல்லது தொண்டையில் ஏதோ ஒரு கடினமான பொருளிருப்பது போன்ற உணர்வு ஏற்படும். அதனால் ஒவ்வொரு முறை மூச்சை உள்ளிழுக்கும் பொழுதும், தொண்டைப் பகுதி முழுவதும், டான்சில் கோளங்களிலும், நாக்கு முழுதும் கடினமான மஞ்சள் நிறமுடைய அழுக்கான மாசு படிந்திருத்தல் வெண்மையான கடினமான, கெட்ட நாற்றமுடைய சளி போன்ற பொருள் இருமும் போது வெளியேறுதல், மூச்சு கெட்ட நாற்றமுடையதாக இருத்தல், கழுத்தில் உள்ள கோளங்கள் வீங்கியிருத்தல், அதிகமாக விரிந்து காணப்படும் நாசித்துவாரங்கள், தூக்கத்திலிருந்து எழுந்தவுடன் மிகுந்த கோபமும் எரிச்சலும் கொண்டவராக இருத்தல், சிறு நீரில் சிவப்பு நிறமான மண்போன்ற பொருள் காணப்படுதல் முதலியன நோயின் அறிகுறிகள், குளிர்ந்த பானங்கள் அருந்துவதால் நோய் குறைதலும், சூடான பானங்கள் அருந்துவதால் நோய் மிகுதலும் காணப்படும்.

மேற்சொன்ன மருந்துகளைத் தவிர டிப்திரினம் என்ற நோ சோடை, 200 வீரியத்தில், நோய் தோன்றும் அபாயம் இருக்கும் போதும், நோய் தோன்றிய பிறகும் பிற மருந்துகளுக்கிடையிலும் கொடுத்து வரலாம்.

மேற்சொன்ன மருந்துகள் தவிர நைட்ரிக் ஆசிட், காலியைக் ரோம், மெர்கூரியால் சைனேட்டம், அம்மோன் கார்ப், பாஸ்பரஸ் ஆகிய மருந்துகளும் குறிகளுக்கேற்பப் பயன்படுத்தப்படலாம்.

அவசரமான நிலைகளில் 30 அல்லது 200 வீரியத்தில் தேர்ந் தெடுக்கப்பட்ட மருந்தின் 5 சொட்டையோ அல்லது 10 மாத்திரை களோயோ 1/2 குவளை தண்ணீரில் கரைத்து வைத்துக்கொண்டு, நோயின் கடுமை மிகுந்திருக்கும் போது ½ மணிக்கொருமுறையும், கடுமை குறையக் குறைய மருந்தை நீண்ட இடைவெளிக்குப் பின்னரும் கொடுத்துவரவும், நோயாளியின் நிலைக்கேற்ப உணவு கொடுக்கப்பட வேண்டும். பசி இருந்தால் எளிய திரவப் பொருள் ஆகாரமே கொடுக்கப்பட வேண்டும். நல்ல, தூய பால் மிகச் சிறந்த உணவாகும். மதுபானங்கள் கொடுக்காமல் இருத்தல் இன்றியமையாதது.

பகுதி - 8
மார்பு தொடர்பான நோய்கள்

தொண்டைக்கம்மல் அல்லது தொண்டைக்கட்டு
(Hoarseness)

சாதாரணமாக தொண்டைக்கட்டு உடலில் உள்ள ஏதோ ஒரு ஆழ்ந்த வியாதியின் அறிகுறியேயாகும். காற்றுக்குழலிலோ அல்லது தொண்டைப் பகுதியிலோ உள்ள பூந்தசைப்பகுதிகளில் உறுத்தல் ஏற்பட்டுள்ளதனாலோ அல்லது அழற்சி ஏற்பட்டுள்ளதனாலோ இந்நோய் தோன்றலாம். இந்நோயின் போது குரல் கம்மி இருக்கும். கரகரப்பாகவோ அல்லது குரல் இழந்து போவதோ நிகழலாம். அதனுடன் இணைந்து தொண்டையில் காணப்படும். (பெரும்பாலான சமயங்களில் தடுமன் பிடித்ததனாலும், வேறுபல சமயங்களில் தட்டம்மை, காற்றுக்குழல் அழற்சி (Croup) மார்ச்சளி நோய் (Bronchitis) ஆகிய நோய்களின் போது, அவற்றின் முன்னோடியாகத் தோன்றுவது வழக்கம்) சில வேளைகளில் மிக அதிகமான அளவு உணர்ச்சி வசப்பட்டாலும் இந்நோய் தோன்றுவதுண்டு. தொண்டைப்புற்று நோய்க்கும், உணவுக்குழாய் புற்றுநோய்க்கும்கூட இது முன்னோடியாகத் திகழலாம்.

சிகிச்சை

கார்போவெஜி

காலையிலும், மாலையிலும், சற்றுநேரம் பேசிக்கொண்டிருந்த பின்பு நோய் அதிகமாதல், தட்டம்மை (Measles) க்குப் பிறகு தோன்றிய குரல் கம்மலுக்கும் இருமலுக்கும் இம்மருந்து பயன்படும்.

காஸ்டிகம்

குறிப்பாக காலையில் குரல் முழுதும் இழந்துபோதல்; குரல் கம்மலும், கரடுமுரடான குரலும்; தொண்டையும், மார்புப் பகுதியும் புண்போன்று வலித்தல், நாக்கு இழுத்துக் கொள்வதால் குரல் இழந்து போதல்.

சாமோமில்லா

சளிப்பிடித்ததால் தொண்டைக்கம்மல், குறிப்பாக குழந்தைகளுக்கு, தொண்டையில் சளியுடன் கூடிய தொண்டைக்கம்மல்; நோயாளி அடிக்கடி கோபம் கொள்ளுதல்: எரிச்சல்படுதல்.

மெர்கூரியஸ்

தொண்டையின் கிச்சுக்கிச்சு காட்டுவது போன்ற எரிச்சலுடன் கூடிய இருமலும், தொண்டைக்கட்டும்; அதிகமாக வியர்த்த போதிலும் நோய் சிறிதும் குறையாதிருத்தல்; சிறிது காற்று வீசினாலும் நோய் அதிகரித்தல்.

நக்ஸ்வாமிகா

பிடிவாத குணமுடைய, வழக்கமாக மலச்சிக்கல் உடையவர்களுக்கு ஏற்படும் சளியினால் தோன்றும் தொண்டைக்கம்மல்; தொண்டையில் ஏதோ நெருடும் உணர்வு.

பல்சட்டில்லா

சொற்களை பலமாக உச்சரிக்க இயலாதபடி செய்யும் தொண்டைக் கம்மல்; கலகலவென்று ஒலிக்கும் சளியுடன் கூடிய இருமல்; பச்சையும், மஞ்சளுமான சளி வெளியேறுதல். அந்தச் சளி நாற்றமுடையதாக இருத்தல்; மென்மையான, கண்ணீர் விடும் இயல்புடைய நோயாளி களுக்கு இம்மருந்து ஏற்றது.

பாஸ்பரஸ்

குரல் இழப்புடன் குரல் கம்மியிருத்தல்; குரல்வளையில் வலியும் கரகரப்பும் உண்டாதல்; நீண்டநாள் குரல்கம்மல்; மார்புப் பகுதியில் இறுக்க உணர்வுடன் கூடிய வறண்ட இருமல் ஆகிய அறிகுறிகளிருந்தால் இம்மருந்தைத் தரலாம்.

குரல்வளை வேக்காடு
(Laryngitis)

குரல்வளை, காற்றுக்குழலுக்கு மேற்பகுதியில் அமைந்துள்ள வினோதமான உருவ அமைப்புடைய ஓர் உறுப்பு. இது காற்றுக் குழலுடன் தொடர்புடையதாகவுள்ளது. நாம் மூச்சுவிடும் பொழுது காற்றுக்கு வழிவிட்டு விலகுகிறது. அதுவே நமக்கு, குரல் வழங்கும் உறுப்பு. இந்த உறுப்பில் உள்ள பூந்தசைப் பகுதிகள் வேக்காடடைந் துள்ளதையே நாம் குரல்வளை வேக்காடு என்கிறோம். சில சமயங் களில் இது காற்றுக்குழல் வேக்காடு போன்று தோன்றுகிறது. இது பெரியவர்களையே மிகுதியாகப் பாதிக்கிறது.

இது குளிருடன் தொடங்குகிறது; காய்ச்சலின் போதும், திடீர், திடீரெனச் சூடு அதிகரிக்கிறது. தொண்டைப் பகுதியைத்தொட முடியாதபடி அது புண்ணாக இருக்கிறது; விழுங்குவது துன்பம் நிறைந்ததாக உள்ளது; குரல் கம்மி சிலவேளைகளில் குரல் இல்லாமலும் போய்விடுகிறது. மூச்சுவிடுவதற்குச் சிரமப்படுகிறார். தொண்டையில் ஒருவகையான இறுக்கமான உணர்வு காணப்படுகிறது. முகம் சிவந்து அல்லது நீல நிறமாகக் கூட ஆகிவிடுகிறது.

இந்த நோயைக் குணப்படுத்தாமல் விட்டால் பெரும்பாலான சமயங்களில் எலும்புருக்கி நோயின் குணங்குறிகள் நிறைந்ததாக மாறிவிடுகிறது.

காரணங்கள்

குளிரில் நீண்ட நேரம் வெளியில் இருத்தல்; சரியாக முழுதும் குணப்படுத்தப்படாத குரல்வளை வேக்காடு; நீண்டநேரம் படிப்பதற் காகவும், பேசுவதற்காகவும், பாடுபடுவதற்காகவும், குரலைப் பயன் படுத்துவது ஆகியவை இந்த நோய்க்கான முக்கியமான காரணங் களாகக் கருதப்படுகின்றன.

சிகிச்சை

அக்கோனைட்

தொடக்கத்தில் காய்ச்சல் மிகுதியாகக் காணப்படும்போது தொண்டை செம்மையாகவும், வறண்ட இருமலுடனும், விரைவாக மூச்சு விடுவதுடனும், காய்ச்சல் மிகுந்து காணப்பட்டால்; நரம்புக் கிளர்ச்சி மிகுதியாகவும், பயமும் கவலையுமிருக்கும் போது நோயுற்ற பகுதிகள் நெருப்பு எரிவது போல இருத்தல் [ஆர்சனிக், சல்ப்].

பெல்லடோனா

குரல்வளை மிகுந்த வேக்காட்டுடனும், வலியுடனுமிருத்தல்; தொண்டையைத் தொட முடியாமை, குரல்கம்மலும் குரல் இழப்பும்; வறண்ட லொக், லொக் என்ற இருமல்; தொண்டையில் ஏதோ ஒன்று அடைத்துக் கொண்டது போன்ற உணர்வு; விழுங்குவதற்குத் துன்பமடைகிற, வறண்ட, எரிகின்ற தொண்டை [கல்கேரியா].

கார்போவெஜி

காலைவேளையில் தொண்டைக்கம்மலும் பேச இயலாமையும் [காஸ்மடிக், சல்ப்]; குரல்வளையில் அரிப்பு; கிசுகிசு உணர்வு; தொண்டை தொடர்பான எலும்புருக்கி நோய்; பச்சையான சளி வெளியேறுகிற இருமல்.

லாச்சசிஸ்

குரல்வளை வீக்கம்; தொண்டையில் ஏதோ ஒன்று நெருடும் உணர்ச்சி; மெல்லிய குரலுடன் தொண்டைக்கம்மல்; தொண்டையில் இறுக்கம்; தொண்டையைச் சுற்றிலும் எதையும் அணிய முடியாத நிலை; தொண்டையில் எதுவும் படமுடியாத நிலை, அவ்வாறு பட்டால் மூச்சுத்திணறலும், இருமலும் தோன்றுதல்.

ஹீப்பர் சல்ப்

குரல்வளயில் உஸ்ஸென்று ஒலிக்கிற (Wheezing) மூச்சு; அங்கு சிறுசிறு பகுதிகளில் வலி; காகம் கரைவது போன்று ஒலிக்கும் வறண்ட இருமல்; நோயாளி மூச்சுவிட முடியாது திணறுதல்; உடலில் மேலாடை இல்லாமல் திறந்திருந்தால் உடனே இருமல் தோன்றுதல்.

காஸ்டிகம்

குரல்வளை எலும்புருக்கிநோய்; தொண்டையை அறுப்பது போன்ற வறண்ட இருமல். தொண்டையில் ஏற்படும் கிசுகிசுப்பு உணர்ச்சியால் தோன்றுகிறது. குரல்வளை மிகவும் வறண்டிருப்பது.

மேற்சொன்ன மருந்துகளைத் தவிர பாஸ்பரஸ், ஸ்பாஞ்சியா, மெர்கூரியஸ், நைட்ரிக் ஆசிட், சல்பர் ஆகியவையும் நோய்க் குறிகளுக் கேற்பப் பயன்படுத்தப்படலாம்.

காற்றுக்குழல் அழற்சி
(Croup)

இந்நோய் குழந்தைப் பருவத்தில் மட்டும் தோன்றும் நோயாகும். குரல்வளை மற்றும் காற்றுக் குழலின் பூந்தசைப் பகுதிகள் இந்நோயின் போது வேக்காடடைந்து விடுகின்றன. இந்நோயை இரண்டு வகை களாகப் பிரிக்கின்றனர். அவை 1. உண்மையானது 2. போலியானது.

முதல் வகை சற்றுக் கடுமையானது. பல சமயங்களில் நோயாளி யைக் கொன்று விடுகிறது. சாதாரணமாக இருமல், தொண்டைக்கம்மல், தடுமன், உடம்பில் சூடு, விரைவான நாடித் துடிப்பு, மூச்சு விடுவதில் தடை ஆகியவற்றுடன் தொடங்குகிறது. இரவு நேரம் தொடங்கியவுடன் குழந்தையின் துன்பம் அதிகரிக்கிறது. ஒரு உலோகக்குழல் வழியாக காற்று வருவது போன்ற 'விஸ்' என்ற ஒலியுடன் இருமல் காணப்படுகிறது. நோயாளி அமைதியற்றுக் காணப்படுகிறார்; உடம்பு மிகுந்த சூடுள்ள தாகக் காணப்படுகிறது, முகம் சிவந்து, கவலை நிறைந்ததாகக் காணப் படுகிறது. இவ்வாறு குழந்தை இரவு முழுவதும் போராடுகிறது.

காலையில் நோய் குறைந்து குழந்தை விளையாடி மகிழ்கிறது. எனினும் இரவு வந்தவுடன், நோய் மீண்டும் தோன்றி குழந்தையைத்

தொந்தரவு செய்கிறது. இருமல் தொண்டையை அடைத்துக் கொள்வது போன்றிருக்கிறது. மூச்சு விடும்போது ரம்பம் (Saw) அறுப்பது போன்ற, பெரும் ஒலி கேட்கிறது. குழந்தை தலையைப் பின்னோக்கித் தள்ளிக் கொள்கிறது; தொண்டையைப் பிடித்துக் கொள்கிறது. மூச்சுத்திணறல் ஏற்படுகிறது. தலையும், முகமும் குளிர்ந்த, வியர்வை நிறைந்ததாகவுள்ளது. கிசுகிசுத்த குரலும், முதலில் வேகமாகவும் வலிமை நிறைந்ததாகவுமிருந்த மிகுந்த நாடி ஓட்டம் மெல்லியதாகவும், பலமற்றதாகவும் ஆகிவிடுகிறது. உடல் முழுவதும் சோர்ந்து களைத்துப் போய்விடுகிறது.

இரண்டாவது வகையான போலியான காற்றுக் குழல் அழற்சி மேற்சொன்னது போன்று அவ்வளவு அதிகமான அபாயம் நிறைந்தது அல்ல. உதாரணமாக இரவு படுக்கைக்குச் செல்லும் குழந்தை சற்று நேரம் சென்றபின் மூச்சு விடத் திணறிக் கொண்டு, வறண்ட இருமல், மிகுந்த ஒலியுடன் 'விஸ்' 'விஸ்' என்ற சப்தத்துடன் மூச்சை உள்ளிழுத்துக் கொள்ளும். அத்துடன் உண்மையான மூச்சுக்குழல் அழற்சி நோயின் போது தோன்றும் பிற குறிகளுடனும் திடீரென குழந்தை எழுந்து உட்கார்ந்து கொள்கிறது. இவ்வாறு நோய் எதிர்பாராத நேரத்தில் குழந்தையைத் தாக்கினாலும் கூட, நோயை எளிதில் குணப்படுத்திவிட முடியும் என்பதனாலேயே இதைப் போலி என அழைக்கிறோம்.

காரணங்கள்

சில குடும்பங்களில் உள்ள பல குழந்தைகள் இந்நோய்க்கு எளிதில் ஆட்படுவதைக் காண முடிகிறது. எனவே அது உடல்வாகை அடிப்படையாகக் கொண்டதாகவே இருக்க முடியும். எனினும் குளிரில் நடந்து திரிவது, ஈரம் நிறைந்த பகுதிகளில் வாழ்வது, வியர்வையுடன் இருக்கும்போது குளிர்ந்த காற்று உடலில் படுவது ஆகியவையும், குழந்தைகளுக்குப் போதுமான, பாதுகாப்பு நிறைந்த உடைகளை அணிவிக்காமல் இருப்பதும் இந்நோயை ஏற்படுத்தும் காரணங்களாக வுள்ளன.

சிகிச்சை

அக்கோனைட்

முதல் நிலை. மிகுந்த காய்ச்சல், சூடான உடல், மிகுந்த அமைதி யின்மை; காற்று வீசும் நேரத்தில் அதிகமாக வெளியில் திரிவது (ஹீப்பர்); ஏதாவது ஒன்றை விழுங்க முயலும் போது தொண்டையில் புண் போன்ற உணர்வும் வலியும், மூச்சை வெளிவிடும் பொழுது சப்தமாக மூச்சு விடுதல்; ஆனால் மூச்சை உள்ளிழுக்கும் போது ஓசை கேட்காமலிருப்பது; ஒவ்வொரு முறை மூச்சை வெளிவிடும் பொழுதும் துன்புறுத்தல் இருமல் [நீண்ட நாட்கள் நோய் நீடித்தால், சல்ப்].

பெல்லடோனா

தலையில் சூடு; முகமும், கண்களும் சிவந்து காணப்படுதல்; குரல்வளையில் புண் போன்ற உணர்வு; குரல்வளையைத் தொட்டால் மூச்சு நின்றுவிடுமோ என்ற பயம் [லாச்], தொண்டைப் பகுதி (Fances) முழுமையும் சிவந்து காணப்படுவது, வறண்ட, நாய் குரைப்பது போன்று ஒலிக்கும் இருமல்; மூச்சை உள்ளிழுப்பதில் சிரமம், தூங்க விருப்பம் - ஆனால் தூங்க இயலாமை [லாச்] தூங்கும்போது திடீரெனத் திகைத்து விழித்தெழுதல் [கல்கேரியா].

சாமோமில்லா

சளி நிறைந்த காற்றுக்குழல் வேக்காடு; மூச்சுக் குழலில் (Trachea) கல கலவென்று ஒலிக்கும் சளி மிகுந்து காணப்படல், மிகுந்த தொண்டைக் கம்மல், விஸ்விஸ் என்ற ஒலியுடன் இழுப்பு; சிறு சிறு வறண்ட இருமல், இரவு நேரத்திலும், தூக்கத்திலும் இவை அதிகமாதல்; குழந்தைக்கு இந்நோய் வந்தால் அதற்கு எரிச்சல் ஏற்படுவதுடன் யாராவது தன்னை தூக்கி வைத்துக் கொண்டு இங்குமங்கும் போக வேண்டுமென விரும்புகிறது. ஒரு கன்னம் சிவந்தும் மற்றொரு கன்னம் வெளிரியும் காணப்படுகிறது.

ஸ்பான்ஜியா

போலி காற்றுக்குழல் அழற்சியின்போது; மூச்சு விடுவது காகத்தின் கர், கர் என்ற கரைதல் போன்றோ, ரம்பம் அறுப்பது போன்றோ, நாய் குரைப்பது போன்றோ ஒலித்தால் பொதுவாக, பலமாக, விஸ்விஸ் என்ற ஒலியுடன் இருந்தால், மூச்சை உள்ளிழுத்தல், மூச்சு மிகுந்த ஒலியுடன் இருந்தால், மூச்சு விடும்பொழுது இருமல் அதிகமானால்.

மேலே கூறப்பட்ட மருந்துகள் தவிர காலியைக், பாஸ்பரஸ் ஆண்டிம் டார்ட், லாச்சசிஸ் ஆகியவையும் குணங்குறிகளுக்கு ஏற்பத் தேர்ந்தெடுத்துக் கொடுக்கலாம்.

இருமல் (Cough)

இருமல் மட்டுமே ஒரு வியாதியல்ல. உண்மையில் அது வேறு ஒரு வியாதி. உடலின் உள்ளே இருப்பதையும், அதை வெளிப்படுத்தவும், வெளியேற்றவும் நம் உயிராற்றல் செய்கிற முயற்சியே என்பதை நாமறிதல் இன்றியமையாதது. எந்த அடிப்படையான நோய் இருமலைத் தோற்றுவித்துள்ளது என்பதை அறிந்து அதற்கும் அங்கு நிலவும் குணங்குறிகளுக்கு ஏற்ப மருந்து கொடுப்பதே இன்றியமையாத கடமையாகும்.

சிகிச்சை

அக்கோனைட்

சிறிய, வறண்ட இருமல், அது நீரைப் பருகுவதாலோ, புகை பிடிப்பதனாலோ அதிகரிக்கும். குளிர்ந்த மேல் காற்றினால் தோற்று விக்கப்பட்டிருக்கும்.

ஆர்சனிக்

கந்தகத்தின் புகையினால் ஏற்பட்டது போன்ற மூச்சைத் திணறடிக்கிற இருமல்; குறைவான, மிக அதிகமான இருமலுக்குப் பின் வருகிற சளி, மூச்சு விடுவதற்குச் சிரமம், குறிப்பாக மாடி ஏறும்பொழுது குளிர்ந்த நீர் பருக விருப்பம். ஆனால் சிறிது சிறிதாகவே பருகுவது, அமைதி இன்மையும் கவலையும்.

பெல்லடோனா

வறண்ட, இசிவுடன் கூடிய இருமல் இரவு நேரங்களிலும்; படுத்தவுடனும்; அசைந்தாலும் இந்நோய் அதிகமாகும்; தொண்டையில் ஏதோ தூசி இருப்பது போன்ற உணர்வுடன் ஓயாத கிசுகிசுப்பு ஏற்பட்டு இருமல் தோன்றும். தெறிக்கும் தலைவலியுடன் சிவந்த சூடான முகம், குழந்தைகள் இருமும் போது மிகுதியாக அழும்.

பிரையோனியா

வறண்ட இருமல், சிறிதுகூட சளி வெளிவராமை, இருமும் போது மார்பில் வலி; இரவு நேரத்தில் இருமல், அந்த இருமல் அவரைப் படுக்கையிலிருந்து எழுந்து உட்காரும்படி செய்து விடுகிறது; ஆழ்ந்த மூச்சு விடும்பொழுதோ அல்லது இருமும் பொழுதோ மார்பில் குத்துவலி; காய்ந்து வறண்டு போன கட்டியான மலம்; எரிச்சல் படுவதோடு அடிக்கடி கோபம் கொள்ளுதல்.

ஹீப்பர் சல்ப்

நன்றாகப் போர்த்துக் கொண்டு படுத்திருந்தால் இருமல் வராது; உடலின் எந்தப் பாகத்திலாயினும் குளிர்காற்றுப் பட்டவுடனேயே இருமல் வந்துவிடும். வறண்ட குரல்; கம்மிய இருமல்; கவலை மிகுந்த குரல், கம்மிய 'விஸ் விஸ்' என்று ஒலிக்கும் இருமல்.

டிரோசிரா

ஒவ்வொரு முறை இருமும்போதும் உயிர் போய்விடும் போலிருத்தல்; இருமலின் போது மூச்சுவிட முடியாமை.

காஸ்டிகம்

இருமல் நோயாளியின் உடல் முழுவதையும் குலுக்குவதாக இருக்கும்; எவ்வளவுதான் இருமினாலும் உள்ளே இருக்கும் கபம் வெளியேறாது. இருமும்போது சிறுநீர் தானாகவே வெளியேறும்.

ஹையாசியாமஸ்

நோயாளி படுத்திருக்கும்போது இருமல் அதிகமாகவும் உட்கார்ந் திருக்கும்போது குறைவாகவும் இருக்கும்.

இபிகாக்

வறட்டு இருமலாகவும், ஆஸ்துமாபோல் மூச்சுத்திணறலும் குமட்டலும் இருக்கும். சளி வெளியேற மாட்டாது.

காலிபைக்ரோம்

இருமல் கடுமையானதாகவும், கலகலத்த ஒலியுடனும், மூக்கடைப் புடனும் இருக்கும். வெளியேறும் சளி நூல் போன்றதாக இருக்கும்.

பல்சட்டில்லா

இருமும்போது வெளியேறும் சளி கெட்டியாகவும் பச்சையும் மஞ்சளும் கலந்த நிறமுடையதாகவும் இருக்கும். கசப்பு ருசியுள்ளதாக இருக்கும். சிலவேளைகளில் வாந்தி ஏற்படுவதும் உண்டு. படுத்திருக்கும் போது மார்பின் ஓரங்களில் வலி ஏற்படும். மாலை வேளையில் நோய் அதிகரிக்கும்.

ஸ்பான்ஜியா போஸ்டா

வறட்டு இருமல்; ஒவ்வொரு இருமலும் மரத்தை இரம்பத்தினால் அறுக்கும் ஒலி போன்ற ஒலியை உண்டாக்கும்.

இவைதவிர பாஸ்பரஸ், ரூமெக்ஸ்கிரிஸ் பஸ், சைனா, நக்ஸ்வாமிகா, கார்போவெஜி, சல்பர் ஆகிய மருந்துகளையும் நோயின் குணங்குறி களுக்கேற்பப் பயன்படுத்தலாம்.

கக்குவான் இருமல் (Whooping Cough)

இது குழந்தைப் பருவத்து நோய்களில் ஒன்று, இந்நோய் தொற்று நோயாகக் கருதப்படுகிறது. சாதாரணமாக இந்நோய் இரண்டாம் முறை ஒருவரைத் தாக்குவது இல்லை.

இந்நோயின் போக்கை மூன்று நிலைகளாகப் பிரித்துக் கூறுவதுண்டு:

1. சளியும் காய்ச்சலுமுள்ள நிலை.

2. வாய் ஓயாது இருமுதல் நிலை.

3. நோய் குறைந்து நீங்கும் நிலை.

முதல் நிலையில் சளியும் காய்ச்சலும் காணப்படுகிறது. தும்மலும், இருமலும், நீர் நிறைந்த கண்களும், சோம்பலும், இரவில் தூங்க இயலாமலும் இருக்கிறது. இந்த நிலையில்கூட நோயாளியை இருமல் விட்டுவிட்டுத் துன்புறுத்தும், பகலைக் காட்டிலும் இரவிலேயே

அதிகமாக இருக்கும். இந்த நிலை ஒன்று அல்லது இரண்டு வாரங்கள் நீடிக்கும்.

இரண்டாம் நிலையில் காய்ச்சல் குறைந்து விட்டிருந்த போதிலும் இருமல் விடாது வலிப்புடன், மூச்சுவிடக்கூட முடியாதவாறு தொடர்ந்து கடுமையானதாக இருக்கும். குழந்தை தூங்கும்போது திடீரென எழுந்து உட்கார்ந்து கொண்டு, கண்களில் நீர் வடியும் அளவிற்கும், மூச்சுத் திணறும் அளவிற்கும் இருமும். குழந்தை விளையாடிக் கொண்டிருந்தால் கூட அதை நிறுத்திவிட்டு 'கொல்' 'கொல்' ஒலியுடன் பயங்கரமாக இருமும், முடிவில் 'ஊப்' என்ற ஒருவகை ஒலியுடன், முடியும். ஒருமுறை கேட்ட இந்த இருமலின் ஒலியை வாழ்நாளில் என்றும் மறக்க முடியாது. இவ்வாறான இருமல் சில வேளைகளில் வலிப்பை உண்டாக்கி விடலாம் இவ்வாறான இருமல் ஒரு நாளைக்கு 20 அல்லது 30 முறை ஏற்பட்டு குழந்தையை மிக அதிகமான அளவு துன்புறுத்துகிறது. இருமல் அதிகமாக இருக்கும்போது உண்ட உணவுகளையோ அல்லது சளியையோ குழந்தை வாந்தி செய்வது வழக்கம். இவ்வாறான நிலை பல வாரங்கள் வரை நீடிக்கலாம்.

மூன்றாவது நிலையில் நோய் படிப்படியாகக் குறைந்து வருகிறது. இழுவைகளும், இருமலும் அளவிலும், தீவிரத்திலும் குறைகிறது. மூன்று அல்லது நான்கு வாரங்கட்குப் பிறகு சிறிது சிறிதாக சளியும், இருமலும் குறைந்து போய் முழுதும் குணமாகிறது.

சிகிச்சை

அக்கோனைட்

தொடக்கத்தில் அடிக்கடி துன்புறுத்தும் வறண்ட இருமல்; தொண்டை புண்ணாக இருப்பது போன்ற வலி; தொண்டையிலிருந்து ஊதலின் ஒலி கேட்டல்; மூக்கிலிருந்து இரத்தம் வடிதல்; ஒவ்வொரு முறை இருமும் போதும், குழந்தை வலியைத் தாங்க முடியாமல் தொண்டையைப் பிடித்துக் கொள்ளும்.

பெல்லடோனோ

நாய் குரைப்பது போன்ற இருமல்; ஒவ்வொரு முறை இருமும் போதும் அழுகை; சிவந்து அல்லது வெளுத்துக் காணப்படும். முகம் ஜில்லென்றுமிருக்கும்.

பிரையோனியா

அடிக்கடி இழுப்புடன் இருமல் (Paroxysm) இரவு நேரத்திலோ, அல்லது மாலையிலோ, உண்ட பின்னோ அல்லது ஏதாவது பானம்

பருகிய பின்னோ அதிகமாக இருப்பது. துருப்பிடித்த இரும்பு போன்ற பொருள் கலந்த கோழை; மார்பின் ஊடே தைக்கும் வலி, காய்ந்து சருகாகிப் போனது போன்ற கடினமான மலக்கட்டிகள்; எதுவும் நோயாளிக்குக் கோபமூட்டுகிறது; எரிச்சலூட்டுகிறது. உதடுகள் உலர்ந்து விரிந்து, வெடித்துக் காணப்படுகிறது. இக்குறிகளுக்கு பிரையோனியா நோய் தீர்க்கும் நல்மருந்தாகும்.

டிரோசிரா

இழுப்புடன் கூடிய வறட்டு இருமல் பல நிமிடங்கள் வரை நீடிக்கும்; அப்போது ரம்பத்தால் அறுப்பது போன்ற ஒலி கேட்கும்; வாந்தி இருக்கும்.

இம்மருந்தை நோய்த் தடுப்பு மருந்தாக இந்நோய் பரவிவரும் பகுதியில் குழந்தைகளுக்கு முன்னெச்சரிக்கையாக 200 வீரியத்தில் நாளைக்கு 1 வேளை வீதம் 3 நாட்கள் கொடுக்கவும். இந்த மருந்திற்கான நோய்க் குறிகள் காணப்பட்டால், மருந்தை ஓரிரு வேளை கொடுத்தாலும் போதும்.

இபிகாக்

குழந்தையை மூச்சுத்திணறச் செய்யும் இருமல் குழந்தை விறைப் பாகவும், நீல நிறமுடையதாகவும் ஆகிவிடுகிறது. மார்பில் ஏராளமான சளி இருப்பது போன்று தோன்றும் எனினும் சளி வெளியேறாது. இருமல் தொண்டையை அடைத்துக் கொள்ளும்; சில வேளைகளில் சளியை வாந்தி செய்யும் நிலை ஏற்படும்.

கோரல்லியம்ரூப்

சளி வெளியேறாமல் மூச்சுத் திணறல்; நின்றுவிடும் போன்ற அளவிற்குத் தொடர்ந்து இருமல் மேல் மூச்சு வாங்கல், மிகுதியான சோர்வு, இருமி, இருமி முகம் நீலநிறமாகவோ; கறுப்பாகவோ மாறுதல், குமட்டலும், வாந்தியும், நெஞ்சில் இரைச்சல். ஒரு நாளைக்கு நான்கு முறை இந்த மருந்தைக் கொடுக்கலாம்.

கோக்கஸ் காக்டி

ஒவ்வொரு முறை இருமும்போதும் வெளியேறும் சளி கயிறு அல்லது நூல் போன்று, இழுக்கத் தக்கதாகவும் பிசுபிசுப்பானதாகவும் இருத்தல்: முட்டையின் வெள்ளைக் கரு போன்ற சளி வாந்தியெடுத்தல்; மலச்சிக்கல் ஏற்படுதல். நடக்க ஆரம்பிக்கும் போதும், ஆடைகளின் இறுக்கத்தாலும் சிறு உழைப்பாலும் இந்நோய் அதிகரித்தல்.

காலிபைக்

வெண்கல ஓசை போன்ற இருமல் ஏராளமான மஞ்சள் நிறமுள்ள கோழை கம்பி போன்றோ அல்லது நூல் போன்றோ வெளிப்படும் இயல்புள்ளது: நோய் காலை வேளையிலும் கோடை காலத்திலும் அதிகரிக்கும்.

மேற்சொன்ன மருந்துகள் தவிர மெர்கூரியஸ், பாஸ்பரஸ், நக்ஸ்வாமிகா, ஹீப்பர் சல்ப், சாமோமில்லா ஆகிய மருந்துகளும் பயன்படலாம்.

மார்ச்சளி (Bronchitis)

மூச்சுக்குழல்களின் உட்பகுதியில் உள்ள பூந்தசைப் படலங்கள் வேக்காடடைந்திருப்பதையே மூச்சுக்குழல்களின் வேக்காடு அல்லது அழற்சி என அழைக்கிறோம். பொதுவாக இந்நோயை குறுகிய கால மூச்சுக்குழல் அழற்சி, நீண்ட கால மூச்சுக்குழல் அழற்சி என இரு பிரிவாகப் பிரித்துக் கூறுகிறார்கள்.

குறுகிய கால மூச்சுக்குழல் அழற்சி நோயின்போது குளிர், நடுக்கம், காய்ச்சல், தொண்டைக் கம்மல்; மூச்சுவிடுவதற்கு சிரமம், மூச்சுக்குழல் அழற்சி நோயின்போது குளிர், நடுக்கம், காய்ச்சல், தொண்டைக் கம்மல்; மூச்சுவிடுவதற்கு சிரமம், சில வேளைகளில் மூச்சுத் திணறல்; மார்பில் ஆஸ்த்மாவின் போது கேட்கும் ஒலி போன்ற ஒலியோ, ஒரு ஊதலின் ஒலியோ, கடூரமான, கடுமையான ஒலிகளோ கேட்கின்றன. கடுமையான, துன்பந்தருகிற அடிக்கடி தோன்றுகிற வறண்ட இருமலும், குறைந்த கபமோ வெளிவருவதும் நோயின் தொடக்கத்தில் காணப்படுகிறது. பின்னர் அதிகமான சளி வெளியேறுகிறது. பொதுவான சோர்வும், களைப்பும் நோயாளியிடம் காணப்படுகிறது. பசியில்லாமல் போய்விடுகிறது. நாக்கு மாசு படிந்ததாக உள்ளது. உதடுகள் வெளுத்துப் போய் முகம் கவலை நிறைந்ததாகக் காணப்படுகிறது. நோய் இந்த நிலையில் கட்டுப்படுத்தப் படாவிட்டால் நோயாளி மரித்துவிடும் வாய்ப்புகள் மிகுதியாகும்.

குழந்தைகள் பெரும்பாலும் இந்நோய்க்கு ஆட்படுகிறார்கள். குழந்தையின் மார்பில் சளி இருக்கும்போது அதனால் இருமுவதற்கு இயலாமல் திணறுகிறது. பால்குடிக்கும் குழந்தைகளுக்குப் பால் குடிப்பது இயலாததாகி விடுகிறது. எனவே அது தன் தலையைப் பின்னால் தள்ளிக் கொண்டு அழுகிறது. நோய் அதிகரிக்கும்போது, காற்றுக் குழல்களைச் சளி நன்றாக அடைத்துக் கொள்கிறது. குழந்தை அந்தச் சளியை அப்புறப்படுத்த இயலாமல் திணறி, பெரும்பாலான சமயங்களில் இறந்து விடுகிறது.

முதியோரும் இந்நோயால் பாதிக்கப்படுகிறார்கள். அப்போது அவர்கள் தூக்கக் கலக்கம் மிகுதியாகவும், சன்னி கொண்டு பிதற்றவும் செய்கிறார்கள்; நாக்கு வறண்டும் கபிலநிறமுடையதாகவும் ஆகிவிடுகிறது. நாடியோட்டம் மெதுவானதாகிறது; உடல் முழுவதும் வியர்த்துக் கொட்டுகிறது. காற்றுக் குழல்களில் கலகலத்த ஒலியுடன் சளி காணப் படுகிறது. பெரும்பாலான சமயங்களில் நோயாளி மரித்து விடுகிறார்.

நீண்ட கால மூச்சுக்குழல் அழற்சி நோய் பெரும்பாலும் குறுகியகால அழற்சி. நோய் சரியான முறையில் கவனிக்கப்படாததால் வருவதேயாகும். நீண்டகால நோயின்போது குரல் கம்மல் நிரந்தரமானதாக ஆகிவிடுகிறது. இருமல் வறண்டதாகவும், வலி மிகுந்ததாகவும், சளியில்லாததாகவும் இருக்கிறது. காற்றுக்குழல்களின் குழிப்புண்கள் உண்டாகி விடுகின்றன. அனைத்துக் குறிகளும் எலும்புருக்கி நோயின் குறிகளைப் போன்றே உள்ளன.

நீண்ட நேரம் குளிரில் அலைவது; குளிரிலும், வெயிலிலும் மாற்றி மாற்றி இருப்பது; மூச்சுக்குழல்களுக்கு உறுத்தலை உண்டாக்கும் பொருட்களையும் தூசியையும் சுவாசித்தல்; அதிகமாகப் பாடிய பிறகோ, மேடைப் பிரசங்கம் செய்த பிறகோ, போதுமான அளவு தொண்டையையும் கழுத்துப் பகுதியையும் பாதுகாப்பாக வைத்துக் கொள்ளாமல் இருத்தல் ஆகியவை இந் நோய்க்கு முக்கியமான காரணங் களாகக் கருதப்படுகின்றன.

சிகிச்சை

அக்கோனைட்

தொடக்கத்தில் வறண்ட குளிர் காற்றால் நோய் தோன்றியிருந்தால்.

இபிகாக்

மார்பிலும், தொண்டையிலும் கலகலத்த ஒலி; நாக்கில் வெள்ளை மாசு படிந்திருத்தல்; பாதிக்கண் திறந்திருத்தல்; தொட சகிக்காமை; நீல நிற முகத் தோற்றம்; இருமல்; சளி வெளியேறாமை.

கல்கேரியா கார்ப்

பல் முளைக்கும் காலத்தில் சளி; தொண்டையில் கலகலத்த ஒலி; இருமல் காலையில் சலியுடனும் மாலையில் வறண்டதாகவும் இருக்கும்; நீடித்த மார்ச்சளி; சில வேளைகளில் சளி நுரை நுரையாகக் காணப்படல்.

பாஸ்பரஸ்

தொண்டைக் கம்மலுடன் கூடிய இருமலும், சளியும், சளி நுரைநுரையாக இருக்கும்; தொண்டையில் குருகுருத்த உணர்வு;

இருமல்; மாலையிலும், குளிர் காற்றிலும் அதிகம்; அதிகமாகப் பேசுதல், உரக்கப் பேசுதல் ஆகியவற்றால் தோன்றும் இருமல்.

இவை தவிர, லைக்கோபோடியம், ஸ்பாஞ்சியா, கார்போவெஜி, காலிபைக்ரோம் ஆகிய மருந்துகளும் பயன்படுத்தலாம்.

மார்ச்சளிக் காய்ச்சல் அல்லது கபவாத சுரம் (Pneumonia)

நுரையீரல் வேக்காடடையும் போது இந்நோய் தோன்றுகிறது இது சாதாரணமாக எல்லா வயதினரையும் பாதிக்கக்கூடியது. இந்நோய் குளிர், நடுக்கம், சுரம் ஆகியவற்றுடன் தொடங்குகிறது. மார்புப் பகுதியில் கடுமையான வலியும், மூச்சு விடுவதற்குத் துன்பமும் தோன்றுகிறது. தொடக்க முதலே நோயாளியை இருமல் வாட்டுகிறது. அது மிகுந்த வலியைத் தருவதாக இருப்பதால் இருமலை அடக்க அவர் முயற்சிக்கிறார். தொடக்கத்தில் இருமல் சிறியதாகவும், வறண்டதாகவும் இருக்கிறது. பின்னர் அது சளி நிறைந்த, கலகலப்பான இருமலாகிறது. அப்போது வெளியேறும் சளி பளபளப்பானதாகவும், பிசுபிசுப்பான தாகவும் பாத்திரத்தில் ஒட்டிக் கொள்ளும் தன்மை கொண்டதாகவும் உள்ளது. மூன்று அல்லது நான்காவது நாளில் வெளிவரும் சளி சிவப்பு நிறமாகவோ, துருப்பிடித்த நிறமாகவோ காணப்படுகிறது. அதனுடன் மூச்சு இரைத்தலும் மூச்சுத் திணறலும் காணப்படுகிறது. நோயாளி பாதிக்கப்பட்ட பகுதியை படுக்கையில் சாய்த்துக் கொள்ள அல்லது மல்லாந்து படுத்துக் கொள்கிறார்.

அப்போது காய்ச்சல், தலைவலி, தாகம், விரைவான, பலமான நாடியோட்டம் ஆகியவை காணப்படுகின்றன. சிறுநீர் குறைவாகவும், மிகுந்த சூடாகவும் சிவந்த நிறமுடையதாகவும் உள்ளது. அமைதியற்ற வராக இருக்கிறார். சில நேரங்களில் இந்த நோய் டைபாயிடு சுரம் போன்றதாக மாறி விடுகிறது. அப்போது நாக்கு வறண்டு கபில நிறமுடையதாகிறது. மூளையும் பாதிக்கப்படுகிறது- சன்னி தோன்றுகிறது.

பொதுவாக இந்நோய் 14 நாட்கள்வரை நீடிக்கிறது. எனினும் ஏற்ற ஹோமியோபதி மருத்துவத்தின் மூலம் நோய் நீடிக்கும் காலத்தை வெகுவாகக் குறைத்து விடலாம்.

நுரையீரல் சவ்வின் அழற்சியைத் தூண்டும் காரணங்களே இந்நோயையும் தூண்டுகின்றன.

சிகிச்சை

அக்கோனைட்

தொடக்கத்தில் தோன்றும் குளிர், நடுக்கம், சுரம், தாகம், குளிர்ந்த நீர் அதிகமாகக் குடிக்க விருப்பம், மூச்சு விடுவதில் துன்பம், இறந்து விடுவோம் என்ற பயம், மார்பில் எரிச்சல் நிறைந்த வலி.

பிரையோனியா

மூச்சு விடுவதற்குச் சிரமம், தைக்கும் வலி, அசைந்தால் நோய் அதிகமாதல், மிகுந்த தாகம், நீண்ட இடைவெளிக்குப் பின் அதிக அளவில் தண்ணீர் குடித்தல், வாய்க்கசப்பு, சுரம், வறண்ட இருமல், மார்பில் குத்தும் வலி, வலி ஏற்படும்பொழுது மார்பைக் கையால் தாங்கிக் கொள்ளுதல், பாதிக்கப்பட்ட பகுதியை படுக்கையில் சாய்த்துக் கொள்ள விரும்புதல்; மலச்சிக்கல், நோய்க் குறிகள் இரவில் அதிகம்.

ஆன்டிம் டார்ட்

காய்ச்சல், இருமல், மார்பில் மந்தமான ஒலியுடன் கல கலத்த இருமல்; இந்த ஒலி மார்பிலும், தொண்டையிலும் அதிகம் காணப்படும்; இருமும்போதும், மூச்சு விடும் போதும் சளி இருக்கும் ஒலி கேட்கிறது, எனினும் சளி வெளியேறுவதில்லை. குமட்டல் வாந்தி, பலவீனம், குறிப்பாக முதியவர்களுக்கும் ஏற்றது. நாக்கில் வெண்மையான மாசு படிந்திருக்கும்.

பாஸ்பரஸ்

வலியுள்ள இருமல், இருமல் சிறிதாக இருக்கும் மூச்சு விடுவது துன்பம் நிறைந்ததாக இருக்கும். வேகமான இருதயத்துடிப்புக் காணப்படும்; சளிவெளியேறும்; சில சமயங்களில் நுரை நுரையாகவும், சில சமயங்களில் இரத்தம் கலந்ததாகவும் இருக்கும். இரத்தவாந்தியும் ஏற்படலாம். கறுத்த ஒல்லியான உடல் வாகுள்ளவர்களுக்கு மிகவும் ஏற்றது.

ரஸ்டாக்ஸ்

நீரில் நனைவதால் தோன்றும் சுரம், இருமல், குளிர், நடுக்கம் உடல் வலி, வெளியேறும் சளி, செங்கற்தூளைப் போன்றிருத்தல் ஓரிடத்தில் அமைதியாக இருப்பது நோயை அதிகரிக்கச் செய்கிறது. எனவே நோயாளி இங்குமங்கும் போய் வந்து கொண்டு இருக்கிறார்.

லைக்கோபோடியம்

சயரோகம் தொடர்பான நோய்களுக்கு உட்படும் உடல்வாகு; கன்னங்களில் வட்டமாகச் சில இடங்களில் சிவந்து காணப்படுதல்; சீழ்போன்ற சளி மிகுதியாக வெளியேறுதல்; மூக்கு மிக அதிகமாக விரிந்து சுருங்குதல்; தனியாக இருக்க பயம், மாலை 4 மணி முதல் 8 மணி வரை நோய் அதிகமாதல்.

சல்பர்

இம்மருந்து கண்டமாலை நோய் வாகுடையவர்களுக்கும், நீண்ட நாள் நீடிக்கும் மார்ச்சளிக்காய்ச்சலுக்கும் மார்பில் அதிகப்படியான சளி இருப்பது தெரியும்; அடிக்கடி மயக்கம் தோன்றும்; நோயாளி

சன்னல்களையும், கதவுகளையும் திறந்து வைக்க வேண்டுமென விரும்புவார். தலையின் உச்சியில் சூடு காணப்படும்.

மேலே கூறப்பட்டவை தவிர கார்போவெஜி, மெர்கூரியஸ் பெர்ரம்பாஸ் ஆகிய மருந்துகளையும் நோய்க் குறிகளுக்கேற்பப் பயன்படுத்தலாம்.

நுரையீரல் சவ்வின் அழற்சி (Pleurisy)

மார்புக் கூட்டின் உட்சுவரின் மீதும் அதையொட்டிப் படர்ந் திருக்கும் பூந்தசைப்பகுதி நுரையீரலின் மீதும் சென்று படர்ந்திருக் கிறது. அதற்கு நுரையீரல் சவ்வு என்று பெயர். இந்த பூந்தசைப் படலம் வேக்காடடைவதையே நாம் இவ்வாறு அழைக்கிறோம். இந்நோய், குளிருடனும், நடுக்கத்துடனும் தொடங்குகிறது. அப்போது நாடியோட்டம் பலமானதாகவும், விரைவாகவும் இருக்கும். அதனைத் தொடர்ந்து மார்பின் முலை காம்புப்பகுதியிலிருந்து, குத்தும் வலி தோன்றுகிறது. அந்த வலி இருமுவதனாலோ, மூச்சு விடுவதனாலோ, அல்லது பாதிக்கப்பட்ட பகுதியை படுக்கையில் சாய்த்துப் படுப்ப தனாலோ அதிகரிக்கிறது. இருமல் பலருக்கு மிகுந்த தொந்தரவு தருகிறது. எனினும் சிலருக்கு இந்த இருமல் வெளிப்படுவதே இல்லை.

அவ்வாறு தோன்றுகிற இருமல் வழக்கமாக வறண்ட, சிறிய இருமலாக உள்ளது. எனினும் நோயின் போது நுரையீரலின் உட்பகுதியும் வேக்காடடைந்திருந்தால், இருமும் போது, இரத்தம் கலந்த இரத்தம் கலவாத நுரை போன்ற கபம் வெளிவருகிறது. எந்தப்பகுதி பாதிக்கப்பட்டுள்ளதோ அந்தப் பகுதியில் வலி தொடர்ந்து இருந்து கொண்டேயிருக்கிறது. மார்பெலும்புகளின் ஓரங்களிலோ, அக்குளிலோ (Ampit) தோள்பட்டை எலும்பு (Collarbone) க்குக் கீழே அல்லது மார்பிற்குக் கீழோ அந்த வலி தோன்றலாம்.

நுரையீரல் சவ்வின் உட்பகுதியில் அது வேக்காடடையும் பொழுது ஒரு வகை திரவப்பொருள் சுரக்கிறது. அது காய்ந்தவுடன் இறுகிக் கட்டியாகி விடுகிறது. அது நுரையீரல் சவ்விற்கும் நுரையீரலுக்கும் இடையில் படிந்து பக்குகள் போன்று ஒட்டிக் கொள்கிறது. இதன் விளைவாக நோய் கடுமையாகி குணப்படுத்துவது மிகவும் சிரமம் நிறைந்ததாகிறது.

இவ்வாறான நோய் வயதானவர்களுக்குத் தோன்றும்போது பெரும்பாலான வேளைகளில், சிறிதளவு வலி மட்டுமோ அல்லது வலி இல்லாமலோ இருக்கிறது. இவ்வாறிருப்பதை மருத்துவர் தனது கூர்மையான அறிவாலும், நோயாளியை நன்றாக சோதிப்பதாலும் அறிந்து கொள்ள முடியும்.

இந்நோய் தோன்றிய ஏழாவது நாளில் உச்ச நிலையை அடைகிறது. சரியான சிகிச்சைக்குப் பின்னர் படிப்படியாகக் குறைந்து குணமாகிறது.

அதிக நேரம் குளிரிலோ ஈரத்திலோ வேலை பார்ப்பது அல்லது அலைந்து திரிவது வியர்வையை வெளிவராமல் தடுப்பது, அதிகமான உழைப்பு சிறு கருவிகளால் ஏற்படும் காயங்கள் ஆகியவை இந்நோயைத் தூண்டும் முக்கியமான காரணங்களாக உள்ளன.

சிகிச்சை

அக்கோனைட்

தொடக்கத்தில் இலேசான குளிர், காய்ச்சல், விரைவான வலிமையான நாடியோட்டம், புரண்டு புரண்டு படுத்தல், மிகுந்ததாகம், வறண்ட இருமலுடன் மூச்சுவிடச் சிரமம், வலது புறம் திரும்பிப் படுக்க இயலாமை.

ஆர்னிகா

கீழே விழுந்ததனாலோ, அடிபட்ட காயங்களுக்குப் பின்னர் நோய் தோன்றியிருந்தாலோ மார்பின் இடது புறம் குத்தும்வலி, சிறிய வறண்ட இருமல்; உடல் முழுதும் அடிபட்டது போன்று நொந்து காணப்படுதல், படுக்கை கடினமாக இருப்பதால் அடிக்கடி அதை மாற்றிக் கொண்டேயிருப்பது.

பிரையோனியா

தாங்க முடியாத சூடு, பாதிக்கப்பட்ட பகுதியில் குத்தும்வலி அது அசைந்தாலோ அல்லது மூச்சை இழுத்தாலோ அதிகரிக்கிறது; தலைவெடித்துவிடும் போன்ற தலைவலி; குமட்டலும், மயக்கமும் காணப்படுவதால் எழுந்து உட்கார இயலவில்லை; பாதிக்கப்பட்ட பகுதியில் சாய்ந்து படுத்திருப்பது நோயைக் குறைக்கிறது. கடினமான காய்ந்த சருகுபோன்ற கட்டியான மலம், சிறு விஷயங்கள் கூட நோயாளிக்கு கோபமூட்டுகிறது, எரிச்சல் ஏற்படுகிறது.

மெர்கூரியஸ்

மார்பில் புண் போன்ற உணர்வும் எரிச்சலும், தோள்பட்டையி லிருந்து வலதுபுறம் மார்புவரை குத்தும்வலி; இடதுபுறம் படுப்பதாலும், இரவு நேரத்திலும் இருமல் அதிகரிக்கிறது. மிகுந்த தாகத்துடன் ஈரமான நாக்கு அதிகமான வியர்வை ஏற்படல், நோய் சிறிதும் குறைவதில்லை.

பாஸ்பரஸ்

இன்னலுடன் விடப்படுகிற மூச்சு, இடது புறம் காணப்படும் குத்துவலி, உடலைக் குலுக்கும் வறண்ட இருமல், மார்பில் இறுக்கம்;

வயிறு காலியாக இருப்பது போன்றும் பலமிழந்து விட்டது போன்றும் உணர்வது குடலில் வெட்டுகிற, குத்துகிற, வலி; நீண்ட, குறுகிய வெளியேற்றுவதற்குக் கடினமாக இருக்கும் மலம். இவைதவிர நாட்ரம் சல்ப்; ரஸ்டாக்ஸ், சல்பர்; அபிஸ்மெல் ஆகிய மருந்துகளையும் குறிகளுக்கேற்பப் பயன்படுத்தலாம்.

ஆஸ்துமா (Asthma)

இது சுவாச உறுப்புகள் தொடர்பான ஒரு நோய். இந்த நோயின் போது, மூச்சு விடுவதில் ஏராளமான துன்பமும், மார்பில் ஒரு பெரும் அழுத்தமும், எங்கே மூச்சுத் திணறி இறந்து விடுவோமோ என்ற பயமும் காணப்படும். இந்த நோய் எதிர்பாராமல், பொதுவாக இரவு நேரங்களில் தோன்றுகிறது. நோயாளியின் மார்பில் ஒரு இறுக்கமும் தூய காற்றை சுவாசிக்க வேண்டுமென்ற பெருவிருப்பமும் காணப் படுகிறது. இருந்தாலும் தூய வெளிக் காற்று சற்று பலமாக வீசினால்கூட அதை அவரால் தாங்கிக் கொள்ள முடியாது. மூச்சு விடுவதற்குப் பெருமளவு துன்பப்படுகிறார். விஸ், விஸ் என்ற ஒலி மூச்சு விடும்போது கிளம்புகிறது. குதிரை அல்லது நாயின் விலா மூச்சுவிடும் பொழுது மேலெழும்பி கீழ் சரிவது போன்று இவரது விலா மேலும் கீழும் சரிகிறது. நாடியோட்டம் ஒழுங்கற்றதாக, விட்டு விட்டு அடிக்கிறது. முகம் கவலை மிகுந்தும் பயம் நிறைந்ததாகவும் காணப்படுகிறது. முகம் சிவந்தும் வீங்கியும் காணப்படுகிறது. எழுந்து, தலையையும், மார்பையும் பிடித்துக் கொண்டு உட்கார வேண்டியது தவிர்க்க முடியாததாக ஆகிவிடுகிறது. தொடக்கத்தில் வறண்ட இருமலே இருக்கிறது. ஆஸ்துமா மாதிரியான மூச்சுவிடுதல் நன்றாக நின்ற பிறகுதான் சளி பழுத்து வெளியேறத் தொடங்குகிறது. இவ்வாறாக இழுப்பது சாதாரணமாக ஒரு நாளைக்கு அல்லது இரண்டு நாட்களுக்கு குறிப்பிட்ட காலத்தில் மட்டும் இருந்து மீண்டும் திரும்பி அடுத்த நாள் அதே நேரத்தில் தோன்றுகிறது. அல்லது தொடர்ந்து நோயாளியைத் துன்புறுத்துகிறது.

இவ்வாறான நோய்க்கு உட்படும் தன்மை உள்ளவர்களுக்கு ஏதாவது வாசனைப் பொருட்களை நுகர்வதாலோ, தூசி நாசித் துவாரங்களில் நுழைவதனாலோ அல்லது உறுத்தலைத் தோற்றுவிக்கக் கூடிய வாயுக்களை சுவாசிப்பதனாலோ இந்நோய் தோன்றுகிறது.

இந்த நோய் அனைத்து வகையான மக்களையும், அனைத்துப் பருவத்தைச் சேர்ந்தவர்களையும், பல்வேறு காலங்களிலும் பாதிக் கிறது. எனினும் சிறுவயதினரைக் காட்டிலும் முதியோரையும், பெண் களைக் காட்டிலும் ஆண்களையும் மிகுதியாகப் பாதிக்கிறது. இந்நோய் துன்பந்தருவதாக இருப்பினும், நோயாளியைக் கொன்று விடுவதில்லை.

நோயாளி நோய் குறைந்தவுடன் மகிழ்ச்சியும், நம்பிக்கையும் உடையவராகி விடுகிறார்.

பெரும்பாலும் இது பரம்பரையை ஒட்டிய நோய் தான். எனவே சில குடும்பங்களில் அனைத்து அங்கத்தினர்களுக்கும் இந்நோய் இருப்பதைக் காணமுடிகிறது. இது நீண்ட நாள் ஒருவரது உடலில் நிலவும் நச்சுக்களால் (Miasms) தோற்றுவிக்கப்படுகிறது எனவும், ஏதாவது தோல்வியாதி உள்ளமுக்கப்படுவதால் தோன்றுகிறது எனவும் கூறப்படுகிறது.

மிகுதியாக உண்ணுவதால், கால நிலையில் மாறுதல், உறுத்தலை உண்டாக்கும் பொருட்களை நுகர்தல், உடற்பயிற்சி எதுவுமில்லாத ஆடம்பரமான வாழ்க்கையும் இந்நோயைத் தூண்டும் உடனடிக் காரணங்களாக விளங்குகின்றன.

சிகிச்சை

அக்கோனைட்

மூச்சு விடுவதில் சிரமம்-குறிப்பாகத் தூக்கத்தில் மூச்சை உள்ளிழுக்க இயலாமையுடன் மூச்சுத்திணறல், தவளை கத்துவது போன்று ஒலிக்கும் வறண்ட இசிவுடன் கூடிய இருமல்; காற்றுக் குழல் இறுக்கம்; மனதில் பெரும் பயமும் கவலையும்; நரம்புக்கிளர்ச்சி; இறந்து விடுவோமென்ற பயம்; இறந்து போகும் நாளைக்குறித்துப் பேசுதல் (ஆர்சனிக்).

ஆர்சனிக் ஆல்பம்

கவலை மிகுந்து காணப்படுவார், மூச்சுவிடத் திணறவும் செய்வார், மாடிப்படி ஏறும் போது துன்பம் அதிகரிக்கும். படுக்கும் போது, மாலை நேரங்களில், இரவு நேரங்களில்-குறிப்பாக நள்ளிரவுக்குப் பின், அமைதியின்மையும் இறந்து விடுவோமென்ற பயமும்; அதிக தாகம், ஆனால் சிறிது சிறிதாகவே பருகுகிறார். மூச்சு அடைத்துக் கொள்ளும் எனப்பயந்து படுத்துக்கொள்ள மாட்டார். வெப்பமான அறையிலிருக்க விரும்புவார்; இரத்த சோகையுள்ளவர் - (மிகுந்த இரத்த ஓட்டமுடைய பருமனான வர்க்கு - பெல்).

இபிகாக்

தொண்டை, மார்பு, வயிறு ஆகிய இடங்களில் அதிகமான இறுக்கத்துடனும் இழுவையுடனும் ஆஸ்துமா; மூச்சை உள்ளிழுக்கும் பொழுது மூச்சுக் குழல்களில் கல, கலவென்று ஒலிக்கும் சளி; இலேசான அசைவும் நோயை மிகுதிப்படுத்துகிறது. வயிறுகாலியாக இருக்கும் உணர்வுடன் கூடிய குமட்டல்.

ஸ்பான்ஜியா

ஒரு அடைப்பானைக் கொண்டு தொண்டையை மூடியது போன்ற உணர்வுடன் மூச்சுத்திணறல்; விஸ், விஸ் என்று விடப்படும் மூச்சு; உடல் சோர்ந்து விட்டது போன்று காணப்படும் நிலையில் விடப்படும் பெருமூச்சு; மூச்சுத்திணறி இறந்து விடுமோ எனப் பயந்து தூக்கத்திலிருந்து எழுந்திருத்தல்; தொண்டை கம்மிய ரம்பம் அறுக்கும் ஒலியுடன் கூடிய இருமல்.

ஆன்டிம் டார்ட்

மூச்சுத்திணறல்; சிறிய குறுகிய மூச்சு; நேராக உட்கார்ந்து கொள்ள வேண்டுமென்ற விருப்பம். (ஆர்சனிக்) நோயாளி இருமும் போது காற்றுக் குழல்கள் முழுதும் சளி நிறைந்துள்ளது போன்று தோன்றும். ஆனால் ஒரு சிறிது கூட சளி வெளிப்படுவது இல்லை.

சல்பர்

இரவு நேரத்தில் தூங்கும் பொழுது நோய் தோன்றும் அல்லது மார்பில் ஒரு இறுக்கத்துடன் மாலை வேளைகளில் தோன்றும்; காற்றுச்சூழலில் தூசி நிறைந்திருப்பது போன்று காணப்படும். தொண்டைக்கம்மலுடன் வறண்ட இருமல்; அடிக்கடி மயங்கி விழுதல்; தலையில் உச்சி எப்போதும் சூடாக இருப்பது; புகையினால் நோய் தோன்றியிருந்தால்.

நக்ஸ்வாமிகா

சீரணக் கோளாறும் காணப்படும் போது; இவற்றைத் தவிர, பாஸ்பரஸ், சாமோமில்லா, பிரைபோனியா, பெல்லடோனா, சைனா ஆகிய மருந்துகளையும் நோய்க் குறிகளுக்கேற்பத் தேர்ந்தெடுத்துக் கொடுக்கலாம்.

துணை முறைகள்

காது, மூக்கு, தொண்டை மற்றும் மூச்சுக்குழல் தொடர்பான நோயுடையோர், மருந்துண்ணும் காலத்தில், பழங்கள் உள்ளிட்ட குளிர்ச்சியான உணவுப் பொருட்களை உண்ணுதல் கூடாது. குளிர்ச்சி யான பானங்களும் உறுதியாகத் தவிர்க்கப் பட வேண்டும். நோயாளி எண்ணெய், நெய், மற்றும் கொழுப்புப் பொருட்கள் நிறைந்த உணவுப் பொருட்களை உறுதியாக தவிர்த்தே ஆகவேண்டும். மூச்சுப் பயிற்சி களும், உடற் பயிற்சிகளும் இன்றியமையாதவை. உடலை நல்ல காய்ந்த துண்டு ஒன்றால் அடிக்கடி தேய்த்துக் கொள்வது நல்லது. மலச்சிக்கல், அசீரணம் ஆகியவற்றைத் தவிர்த்தல் அவசியம்.

இதயப் படபடப்பு
(Palpitation of the heart)

இதயப் படபடப்பு என்பது ஒரு புறவயக்குறியாகவும், அகவயக் குறியாகவும் விளங்குகிறது. இந்நோய் பொதுவாக ஒருவரது இதயத்தில் வலிமையைக் காட்டிலும் வலிமையின்மையையே காட்டுகிறது.

இதயப் படபடப்பை ஒரு நரம்புத்தளர்ச்சியினால் விளைந்த உடற் கோளாறு எனக்கருதும் அதே வேளையில் இருதயம் வீங்கிப் பருத்தல் என்ற கோளாறுடன் தொடர்புடையதாகவும் இருக்கக்கூடும் என்பதையும் மறந்து விடுதல் கூடாது. அதன் காரணங்கள் பல. அதன் தோற்றுவாய்களும் ஏராளம்.

அது மூளை மற்றும் நரம்புக் கோளாறுகளால் ஏற்படலாம். உதாரணமாக வருத்தம், மகிழ்ச்சி, பயம் போன்ற உணர்வுகளுடன் தொடர்புடையவையாக இருக்கலாம்.

இரத்த ஓட்டம் தொடர்புடையவையாகவோ, இரத்த சோகை அல்லது ஏதாவது ஒரு தொற்று நோயின் காரணமாகவோ தோன்றலாம்.

வயிற்றுக் கோளாறுகளுடன் தொடர்புடையதாக இருக்கலாம்- குறிப்பாக முறைதவறி, மிகுதியாக, தேவையற்ற பொருட்களை உண்பதால் தோன்றலாம். பாலுறுப்புகளின் சீர் கெட்ட நிலையாலோ, பழுதடைந்த சிறுநீரகங்களாலோ தோன்றலாம்.

இந்நோயின் போது இருதயம் பலமாக அடித்துக் கொள்கிறது. நாடி வேகம் நிறைந்ததாகவுள்ளது. இதயம் பலமாக அடித்துக் கொள்வதைக் கேட்கவும், பார்க்கவும் முடிகிறது. நோயாளிகள் இருதயம் படபடவென்று அடித்துக் கொள்கிறது என்றோ இருதயம் 'டங்' 'டங்' என்று அடித்துக் கொள்கிறது என்றோ இருதயம் தொண்டைக்குழிக்குள் வந்து விட்டது போன்று உணர்வதாகவோ கூறுவார்கள். மூச்சு முட்டுவதாகவோ அல்லது இருதயபாகத்தில் வலி இருப்பதாகவோ கூறுவர். வலி, சற்று அழுத்தினால் குறைவதாகவும் கூறுவர். வலி, சற்று அழுத்தினால் குறைவதாகவும் கூறுவர். பொதுவாக இவ்வகை நோயாளிகள் அமைதியற்றவர்களாகவும் நரம்புத் தளர்ச்சி மிகுந்தவர்களாகவும், இறந்து விடுவோம் என்ற பயம் கொண்டவர்களாகவும் விளங்குவர்.

குறிகளையும், அந்நோய் தோன்றுவதற்கான காரணங்களை அடிப்படையாகக் கொண்டு மருந்துகள் தேர்வு செய்து கொடுக்கப்பட வேண்டும்.

சிகிச்சை

இக்னேஷியா

ஏதாவது இழப்பினால் ஏற்பட்ட துயரத்தினாலோ அல்லது அதிர்ச்சியினாலோ இந்நோய் ஏற்பட்டு ஏராளமான நீர்போன்ற சிறுநீர் வெளியேறினாலும், வயிற்றோட்டம் காணப்பட்டாலும் இம்மருந்து கொடுக்கப்பட வேண்டும்.

ஆர்னிகா காஸ்டிகம் கோகோ

உடல் உழைப்பினால் இருதயம் மிகுதியாக வேலை செய்ததால் படபடப்பு ஏற்பட்டிருந்தால் இந்த மருந்துகள் கொடுக்கப்பட வேண்டும்.

ஸ்டராபான்தஸ், பாஸ்பரஸ், சாமோமில்லா, காக்டஸ், கன்வலராமாஜஸ், அகாரி-கஸ், ஜெல்சிமியம், ஆர்னிகா ஆர்சனிக் ஆல்பம் ஆகிய மருந்துகள் போதை மருந்துகள், டீ, காபி, புகையிலை, ஆகியவற்றை மிகுதியாகப் பயன்படுத்தியதால் நோய் தோன்றியிருந்தால்.

சைனா, பெர்ரம் மெட், நாட்ரம் மூர், பல்சட்டில்லா இரத்த சோகை உடையவர்களுக்கு ஏற்றது.

கார்போவெஜி, சைனா, அபிஸ்நைக்ரா, பல்சட்டில்லா, பாஸ்பரஸ் ஸ்டாபிசாக்ரியா சீரணக் கோளாறினால் நோய் தோன்றியிருந்தால்.

பிக்ரிக் ஆசிட், லைக்கோபோடியம், பாஸ்பரஸ், ஸ்டாபிசாக்ரியா ஆகிய மருந்துகளை பால் உறவு மிகுதியால் அல்லது மன உழைப்பு மிகுதியால் நோய் ஏற்பட்டிருந்தால் கொடுக்கலாம்.

லிலியம்டிக், செபியா, கன்வலரா மாஜஸ், கருப்பைக் கோளாறு களால் நோய் ஏற்பட்டிருந்தால், இம்மருந்துகள் பயனளிக்கும்.

இருதய வலி அல்லது மாரடைப்பு
(Angina Pectoris)

சாதாரணமான இந்நோய் மத்திய வயதைத் தாண்டியவர்களை; குறிப்பாக மன உளைச்சல் மிகுந்த, பருமனான, வாத நோய் உடல் வாகுள்ளவர்களையும், சீரணிக்க முடியாத ஏராளமான பொருட்களை உண்பவர்களையும் மிகுதியாகப் பாதிக்கிறது.

இந்நோயின்போது இருதய பாகத்தில் திடீரென வலி தோன்றி, இருதயத்தைப் பலமாக இறுக்கி அழுத்துவது போன்று தோன்றும். வலி மார்பு முழுவதும் பரவிவிடும். சில வேளைகளில் இடதுகை முழுதும் பரவும். அத்துடன் பயம், வியர்வை படபடப்பு, மூச்சு விடுவதற்குச் சிரமம் ஏற்படும்.

ஒருமுறை தோன்றி குணமான பின்னரும் இந்நோய், சற்று அதிகமாக வேலை செய்தாலும் கூட மீண்டும் தோன்றி விடுகிறது. பின்னர் காரணமே இல்லாமல் நோயாளி படுத்திருக்கும் போது கூடத் தோன்றித் துன்புறுத்துகிறது.

சிகிச்சை

அக்கோனைட்

பருமனான உடல் உள்ளவர்களுக்கு முதன் முறையாக இவ்வலி தோன்றியிருந்தால் இம்மருந்தைத் தரலாம். முகம் சிவந்து, உடல் சூடாக, நாடியோட்டம் விரைவாகக் காணப்படும். தொடக்கத்தில் இது மிகவும் பயனுள்ளதாக இருக்கும்.

காக்டஸ் கிராண்டிப்ளோரஸ்

இடது பக்கமாகப் படுப்பதால் படபடப்பு, மார்பில் இருதய பாகத்தில் இறுக்க உணர்ச்சி; கழுத்தை யாரோ பிடித்து அழுத்துவது போன்ற உணர்ச்சி; காலை 11 மணிக்கு நோயதிகமாதல்.

ஆர்னிகா

அடிபட்டபின், அல்லது காயம்பட்டபின் ஏற்படும் இருதயவலிக்கு; சாதாரணமாக களைத்துப் போன இருதயத்திற்கு உற்சாகமூட்ட; இடது தோளிலிருந்து கை விரல்கள் வரை செல்லும் வலிக்கு.

பெல்லடோனா

அக்கோனைட் மருந்து தரத்தக்க நோய்க் குறிகளைப் போன்ற குறிகளுக்கு, அக்கோனைட் பயன்படாதபோது மார்பு பாகம் தொட முடியாதவாறு புண் போன்று காணப்பட்டால்.

ஆர்சனிக்

மூச்சு விடுவதற்கு மிகுந்த துன்பம் இருத்தல், இலேசான அசைவுகூட மூச்சுத் திணறலை ஏற்படுத்தல், இருதயம் படபடவென்று அடித்துக் கொள்ளுதல், முகம் வெளிரிப்போய் சாவுக்களைக் கொண்டதாக இருத்தல், சோர்வும், களைப்பும், நாடியோட்டம் ஒழுங்கற்றதாகவும், விட்டு விட்டும் காணப்படுதல், உடனடியாக நோய் குறையவில்லை என்றால் வெராட்ரம் ஆல்பம், அல்லது இபிகாக் கொடுக்கவும்.

நோய் தொடங்கியவுடனே காக்டஸ், க்ராட்டேகஸ், ஆக்ஸிய காந்தா ஆகிய மருந்துகளின் தாய் திரவத்தை நீரில் கலந்து ½ மணிக்கொருமுறை மாற்றி மாற்றிக் கொடுக்க நோய் குறைவதைக் காணலாம்.

மிக விரைவான நாடியோட்டம்
(Tachycardia)

இந்நோயின் போதுள்ள குணங்குறிகளையும், அதன் அடிப்படையான காரணங்களையும் நாமறிந்து கொள்வது மிக இன்றியமையாதது ஆகும். ஏனெனில் பல்வேறு நோய் நிலைமைகளின் போது மிக விரைவான நாடியோட்டம் காணப்படும். எனவே அந்த நிலையின் போது தோன்றும் குணங்குறிகளுக்கேற்ற மருந்தைக் கண்டுபிடித்துக் கொடுத்தல் வேண்டும். எனவே மிகுதியான நாடியோட்டம் உள்ள நோயாளிக்கு அவருக்கு ஏற்பட்ட மூளை மற்றும் நரம்பு தொடர்பான நோய்களின்போதும், பயம், கோபம், துன்பம் ஆகிய மன உணர்வுகள் மிகுதியாகக் காணப்படும் போதும் தோன்றும் அனைத்துக் குறிகளையும் அடிப்படையாக வைத்தே மருந்து தேர்ந்தெடுக்க வேண்டும்.

பல்வேறு சமயங்களில் குருதியிழப்பு மிகுதியாக இருக்கும் போது இந்நோய் தோன்றுகிறது. டைபாயிட், புற்றுநோய், கடுமையான இரத்த சோகை மிகுதியாக வளர்ந்துள்ள நேரங்களில் இந்நோய் தோன்றுகிறது. இருதயத்தில் கோளாறுகள் ஏற்பட்டிருந்தால் கூட இந்நோய் தோன்றலாம்.

மருந்துகள்

அக்கோனைட், பெர்ரம்பாஸ், பெல்லடோனா, ஜெல்சிமியம், லிலியம் டிக், க்ளோனாயின், லைக்கோபோடியம், கன்வலரா, காக்டஸ், ஆர்சனிக், பாஸ்பரஸ் ஆகியவை.

இதய வெளியுறை வேக்காடு
(Pericarditis)

பெரிய தமனி மற்றும் சிரைகளின் அகன்ற பகுதிகளையும் இருதயத்தையும் மூடிக் கொண்டிருக்கும் பகுதியே பெரிகார்டியம் ஆகும். இதிலிருந்து நிணநீர் போன்ற ஒரு வகையான கசிவு வெளி வருகிறது. இந்த வெளியுறை வேக்காடடையும் போது பல்வேறு குணங்குறிகள் தோன்றி வெளிப்படுகின்றன.

இந்நோயின் போது கடுமையான காய்ச்சலுடன் இருதயத்தில் பகுதியில் கூரான இங்குமங்கும் செல்கிற வலி காணப்படுகிறது. அந்த வலி இடது தோள்பட்டைக்கும், தோள் பட்டை எலும்புக்கும், கை முழுமைக்கும் பரவி விடுகிறது. இரைப்பையை அழுத்துவதாலோ, விலா எலும்புகளின் இடையிலுள்ள பகுதிகளை அழுத்தவதாலோ, மூச்சு விடுவதாலோ, இருதயப் பகுதிகளை அழுத்துவதாலோ வலி அதிகமாகிறது; நோயாளியால் இடது புறம் சாய்ந்து படுத்துக் கொள்ள இயலவில்லை. மல்லாந்து படுத்துக் கொள்வது சுகமாக உள்ளது. மூச்சு

விடுவதற்குத் திணறுகிறார்; மூச்சும் ஒழுங்கற்றதாகவும், விரைவான தாகவும் உள்ளது. அடிக்கடி மயக்கம் வந்து விடுகிறது. அமைதியின்மை காணப்படுகிறது. இருதயத்தின் பகுதிகள் சுருங்கிப் பிடிப்புடன் இருப்பது போன்ற உணர்வு காணப்படுகிறநது. இந்நோயின் விளைவாக கை, கால்களும் மார்புப் பகுதியும் கூட வீங்கி விடுவதும் உண்டு.

சிகிச்சை

அக்கோனைட்

இம்மருந்தை தேவைப்படும் அளவிற்குத் திரும்பத் திரும்பக் கொடுத்து வந்தால்; நோயாளி முன்னரே இருதய நோயால் பாதிக்கப் பட்டிருந்தால் கூட, விரைவில் குணமடைவார். நோயாளி பருமனான, இரத்த ஓட்டம் மிகுதியான நபராக இருந்தால் பெல்லடோனா கொடுக்கவும். மூச்சு விடும்போது இருதயத்தைச் சுற்றியோ, இருதயத்திலோ, ஊசியால் குத்துவது போன்ற வலி காணப்பட்டால் பிரையோனியா கொடுத்து வரவும்.

ஸ்பைஜீலியா

இருதயத்தின் பகுதியில் ஊசி குத்துவது போன்ற வலிகளோ அல்லது இருதயம் அழுத்தப்படுவது போன்ற உணர்வோ, பிழியப் படுவது போன்ற உணர்வோ காணப்பட்டால்; அசைந்தாலோ அல்லது பேசினாலோ துன்பம் அதிகரித்தால்.

ஆர்னிகா

காயங்களாலோ, அடிப்பட்டதாலோ பேறுகாலம் நீண்டதாக இருந்ததாலோ இந்நோய் தோன்றியிருந்தால்; தலைசுற்றலும், அடிபட்டது போன்ற வலியும், அழுத்துதலும் இருதயத்தின் பகுதி களில் காணப்பட்டால்.

ஆர்னிகா

அக்கோனைட் கொடுக்கப்பட்டபின்; மிகுதியான படபடப்பும், விரைவான நாடி ஓட்டமும், அதிகமான தாகமும், எரிச்சல் நிறைந்த வலியும், கவலையும், அமைதியின்மையும், தளர்ச்சியும் காணப்பட்டால்; மூச்சு விடுதல் விரைவாகவும், துன்பம் நிறைந்ததாகவும் இருக்கும்; அசைந்தால் நோய் அதிகம்; நாடியோட்டம் அறிந்து கொள்ள முடியாத அளவு இலேசாக இருக்கும்; நோயாளி இடது பக்கம் திரும்பிப் படுத்துக் கொள்ள முடியாது.

மேற்சொன்ன மருந்துகள் தவிர வெராட்ரம் ஆல்பம், லாச்சசிஸ் ஆகியவையும் குறிகளுக்கேற்பப் பயன்படுத்தலாம்.

இதய வெளியுறை வேக்காடு பெரும்பாலான சமயங்களில் குறுகிய கால வாத நோய் (Rheumatism) தொடர்புடையதாக இருக்கும். எனவே நோயாளியை நன்றாக சோதித்து அவரது நிலைமையை அறிந்து கொள்ள வேண்டும்.

இதய உள்ளுறை வேக்காடு
(Endocarditis)

கவலை, சோர்வு, களைப்பு ஆகியவற்றுடன் பலமாக அடித்துக் கொள்கிற, ஒழுங்கற்ற செயலையுடைய இருதயம்; வலி பெரும்பாலான சமயங்களில் மார்பெலும்புப் (Sternum) பகுதியில், அல்லது மேல் வயிற்றுப் பகுதியில் உள்ளதாகக் கூறுகிறார். இவ்வாறான நோய்களில் பட்டறிவு மிகுந்த மருத்துவரைக் கலந்தாலோசிப்பதே சிறந்தது என்றாலும், முதலுதவியாக பின்வரும் மருந்துகளைக் கொடுப்பது நோயாளியின் துன்பத்தைக் குறைக்கும்.

சிகிச்சை

காக்டஸ் மற்றும் க்ரோடேகஸ் ஆகிய மருந்துகளின் தாய்த் திரவத்தை நோயின் தீவிரத்திற்கேற்ப மாற்றி மாற்றிக் கொடுத்து வரவும்.

அக்கோனைட்

குறுகிய கால நோய்களில், நாடியோட்டம் வலிமையாகவும், கடினமாகவும், நடுக்கத்துடனும் காணப்படும்; இருதயத்தின் பகுதி களில் கூரான குத்தும் வலி, மூளையும் பாதிக்கப்பட்டு சுரம், சன்னி ஆகியவை ஏற்பட்டிருந்தால் பெல்லடோனாவுடன் மாற்றி, மாற்றிக் கொடுக்கவும்.

ஆர்சனிக்

இருதயப் பகுதியில் வலி, இருதயம், ஒழுங்கற்றதாகவும், மெல்லிய தாகவும் அடித்துக் கொள்ளுதல், நாடி ஓட்டம் மெதுவாக இருத்தல்; இருதய ஒலியில் தெளிவின்மை. இருதயத்தைச் சுற்றிலும் எரிகிற, புண் போன்ற கிள்ளும் வலி.

நக்ஸ்வாமிகா

அடிக்கடி படபடப்பு; அதிகமான கவலை, மூச்சு விடுவதற்கு சிரமத்துடன் இருதயப் பகுதியில் இசிவு போன்ற பிடிப்பு; நாடியோட்டம் பார்த்தறிய முடியாதிருத்தல்; முகம் வெளிறிப் போய்க் காணப்படுதல், கண்கள் வெளித் துருத்திக் கொண்டிருத்தல்; கை இருதய பாகத்தைப் பிடித்துக் கொண்டிருத்தல்.

ஸ்பைஜீலியா

இருதயம் அடித்துக் கொள்வது மார்புக் கூட்டை மேலெழும்பச் செய்கிறது; நாடி ஓட்டமும்; இருதயம் அடித்துக் கொள்வதும் ஒத்திசைவாக இல்லாமலிருத்தல்; இருதயப் படபடப்பும் வலியும்; துணியை ஒட்டிய பகுதியிலும், துணிக்கு மேலும் கூட இருதயத் துடிப்பு நன்றாகத் தெரிதல்; நோய்- குறிப்பாகக் காலை நேரத்தில் அதிகமாகக் காணுதல்.

இருதய நோய், நாம் நினைப்பது போன்றல்லாமல், அடிக்கடி தோன்றக்கூடிய ஒரு சாதாரண நோய்தான். அவை தோன்றியவுடன் உயிருக்கு ஆபத்தை ஏற்படுத்தி விடாது. அது பெரும்பாலான சமயங் களில் வாத நோயுடன் தொடர்புடையதாகவே இருக்கும்.

மேலே குறிப்பிட்டுள்ள இம் மருந்துகள் தவிர கோல்சிகம், லாச்சசிஸ், கார்போவெஜி, ரஸ்டாக்ஸ், நாட்ரம்மூர் ஆகியவையும் குறிகளுக்கேற்பப் பயன்படுத்தலாம்.

இருதய வேக்காடு (Carditis)

பெரும்பாலான சமயங்களில் இருதய வெளியுறை வேக்காடும் இருதய உள்ளுறை வேக்காடும் இணைந்தே இருதய வேக்காட்டைத் தோற்றுவிக்கிறது. ஒரு குறிப்பிட்ட காலத்திற்கும் அதிகமாகவே; இருதயத்தின் ஒரு பெரும்பகுதி வேக்காடடைந்து துன்புறுமானால் அது நோயாளிக்கு மரணத்தை ஏற்படுத்தலாம். எனினும் பெரும்பாலான சமயங்களில், அவரைக் காப்பாற்றத் தேவையான அனைத்தையும் செய்துவிட இயலும். அந்த நேரத்தில் உள்ளுறை வேக்காட்டிற்கும், வெளியுறை வேக்காட்டிற்கும் பயன்படும் மருந்தாகக் கொடுக்கப் பட்டுள்ளவற்றை குறிகளுக்கேற்பப் பயன்படுத்துதல் வேண்டும்.

இந்த வேக்காடு இருதயத்தின் சுவர்களும் அதன் பகுதிகளும் வீங்கிப் பெருத்துவிடச் செய்யும். அப்போது அதன் விளைவாக மூச்சு விடுவதற்குத் துன்பம், இருதயத்தின் செயற்பாடு விரைவு படுத்தப்படுதல், இருதயத்தின் இயல்பாக ஒலிகள் குறைந்து, நாஓட்டம் பலமாகவும், நடுக்கத்துடனும் ஓடுதல் ஆகியவை காணப்படும்.

இவ்வாறான நேரங்களில், ஆர்சனிக், பிஸ்மத், நக்ஸ்வாமிகா, பல்சட்டில்லா, பாஸ்பரஸ், கிராபைட்டிஸ் ஆகியவை பெரிதும் பயன்படும்.

இருதயத்தின் கதவுகளின் (Valves) வீக்கம்

நம்பிக்கையை இருதயமிருக்கும் பாகத்தின்மீது வைத்துப் பார்த்தால் ஒரு பிறாண்டும் (Purring) ஒலி கேட்கும்; அத்துடன் ஒரு

அமைதியின்மையும் கைகளுக்குத் தென்படும். காதுக்கு கிணற்றிலிருந்து வரும் ஒலிபோன்ற ஒலி கேட்கும், அல்லது மேசையைத் தட்டுவது போன்ற ஒலி கேட்கும்; நெஞ்சு படபடத்தலும், மூச்சுத்திணறலும், மனஉழைப்பாலும் சிறு வேலை செய்தாலும் அதிகரிக்கும்; மாலை நேரத்தில் கணுக்கால்கள் வீங்கிக் காணும்; கைகளும் கால்களும் முகமும் கூட நிறம் மாறித் தோன்றும்; கைகளும் கால்களும் வீங்கிப் பருத்துவிடும்.

இந்நோய்க்கான முக்கியமான மருந்துகள்:

அசபோட்டிடா ஆர்சனிக்கம், பெல்லடோனா, டிஜிடாலிஸ், கிராபைட்டிஸ், லாச்சசிஸ், பாஸ்பரஸ், பல்சட்டில்லா, ரஸ்டாக்ஸ், ஸ்பைஜீலியா ஆகியவை.

கிராந்தி நோயுள்ளவர்களுக்கு ஏற்படும் இருதய நோய்க்கான மருந்துகள்:

ஆரம்மெட், சைனா, ஹீப்பர் சல்ப், லாச்சசிஸ், நைட்ரிக் ஆசிட்.

கீல்வாத நோயுள்ளவர்களுக்கான மருந்துகள்:

ஆர்னிகா, கோல்சிகம், கல்கேரியாகார்ப், லைக்கோ போடியம், நக்ஸ்வாமிகா, ரஸ்டாக்ஸ், சிலிகா, சல்பர் ஆகியவை.

தமனிகள் விரிந்து பருத்தல்
(Anuerysm)

இருதயத்திலிருந்து உடலின் பாகங்களுக்கு இரத்தத்தை எடுத்துச் செல்லும் குழாய்கள் தளர்ந்து, விரிந்து, பருத்தலை நாம் இவ்வாறு பெயரிட்டு அழைக்கிறோம். மார்பெலும்புகளின் மேற்பகுதியில் (Sternum) ஒருவகையான 'வீஸ்' என்ற ஒலி, அல்லது அந்தப் பகுதியில் ஒரு சலசலப்பு ஒலி (Rustling) கேட்கிறது. இதை நாம் அந்தப் பகுதியில் கைவைத்துப்பார்த்தால் அறிந்து கொள்ளலாம். தொண்டையில் கலகலவென்ற ஒலி; மார்பில் ஒருவகை அழுத்தம், மணிக்கட்டின் அருகில் உள்ள நாடியோட்டத்திலிருந்து மார்பெலும்புப் பகுதியிலுள்ள நாடியோட்டம், தனியானதாகவும், மந்தமானதாகவும் உடல் நலமுள்ளவரிடத்தில் லப், டப் என்று இரண்டு வகையானதாக இருக்கும். நோய்க்குறிகள் தமனிகள் எவ்வளவு அளவு விரிந்துள்ளன என்பதைப் பொறுத்து மாறும்.

அது உணவுக்குழலை ஒட்டி அதனை அழுத்திக் கொண்டிருந்தால் விழுங்குவதில் பெருந்துன்பம் ஏற்படும். ஒரு பாட்டிலில் தண்ணீர் புகும்பொழுது ஏற்படும் ஒலி ஏற்படும்.

முதுகெலும்பை அழுத்தினால், முதுகில் வலியை உண்டாக்கும். வேறுபல சோர்வு, களைப்பு போன்ற நிலைகளையும், நரம்பு தொடர்பான நோய்களையும் தோற்றுவிக்கும். அது மூச்சுக் குழல் களை அழுத்தலாம் அல்லது நுரையீரலை அழுத்தலாம். அப்போது ஒரு வகை நோயை, குறிப்பாக இருமலைத் தோற்றுவிக்கிறது.

இந்நோய்க்கு, ஆர்சனிக்கம், ஆர்னிகா, பெல்லடோனா, டிஜிடாலிஸ், லாச்சசிஸ், ரஸ்டாக்ஸ், சிங்க்கம் ஆகிய மருந்துகளை நோய்க் குறிகளுக்கு ஏற்பப் பயன்படுத்துதல் வேண்டும்.

சிலவேளை பல சிறு தமனிகளும், சிரைகளும் ஒன்று சேர்ந்து விரிந்து பருத்து ஒரு கட்டிபோலத் தோன்றுகின்றன. அந்தக் கட்டி களில் நாடித்துடிப்புகள் காணப்படுகின்றன. இவ்வாறான கட்டிகளுக்கு மேற்சொன்ன மருந்துகளைத் தவிர பல்சட்டில்லா, சிலிகா, தூஜா ஆகியவற்றையும், ஹமாமலிஸ் என்ற மருந்தையும் சேர்த்துக்கொள்ள வேண்டும்.

காயங்களினாலோ, அடிபட்டதனாலோ சிரைகள் வேக்காடடைந் திருந்தால் அதற்கு ரஸ்டாக்ஸ் பெரிதும் பயன்படும்.

அந்த வேக்காடு இருதயம் வரை செல்கிறது என்றால் அக்கோனைட்டும், நாட்பட்டதாக இருந்தால் பல்சட்டில்லாவும் தேவைப்படும்.

தமனிகள் இவ்வாறு காயங்களாலோ அல்லது அடிபட்டதனாலோ வேக்காடடைந்திருந்தால் மார்புப் பகுதியின் வலதுபாகத்தின் கீழ்ப்பக்கத்தில்- அதாவது ஈரல்குலைப் பகுதியில்- எரிச்சலும் வலியும் காணப்படும்; அது கீழ்நோக்கியோ, பின் நோக்கியோ செல்லும்; மேலும் அது இடதுபுறமாகச் செல்லவும் கூடும்; அல்லது சிறுநீரகங் களுக்கு அருகில், கீழே இடது புறம்; அல்லது வயிற்றில் இரைப்பை மற்றும் கல்லீரல் வரை செல்லும், வாயில் கசப்பு ருசியும், நாக்கு மஞ்சளாகவோ, வெள்ளையாகவோ கபில நிறமுடையதாகவோ காணப்படும். வாந்தி தோன்றும். கண் மஞ்சளாக இருக்கும், முகம் வெளிரியும், மஞ்சள் நிறத்துடனும் காணப்படும். இம்மாதிரியான நிலைகளுக்கு,

ஆர்சனிக், பல்சட்டில்லா, நக்ஸ்வாமிகா, லாச்சசிஸ் ஆகிய மருந்துகளில் ஏதாவது ஒன்றை குறிகளுக்கேற்பப் பயன்படுத்திய பிறகு இறுதியாக சல்பர் கொடுத்தல் வேண்டும்.

நாட்பட்ட தமனிகள் வேக்காட்டிற்கு- ஆர்னிகா, கார்போவெஜி, கல்கேரியாகார்ப், லைக்கோபோடியம், பிளம்பம் ஆகிய மருந்துகள் பயன்படும்.

சிரைகள் பருத்து வீங்குதல்
(Varices or Varicose Veins)

கை, கால்கள் மற்றும் உடலில் உள்ள வேறுபகுதிகளில் காணப்படும் தமனிகள் வீங்கிச் சுருண்டுகொண்டு, நீல நிறமாக அல்லது கருநீலநிறமாகக் காணப்படும் மாதவிடாய் முற்றிலும் நின்றுவிட்ட காலங்களிலும், சூலுற்ற காலத்திலும் பெண்களுக்கு இந்நோய் தோன்றலாம். ஆண்களிடையே மூலநோயுடையவர்களுக்கும், இரத்தம் சில இடங்களில் தேங்கிவிடக் கூடிய நிலை உள்ளவர்களுக்கும், இது ஏற்படுகிறது. அந்த வேளைகளில் பாதிக்கப்பட்ட பகுதிகள் மிகுதியாக வீங்கி, அதில் குழிப்புண்கள் தோன்றி அதிலிருந்து இரத்தம் வடிகிறது; அப்போது அந்தப் புண்ணில் எரிச்சல் நிறைந்த தெறிக்கும் வலி காணப்படுகிறது. இம்மாதிரியான நோய் நிலைமையில் ஆர்னிகா, ஆர்சனிக், காஸ்டிகம், லாச்சசிஸ், லைக்கோபோடியம், ஹமாமலிஸ், நக்ஸ்வாமிகா, பல்சட்டில்லா, சிலிகா, சல்பர், தூஜா ஆகிய மருந்துகள் பயனுள்ளவையாயிருக்கும்.

சிரைகளின் பொதுவான வேக்காட்டிற்கு: ஆன்டிம் டாபர்ட்.

சிரைகளில் எரிச்சலுக்கு: பிரையோனியா, ஆர்சனிக், சிலிகா.

சிரைகளில் துடிப்பு காணப்படுவதற்கு: பெல்லடோனா, கிராபைட்டிஸ், செபியா, பல்சட்டில்லா.

பகுதி - 9
வயிற்றுக் கோளாறுகள்

"ஒரு சாண் வயிறு இல்லாட்டா, இந்த உலகத்தில் ஏது கலாட்டா" என்ற பாடல் ஒன்று உள்ளது. அந்தப் பாடலை நாமும் பாடலாம் போல் தோன்றுகிறது. ஏனெனில் இந்த ஒரு சாண் வயிற்றில் ஏற்படும் மாற்றங்கள் உடலில் உள்ள உறுப்புக்கள் அனைத்தையும் பாதிக்கிறது. எனவே தான் "நாவை அடக்குவது" மிகவும் இன்றியமையாதது என பெரியோர் கூறியுள்ளனர் போலும்.

உணவு செரியாமை (Indigestion)

"செரியாமை என்பது ஏராளமான வியாதிகளைத் தன் அருமைப் பிள்ளைகளாகக் கொண்ட தாய்" என ஓர் ஆங்கில மருத்துவர் கூறுகிறார். இன்று காணப்படும் நீங்காத நோய்களின் ஆதிகாரணமாக செரியாமையைக் கூறலாம். இந்நோய் மிகவும் சாதாரணமானதாகவும், பல்வேறு முறைகளில் (அதாவது பல்வேறு குறிகளுடன்) வெளிப் படுவதாகவும் விளங்குகிறது. இதுபற்றி நாம் இங்கு மிகவும் அதிகமாகக் கூறுவது இயலாது. எனினும் இந்த நோயைத் தூண்டுகிற முக்கியமான காரணங்களையும், அதன் சிறு குறிகளை மட்டும் இங்குக் குறிப்பிடுவோம்.

காரணங்கள்

உண்பதில் ஒழுங்கின்மை, அதாவது செரிக்க இயலாத, கொழுப்புச் சத்துக்கள் நிறைந்த உணவுகளையும், உணர்ச்சிகளைத் தூண்டும் சூப் வகைகளையும் பயன்படுத்துதல், மதுபானம் அருந்துதல், சாப்பாட்டிற் கிடையில் நீண்ட நேரம் பட்டினியாக இருத்தல்; இரவு வெகுநேரம் கழித்து உண்டல்; டீ, காபி, மிகுதியாய் பருகுதல், படித்துக்கொண்டே, அல்லது எழுதிக்கொண்டே இருத்தல், உடல் உழைப்பு ஏதும் இல்லாதிருத்தல்.

இந்நோயை இரு வகைகளாகப் பிரிக்கலாம். 1. குறுகிய கால அசீரணம். 2. நீண்ட கால அசீரணம்.

குறுகிய கால அசீரணமும் அதன் காரணங்களும்

மிக அதிகமான கொழுப்புச் சத்துக்கள் நிறைந்த உணவை உண்பது; உடல் வெப்பமாக இருக்கும்போது குளிர்ந்த நீரைக் குடிப்பது; வயிற்றில் பலமான அடி விழுதல், சில வேளைகளில் தோல் வியாதி வெளிவராமல் அமுக்கப்படுதல் போன்ற காரணங்களால் ஏற்படுகிறது; கோபம், வருத்தம் ஆகிய மன உணர்வுகளாலும் இது தோன்றுகிறது.

அறிகுறிகள்

பசியின்மை, உணவு வேண்டாமை, வயிறு, கனமாக இருத்தல், அழுத்தினால் வலி அதிகமாதல், குமட்டல், கசப்பான புளிப்பான எதுக்களிப்பு, அழுகிய முட்டை நாற்றமுடைய ஏப்பங்கள், இத்துடன் சேர்ந்து முதுகில் வலி, தலையின் முன் பகுதியில் வலி, சிந்திக்க இயலாமை, மனச்சோர்வு, நடுக்கம், காய்ச்சல் ஆகியவை. இம்மாதிரியான அசீரணம் பொதுவாக "பித்தநோய்" (Bilious Attack) என அழைக்கப் படுகிறது.

மருந்துகள்

1. நக்ஸ்வாமிகா

உடல் உழைப்பில்லாத காரணத்தாலோ, மிகுந்த மன உழைப்பின் காரணமாகவோ, அல்லது வயிற்றில் ஏராளமான உணவுப் பண்டங் களைத் திணிப்பதாலோ, அதிகமான புளிப்பு நிறைந்த பானங்களைப் பருகுவதாலோ, காப்பி, டீ போன்ற பானங்களை மிகுதியாகப் பருகுவதாலோ, ஏராளமான மது பானங்களைப் பயன்படுத்துவ தனாலோ ஏற்பட்டிருந்தாலும், வறண்ட, வெண்மையான மாசு படிந்த நாக்கு, அதிகமான தாகம், எதுக்களிப்பு, வாயில் கசப்பு, புளிப்பு, இனிப்புச்சுவை மிகுந்திருத்தல், தண்ணீர் குடித்தல் கூட குமட்டல், அமைதியற்றவராகவும், எரிச்சல் படுபவராகவும் நோயாளி காணப் பட்டாலும், காலையில் நோய் அதிகரித்தாலும் இம்மருந்தையேதான் கொடுக்க வேண்டும்.

2. ஆண்டிமோனியம் க்ரூடம்

நாக்கில் வெள்ளை அல்லது மஞ்சள் நிற மாசு படிந்திருக்கும் போதும், வறண்டு நடுக்கத்துடன் இருக்கும்போதும்; மிகுதியான தாகம், குளிரான பானங்களைப் பருக அதிக விருப்பம். குமட்டல், வாந்தி, வயிற்றில் கல் இருப்பது போன்ற உணர்ச்சி, வயிற்றில் கடுமையான வலி, அமுக்கினால் வலி, கண்ணைச் சுற்றிக் கறுப்பு வளையங்கள், ஒழுங்கற்ற, மெலிந்த, மிகுதியான நாடியோட்டம்.

3. பிரையோனியா

வாய் வறண்டிருத்தல், மிகுதியான தாகம், நாக்கில் வெண்ணிற மாசு படிந்திருத்தல், பசியின்மை, புளிப்பான பானங்களின் மீது விருப்பம் அல்லது வெறுப்பு, வயிற்றில் உள்ள உணவுப் பொருள்கள் அனைத்தையும் வாந்தி செய்தல்.

4. இபிகாக்

நாக்கில் மஞ்சள் அல்லது வெண்மையான மாசு படிந்திருத்தல், இரண்டு நாட்களுக்கு முன் உண்ட உணவு கூட செரியாமல் இருத்தல், குமட்டலும், வாந்தியும் சீரணிக்காத உணவை வாந்தி செய்தல், புளித்த நாற்றமுள்ள வாந்தி.

நீண்ட கால அசீரணம்

இந்நோய் இரைப்பையில் உணவு சரியாக செரிக்காததால் அல்லது உணவு இரைப்பையிலிருந்து சிறுகுடலுக்குச் சென்றபிறகு ஊட்டச் சத்துள்ள உணவு, ஊட்டச் சத்தில்லாத உணவிலிருந்து முழுதுமாகப் பிரிக்கப்படாததால் தோன்றலாம்.

இவை சில சமயங்களில் உணவில் சில பொருட்களைச் சேர்த்து உண்ணும்போது மட்டும் ஏற்படுகிறது. அல்லது சில சூழ்நிலைகளால் ஏற்படுகிறது. வேறு சில சமயங்களில் எந்த உணவை உண்டாலும் ஏற்படுகிறது.

சீரணம் சரியாக நிகழாவிட்டால், அது நரம்புகளையும் இரத்த ஓட்டத்தையும் பாதிக்கிறது. அல்லது ஒரு சில பகுதிகளுக்கு இரத்தம் விரைந்து சென்று மிகுதியான வலிகளைத் தோற்றுவிக்கிறது. இவை முழுதும் இரைப்பை உணவை குடற்பாலாக மாற்ற முடியாது போராடும்போது ஏற்படுகிறது என்பதை நாம் மனதில் கொள்வது நலம்.

இரைப்பை நீர் சுரத்தலை, உட்கொண்ட உணவு வகை - குறிப்பாக கஞ்சா, அபின், டீ போன்றவையும், மன உணர்ச்சிகளும், குறிப்பாக பயம், கோபம், வருத்தம், கவலை முதலியவையும் நரம்பு மண்டலத்தை முதலில் பாதித்து அதன் மூலம் இரைப்பையை பாதிக்கிறது.

மனச்சோர்வு செரியாமையை உண்டாக்குகிறது என்பது உண்மை தான் என்றாலும், அசீரணம், மனச்சோர்வு, கோபம், எரிச்சல் ஆகியவற்றை உண்டாக்குகிறது என்பதும் உண்மைதான்.

இரைப்பையுடன் தோல் மிகுந்த நெருக்கமுடையது. தோலுக்குக் கொடுக்கப்படும் துன்பம் இரைப்பையை வெகுவாகப் பாதிக்கிறது.

உடலில் ஏதாவது ஒரு பகுதியில் வலி தொடர்ந்து இருந்து கொண்டே இருந்தால் அது இரைப்பையைத் தாக்குகிறது.

இரைப்பையின் துன்பங்களோடு சிறுநீரகமும், சிறுநீரகம் படும் துன்பத்தைக் கண்டு இரைப்பையும் இரங்கித் தவிப்பதையும் காண முடியும். சிறுநீரகம் பாதிக்கப்பட்டிருப்பதன் ஒரு அறிகுறி குமட்டலும், வாந்தியும் என்பதை நாம் அறிவோம். கண்கூட இரைப்பைக்கு இரங்கித் துன்புறுகிறது. கண்களில் நீர் சொரிகிறது. அவை சிவப்பாகி விடுகின்றன. கண் பட்டைகள் வீங்கி உறுத்துகிறது. ஏனெனில் இரைப்பையின் உட்புறத்திலுள்ள சிலேட்டுமப் பகுதி தொடர்ந்து உடல் முழுதும் பரவியுள்ளது என்பதை நாம் அறிவோம். கண் குருடாகி விடுவதும் கூட இதனால் ஏற்பட வாய்ப்புகள் உள்ளன. காதுகளையும், கேட்கும் ஆற்றலையும் செரிமானம் பெருமளவு பாதிக்கிறது என்றால் வியப்படைவீர்கள்.

இருதயம் படபடவென்று, வேகமாக அடித்துக்கொள்ளுதல், நாடித்துடிப்பு மெல்லியதாகவும், அடிக்கடி விட்டுவிட்டு அடிக்கவும் செய்கிறது. சுருங்கச் சொன்னால் உடலின் அனைத்தையும் அவயங்களும் இரைப்பையில் ஏற்படும் துன்பங்களால் பாதிக்கப்படுகின்றன.

இரைப்பை உண்ட உணவைப் பாலாக ஆக்கும் முயற்சிக்கு எந்தக் காரணங்கள் தலையிட்டுத் தடை ஏற்படுத்தினாலும், அவை இரைப்பையின் முயற்சிகளுக்கு இடையூறாக இருந்து நோயை உண்டாக்கும்.

இரைப்பையை விட்டுச் சிறுகுடலை நோக்கி உணவு செல்லும் வேளையில் செரிமானத்தில் கோளாறு ஏற்பட்டால், உணவை உண்டு சிறிது நேரம் வரை இரைப்பையில் எந்தத் துன்பமும் வலியுமிராது. ஆனால் வலது பக்கத்தில் சிறுகுடல் பகுதியில் இலேசான வீக்கமும் துன்பமும் இருக்கும். சில வேளைகளில் முன் சிறு குடல் பகுதியில் ஏற்படும் ஆசீரணத்தால் வலது சிறுநீரகத்தின் பகுதியில் வலி ஏற்படுகிறது. இரைப்பைக்கும் சிறுகுடலுக்கும் மூளைக்கும் நெருங்கிய பிணைப்பு இருப்பதாலும், ஒன்றுக்கொன்று இரக்கப்படும் இயல்புடையனவாக இருப்பதாலும் தலைவலி ஏற்படுவதில் வியப்பொன்றுமில்லை.

இரைப்பையில் உணவு சீரணிக்காதிருக்கும்போது, மெலிந்த நாடி, வெண்மையான படலம் படிந்த நாக்கு, அதன் ஓரங்கள் சிவந்து வெளிரிய நிறமுடையதாக இருக்கும். கண்ணுக்கு முன்னால் பனிப் படலங்கள் தோன்றும், பார்வை பொதுவாக மங்கலாக இருக்கும். தலையில் இலேசான வலி, மயக்கம், கிறுகிறுப்பு, வீழ்ந்து விடுவோம் என்ற பயம் ஆகியவை இருக்கும்.

சிறுகுடற் பகுதியில் அசீரணம் இருக்கும்போது ஏற்படும் தலைவலியினால் கண்ணுக்கு பல தோற்றங்கள் ஏற்படும், உடல் சில்லிட்டுப் போகும், தலையில் கடுமையான வலி, இலேசான கிறுகிறுப்பு, கண்கள் கனமாகவும், வீங்கியும் வலிவுடையதாகவும் இருக்கும். வாயுத் தொந்தரவு, வறட்சி, மலச்சிக்கல் ஆகிய அறிகுறி- மலச்சிக்கலால்- சீரணக் கோளாறு உள்ளது என்பதைக் காட்டுகிறது.

சிகிச்சை

1. நக்ஸ்வாமிகா

ஒழுங்கற்ற உணவுப் பழக்கம், டீ, காப்பி மிகுதியாக அருந்துவது, மதுபானத்தை அளவுக்கு மீறிக் குடிப்பது இந்தச் சூழ்நிலையில் தடுமன் பிடித்தல், தாகமின்மை, தொண்டை வறட்சி, நாக்கில் வெண்மையான மாசு படிந்திருத்தல், நெஞ்செரிவு, ருசியின்மை, வாயில் எச்சில் ஊறுதல், வாந்தி எடுத்தல், இரைப்பையின் வலி, மலச்சிக்கல் அல்லது கடினமான மலம் சிறிதளவே வெளியேறுதல், தலையில் கனம், காதுகளில் ரீங்காரம் கேட்டல், சிந்திக்க இயலாமை, முகத்தில் சூடு.

2. பல்சட்டில்லா

கொழுப்புப் பொருட்கள் இரைப்பைக்குத் துன்பம் விளைவிக்கும் போது; பல்வேறு உணவுப் பொருட்கள் வாயுத்தொந்தரவையோ, வலியையோ தோற்றுவிக்காமல் ஒன்றுசேர முடியாதிருத்தல், வாயில் கசப்பான மழுமழுப்பான ருசியிருந்தால், உணவுவகை அனைத்தும் கசந்தால், வாயில் சளி வந்து அடைத்துக் கொண்டால், வயிறு ஊதிக் கொண்டால், மிருதுவான, துன்பம் தருகிற மலம் அல்லது வயிற்றோட்டம்- உடல் பலமற்ற தன்மை, உடல் சில்லிட்டிருப்பது போன்ற உணர்வு, சிறு விஷயங்களுக்கும் எரிச்சலை உண்டாக்குதல்.

3. ஆன்டிமோனியம் க்ரூடம்

இரைப்பையில் துன்பம் மிகுதியாக இருந்தால் அல்லது நாக்கில் வெண்மையான மாசு படிந்திருந்தால் அல்லது கொப்புளங்கள் நிறைந்திருந்தால்: முன்னர் உண்ட உணவின் ருசி வெளிப்படுகிற ஏப்பம், வாயிலிருந்து எச்சில் அதிகமாக வெளிப்படுவது; அல்லது நாவில் உப்புச்சுவையுடன் கூடிய எச்சில் மிகுதியாக வெளிப்படுதல்; தொண்டையில் மிகுதியான சளி அடைத்துக் கொள்ளுதல்; அதிகமான தாகம்- குறிப்பாக இரவு நேரத்தில், பித்தம் அல்லது சளி போன்ற பொருளை வாந்தி செய்வதும், வயிறுமுட்ட இருப்பது போன்ற உணர்வு, வலி; ஒரு நேரம் மலச்சிக்கலும், மற்றொரு நேரம் வயிற்றோட்டமும் இருப்பது.

4. பிரையோனியா

உடல் சில்லென்று குளிர்ந்திருத்தல்; இரைப்பையில் துன்பம் நிறைந்திருத்தல், மலச்சிக்கல்; வெண்மையான அல்லது மஞ்சளான மாசு படிந்த நாக்கு, இரவும் பகலும் மிகுதியான தாகம்; தொண்டையும் இரைப்பையும் வறண்டிருப்பது; இந்த மருந்து வெதுவெதுப்பான, ஈரமான கால நிலைக்கு மிகவும் ஏற்றதாகும்.

அசீரணத்தில் பயன்படக்கூடிய வேறு சில மருந்துகளும்; அவற்றைப் பயன்படுத்துவதற்கான முக்கியமான அறிகுறிகளும்.

செரிமானம் மிகவும் குறைவானதாக இருந்தால் எந்த உணவை உண்டாலும் துன்பம் ஏற்படும். அப்போது ஆர்சனிக்கம், சாமோமில்லா, சைனா, நக்ஸ்வாமிகா, பல்சட்டில்லா, வெராட்டிரம்.

பால் பருகியதால் ஏற்பட்டால்.

பிரையோனியா, கல்கேரியாகார்ப், நக்ஸ்வாமிகா, சல்பர், புலால் உணவுகளை மிகுதியாக உண்டதால் ஏற்பட்டால்:

பெர்ரம், ரூடா சிலிகா, சல்பர்.

கொழுப்பு மிகுந்த உணவுகளால் ஏற்பட்டால்:

நேட்ரம்மூர், பல்சட்டில்லா, செபியா, சல்பர்.

உடல்உறவு மிகுதியினால்:

கல்கேரியா, மெர்க், நக்ஸ்வாம், பாஸ், ஆசிட், ஸ்டாபிஸாக்ரியா.

மிகுதியான எழுத்து வேலையுடையோர்:

கல்கேரியா, லாச்சசிஸ், ஆர்னிகா, பல்சட்டில்லா, சல்பர்.

உணவு

எந்தவிதமான உணவை உண்டாலும் செரிமானம் மிகவும் துன்பம் நிறைந்ததாக இருக்குமானால் நோயாளியின் அனுபவத்தில் எந்த உணவுப் பொருட்கள் குறைந்த துன்பத்தைத் தருகின்றனவோ அவற்றையே உண்ணுதல் வேண்டும். ஆனால் அவற்றை நன்றாக மென்று தின்பது இன்றியமையாதது ஆகும். அதையும் குறைவாகவே உண்ணுதல் வேண்டும். வேறு சிலருக்கு பல உணவுப் பொருட்கள் ஒத்துக் கொள்ளலாம். ஒத்துக் கொள்ளும் உணவுப் பொருட்களையே குறைந்த அளவில் உண்ண வேண்டும்.

பசியின்மை (Loss of Appetite)

பசியின்மை, பெரும்பாலான சமயங்களில் உடலில் ஏற்பட்டு உள்ள அடிப்படைக் கோளாறையோ அல்லது இரைப்பையில் ஏற்பட்டுள்ள ஒரு இடையூறையோ குறிப்பதாக இருக்கும். மது பானங்கள், டீ, காப்பி, புகையிலை ஆகியவற்றை மிகுதியாகப் பயன்படுத்துவதாலும், கண்ட கண்ட மருந்துகளைப் பயன்படுத்துவ தாலும், உடல் உழைப்பு எதுவுமே இல்லாததாலும், நல்ல காற்றோட்ட மில்லா அறைகளில் வாழ்வதாலும் இத்துன்பம் ஏற்படலாம்.

இவ்வகைத் துன்பத்தால் பாதிக்கப்பட்டவர்கள் உடல் ஊக்கி களையோ, வேறு இரைப்பையையோ, செயற்கையாக வேலை செய்யத் தூண்டும் ஊக்கி மருந்துகளையோ பயன்படுத்துவதைத் தவிர்க்க வேண்டும். இரைப்பையும் பிற சீரண உறுப்புகளும் செயலற்ற நிலையில் வலுக்கட்டாயமாகத் திணிக்கப்பட்ட உணவு சீரணமாகாது. எனவே இரத்தத்துடன் கலக்கவும் கலக்காது. அது மட்டுமல்லாது. உடலுக்கு ஊறும் விளைவிக்கிறது. சிலவேளை இதுவே ஏதோ ஒரு கடுமையான நோயின் அறிகுறியாக இருக்கலாம்.

மருந்துகள்

1. சைனா

அனைத்து வகை உணவுப் பொருட்களின் மீதும் வெறுப்பு, பசியின்மை, அனைத்தும் கசப்புச் சுவையுடையதாகவே இருப்பது (பிரையோனியா, பல்சட்டில்லா ஆகியவைகூட), ஏராளமான இரத்தப் போக்கிற்குப் பின்னும், கடுமையான நோய்களுக்குப் பின்னும் ஏற்படும் பசி இன்மை.

2. மெர்கூரியஸ்

கேடுற்ற சுவை - குறிப்பாகக் காலை வேளையில் (பல்சட்டில்லாகூட) முழுவதும் பசியின்மை (சைனா, நக்ஸ்வாமிகா), உட்கார்ந்திருக்கும் போது வயிற்றில் ஒரு கல் கிடப்பது போன்ற உணர்வு உள்ளது.

3. நக்ஸ்வாமிகா

கசப்பு ருசி, கசப்பு ஏப்பம், கசப்பு வாந்தி (பல்சட்டில்லாகூட) எந்த உணவும் சுவையுடையதாக இல்லை; உணவின் மீது வெறுப்பு, குறிப்பாக ரொட்டி, காபி, புகையிலை, பிராந்தி குடிக்க வேண்டுமென விரும்புகிறார். பெரிய சிரமத்துடன் வெளியேற்ற வேண்டியதிருக்கிற மலம், மலச்சிக்கல். இம்மருந்து மேசையடித் தொழிலாளர்களுக்கும், முறை தவறி வாழ்பவர்களுக்கும் ஏற்றதாகும்.

4. பல்சட்டில்லா

கெட்ட நாற்றமுள்ள கசப்பான சுவை - குறிப்பாக உணவையும், பானத்தையும் விழுங்கியவுடன், கொழுப்புச்சத்தான உணவின் மீது வெறுப்பு, புகையிலையை மிகுதியாகப் பயன்படுத்தியதால் பசியின்மை, பலமணி நேரத்திற்கு முன் உண்ட உணவு எதுக்களித்தல், இது மென்மையான, எளிதில் தண்ணீர்விடும் தன்மை கொண்டவர்களுக்குப் பெரிதும் ஏற்றது.

பெரும்பசி (Morbid Appetite)

பசியின்மை போலவே பெரும்பசியும் செரிமான மண்டலத்தில் ஏதோ ஒரு சீர்கேடு இருக்கிறது என்பதைக் காட்டுகிறது. குடற்பூச்சிகள் மிகுந்திருக்கும் போதும், கருவுற்ற காலங்களிலும், ஹிஸ்டீரியா நோயால் பீடிக்கப்பட்ட போதும், கடுமையான நோய்க்குப்பின் நோயாளி தேறுகிற காலத்திலும் இந்நோய் தோன்றுகிறது. நோயாளி - உடலின் தேவைக்கு நீரிழிவு நோய்க்கு இது முன்னறிவிப்பாகவும், அந்நோய் தோன்றிய பின்னும் இது நிகழலாம்.

மருந்துகள்

1. சைனா

தீராத பசி, குறிப்பாக இரவு நேரங்களில், புளிப்பான பழங்கள் சாப்பிட விருப்பம், திராட்சை ரசம் பருக வேண்டுமென விருப்பம். நோயாளிக்கு மிகுதியான தாகம் இருப்பினும் சிறிதளவே நீர் குடித்தல்.

2. சினா

நோயாளி குடற்பூச்சிகளினால் துன்பமுற்றால், சொல்லொணாப் பசி, நல்ல விருந்து சாப்பாட்டிற்குப் பின்னரும் கூடப் பசி, ஒரு காலத்தில் சிறிது நேரம் சிறுநீரை அடக்கி வைத்திருந்தாலும் அது பால் போன்ற நிறமுடையதாகிறது.

3. சிலிகா

நோயாளி மிகுந்த பசியுடையவராக இருக்கிறார். ஆனால் உண்ணும் விருப்பம் இல்லை. மலச்சிக்கல், மலம் சிறிதளவு வெளிவந்த பின் உள்ளே போய் விடுதல்.

4. ஸ்டாபிசாக்கியா

பெரும்பசி, வயிறு முட்ட உணவு இருக்கும்போது கூடப் பசி, மதுபானம், புகையிலை ஆகியவற்றைப் பயன்படுத்த விருப்பம்.

நெஞ்செரிவு (Heart burn)

செரிமானக் குறைவு அல்லது செரிமானக் கோளாறு உள்ளவர்களுக்குச் சாதாரணமாக வரும் நோய் இது. இரைப்பையில் காணும்

எரிச்சல் மிகுந்த வலிக்கே இந்தப் பெயர் சூட்டப்படுகிறது. சில வேளைகளில் இரைப்பை முழுமையும் இந்த நோய் பாதிக்கிறது. இரைப்பையில் பொறுக்க முடியாத கடிக்கும் வலி, உமட்டல், பலமின்மை, கை கால்கள் சில்லிட்டுப் போதல், மனதில் கவலை, சில சமயங்களில் மயக்கம் ஏற்படுவதும் உண்டு. இரைப்பையில் தோன்றும் இந்த எரிச்சலும் வலியும் மேல் நோக்கிச் சென்று இருதயத்தைத் தாக்குவதுண்டு. அங்கு எரிச்சலும், கீழிருந்து மேல் நோக்கி அழுத்தும் வலியும் காணும். இதுவும் அசீரணம் போன்றதே. அதற்குரிய மருந்து களையே இந்நோய்க்கும் பயன்படுத்தலாம்.

குறிகளுக்கேற்ப - நக்ஸ்வாமிகா; சாமோமில்லா, சைனா, கார்போவெஜி ஆகிய மருந்துகளில் ஏதாவது ஒன்று கொடுத்தால் உறுதியாக நோய் குணமாகும். மாக்ஸ்பாஸ் 6 X யை வெந்நீரில் கரைத்துக் கொடுத்தால் - சில விநாடிகளில் நோய் தீங்கும் - பின்னர் குறிகளுக்கேற்ப வேறு மருந்துகள் கொடுக்கப்பட வேண்டும்.

வாந்தி (Vomiting)

இந்நோய் பல்வேறு நோயின் காரணமாகத் தோன்றுகிறது. இரைப்பை, கல்லீரல், கருப்பை, குடல்கள், மண்ணீரல், சிறுநீரகம் ஆகியவற்றில் ஏதாவது ஒன்றில் ஏற்பட்டுள்ள துன்பதைக் காட்டுவதாக இது உள்ளது. இந்நோய் பலஹீனம், மிகுதியாக உண்டல், பூச்சிகளால் உறுத்தல், கருவுற்றிருத்தல், படகுகளில் பயணம் செய்தல், அருவருக்கத் தக்க காட்சியைக் காணுதல் ஆகியவற்றால் ஏற்படுகிறது.

மிகுதியான உணவை உட்கொண்டதனாலோ, கண்ட பொருட் களை எல்லாம் உண்டு இரைப்பையை நிரப்பி இருந்ததனாலோ, அல்லது நச்சுத்தன்மை கொண்ட உணவுப் பொருட்களை உண்டதனாலோ இந்நோய் ஏற்பட்டிருந்தால் நோயாளிகளுக்கு நல்ல சூடான நீரைக் கொடுத்தோ அல்லது கையை வாயினுள் விட்டோ, வேறு வழிகளிலோ வாந்தி செய்யத்தூண்டுவது இன்றியமையாதது. இந்நோய் ஏதாவது ஒரு நோயின் அறிகுறியாக இருக்குமானால் அதை அறிந்து அதற்கு ஏற்ப சிகிச்சை செய்வது இன்றியமையாதது ஆகும். எனினும் பொதுவாக வாந்திக்கு பின்வரும் மருந்துகள் பயன்படுத்தப்பட வேண்டும்.

மருந்துகள்

1. இபிகாக்

இரத்த வாந்திக்கான மிகச் சிறந்த மருந்துகளில் ஒன்று இது. இதன் முக்கிய குறிகள் குமட்டலும், வாந்தியும்; உணவை வாந்தி செய்வது, அல்லது கசப்பான அல்லது பித்தப் புளிப்பான நீரை அல்லது பச்சையான வழவழப்பான சளி போன்ற பொருட்களை வாந்தி

செய்வது, இரைப்பையில் தாங்க இயலாத வலி, குமட்டும் உணர்வு; உண்டதாலோ, அல்லது மிகுதியாகப் புகைப்பிடித்ததாலோ நோய் ஏற்பட்டிருந்தால்.

2. ஆர்சனிக்கம்

உணவு உண்ட பின் அல்லது ஏதாவது பானம் பருகிய உடன் வாந்தி செய்வது. மஞ்சள் நிறமான அல்லது பச்சை நிறமான சளியும், பித்தமும் வாந்தி செய்யப்படுவது, கறுப்பாகவோ அல்லது காப்பி பொடி நிறத்திலோ வாந்தி செய்வது, அதனால் மிக விரைவில் களைப்படைந்து, பலம் இழப்பது.

3. ஆன்டிமோனியம் க்ரூடம்

மிக அதிகமாக உண்டதாலோ அல்லது மிகுதியான புளிப்புடைய மதுபானத்தை அருந்தியதாலோ குமட்டலும், வாந்தியும் ஏற்படல். எதுவுமே நிறுத்தமுடியாத மிகுதியான வாந்தி, நாக்கில் பால் போன்ற வெண்மை நிறமான மாசு படிந்திருத்தல்.

4. நக்ஸ்வாமிகா

உண்டபின் வாந்தி, குடிகாரர்களின் எதுக்களித்தல், தலைவலியுடன் புளிப்பு நாற்றமுள்ள வாந்தி அல்லது புளிப்பு நாற்றமுள்ள சளி போன்ற வாந்தி; சிவந்த இரத்தத்தையோ அல்லது கருநிற இரத்தத்தையோ வாந்தி செய்வது. அடிக்கடி விக்கல் எடுப்பது.

5. வெராட்ரம் ஆல்ப்

தொடர்ச்சியான குமட்டலுடன் மிகுதியான வாந்தி; அதிக அளவு சோர்வு; உணவை வாந்தி செய்வது; புளிப்பான, கசப்பான, நுரைபோன்ற, வெள்ளை அல்லது மஞ்சள்நிற சளியை வாந்தி செய்வது, கருநிறமுடைய பித்தத்தை வாந்தி செய்வது, இரத்த வாந்தி செய்வது, நோயாளி அசைந்தாலோ அல்லது ஏதாவது பானம் பருகினாலோ வாந்தி செய்வது; நெற்றியில் குளிர்ந்த வியர்வை, திடீரென நோயாளி பலம் முழுவதும் இழந்தவராவது.

இவற்றைத் தவிர பல்சட்டில்லா, கோக்குலஸ், பிரையோனியா ஆகிய மருந்துகளும் - குறிகளுக்கேற்பக் கொடுக்கலாம்.

இரத்த வாந்தி (Haematemesis)

வயிற்றுப் பகுதி மிகுந்த பாரமுடையதாக இருப்பதுடனும் மிகுதியாக நிறைந்திருப்பது போன்றிருப்பதுடனும், வலியுடனும் அமைதியின்மையுடனும் இரத்தவாந்தி தொடங்குகிறது. வாயில் உப்பு ருசி, குமட்டல், மயக்கம், பலமிழத்தல், கிறுகிறுப்பு, தலையில்

குழப்பமான ஓர் உணர்வு, வாந்தி செய்யப்பட்ட இரத்தம் அளவிலும், தன்மையிலும் வெகுவாக மாறுபடுகிறது. சில வேளைகளில் அது மிகுந்த சிவப்பு நிறமுடையதாகவும் நீர் போன்றும் இருக்கிறது. வேறு சில சமயங்களில் அது கரிய நிறமுடைய உறைந்து போன இரத்தமாக உள்ளது. சில சமயங்களில் வாந்தி எடுக்கப்பட்ட இரத்தம் மிக அதிகமான அளவுடையதாக இருக்கிறது. அவ்வாறிருக்கும் போது, வாந்தி செய்யப்பட்ட இரத்தம் கெட்ட நாற்றமுடையதாக, சாக்லேட் நிறமுடையதாக அல்லது காப்பித்தூள் போன்ற நிறமுடையதாக இருக்கிறது. அது வாந்தி செய்யப்படாமல், குடல் வழியாக வெளியேற்றப் பட்டால் மலம் கருநிறமாகவும் அல்லது தார் போன்றுமிருக்கும்.

இரத்தப் போக்கிற்கான இன்றியமையாத காரணம் இரைப்பையில் உள்ள இரத்தக்குழாய்கள் தெறித்து விடுதலேயாகும். இவ்வாறு தெறிக்கச் செய்வதற்கான காரணங்கள் பல இரைப்பை நோயுற்றால் அது தோன்றலாம். காட்டமான மருந்துகளைப் பயன்படுத்தியதால், மதுபானம் மிகுதியாகப் பயன்படுத்தியதால், ஆயுதங்களால் காயம் ஏற்பட்டிருந்தால், மூளை முளையிலிருந்து வெளியேறிய இரத்தப் போக்கை மருந்துகளால் திடீரென நிறுத்தியதால், அல்லது மாதவிலக்கு தொடர்பான இரத்தப்போக்கை மருந்துகளால் திடீரென நிறுத்தியதால் இம்மாதிரியான இரத்த வாந்தி ஏற்படும் வாய்ப்புகள் உள்ளன.

மருந்துகள்

1. அக்கோனைட்

உடல்பருமனான இளம் வயதினருக்கு ஏற்பட்டால்; மனதில் பெரும் பயமும், கவலையும், மிகுந்த நரம்புத் தளர்ச்சியும் உள்ளவர் களுக்கு, சிவந்த இரத்தம் வந்தால்.

2. ஆர்னிகா

ஆயுதங்கள் அல்லது சிறு கருவிகளால் ஏற்பட்ட காயங்களின் விளைவாகத் தோன்றியிருந்தாலும், வாந்தி செய்யப்பட்ட இரத்தம் கரியதாகவும் உறைந்து போனதாயிருந்தாலும்; இரைப்பையில் புண்போன்ற நொந்து போனது போன்ற வலி இருந்தாலும்.

3. ஆர்சனிக்கம்

வயிற்றில் அழுத்தும் வலியுடன் எரிச்சலும், சூடும் கருநிற பித்தத்தையும், இரத்தத்தையும் வாந்தி செய்தல்; திடீரென பலமிழந்து சோர்ந்து விடுவதால் இரைப்பையைத் தொடும் போது புண் போன்ற வலி; மிகுதியான அளவு அமைதியற்றிருத்தல்.

4. இபிகாக்

எதிர்பாராமல் தோன்றுகிற இரத்த வாந்தி; இரத்தம் கறுப்பாகவும் புளித்த வாடையுடனும் இருக்கும்; உடல் மிகுதியாக வெளிரிப் போயிருக்கும்; மயக்கம் அடிக்கடி தோன்றும்; தொடர்ந்து விடாத குமட்டல், இரைப்பையில் மிகுதியான வலியும் புரட்டலும்.

5. பாஸ்பரஸ்

மிகவும் சிவப்புநிற இரத்தம், முகம், உதடுகள், ஈறுகள், நாக்கு ஆகிய அனைத்தும் வெளிரிப் போயிருத்தல்; பருகிய பானங்கள் வயிற்றினுட் சென்று சூடானவுடன் வாந்தி செய்தல்; மிகுதியான தூக்கக் கலக்கம் - குறிப்பாக மதிய உணவிற்குப் பிறகு.

6. சீகேல்கார்

மெலிந்த, ஒல்லியான, பலவீனமானவர்களுக்கு ஏற்படும் இரத்த வாந்தி; வாந்தி செய்யப்பட்ட பொருள் கபிலநிறமாகவோ, கறுப்பு நிறமாகவோ, உறைந்து கெட்டுப்போனதாக இருத்தல். நோயாளி அமைதியாக வலியில்லாமல் படுத்திருப்பார். ஆனால் பலம் சிறிது கூட இல்லாதவராக இருப்பார். முகம் சவக்களை கொண்டதாக இருக்கும் உடல் முழுதும் குளிர்ந்து வியர்வை மிகுந்திருக்கும்.

7. சைனா

பலவீனமாக உடல் உடையவர்களுக்கு; இரத்தம் மிகுதியாக வெளியேறியதால் தோன்றும் சோர்வுக்கும் களைப்பிற்கும்.

விக்கல் (Hiccough)

உதரவிதானம் (Diaphragm) தானே எதிர்பாராது சுருங்குவதாலும் அதே நேரத்தில் குரல்வளையும் சுருங்குவதாலும், சுவாசக் குழாயில் உள்ள காற்று தடை செய்யப்படுகிறது. அதனால் தோன்றும் ஒருவகை ஒலியே விக்கல் ஆகும். இது பல நோய்களின் முற்றிய நிலைக்கு அறிகுறியாக விளங்குகிறது. பெரும்பாலும் ஒரு நோயின் - இறுதி நிலையிலேயே இது தோன்றுகிறது. எனினும் நல்ல உடல் நலம் உள்ள வயது வந்தவர்களுக்கும், குழந்தைகளுக்கும் கூட ஏற்படுகிறது.

ஏதாவது ஒரு நோயின் விளைவாகத் தோன்றினால் அந்த நோயாளியின் குறிகளுக்கேற்ப மருந்து நேர்ந்தெடுத்துக் கொடுக்கப்பட வேண்டும். எனினும் குழந்தைகளுக்கு, எவ்வித வியாதியும் இல்லாத போது விக்கல் தோன்றினால் சிறிதளவு இனிப்புக் கலந்த நீரைக் கொடுத்தல் வேண்டும். அவ்வாறில்லையாயின் நக்ஸ்வாமிகாவை இரண்டு அல்லது மூன்று தடவை கொடுத்தால் உடனே நீங்கும். இதற்குத் தேவைப்படும் மற்றொரு மருந்து மாக், பாஸ் ஆகும்.

மலச்சிக்கல் (Constipation)

மலச்சிக்கல் என்பது ஒரு பழமையான நோய். இது சிறுவர், பெரியோர், ஆண் - பெண், ஏழை - பணக்காரர், பாமரர், படித்தவர் என்ற வேறுபாடின்றி மனிதர்களிடம் தோன்றும் ஒரு நோய். மனித இனத்தைப் பீடிக்கும் எந்த நோயிலும் மலச்சிக்கல் தலைகாட்டாமல் இருந்ததில்லை. இதை ஒரு தனிப்பட்ட நோய் என அழைப்பதைக் காட்டிலும், மற்றொரு பெரும் நோயின் அறிகுறி என்று கூறுவது ஏற்புடையதாக இருக்கும்.

நாகரிகம், நாகரிகம் என்ற பெயரால் உடைகளை மாற்றி, நறுமணம் பூசி, விரைவும், வேகமும், பகட்டும், பளபளப்பும் நிறைந்துள்ள வாழ்க்கை, "ஒய்யாரக் கொண்டையில் தாழம்பூவாம், அதன் உள்ளேயிருக்குமாம் ஈரும் பேனும்" என்பதை நிரூபிப்பது போன்று, மக்களிற் பெரும்பாலோர் தங்கள் உடலில் நிறைந்து விளங்கும் அசுத்தங்களைப் போக்க ஒரு சில வினாடிகளைச் செலவழிக்க மறுக்கிறார்கள். இது விந்தையே!

பெருங்குடலில் வந்து சேரும் கழிவுப் பொருட்கள் நாள்தோறும் முழுதும் வெளியேற்ற வேண்டும். சில வேளைகளிற் சிறிது வெளியேற்றப் பட்டு சிறிது தங்கி விடுகிறது. இதை மலத்தேக்கம் (Constiveness) என்று கூறலாம்.

மலம் சிறிது கூட வெளியேற்றப் படாமல் தடைப்படுவதற்கு (obstipation) மலக்கட்டு எனப் பெயர். பொதுவாக மலம் தடைப்படுவதற்கு மலச்சிக்கல் எனப் பெயர். எவ்வளவு ஒழுங்காகவும், வழக்கமாகவும் மலம் கழிக்கப்பட வேண்டுமோ, அவ்வளவு ஒழுங்காகவும், வழக்கமாகவும் நடைபெறாத பெருங்குடலில் பணியையே மலச்சிக்கல் என்ற சொல்லால் குறிக்கிறோம். அதாவது நாளொன்றுக்கு ஒரு முறைக்குக் குறையாமல் மலம் கழிய வேண்டும். இரண்டு அல்லது மூன்று நாட்களுக்கு ஒரு முறை மலம் கழியும் போது மலச்சிக்கல் ஏற்பட்டிருக்கிறது என்கிறோம்.

பெருங்குடலில் மலம் தேவைக்கதிகமாகத் தேங்குவதால் உணவின் கழிவுப் பொருட்களில் உள்ள நச்சுத் தன்மையுடன் கூடிய திரவப் பொருள் இரத்தத்துடன் கலந்து இரத்தம் கெடுகிறது. மலமும் திரவத்தன்மை இழந்து கடினமாகிறது. மலச்சிக்கல் உள்ளவர்களுக்கு முதலில் வரும் மலம் காய்ந்து கட்டியாக இருப்பதும், அதன்பின் வரும் மலம் இளகியுமிருப்பது இதை தெளிவாக்குகிறது. எனவே பெருங் குடலில் மலம் தேங்கிவிடுதலே மலச்சிக்கலுக்கு அடிப்படையான காரணமாகும்.

அறிகுறிகள்

மஞ்சளாக அசுத்தம் அப்பியுள்ள நாக்கும், துர்நாற்றமுள்ள மூச்சும், சில சமயங்களில் தலைவலியும், வயிற்றில் ஒரு விதமான சங்கடமும் மலச்சிக்கலின் அறிகுறிகள் ஆகும்.

அதன் விளைவாக ஆசனவாய் தடித்தல் அல்லது சிறுத்தல், மூலநோய் முதலியவை தோன்றுகின்றன. இவை தவிர தலைவலி, கிறுகிறுப்பு, வாய்நாற்றம், பசியின்மை, தூக்கமின்மை, வயிற்று வலி ஆகியவையும் தோன்றலாம். வாந்தி, சுரம், இரத்த நாடிகள் பருத்தல் முதலிய நோய்களும் கடுமையான மலச்சிக்கலின் விளைவாகத் தோன்றக்கூடும்.

ஓடியாடாமல் இருந்த இடத்தில் உட்கார்ந்தே இருத்தலும், டீ, காப்பி, மதுபானம் போன்றவற்றை அதிகமாக அருந்துவதும், புகையிலைப் பழக்கங்களும் மலச்சிக்கல் உண்டாவதற்கான காரணங்களில் சிலவாகும். வயிற்றில் ஏற்பட்டுள்ள கோளாறுகளாலும், பேதி மருந்துகளை மிகுதியாகப் பயன்படுத்துவதாலும் மலச்சிக்கல் உண்டாகலாம். மலம் கழிக்க வேண்டும் என்ற உணர்வு தோன்றும் போது அங்ஙனம் செய்யாதிருப்பது ஒரு காரணமாகும். பெண்களுக் குண்டாகும் மலச்சிக்கல் பெரும்பாலும் இவ்வகையைச் சார்ந்திருக்கும்.

தற்காலிகமாகத் தோன்றும் மலச்சிக்கல் இடமாறுதலாலும்; பசியாமல் உண்பதாலும், மிகுதியாக உண்பதாலும், உடலுக்கொவ்வாத உணவுகளை உண்பதாலும் ஏற்படுகிறது.

சிகிச்சை முறை

மலச்சிக்கலுக்கான காரணத்தையறிந்து, அதை நீக்குதல் மிகவும் இன்றியமையாததாகும்.

உணவை நன்றாக மென்று விழுங்குதல், பசித்துப் புசித்தல், நாள்தோறும் மலம் கழித்தல், உடற்பயிற்சி செய்தல் ஆகியவற்றைச் செய்தலும்,

இயற்கைக்கு விரோதமான பழக்க வழக்கங்களைப் பின்பற்றா திருப்பதும் டீ, காப்பி, மதுபானம் (மலச்சிக்கலுக்கு சில வேளைகளில் காரணமாயிருக்கும்) ஆகியவற்றைப் பயன்படுத்தா திருத்தலும் இன்றியமையாதது.

1. நக்ஸ்வாமிகா

உணவு செரிப்புக் குறைவால் ஏற்பட்டிருந்தால் அல்லது அளவுக் கதிகமாக உண்டதனால் அல்லது போதைப் பொருட்களை

உட்கொண்டதால் ஏற்பட்டிருந்தாலும், எரிச்சல்படுகின்ற, உடற்பயிற்சி இல்லாத, தூக்கத்தில் பல தொந்தரவுகள் நிறைந்த அடிக்கடி மலம் கழிக்க வேண்டுமென்ற உணர்வுள்ளவர்களுக்கும், மூல நோயுள்ளவர் களுக்கும்.

2. ஓபியம்

வழக்கமாக இல்லாத, அண்மைக் காலத்திய மலச்சிக்கலுக்கும் சில வேளைகளில் நாட்பட்ட மலச்சிக்கலுக்கும் பயன்படும். எந்தவித கடின உழைப்பும் இல்லாத நன்றாக, அளவுக்கு மிஞ்சிய உணவு கொள்பவர்களுக்கும், வயிற்றோட்டமும் மலச்சிக்கலும் மாறி மாறி வரும் நோயாளிகளுக்கும், மலத்தை வெளியேற்ற இயலாதவர்களுக்கும், கடினமான வறண்ட பெரிய கட்டிகள் போன்ற மலம் முதலிய குறிகளுக்கும்.

3. அலுமினா

மலம் கழிக்க விருப்பம் தோன்றாமை, மலம் கடினமான ஆட்டுப் புழுக்கைகள் போன்று இருப்பது, காய்ந்து, வெளியேற்றுவதற்கு மிகவும் கடினமாக இருப்பது, கஷ்டப்பட்டு மலம் வெளியேறும் போதும், மலத்துடன் இரத்தம் இலேசாகக் கலந்திருத்தல், பயணங் களின் போது ஏற்படும் மலச்சிக்கல் ஆகியவற்றிற்கு.

4. பிரையோனியா

வறண்ட வெப்பமான காலங்களில் ஏற்படும் மலச்சிக்கல், இறுகிய மலம், தலைவலி, தாகம், கசப்புச் சுவை, மலங்கழிக்க வேண்டுமென்ற உணர்வே இல்லாமை, வாதத் தொடர்பான நோயுடையவர்களே, கல்லீரல் பாகத்தில் வலி, தலைவலி மற்றும் தலைக்கு இரத்தம் விரைந்து ஓடுவதுடன் வயிற்றுக் கோளாறு இணைந்து இருக்கும் போது ஏற்படும் மலச்சிக்கல்.

5. லைக்கோபோடியம்

அடி வயிற்றில் வாயுப் பொருமல், அடிவயிற்றில் வலி, நெஞ்செரிவு, கல்லீரல் தொடர்பான நோயுள்ளவர்கள், கடுமையான மலச்சிக்கல், வலது பக்கம் மிகுதியான நோய்களை உடையவர்கள்.

6. இக்னேஷியா

அண்டி வெளித் தள்ளுதல், ஆசனவாயில் அரிப்பு, குறிப்பாக மூலநோய் இருக்கும்போது அல்லது மூல நோய் ஏற்படக்கூடிய வாய்ப்பிருப்பதாகத் தோன்றினால், இம்மருந்து பெரும்பாலும் பெண் களுக்குச் சிறப்பாகப் பயன்படுத்த வேண்டும்.

7. நேட்ரம் மூர்

நாட்பட்ட மலச்சிக்கல்; வாயிலும் நாக்கிலும் புண்; பிற மருந்துகள் பயன்படாதபோது இம்மருந்து மிகவும் பயனுள்ளதாக இருக்கும். இம்மருந்தை 12 மணி நேரத்திற்கு ஒரு முறையோ அல்லது நாள் ஒன்றுக்கு ஒரு முறையோ, நோய் குறையும் வரை கொடுக்கலாம்.

8. சல்பர்

சாதாரணமாக செரிமானம் தொடர்பான அனைத்து நோய்களுக்கும் சல்பர் 'சோரா' நச்சைப் போக்க இன்றியமையாத மருந்து. சோரா என்னும் நச்சே ஆதிகாரணமாக விளங்குகிறது. எனவே இம்மருந்தை நோயின் தொடக்கத்திலும், இடையிலும், முடிவிலும் கொடுக்க வேண்டும். மூலநோயுடன் கூடிய மலச்சிக்கலுக்கும், மூலநோய் தோன்றக்கூடிய வாய்ப்பு இருக்கும்போது, அடிக்கடி மலம் கழிக்க வேண்டுமென்ற உணர்வு இருந்தாலும் மலம் கழிக்க இயலாமைக்கும் வழக்கமாக உள்ள மலச்சிக்கலுக்கும் இதுவே இன்றியமையாத மருந்து ஆகும்.

இவை தவிர சிலிகா, பிளம்பம், பிளாட்டினா, செலினியம் ஆகியவையும் அவற்றின் குறிகளுக்கேற்பப் பயன்படும்.

வயிற்றுப் போக்கு (Diarrhoea)

பல்வேறு காரணங்களால் தளர்ந்த நீர் போன்ற நாற்றமுடைய அல்லது நாற்றமில்லாத மலம் வெளியேற்றப்படுகிறது. கோபம், வருத்தம், பயம் போன்ற உணர்வுகளில் ஏதாவது ஒன்றினாலும்; வியர்வையைத் திடீரெனக் கட்டுப்படுத்தியதாலும், தடுமன் பிடிப்பதனாலும், இரைப்பையும் குடலும் சீர்கேடு அடைவதாலும், மிகுதியான வெப்பத்தினாலும் இந்நோய் தோன்றலாம்.

சில நோய்கள் வயிற்றுப் போக்குடன் தொடங்குகின்றன. வேறு சில நோய்கள் வயிற்றுப் போக்குடன் முடிவடைகின்றன. ஆனால் அனைத்து சந்தர்ப்பங்களிலும் உறுப்புகளின் பணிகளில் ஏதோ சீர்கேடு ஏற்பட்டுள்ளது என்பதையே அது காட்டுகிறது. பெரும்பாலான சமயங்களில் அது கல்லீரலில் சீர்கேடு ஏற்பட்டிருப்பதையோ அல்லது சிறுநீரகங்களில் (Kidneys) நோய் ஏற்பட்டிருப்பதையோ குறிப்பதாக உள்ளது.

மலச்சிக்கலைப் போக்குவதற்கு பேதி மாத்திரைகளையோ அல்லது மருந்துகளையோ பயன்படுத்துவது (அது தற்காலிகமாக நோயைக் குணப்படுத்தினாலும் கூட) உடலுக்கு பெரும்பாலும்

சோர்வையே உண்டாக்குகிறது. எனவே, வயிற்றுப் போக்கு மாத்திரை களையோ அல்லது அதைத் திடீரென நிறுத்தும் மாத்திரைகளையோ உண்பதைத் தவிர்க்க வேண்டும்.

அவ்வாறு திடீரென வயிற்றுப் போக்கைத் தடுத்து நிறுத்துவது, தலை தொடர்பான நோய்களை உண்டாக்குகிறது. சில வேளைகளில் எதிர்பாராத விளைவுகளைத் தோற்றுவிக்கிறது.

வயிற்றுப் போக்கு திடீரென நிறுத்தப்படுவதால் வயிற்று மந்தம், கல்லீரல் கோளாறு போன்ற நோய்களும் தோன்றுகின்றன. வயிற்றுப் போக்கு திடீரென நிறுத்தப்பட்டதால் தோன்றிய நோய்களைக் குணப்படுத்துவது மிகுந்த இடர்பாடுடையதாக இருக்கும். ஏனெனில் வெளியேற்றப்பட வேண்டிய நச்சுப் பொருட்கள் வெளியேற்றப் படாமலேயே உடலின் பகுதிகளில் நின்று விடுகின்றன. இவ்வாறு திடீரென வயிற்றுப் போக்கை நிறுத்துவது ஒரு நோயைக் குணப்படுத்தி மற்றொரு நோயைத் தோற்றுவிப்பதேயாகும்.

உணவுக் குழலின் அமைப்பு இயல்பான சிறந்த ஓர் அமைப்பு. நோயாலோ அல்லது மருந்துப் பொருட்களாலோ அதற்கு ஏற்படும் இன்னல்களை அது விரும்புவது இல்லை. அது தன் முழுவலிமை யுடன் அவற்றை எதிர்க்கிறது. இயற்கைக்கு மாறான ஏதோ ஒரு நிகழ்ச்சி, அல்லது செயல் உணவுக் குழலில் நிகழ்ந்தாலன்றி அல்லது வயிற்றுப்போக்கு ஏற்படுவது இல்லை.

ஏதோ ஒரு நோயால் துன்புறுகிறவருக்கு வயிற்றுப் போக்கு ஏற்பட்டு அந்த வயிற்றுப் போக்கு அவரது துன்பத்தை குறைக்குமானால் மருந்து கொடுப்பதை நிறுத்தி வையுங்கள். அவ்வாறான வயிற்றுப் போக்கு இயற்கை நோயாளிக்கு அவரது நோயை நீக்கி, நோயில்லா வாழ்க்கை வாழ மேற்கொண்ட முறை. எனவே அது தானாக மறைந்து நோயாளிக்கு நலன் தரும்.

ஆனால் உடலில் உள்ள ஏதோ ஒரு கோளாறினால் இந்த வயிற்றுப் போக்கு ஏற்பட்டிருந்தால் அதற்கான மருந்துகள் கொடுக்கப்பட வேண்டும்.

நாட்பட்ட வயிற்றுப் போக்கு

பலமுறை திரும்பத் திரும்ப வயிற்றுப் போக்கு ஏற்படுவதால் குறுகிய கால நோய்களான காலரா, வயிற்றுக்கடுப்பு, டைபாயிட் சுரம் முதலியவற்றின் காரணமாகத் தோன்றுகிறது.

மலம் பலவகையான நிறமுடையதாகவும், சீதம் நிறைந்ததாகவும், நாற்றமுடையதாகவும் இருக்கிறது. சில வேளைகளில் வயிற்றுப்

போக்குடன் மலச்சிக்கலும் ஏற்படுகிறது. பெரும்பாலான சமயங்களில் நோயாளிக்கு வலி இருப்பதில்லை. ஆனால் வயிற்றில் கடமுட ஒலிகளும், சங்கடங்களும், வாயு தொந்தரவும் ஏற்படுகின்றன.

மருந்துகள்

1. அக்கோனைட்

அடிக்கடி குறைவாகவும், நீர்போன்றும் வெண்மையாக அல்லது சீதக்கட்டிகளுடன் வயிற்றுப்போக்கு இருத்தல், எழுந்திருந்து நிற்க முயலும்போது கிறுகிறுப்பும், அமைதியின்மையும் மிகுந்த தாகமும் ஏற்படல், வியர்வை அமுக்கப்பட்டதனால் ஏற்பட்டிருந்தால் அல்லது குளிர்ந்த வறண்ட காற்றில் சென்றதாய் நோய் ஏற்பட்டிருந்தால்.

2. ஆர்சனிக்கம் ஆல்பம்

மலம் கட்டியாக, கரும்பச்சை நிறமுடையதாக, சீதம் கலந்ததாக இருந்தால் கபில நிறம் அல்லது சூரிய நிறம் கொண்டதாக நீர் போன்றதாக இருந்தாலும், மலம் உடல் பகுதிகளை அரித்துத் தின்னக் கூடியதாக இருந்தாலும் கொடுக்கப்பட வேண்டும். நோயாளியிடம் பெரும் பலஹீனம், மயங்கி வீழ்தல், மிக வேகமாக சோர்வடைதல், அமைதியின்மை காணப்பட்டாலும் அவர் தொடர்ந்து ஓரிடத்திலிருந்து மற்றோரிடத்திற்கு மாறிக் கொண்டேயிருந்தாலும் மிகுந்ததாகம் ஆனால் சிறிது சிறிதாகவே குடித்தாலும்; சாப்பிட்டவுடன் அல்லது பருகியவுடன் வாந்தி செய்தாலும்; குளிராக உள்ள எந்தப் பொருளை உட்கொண்டபின் நோய் அதிகரித்தாலும்.

3. பிரையோனியா

கோடை காலத்தில் ஏற்படும் வயிற்றோட்டத்திற்கு அல்லது உடல் வெப்பமடைந்துள்ள போது குளிர்ந்த பானங்களை உட்கொண்டதனால் ஏற்பட்ட வயிற்றோட்டத்திற்கு மலம் கபில நிறமாக, நீர் போன்று, சீரணிக்காத உணவுப் பொருட்கள் நிறைந்ததாகவும்; அழுகிப் போன முட்டை நாற்றமுடையதாகவும் இருந்தால்; குமட்டல், உட்காரும் போது மயக்கம்; பெரும் இடைவெளிக்குப் பின் தாகம்; மிக அதிகமாகக் குடித்தல், காலையிலும்; சிறிது அசைந்தாலும்; தோல் வியாதிகள் ஏதாவது மருந்தினால் உள் அமுக்கப்பட்டிருந்தாலும்.

4. சாமோமில்லா

மலம் பச்சையாகவும், நீர் போன்றும், வலியுடனும், உடற்பகுதிகளை அரித்து விடக்கூடியதாக இருந்தாலும், சூடான மலம், அழுகிய முட்டை நாற்றமுடையதாக இருந்தாலும், சிறிதும் பொறுமையில்லாதவராக அமைதியாக கேள்விகளுக்குப் பதில் சொல்ல இயலாதவராக

இருந்தாலும்; குழந்தைகள் வீறிட்டு அழுது கொண்டேயிருந்தாலும், சிடுமூஞ்சிகளாக இருந்தாலும்; எப்பொழுதும் தாய் தூக்கி வைத்துக் கொண்டேயிருக்க வேண்டுமென்று பிடிவாதம் செய்தாலும், இரவு நேரத்தில் நோய் மிகுந்தாலும், ஒரு கன்னம் சிவந்தும், மற்றொரு கன்னம் வெளிரிப்போய் இருந்தாலும்.

5. சைனா

மஞ்சள் நிறம் மலம், தண்ணீர் போன்று வெள்ளை நிறம் அல்லது கறுப்பு நிறம் கொண்டதாக இருப்பது, இழுப்புடன் கூடிய வலி, குனிவதால் குறைதல், வயிற்றில் மிகுந்த வாயுப் பொருமலுடன் கூடிய நாற்றமுடைய, சீரணிக்காத உணவுப் பகுதிகளைக் கொண்ட வலியில்லாத வயிற்றோட்டம், மிகுந்த பலவீனம், மிகுந்த வியர்வை, கெட்ட நாற்றமுடைய மிக அதிகமான வாயு பிரிதல், தாகம் மிகுதி, அடிக்கடி ஆனால் சிறுகச் சிறுகக் குடிப்பது, இரவு நேரத்திலும், சாப்பிட்டவுடனும், ஒரு நாள் விட்டு ஒரு நாள் நோய் மிகுதல்.

6. மெர்கூரியஸ்

கரும்பச்சை நிறமான, சீதம் கலந்த, நுரை போன்ற அல்லது இரத்தம் கலந்த மலம், அடிக்கடி மலம் கழிக்க வேண்டுமென்ற விருப்பம், அடிக்கடி சிறுநீர் கழிக்க வேண்டுமென்ற விருப்பம், மலம் கழிக்கும் போதும், அதற்குப் பின்னரும் ஆசனவாயில் நமைச்சல், வயிற்றில் வெட்டுகிற வலி அல்லது கிள்ளுகிற வலி, குளிர் மிகுந்திருத்தல், நடுக்கம், வாயில் புண், உமிழ் நீர் மிகுதியாக வெளிப்படுதல், இரவிலும், கோடைக் காலத்திலும் நோய் அதிகமாதல்.

7. போடோபைலம்

வலியில்லாத வயிற்றோட்டம், உணவு போன்ற கழிவுப் பொருட்களாகிய மிகுதியான நீர் போன்ற மலம், மிக அதிகமான மஞ்சள் நிற பீச்சியடிக்கும் மலம், பிண நாற்றமுடையதாக இருப்பது, மலம் கழிவதற்கு முன்னர் வயிற்றில் நீர் பாய்ந்து கொப்பளிப்பது போன்ற ஒலி, மலம் வெளியேறும் போது மலக்குடல் வெளித்தள்ளுதல், பாதத்திலும், கணுக்காலிலும், தொடையிலும் நரம்பு பிடித்திழுத்தல், காலையிலும், இரவிலும், கோடைக் காலத்திலும் நோய் மிகுந்திருத்தல்.

8. கோலோசிந்த்

உடலில் மிகுந்த வலியும், வயிற்றில் மிகுந்த வலியும் இருக்கும்போது.

9. ரீயம்

இம்மருந்து பல்சட்டில்லா, இபிகாக் மருந்துகளைக் காட்டிலும் சிறப்பாகப் பயன்படக்கூடிய மருந்து. மலம் மிகுந்த புளிப்பு நாற்றம்

கொண்டதாக இருந்தால், சாமோமில்லாவைக் காட்டிலும், ரீயம் கொடுப்பதே மேலானது.

குரோட்டன் டிக்லியம்

வேகமாக சர் என்று பீச்சியடிக்கும் வயிற்றுப்போக்கு.

எதுசாசைனாயியம்

தயிர்க் கட்டிகள் போன்று வாந்தியெடுத்தல், வயிற்றுப் போக்கிற்கும் வாந்திக்கும் பின் ஆழ்ந்த தூக்கம், பால் சாப்பிட விருப்பமின்மை, தாகமின்மை ஆகிய குறிகள் காணப்பட்டால்.

கல்கேரியா பாஸ்

குழந்தைகளுக்கு பல் முளைக்கும் காலத்தில் அல்லது தவழ அல்லது நடக்கத் தொடங்கிய காலத்தில் தலையில் வியர்வை, வாந்தி காணப்பட்டால்.

பல்சட்டில்லா

கடினமான உணவுகள், கொழுப்புச் சத்துள்ள உணவுகள், புளிப்பான உணவுகள், அதிக அளவு பழங்கள் ஆகியவற்றை உண்டதனால்.

இபினாகுவா

குமட்டல், வாந்தி மிகுந்து காணப்பட்டால்.

உணவு

அனைத்து வகைக் காய்கறிகளும் இந்நேரத்தில் ஒதுக்கப்பட வேண்டும். காபி, டீ, பீர், மதுபானங்கள் அருந்துதல் கூடாது. கடின உணவுகள் ஒதுக்கப்பட வேண்டும். கஞ்சி, ஆரோரூட் கஞ்சி அல்லது நன்கு வேக வைக்கப்பட்ட சோறுடன் வெண்ணெய் நீக்கப்பட்ட மோர் கலந்து உண்பது ஏற்றது. குழந்தைகளின் வயிற்றுப் பாகத்தை, கம்பளித் துணியால் சுற்றி வைப்பது நோயைக் குறைக்க பெரிதும் உதவும். நோயாளியின் உடை வெப்பத்தைத் தருவதாக இருப்பது நல்லது.

வயிற்றுக் கடுப்பு (Dysentry)

வயிற்றுக் கடுப்பின்போது, வயிற்றுப் போக்கின்போது இருப்பதைப் போலவே மலம் தளர்ந்திருக்கிறது. ஆனால் மலம் கழியும் போது அடிக்குடலில் உளைச்சலும், எரிச்சலும் ஏற்படுகிறது. மலப்போக்குகள் அளவில் சிறிதாகவும், அடிக்கடியும் ஏற்படுவதுண்டு. ஒரு நாளைக்கு 30 அல்லது 40 தடவை கூட மலம் கழிப்பதுண்டு. மலத்தில் இரத்தமும், சீதமும் காணப்படும். தொடமுடியாதபடி வயிற்றில் வலி ஏற்படுகிறது.

மலம் கழிக்கும் போது குடலின் கீழ்ப்பாகத்தில் எரிச்சல் ஏற்படுகிறது. நோயாளி பலம் குன்றிப்போய் விடுகின்றான். அவன் எடையும் குறைகிறது. பல சந்தர்ப்பங்களில் இந்த நோய் தீராத நோயாக ஆகிவிடுகிறது.

இந்த மாதிரியான வயிற்றுக்கடுப்பு நம் கண்டத்தில் அதிகம் எனக் கூறப்படுகிறது. இது "அமீபா" என்ற நோய்க்கிருமியால் தோற்றுவிக்கப் படுவதாகக் கூறப்படுகிறது. எனவே இதை 'அமீபா வயிற்றுக் கடுப்பு' என அழைக்கிறார்கள்.

'அமீபா வயிற்றுக் கடுப்பு' தீராத நோயாகி நில்லாமல் போய்க் கொண்டிருந்தால் சில நாட்களுக்குப் பிறகு சாப்பிட்ட உடன் உண்ட உணவு உண்டபடியே வெளியேறும் நிலை தோன்றும்.

அமீபா வயிற்றுக் கடுப்புள்ளவர்களுக்கும் வயிற்றுக் கடுப்பு தோன்றியவுடன் உடலின் முன்பாகத்தில் விலா எலும்புகளை ஒட்டி கீழே வலியிருக்கும். சில சமயங்களில் வலது தோள் பட்டையின் கீழும் முதுகிலும் வலி உண்டாகிறது. இம்மாதிரியான வலிக்குக் கல்லீரல் தன் பணிகளைச் செய்வதற்கு முடியாது திணறுகிறது அல்லது அது நோயுற்றிருக்கிறது என்பதே பொருளாகும்.

இது வேகமாகப் பரவும் நோயாகும். சாதாரணமாக சிறைச்சாலை களிலும், விடுதிகளிலும், மருத்துவமனைகளிலும் மலேரியா நோய் பரவி வருகிற இடங்களிலும் இந்நோய் விரைவில் பரவும் இயல்புடையது. சிலர் இந்நோயைத் தொற்று நோய் என்றும், சிலர் இல்லை என்றும் கூறுகிறார்கள். இந்நோயால் பாதிக்கப்பட்டவர்கள் பயன்படுத்திய பொருட்களின் மூலமும், அந்த நோயின்போது வெளியேற்றப்படும் மலம் பட்டு, கெட்டுப் போன துணிமணிகள் மூலமும் பரவுவதாகக் கூறப்படுகிறது.

பழுக்காத பழங்களையும், கெட்டுப்போன காய்கறிகளையும், செரிக்க இயலாத உணவுகளையும் உண்பதாலும், திறந்த வெளியில் அல்லது ஈரமான தரை ஆகியவற்றில் தூங்குவதனாலும், குளிர்ந்த, ஈரமான வெளியில் அலைந்து திரிவதாலும் இந்நோய் தோன்றும். இலையுதிர் காலத்தில், பகல்பொழுது வெப்பம் மிகுந்து இரவு மிகக் குளிராகவும் இருக்கும்போது இந்நோய் பெருமளவில் தோன்றுகிறது.

சிகிச்சைக்கான மருந்துகள்

1. அக்கோனைட்

பொதுவாக நோய் தொடக்கத்தில் கொடுக்கப்பட வேண்டும். அடிக்கடியும், சிறிதளவும் இரத்தம், சீதம் கலந்ததாக மலம் இருக்கும்.

மலம் கழிக்கும்போது வலியும், நமைச்சலும் இருக்கும். உட்கார்ந்து எழுந்திருக்கும்போது தலைசுற்றல், பொதுவாக அமைதியற்றிருத்தல், வறண்ட சூடு இருத்தல், சாவுக்குப் பயம், சாகப்போகும் நாளை முன்கூட்டியே சொல்லிக் கொண்டிருத்தல்.

2. ஆர்னிகா

ஆயுதங்கள் மற்றும் கருவிகளால் ஏற்படும் வயிற்றுக்கடுப்பு, தெளிவான மலம் அல்லது நமைச்சலுடன் கூடிய, இரத்தம் கலந்த மலம்; வாயில் கசப்பான, அழுகிய நாற்றமுள்ள ருசி; கெட்டுப்போன முட்டையிலிருந்து வரும் நாற்றம் போன்ற நாற்றமுடைய ஏப்பம்.

3. சாமோமில்லா

அக்கோனைட் கொடுத்த பிறகும்கூட, மிகுதியான சூடும், தாகமும், வாதநோயில் காணும் வலிபோன்ற வலியும் காணப்படல், தவிர நோயாளி மிகுதியாக அலட்டிக் கொண்டாலும், புரண்டுபுரண்டு படுத்தாலும், சிறுகுடற் பகுதியில் கெட்டுப்போன பொருட்கள் தங்கிவிட்டிருப்பதால்தான் நோய் தோன்றியுள்ளது என்றறிந்தாலும், அல்லது வியர்த்துக் கொட்டும் போது குளிர் நிறைந்த இடத்தில் நுழைவதால் ஏற்பட்டாலும், மாசுபடிந்த நாக்குடன் வாயில் கசப்பான ருசி காணப்பட்டாலும்; இம்மருந்து நோயின் தொடக்கத்தில் கொடுக்கப்பட்டால், நோய் உடன் குணமாகும்.

4. பல்சட்டில்லா

சாமோமில்லா மருந்துக்கான குறிகளுடன், இரத்தமும், சீதமும் கலந்த மலம் காணப்படுமானாலும்; இருமல், வாதநோய் தொடர்பான வலிகள், குளிர், நடுக்கம் ஆகியவற்றுடன், வெண்மைநிறமான, பச்சை நிறமான, நீர் போன்ற மலம் வெளியேற்றப்பட்டாலும் இம்மருந்து கொடுக்கப்படவேண்டும்.

5. மெர்க்கூரியஸ் கரோசிவஸ்

வயிற்றுக் கடுப்பிற்குரிய முக்கியமான ஹோமியோபதி மருந்து களிற் தலை சிறந்தது ஆகும். அந்நோய்க்கென்றே உரிய தனிச் சிறப்பான மருந்தாகக் கூட இதைக் கருதலாம். எனினும், இரத்தமும், சீதமும் அதிகமாகவும், அடிக்கடி வெளியேறும் போதும் மிகவும் துன்பத்துடன் வலியுடனும் வெளியேற்றப்படும் மலம் சிறிதளவாகவேயிருக்கும் போதும்; வெறும் இரத்தம் மட்டுமோ அல்லது பச்சையான மஞ்சள் நிறமான, உடலை அரிக்கிற, கெட்ட நாற்றமுடைய மலம் இரத்தத்துடன் கலந்து வெளியேற்றப்பட்டாலும், மலம் கழிக்கும் போதும், அதற்குப் பின்னரும் நமைச்சலும், வலியும், துன்பமும்

மிகுந்து காணப்பட்டாலும்: ஒவ்வொரு முறை மலம் கழித்து முடித்தவுடன், மீண்டும் மலம் கழிக்க வேண்டுமென்ற உணர்வு தோன்றினாலும் இம்மருந்து கொடுக்கப்பட வேண்டும்.

6. கோலோசிந்த்

மிகக் கடுமையான குறிகள் அனைத்தும் மெர்கூரியஸ் கரோசிவசினால் அகற்றப்பட்ட பின்னர், அல்லது இபிகாக் கொடுக்கப் பட்ட பின்னரும் இம்மருந்து தேவைப்படலாம். எனினும் இம்மருந்து கொடுப்பதற்கான முக்கியமான குறியான வயிற்றில் பொறுத்துக் கொள்ள முடியாத வலி காணப்பட்டால் அதனால் அவர் சுருண்டு படுத்துக் கொண்டோ, குனிந்த நிலையிலேயோ இருப்பாரானால், இந்த வலி சில வேளைகளில் உடல் முழுதும் பரவியதாக இருக்கும். நாக்கு வெள்ளையான மாசு படிந்ததாக இருந்தாலும், அமைதி யில்லாதவராக நோயாளி காணப்பட்டாலும் இம்மருந்து கொடுக்கப்பட வேண்டும்.

தேவைப்படும் வேறு மருந்துகளின் முக்கியமான குறிகள்

நக்ஸ்வாமிகா

சிறிய அளவில் இரத்தமும், சீதமும் குறைவான அளவு மலம், வயிற்றில் வலி ஏற்படும் நோயாளிக்கும், முறைகேடான வாழ்க்கை நடத்துவோருக்கும், வெள்ளைச் சட்டைத்தொழிலாளிகளுக்கும் ஏற்றது.

ஆலோஸ்

வலி இல்லாது சீதம் மட்டும் வெளியேறுதல், ஆசனவாய் திறந்திருப்பது போன்ற உணர்வு.

சிகிச்சையின் போது நோயாளியின் உடல் வலிமை குன்றாத அளவிற்குரிய எளிதில் சீரணிக்கக்கூடிய அரிசிக் கஞ்சித் தண்ணீர் மட்டுமே கொடுக்கப்பட வேண்டும். எந்த வகையான திட உணவுப் பொருட்களும் கொடுக்கப்படக் கூடாது. நோய் நீங்கிய பிறகும் கூட இவ்வகையான உணவே சில நாட்கள் கொடுத்து வருதல் வேண்டும்.

இந்த நோய் பரவி வரும்போது, மெர்க், கார் அல்லது ஆர்சனிக் ஒரு நாளைக்கு ஒருமுறை கொடுத்து வந்தால் நோய்த் தடுப்பு மருந்தாக இருக்கும்.

வயிற்றுப்புண் (Gastric or Duodenal Ulcer)

இதுவும் செரிமானம் தொடர்பான ஒரு நோயே. இந்நோய் பற்றி நன்றாக அறிந்து கொள்வதற்கு இது தொடர்பான செரிமான

உறுப்புக்களின் அமைப்பைப் பற்றி அறிந்து கொள்வது ஏற்றதாக இருக்கும். இரைப்பையிலிருந்த உணவுப் பொருட்களை குடல் பகுதிக்குக் கொண்டு செல்லும் குடலுக்கு முன்னுள்ள பகுதி 12 அங்குல நீளமுள்ளது. இதற்கு டியோடினம், (Duodenum) எனப் பெயர். இரைப்பையும், டியோடினமும் இணைந்துள்ள பாகத்திற்கு பைலோரஸ் (Pylorus) என்று பெயர். இரைப்பையோடு இணைந்திருக்கும் டியோடினத்தின் முதல் இரண்டங்குல பாகத்திற்கு டியோடினத்தின் தலைபாகம் (Duodenal Cap) என்று பெயர். வயிற்றுப்புண்கள் பெரும்பாலும் இப்பகுதியிலேயே தோன்றுகின்றன.

இந்தப் பகுதியில் தோன்றுகிற புண்களுக்கு அல்சர் (Duodenal Ulcer) எனப்பெயர். இரைப்பையிலேயே உண்டாகும் புண்களுக்கு காஸ்டிரிக் அல்சர் என்று பெயர். இரைப்பையில் ஏற்படும் புண் பெரும்பாலும் புற்றுநோயாகவே மாறுகிறது. ஆனால் டியோடினத்தில் ஏற்படும் புண் புற்றுநோயாக மாறுவதில்லை.

உணவு உண்ட உடனேயோ அல்லது சற்று நேரம் கழித்தோ தோன்றும் வலிகள் காஸ்டிரிக் அல்சர் உள்ளது என்பதையும், உணவு உண்ட 2 மணி நேரத்திற்குப் பின்னர் தோன்றும் வலிகள் டியோடினல் அல்சர் இருப்பதையும் அறிவிக்கும் குறிகளாக உள்ளன. இந்நோய், பெண்களை விட ஆண்களையே அதிகமாகப் பாதிக்கிறது என்பதே நோய்க்கான காரணங்களை நாம் அறிய உதவுகிறது.

பல நோய்களின் காரணங்களை அறிய முடியாதிருப்பதைப் போல இந்நோய்க்கான காரணத்தையும் இதுதான் என அறுதியிட்டுக் கூறமுடியவில்லை. ஒரு சில குடும்பங்களில் உறுப்பினர் அனைவர்க்குமே இந்த நோய் இருப்பதை அறியும் போது, இது பரம்பரையாகத் தோன்றும் நோயெனக் கருத வேண்டியதிருக்கிறது. ஹானிமன் கண்டு கூறிய மூன்று நச்சுக்களில் ஒன்றோ அல்லது அனைத்துமோ நோயாளியின் உடலில் வேரூன்றியிருப்பதால்தான் இந்த நோய் ஏற்படுகிறது என உறுதியாக எண்ண வேண்டியிருக்கிறது.

எனினும் அனைவரும் ஏற்றுக்கொள்கிற இரண்டு இன்றியமையாக் காரணங்களை இங்குக் குறிப்பிடுகிறோம்.

இந்நோய் கவலை மிகுந்தவர்களுக்கும், எரிச்சல் கோபம் மிகுந்தவர்களுக்கும், கடின உழைப்பாளிகளுக்கும், நரம்புத் தளர்ச்சி உள்ளவர்களுக்கும் தான் தோன்றுகிறது.

கடின உழைப்பு, கவலை, எரிச்சல், கோபம் மிகுந்தவர்களுக்கும், கடின உழைப்பாளிகளுக்கும், நரம்புத் தளர்ச்சி உள்ளவர்களுக்கும் தான் தோன்றுகிறது.

இந்நோய் இளமையிலேயே தோன்றி சில ஆண்டுகள் தொடர்ந்து நீடிக்கிறது. அல்லது ஆயுட்காலம் முழுமையும் நீடிக்கிறது. இந்நோய் இடையிடையே ஆண்டிற்கு ஒரு முறையோ அல்லது பல முறைகளோ தோன்றி குறிப்பாக உணவுப் பழக்கமாற்றத்தினால் தோன்றி - மாதக் கணக்காக நீடிக்கிறது. அப்போது பெரும்பாலும் ஒரு குறிப்பிட்ட நேரத்தில் வலி ஏற்படும் அல்லது வலி அதிகரிக்கும். ஏதாவது ஒரு காரணத்தினால் வலி குறைந்து பின்னர் மறைந்து போகும். பின் சில நாட்கள் அல்லது மாதங்கள் வரை நோய் தலைகாட்டுவதே இல்லை. ஆனால் அடுத்த பருவத்திலோ அல்லது ஆண்டிலோ இந்நோய் தோன்றி நோயாளிக்கு மிகுந்த துன்பத்தைத் தருகிறது.

குறிகள்

விலா எலும்புகளுக்குக் கீழ் இடது புறம் கடுமையான வலி ஏற்படும் இடத்தை ஒரு விரலால் அழுத்திக் காண்பித்து விடலாம். எரிச்சல், வாந்தி, குமட்டல், இரத்தவாந்தி, மலத்தில் செரிக்கப்பட்ட கறுப்பு நிற இரத்தம், மலச்சிக்கல், உடல் மெலிவு முதலியன இந்நோயின் முக்கியமான குறிகளாகும். பெண்களுக்கும் மேலே கூறப்பட்ட குறிகள் தவிர மாதவிலக்கு தொடர்பான துன்பங்களும் இருக்கலாம். வாந்தி செய்வது வலியைச் சிறிது நேரம் குறைக்கிறது.

பைலோரசில் புண் ஏற்பட்டிருந்தால், அங்கு வேக்காடு ஏற்பட்டு இரைப்பையிலிருந்து குடலிற்குள் தள்ளப்படும் உணவுகள் இலகுவாகச் செல்ல முடிவதில்லை. எனவே பொறுக்க முடியாத வலியும், வாந்தியும் ஏற்படுகிறது. சில நேரங்களில் இந்த வலி இரைப்பை, காலியாய் இருக்கும்போது தோன்றி ஏதாவது உணவுப் பொருட்களை உண்ட பின் மறைந்து விடுவதும் உண்டு. சாதாரணமாக உணவு உண்ட 2 அல்லது 3 மணி நேரத்திற்குப் பின் இந்த வலி இரைப்பை காலியாய் இருக்கும்போது தோன்றி ஏதாவது உணவுப் பொருட்களை உண்ட பின் மறைந்து விடுவதும் உண்டு. சாதாரணமாக உணவு உண்ட 2 அல்லது 3 மணி நேரத்திற்குப் பின் இந்த வலி தோன்றலாம். நோய் முற்றிய நிலையில் வலி எப்பொழுதும் இருந்து கொண்டே இருக்கும்.

முற்றிய நிலையில் புண்களில் துவாரம் ஏற்பட்டு இரைப்பை யிலிருந்து உணவுப் பொருட்கள் குடலுக்கு வெளியே சுற்றிலும் சென்று விஷசுரம் ஏற்பட்டு மரணம் ஏற்படுவதுண்டு. இதற்கு பெரிட்டோனிட்டிஸ் (Peritonitis) என்று பெயர். இரைப்பையின் பின் பகுதியில் புண் இருந்தால் குப்புறப்படுப்பதால் நோய் குறைகிறது. முன் பக்கமிருந்தால் மல்லாந்து படுத்தால் நோய் குறைகிறது.

ஒரு சில நோய்க்குறிகள் வயிற்றில் புண் இல்லை என முடிவு செய்ய உதவும்.

வயிற்றுப்பாகம் முழுதும் எரிச்சல், அடிக்கடி ஏப்பம் விடுதல், ஏப்பம் விடுவதால் வலி குறைதல், வயிற்றுப் பொருமல், வயிற்று வலி, அமுக்குவதால் வலி குறைவு, வலி ஓடிக்கொண்டேயிருத்தல், குமட்டலும் வாந்தியும், வயிற்று வலியுடன் மலம் கழித்தல், மலத்தில் சீதம், உண்டவுடன் வலி, உணவருந்துவதற்கும் வலிக்கும் எதும் தொடர்பில்லாதிருத்தல், இங்குமங்கும் நடப்பதால் வலி குறைதல். மலம் கழிவதால் வலி குறைதல் ஆகியவை வயிற்றில் ஏற்பட்டுள்ள கோளாறு புண்களால் ஏற்படவில்லை என்பதை உறுதி செய்ய உதவும்.

மருந்துகள்

1. யுரோனியம் நைட்ரிக்கம்

இலேசான வயிற்றுப் பொருமலும் வலியும் இருக்கும்போதும் வயிற்றுப் புண்ணாகவோ அல்லது வயிற்றுப் புற்றுநோயாகவோ மாறாமல் தடுக்கவும் புண்களை ஆற்றவும் கொடுக்கப்பட வேண்டும்.

2. அட்ரோபின்

இரைப்பை நீர் ஊறும் அளவைக் குறைப்பதற்கும் வலிகளைக் குறைப்பதற்கும் இம்மருந்து மிகவும் பயனுள்ளதாக இருக்கும்.

3. ஆர்சனிக் ஆல்பம்

வாய் உலர்ந்து, மிகுதியாகச் சிவந்து, பலமிழந்து, அதிக தாகம் ஏற்படும். ஆனால் நோயாளி நீர் பருகும்போது சிறுகச் சிறுகப் பருகினால்

4. காலிபைக்ரோம்

வயிற்றில் வட்டவடிவமான புண்கள் இருப்பதற்கான அறிகுறிகள் தென்பட்டால், வயிற்றில் ஒரு குறிப்பிட்ட இடத்தில் மட்டும் விரலால் தொட்டுக் காட்டக்கூடிய இடத்தில் - வலி இருந்தால் - வாந்தி எடுக்கும் பொருட்கள் நூல் போலத் தொங்கினால் அல்லது இழுக்க இழுக்க வந்தால் இம்மருந்து கொடுக்கப்பட வேண்டும்.

5. அர்ஜென்டம் நைட்ரிகம்

பலமிழந்த வயோதிகர்களுக்கு நக்ஸ்வாமிகா போடோ பில்லம். அன்னகார்டியம் காட்மியம் சல்ப் ஆகிய மருந்துகள் குறிகளுக்கேற்ப - தேவைப்படலாம்.

இந்த நோயால் அவதிப்படுபவர்களின் இரைப்பையில் ஊறும் நீர் காரத்தன்மையுடையதாக இருக்கும். இந்த நீர் உணவோடு கலக்கும் போது அமிலத்தன்மை குறைந்து புண்களில் வலி ஏற்படுவது இல்லை. எனவே நோயாளியின் இரைப்பை எப்பொழுதும் நிரம்பி இருக்க

வேண்டுமென்பது இன்றியமையாதது. எனவே அவர் அடிக்கடி, குறைவாகவும், திரவ உருவிலும் ஆகாரம் உண்பது நலம். நோயாளி கவலை, வருத்தம், கோபம் ஆகிய மன உணர்வுகளைத் தவிர்க்க முயலுதல் வேண்டும்.

பெரிட்டோனிட்டிஸ் (Peritonitis)

வயிற்றின் குழிக்குள் பூந்தசைப் பகுதி ஒன்று உள்ளது. அது இரைப்பையையும் குடற் பகுதியையும் போர்த்துக் கொண்டு இருக்கிறது. அது சில வேளை வெந்து போய் விடுகிறது. இதற்கே பெரிட்டோனிட்டிஸ் என்று பெயர்.

குளிர் சுரம், மிகுந்த சூடு, நடுக்கம் ஆகியவற்றுடன் தொடங்கு கிறது. வயிற்றின் ஏதாவது ஒரு பகுதியில் மட்டும் வலி இருக்கலாம் அல்லது வயிறு முழுமையும் வலி மிகுந்திருக்கலாம். பெரிட்டோனிட்டிஸின் தன்மைக்கேற்ப வலி எரியும் வலியாகவோ, தைக்கும் வலியாகவோ, தொடர்ந்து நிலவும் வலியாகவோ இருக்கலாம். எனினும் வலிகள் அசைவதாலும், அழுத்துவதாலும் அதிகரிக்கும். துளையிடப்பட்டபின், எந்த இடத்தில் துளை ஏற்பட்டுள்ளதோ அந்த அந்த இடத்தில் வலி மிகுந்திருக்கும். முகம் கவலை மிகுந்து தொங்கும். உதடுகள் பற்களைக் காட்டும் அளவிற்கு விரிந்திருக்கும். சூடு மிகுதியாக இருக்கும்.

சருமம் வறண்டதாக இருக்கலாம் அல்லது ஈரமானதாக இருக்கலாம். நோயாளிக்கு வயிற்றோட்டம் அல்லது மலச்சிக்கல் இருக்கலாம். சிலருக்கு சூடு நோயைக் குறைக்கிறது. சிலக்கு குளிர்ச்சி நோயைக் குறைக்கிறது. சிறுநீர் வழக்கமாகக் குறைகிறது. சில வேளைகளில் வெளியேறாமல் இருக்கிறது. நாடித் துடிப்பு நோயின் நிலைக்கேற்ப மாறுகிறது. நாடித் துடிப்புக்கும் உடல் சூட்டிற்கும் தொடர்பு இருப்பதாகத் தெரிவதில்லை.

உடம்பின் வெளிக்காயங்கள் ஏற்படுதல், பெண்கள் குழந்தைக்குப் பால் கொடுத்தல், வயிறு சில்லிட்டுப் போதல் போன்றவை இந்நோய் தோன்ற முக்கியமான காரணங்களாகும்.

மருந்துகள்

1. அக்கோனைட்

காய்ச்சலும் வேக்காடும் குறையும் வரை தொடக்கத்தில் இம்மருந்தே கொடுக்கப்பட வேண்டும். பெரும்பாலான சமயங்களில் இதுவே நோயை நீக்கப் போதுமானதாக உள்ளது. சில வேளைகளில் நோயின் போக்கை முற்றிலும் மாற்றி நோயாளியின் துன்பத்தைக்

குறைக்கிறது. இம்மருந்தை தேவைக்கேற்ப 2 மணிக்கொருமுறை கொடுக்கலாம்.

2. ஆர்னிகா

வெளிப்புறக் காரணங்களால், குறிப்பாகக் காயங்களால், இந்த பெரிட்டோனிட்டிஸ் நோய் ஏற்பட்டிருந்தால், இதை வெளிப்புறத்தில் பூச்சாகப் பயன்படுத்துவதோடு உள்ளேயும் பலமுறை கொடுக்க வேண்டும்.

3. பெல்லடோனா

இம்மருந்து அக்கோனைட்டுக்குப் பின்னால் காய்ச்சல் மிகுதியாக இருக்கும்போது கொடுக்கப்பட வேண்டும்.

4. பிரையோனியாவும் நக்ஸ்வாமிகாவும்

குடல் புண்ணாக இருப்பதை வேறு சில நோய்க்குறிகள் காட்டினாலும் வாந்தி செய்வதும் வயிற்றின் வெளிப்புறம் மிக மென்மையானதாக இருந்தாலும் இவை கொடுக்கப்பட வேண்டும்.

இரைப்பைப் புற்றுநோய்
(Cancer of the Stomach)

இரைப்பை புற்றுநோய்தான் நோய்களில் எல்லாம் மிகவும் கடுமையானதும், கொடுமையானதும் ஆகும். இந்த நோயால் பீடிக்கப் பட்ட ஒருவர் படும் துன்பமும் வேதனையும் மிகுதியானதே. கர்ப்பப்பையே இந்நோயால் பாதிக்கப்படும் முக்கிய உறுப்பாகும். அதற்கு அடுத்தாற் போல மிகுதியாக, இந்நோயால் தாக்கப்படும் உறுப்பு இரைப்பை தான்.

இன்று உலகில் வாழ்கின்ற மக்களிற் பெரும்பாலோர், உண்ணும் போது தங்களுடைய உணவை மென்று தின்னாமல் விரைவாக விழுங்கித் தங்கள் வயிற்றை நிரப்புவதையே முக்கியமான நோக்க மாகக் கொண்டிருக்கிறார்கள். ஒரு நாளில் 24 மணி நேரத்தில், எதை வேண்டுமானாலும், எப்போது வேண்டுமானாலும், எப்படி வேண்டு மானாலும் உண்கிறார்கள். இன்றைய உலகம் அவசரங்கள் நிறைந்த உலகம் என்பதாலும், போட்டி நிறைந்த உலகம் என்பதாலும் இது தவிர்க்கப்பட முடியவில்லைதான். எனினும் சுவரை வைத்துதானே சித்திரம்.

இந்த நோய்க்குட்படுபவர்கள் பொதுவாக பெருவாரியாக உண்பவர்களாக இருப்பார்கள்; நிறைய புலாலை உண்பவர்களாகவும், ஏராளமான டீ, காபி போன்ற பானங்களைப் பருகுபவர்களாகவும்

இருப்பார்கள். இந்த பானங்கள் வயிற்றுடன் தொடர்புடைய தசைநார்களையும் நரம்புகளையும் பலமிழக்கச் செய்கின்றன. அதன் விளைவாக அந்த நோயாளியை ஏதாவது ஒருவகைப் புற்றுநோய் தாக்கும் நிலை தோன்றுகிறது. ஏனெனில் இந்த நோய் உடலில் எந்த உறுப்பு பலமிழந்து இருக்கிறதோ அந்த உறுப்பை எளிதில் பாதிக்கிறது. அந்த உறுப்பு தன்னை ஏற்ற முறையில் பயன்படுத்தாதவர்களுக்கு எதிராக ஒரு வேலை நிறுத்தத்தில் ஈடுபடுகிறது. அதாவது, தன்னுடைய வேலை எதையும் செய்ய மறுக்கிறது.

அறிகுறிகள்

இரைப்பை புற்றுநோய்க்கான அறிகுறிகள் மெதுவாகவே தோன்றுகின்றன. தொடக்கத்தில் தோன்றுவது சாதாரண அசீரணமே. இரைப்பையில் சிறிது துன்பம். பின்னர் அதிகப்படியான வாயுப் பொருமல், புளிப்புத் தன்மை, வாய் நாற்றம்; இவை நாள் ஆக ஆக அதிகரிக்கின்றன. பின்னர் வலி மிகுதியாகிறது. சாதாரணமாக உண்ட இரண்டு மணி நேரத்திற்குப் பிறகு வலி ஏற்படுகிறது. இரைப்பையின் வலி வயிற்றுக் குழியிலிருந்து முதுகெலும்பு வரை செல்கிறது. தொடக்கத்தில், வாந்தி செய்தல் இருக்கும். அதில் நீர் போன்ற பொருளே காணப்படும். பின்னர் புளிப்பு நாற்றமுள்ள திரவப் பொருள் சிறிது நேரத்தில் காப்பிப் பொடியின் நிறமாக மாறும். நோயாளியின் உடல் வேகமாக இளைப்பது, அவருடைய நாடி பலமற்றதாகவும், விரைவானதாகவும் இருப்பது, உடல் வெளிரிப் போவது ஆகியவை இரைப்பைப் புற்று நோயின் அறிகுறிகளாகும். இரைப்பை மீது கை வைத்துப் பார்த்தால் அது வீங்கி இருப்பதை உணரமுடியும். இரைப்பை மீது கை வைப்பதைக் கூட நோயாளியால் தாங்கிக் கொள்ள இயலாது. நாடி வேகமானதாகவும் பலமற்றதாகவும் இருக்கும். கண்ணின் வெண்ணிறப் பகுதியின் முத்துப் போன்ற நிறம் காணப்படும். அது உடல் மிகுதியாகத் துன்பப்படுவதற்கு அடையாளமாக உள்ளது. இதுவே புற்று நோயை அறிவதற்குரிய முக்கியமான அடையாளமாகும்.

நாக்கின் தோற்றத்தைக் கொண்டு உணவின் எவ்வளவு பகுதி செரிக்கப்பட்டுள்ளது என்பதை நாம் அறிய முடியும். நாக்கு மிக அதிக அளவு மஞ்சள் அல்லது வெண்மையான மாசுபடிந்ததாக இருந்தால், அது இரைப்பையில் உணவு செரிக்கப்படாமல் இருக்கிறது என்பதைக் காட்டுகிறது. வெளிரிய சிவந்த நாக்கு அல்லது மிகுதியாகச் சிவந்த நிறமுடைய நாக்கு இரைப்பையில் செரிமானம் நடைபெற்றுக் கொண்டிருக்கிறது என்பதைக் காட்டுகிறது. நாவின் மீது படர்ந்துள்ள வெண்மையான அல்லது மஞ்சளான பகுதிக்குக் கீழே சிவந்த

நிறமுடைய சினைப்புகள் (Papillae) தோன்றினால் அது அந்த நோய் வேகமாக முற்றி வருகிறது என்பதைக் காட்டுகிறது.

சிகிச்சை முறை

நோயாளி கொடுக்கப்பட்ட மருந்தின் ஒரு பகுதியையும், உணவின் ஒரு பகுதியையும், தன் இரைப்பையில் தக்க வைத்துக் கொள்ள இயலுமானால் இரைப்பைப் புற்றின் வளர்ச்சி குறைவானதாகவே உள்ளது என்பதையும், அவரது நோய் குணப்படமுடியும் என்பதையும் காட்டுகிறது. அதே வேளையில்,

1. அசிட்டிக் ஆசிட்

நோயாளியின் சிகிச்சை முறைக்கு அசிட்டிக் என்ற மருந்து மிகவும் பயன்படும். இம்மருந்தை உள்ளே கொடுத்தும் வெளியே பூசியும் வரவேண்டும்.

2. ஹைட்ராஸ்டிஸ்

பசியின்மை, இரைப்பையின் மீது புண் போன்ற உணர்வு, அடிக்கடி வாந்தி செய்தல். கல்லீரல் அதிகமான அளவு மென்மையான தாகவும், சருமம் மஞ்சள் நிறமானதாகவும் உள்ளது. இரைப்பையில் வாயுத் தொந்தரவு, சாப்பிட்டவுடன் இரைப்பையில் சங்கடம், நாக்கு மஞ்சள் நிறமுடையதாக இருக்கும்போதும், புளிப்பு ஏப்பம் இருக்கும் போதும் ஹைட்ராஸ்டிஸ் தாய்த்திரவத்தை, அசிட்டிக் ஆசிட் (குறைந்த வீரியத்துடன்) டுடன் மாற்றி மாற்றிக் கொடுப்பது குணம் தரும்.

3. ஆர்சனிக் ஆல்பம்

"புற்றுநோயின் போது தோன்றும் அனைத்துக் குறிகளும் இந்த மருந்தினால் தோற்றுவிக்கப்பட்டிருக்கிறது. எனவே ஹோமியோபதி முறையில் இது புற்று நோய்க்குரிய அருமருந்தாகத் திகழ்கிறது" என டாக்டர் குட் நோ என்பவர் கூறுகிறார். எரிச்சல், குத்துகின்ற வலி, உண்பதாலும் குடிப்பதாலும் அதிகரிக்கும் வாந்தி, இரத்த வாந்தி, விரைவாக உடல்மெலிதல் மற்றும் சோர்வுறுதல் ஆகியவை ஆர்சனிக் ஆல்பத்திற்குரிய அறிகுறிகளாகும். இம்மருந்து அனைத்து வீரியங் களிலும் பயன்படும். சில நோயாளிகளுக்கு தொடர்ந்து பல நாட்கள் கொடுக்கப்பட வேண்டியதிருக்கும். ஒரு சிலருக்கு சில நாட்களுக்கு மட்டும் கொடுத்தால் போதுமானதாக இருக்கும்.

4. பாஸ்பரஸ்

எரிச்சல் நிறைந்த வலியே இம்மருந்தின் முக்கியமான குறியாகும். அந்த வலி குளிர்ந்த பானங்கள் பருகினால் குறையும் எனினும் அந்தப்

பானங்கள் இரைப்பையில் வெது வெதுப்பாக ஆனவுடன் அது வாந்தி செய்யப்படும். வாந்தி செய்யப்பட்ட பொருள் காபிப் பொடி போன்றிருக்கும். மலச்சிக்கல் காச நோய் உடல் வாகுடையவர்களுக்கும் இது பயன்படும்.

5. காலி பைக்ரோம்

இது இரைப்பையில் புண் இருப்பதால் மிகுந்த துன்பம் அடையும் நோயாளிகளுக்கு ஹைட்ராஸ்டிஸ் பயன்படுவதுபோல பயன்படும். நோயாளிகள் கொழுத்தவர்களாகவும், தொள தொளப்பாகத் தொங்குகிற சதையுடைய, அழகான நிறமுடையவர்களாகவும் இருப்பர். உணவும் இரத்தமும் வாந்தியெடுப்பர், வாந்தி செய்யப்படும் பொருள் நூல் போல் தொங்கும். நாக்கு மஞ்சள் நிறமாகப் படிந்திருக்கும் - சிவந்து, வறண்டு, பள்ளமாக இருக்கும்.

உறுத்தலைத் தவிர்ப்பது இன்றியமையாதது. சூடான உணவுப் பொருட்களும் பானங்களும் உடலை உறுத்துவன. அதே போன்று குளிர்ந்த உணவும் பானங்களும் உடலை உறுத்தவே செய்கின்றன. மிளகு, கடுகு, மசாலாப் பொருட்களும், மதுபானங்களும் உறுத்தலை ஏற்படுத்துகின்றன. இவற்றைத் தவிர்ப்பது இன்றியமையாதது.

குடற்பூச்சிகள் (Worms)

குடலில் வாழும் பூச்சிகளைப் பற்றி பகுத்தறிவுக்கொவ்வாத பல வகையான கருத்துக்கள் நிலவுகின்றன. அதன் விளைவாக அவற்றுக் கான சிகிச்சை செய்வதிலும், அவற்றால் தோன்றும் நோய்களெனக் கருதப்படும் நோய்களுக்குச் சிகிச்சை செய்வதிலும் ஏராளமான தவறுகள் செய்யப்படுகின்றன.

மனிதனின் உடலில் பல்வேறு வகையான பூச்சிகள் வாழ்கின்றன. சில பூச்சிகள் மிகுதியான தீங்கை விளைவிக்கின்றன. வேறு சில பூச்சிகள் அவ்வாறு செய்வதில்லை அவை குடற் பகுதிகளில் வாழ்வதற்கும், குடலின் சிலேட்டுமப் பகுதி நோயுற்றிருப்பதே அடிப்படைக் காரண மாகும். பெரும்பாலான சமயங்களில் அவை அங்கிருப்பதே பல நோய் களுக்குக் காரணம் எனக் கூறப்படுகிறது. உண்மையில் குடற்பகுதி நோயுற்றிருப்பதன் விளைவாகவே தோன்றி வளர்கின்றன. இதை மனதிற் கொண்டே மருத்துவம் செய்ய வேண்டும்.

மனிதனின் உடலில் மூன்று வகையான குடற்பூச்சிகள் உள்ளன. அவையாவன: கொக்கிப்பூச்சிகள் (Ascaris), நாக்குப்பூச்சிகள் (Lumbricus), நாடாப்பூச்சிகள் (Tapeworm)

கொக்கிப் பூச்சிகள்

இவை சிறிய, உருண்டை வடிவமான பூச்சிகளாகும். இவற்றின் நீளம் ¼ அங்குலத்துக்குக் குறையாமலும் ½ அங்குலத்துக்கு அதிகப் படாமலும் இருக்கும். இது தைக்கும் நூலளவு பருமனுள்ளது. இவை பெருங் குடலின் உட்பகுதியில் தோலைக் கவ்விக் கொண்டு, இரத்தத்தை உறிஞ்சி வாழ்கின்றன. சில சமயங்களில் மிகக் குறைவான அளவிலும், வேறு சில சமயங்களில் பெரு வாரியாகவும் குடலிற் காணப்படுகின்றன. இவை குடலைக் காயப்படுத்தி, அவ்விடத்திலிருந்து ஓயாது இரத்தம் சொட்டும் படியும் செய்கின்றன. இதனால் நோயாளி பலம் குறைந்து வெளுத்துப் போய் வேறு கடுமையான நோய்களுக்கு எளிதில் உள்ளாகின்றான். அவனது உடல் வளர்ச்சியும் உள்ள வளர்ச்சியும் மிகக் குறைந்து காணப்படுகிறது. வயோதிகன் போலக் காட்சியளிக்கின்றான். அவை பெரும்பாலான சமயங்களில் சிறுநீர்த் துவாரங்களிற்குள்ளும் ஆசன வாயினுள்ளும் புகுந்து மிகுதியான அரிப்பும், வலியும், நோயாளி களின் தூக்கத்திற்கு பெருங்கேடும் விளைவிக்கிறது. பெரியோர்களுக்கும் இது பெரும் தொந்தரவைத் தருகிறது.

நாக்குப் பூச்சிகள்

இது திரிபோன்று உருண்டைகளாய் 4 முதல் 12 அங்குல நீளமுடையதாய் இருக்கும். இவை பெரும்பாலும் சிறுகுடலிலேயே காணப்படும் எனினும் சில வேளைகளில் இரைப்பைக்குள் வந்து விடுகின்றன. அப்போது வாந்தி உண்டாகி, அதன் மூலம் வெளியேற்றப் படுகின்றன. சில சமயங்களில் தொண்டை வரை வந்து வெளியேறு கின்றன. சில வேளைகளில் அவை மூச்சுக் குழாயில் புகுந்து மூச்சுத் திணறும்படி செய்தாலும் செய்யலாம். இந்தப் பூச்சிகள் குறைவாயிருந் தால் அடையாளங்கள் ஏதும் தெரிவதில்லை.

பசியின்மை, குமட்டல், வயிற்றுவலி, குறிப்பாகத் தொப்புளைச் சுற்றி வலி, அடிக்கடி மூக்கை நோண்டிக் கொண்டேயிருத்தல், ஆசனவாய் அரித்தல், வெளிறிப்போன முகம், சில வேளைகளில் சுரம், கண்களின் கீழ் நீல நிற வளையங்கள், வாய் நாற்றம், தூக்கத்தில் அலறல், பற்களைக் கடித்தல ஆகியவை வயிற்றில் நாக்குப் பூச்சிகள் உள்ளன என்பதற்கான அடையாளங்கள். இது நோயாளிக்கு மிகுந்த துன்பத் தையும் தூக்கமின்மையையும் தரும்.

நாடாப் பூச்சிகள்

இவை நீண்டு மெலிந்திருக்கிற பூச்சிகள். இவை பாவாடை நாடாவைப் போன்றதாக, வெண்மை நிறமுடையதாக இருக்கும். இவற்றின் நீளம் 10 அடி முதல் 20 அடி வரை இருக்கும். சில சமயங் களில் 500 அடிவரை நீளமுடையவை கூடக் காணப்பட்டுள்ளன.

நோயாளிக்கு நாடாப் பூச்சி இருக்கிறது என உறுதிப்படுத்துவதற்கு நிச்சயமான குறிகள் ஏதும் இல்லை. எனினும் பின்வருவனவற்றை அவற்றிற்கான அடையாளங்களாகக் கொள்ளலாம்; வயிற்றில் பொறுத்துக் கொள்ளமுடியாத வலி, சீரணக் கோளாறுகள், உடல் வெளுத்துப் போதல், தலைவலி, மயக்கம், மல சோதனையில் நாடாப்பூச்சியின் கணுக்கள் காணப்படுவது ஆகியவை ஆகும். அவை உடலின் பாகங்கள் அனைத்திலும் காணப்படக்கூடும். கல்லீரல், பித்தப்பை, நுரையீரல், மூச்சுக் குழல், மூளை, கண், இருதயம், சிறுநீரகம், மனிதனின் மலம் - ஆகியவற்றில் காணமுடியும். எனினும் பல சமயங் களில் மனிதனுக்கு எந்தவித இடையூறும் செய்யாது மனித உடலில் வாழ்கின்றன என்று கூறப்படுகிறது.

மருந்துகள்

1. அக்கோனைட்

காய்ச்சல், தொப்புளைச் சுற்றிலும் வலி, அந்தப் பகுதி கடின மாகவும், வயிறு முழுதும் வீங்கியுமிருத்தல், அடிக்கடி மலம் கழிக்க வேண்டுமென்ற உணர்ச்சி, சிறிதளவு குழம்பு போன்ற மலம் மட்டுமே வெளியேறுதல். ஆசனவாய் அரிப்பு, இரவு நேரத்தில் அதிகமாதல், அமைதியின்மை, மிகுதியான பயமும் கவலையும் படுத்துக் கொள்வதற்குக்கூட பயம் முதலியன.

2. சினா

எப்போதுமே மூக்கை நோண்டிக் கொண்டேயிருப்பது, அடிக்கடி எச்சிலை விழுங்குவது, அமைதியற்ற தூக்கம், கண்களைச் சுழற்றிக் கொண்டேயிருப்பது. நோய் அறிகுறி இரவு நேரத்தில் மிகுதியாகும். குறுகிய வறண்ட இருமல், வயிறு அடிக்கடி வலி, சிறுநீரைச் சிறிது நேரம் வைத்திருந்தால் பால் போன்று வெண்மையாக மாறிவிடும்.

3. லைக்கோபோடியம்

மண் போன்ற மஞ்சள் நிற உடல், கண்களைச் சுற்றி நீல வளையம், இரைப்பையிலும் குடலிலும் மிகுதியான வாயுப்பொருமி இருத்தல், வயிற்றில் ஏதோ ஒன்று இங்குமங்கும் ஊர்வது போன்ற உணர்வு, ஆசனவாயைச் சுற்றி அரிப்பு, சிறுநீரில் சிவப்புநிறக் குறுணைகள், மலச்சிக்கல், கடினமான, வறண்ட மலம் முதலியன.

4. மெர்க்கூரியஸ்

கொக்கிப் பூச்சிகள், ஆசனவாயைச் சுற்றிலும் மிகுந்த அரிப்புத் தொந்தரவு, பூச்சிகள் வெளியேறி வருதல், ஆசன வாயின் புறப்பகுதி களில் அவற்றைக் காண முடியும். சாப்பிட வேண்டுமென்ற ஓயாத

விருப்பம், எனினும் மெலிந்து கொண்டே போவது, வாய்நாற்றம் முதலியவை ஆகும்.

5. சல்பர்

அனைத்து வகைப் பூச்சிகளும் உடலிலிருந்து வெளியேறுவதற்கான அடையாளங்கள் காணப்பட்டால், மலக்குடலில் ஊர்தல், கடிக்கும் உணர்வு, காலை 11 மணிக்கெல்லாம் அகோரப் பசி, பகல் நேரங்களில் பலமற்ற நிலை, மயக்கம், தோலில் சீழ்ப்பிடித்த புறப்பாடுகள்.

ஆசன வாய் வெளித்தள்ளுதல்
(Prolapsus Ani)

இதை சில வேளைகளில் தாய்மார்கள் "குடல் வெளித்தள்ளுதல்" என்று கூறுவார்கள். ஆசனவாய் வழியாக மலக்குடலின் பூந்தசைகள் வெளி வருவதையே நாம் இவ்வாறு கூறுகிறோம். இந்நோய் பெரும்பாலும் குழந்தைகளிடத்திலும், வயோதிகர்களிடத்திலும்தான் காணப்படுகிறது. மலத்தை வெளித்தள்ள கடுமையாக முயலும் போதும், சிறுநீர் கழிக்க முயலும் போதும், வயிற்றுக் கடுப்பின் விளைவாகவும், மூலநோய் ஏற்பட்டிருப்பதாலும், இயல்பாக அங்குள்ள தசை நார்கள் பலமற்றிருப்பதாலும், இத்துன்பம் தோன்றுகிறது.

வெளித்தள்ளப்பட்ட பகுதி நன்றாகத் தூய்மைப்படுத்தப்பட்டு கையால் மென்மையாக அழுத்தி உட்செல்லுமாறு செய்யப்பட வேண்டும். பெருமளவு மலக்குடல் வெளிவந்திருந்தால் அவை உட்செல்லுமாறு செய்யப்படும்முன், குளிர்ந்த நீரில் நனைந்த துணி களை வைத்துக் கட்ட வேண்டும். மலக்குடல் உட்சென்ற பின்னர்கூட அந்தக் குளிர்ந்த நீரில் நனைக்கப்பட்ட துணிகள் அதிலேயே வைத்துக் கட்டப்பட வேண்டும். நோயாளி அமைதியாக அசையாமல் இருக்குமாறு பார்த்துக் கொள்ள வேண்டும்.

மருந்துகள்

1. கல்கேரியா கார்ப்

கண்டமாலை நோய்வாகுடையவர்கள், பெருந்தலையுடைய குழந்தைகள், உச்சிக்குழி நன்றாக மூடாமல் இருக்கும் குழந்தைகள், கல் போன்று, மந்தமான வயிறு, நல்ல பசி, உடல் மெலிதல், வயிற்றோட்டம், களிமண் போன்ற நிறமுடையமலம், ஆசனவாயில் அதிக அரிப்பு, ஊரல் முதலியன.

2. இக்னேஷியா

கட்டியான, கடினமான, மலம், ஆசனவாய் வெளித்தள்ளுவதை உண்டாக்குவது. ஒவ்வொரு முறை மலம் கழிக்கும் போது நோயாளி வருத்தம் நிறைந்தவராகவும், அடிக்கடி பெருமூச்சு விடுபவராகவும் இருப்பார்.

3. மெர்கூரியஸ்

வயிற்றோட்டத்தின் போது, அல்லது வயிற்றுக் கடுப்பின் போது ஏற்படும் ஆசனவாய்த் தள்ளுதல், வயிறு கல்போன்றும் வீங்கியு மிருத்தல், சிரமத்துடன் மலத்தை வெளியேற்ற வேண்டியதிருப்பது.

4. நக்ஸ்வாமிகா

வழக்கமான மலச்சிக்கல், மலம் பெரிதாக இருப்பது. கடினமாக கல் போன்றிருப்பது, எப்பொழுதுமே உட்கார்ந்து கொண்டே பணிபுரிபவர்களும், ஒழுங்கற்ற பழக்கங்களைக் கொண்டவர்களும் வலியுடன்கூடிய மூலமுளைகள் செரிமானக் கோளாறுகளால் துன்புறுபவர்களும் காலையில் நோய் மிகுதியாகும் போதும் இதைப் பயன்படுத்தலாம்.

5. போடோபைலம்

வலியில்லாத, செரிக்காத மலம், மலம் வெளியேறும்போதும் அதன் பின்னர் ஆசனவாய் வெளித்தள்ளுதல், கோடை காலத்தில் தோன்றும் நோயால் பாதிக்கப்படும் குழந்தைகள்.

6. சல்பர்

மலக்குடல் மலம் கழிக்கும்போது வெளித்தள்ளுதல், ஆசனவாயில் அரிப்பு, எரிச்சல், துடிப்பு, வறண்ட செதில்கள் நிறைந்த சருமம் உடைய கண்டமாலை நோய் தோன்றக்கூடியவர்களுக்கேற்றது.

மூலநோய் (Piles)

ஆசனவாய்க்கருகிலும் அதன் உட்புறத்திலும் உள்ள பச்சை இரத்த நாடிகளின் மீது ஒரு வகையான புறப்பாடுகள் தோன்றுவதால் மூலநோய் ஏற்படுகிறது. இது ஆசன வாயின் உட்புறமோ அல்லது வெளிப்புறமோ இருக்கலாம். அவை சிறு மிளகு போன்று அல்லது சற்று பெரிய பாதாம் பருப்பு அளவில் தோன்றியிருக்கலாம். தொட்டால் வலி மிக்கதாகவும், மென்மையானதாகவும் இருக்கும்.

ஆசனவாயின் உட்பகுதியில் இந்தப் புறப்பாடுகள் அமைந்திருந்தால் அவை உள்மூலம் எனவும், வெளியில் அமைந்திருந்தால் வெளிமூலம் எனவும் அழைக்கப்படுகின்றன. அவற்றிலிருந்து இரத்தம் வெளியேறினால்

அவற்றை இரத்த மூலம் என்றும், அவ்வாறில்லையெனில் சதை மூலம் (Blind Piles) என்றும், இரத்தத்துடன் சீதம் கலந்திருந்தால் அதைச் சளிமூலம் (Mucous Piles) என்றும் அழைக்கிறோம்.

ஆசன வாயருகில் உள்ள பச்சை இரத்த நாடிகள் எப்பொழுதும் வீங்கியே இருப்பதில்லை. சில வேளைகளில் வீக்கம் குறைந்து, கட்டிகள் அழுங்கி, வலி குறைகிறது. ஆனால் அவை வீங்கும் போது சிவந்து, கிழிக்கும் வலி, கொட்டும் வலி, இழுக்கும் வலி, அல்லது எரியும் வலியுடையதாகவும், மலம் கழிக்கும் போது நோய் மிகுதி யாகவும் இருக்கும்.

இரத்தம் வெளியேறும் காலங்களில் நோயாளிக்கு நோயின் கடுமை குறைந்து தோன்றுகிறது. தடுமன் பிடிப்பதால் அல்லது வெளிப்பூச்சு மருந்துகளால், இரத்தப்போக்கு தடுக்கப்பட்டால் பல கடுமையான நோய்களை உண்டாக்குகிறது.

இந்த நோயால் பாதிக்கப்பட்டவர்கள் மதுபானம் அருந்துதலைத் தவிர்க்க வேண்டும். காபி, டீ போன்ற பானங்களையும், காரம் மிகுந்த உணவுகளையும் உண்பதைத் தவிர்க்க வேண்டும். எனினும் ஹோமியோபதி மருத்துவ முறையில் இந்த நோயைக் குணப்படுத்தக் கூடிய சிறந்த மருந்துகள் உள்ளன.

மருந்துகள்

1. அக்கோனைட்

தொடக்க நிலையில் மிகுதியான இரத்தம், அதிகமான தெறிக்கும் வலியுடன் வெளியேற்றப்படும் பொழுதும்; ஆசன வாயில் ஒரு பாரம் இருப்பது போன்ற உணர்வு இருக்கும் போதும்; வயிறு கனமாகவும், வலியுடனும் இருக்கும்போதும்: முதுகின் கீழ்ப்பாகம் (குறுக்கு) மிக அதிகமான வலியுடையதாக இருக்கும் போதும் இதைப் பயன்படுத்த வேண்டும்.

2. ஆர்னிகா

மூலமுளைகள் வீங்கி, வலி நிறைந்ததாக இருக்கும் போதும், குறுக்கில் கீழ்ப்பாகத்தில் மிகுந்த வலியிருக்கும் போதும் இது பயன்படும்.

3. பெல்லடோனா

இரத்த மூலங்களுக்கு மிகுதியாக இரத்தப் போக்கு இருக்கும் போது பயன்படும்; இடுப்பின் கீழ்ப்பாகம் தெறித்துவிடுவது போல வலி மிகுதியாக இருக்கும் போதும் இது பயன்படும்.

4. ஹாமாமலிஸ்

இந்த மருந்து இரத்த மூலங்களில் பயன்படும் மருந்துகளில் மிகவும் முக்கியமானது; இது மூல முளைகளின் நரம்புகள் வீங்கிப் புடைத்திருந்தால் - குறிப்பாக கால்களில் நரம்புகள் வீங்கி புடைத்துச் சுருண்டிருக்கும் பெண்களுக்கும் - வெளியேறும் இரத்தம் கருநீல நிறமுடையதாயிருப்பவர்களும் இதைப் பயன்படுத்தலாம்.

5. நக்ஸ்வாமிகா

மூல முளைகளில் எரிச்சலும் குத்தும் வலியும் இருக்கும் போது, அடிக்கடி மலம் கழிக்க வேண்டுமென்ற விருப்பமும், இலேசான இரத்த நிறம் கொண்ட மலம் அடிக்கடி கழிக்கப்படும் பொழுதும், மலச்சிக்கல் மிகுதியாக இருக்கும்போதும், கருவுற்ற காலத்திலும், இந்த மருந்து மிக அதிக அளவு பயன் தராவிட்டால் இக்னேஷியாவைக் கொடுக்கவும், பின்னர் சல்பர் கொடுக்கப்படவேண்டும். நக்ஸ்வாமிகா காலையிலும், சல்பர் இரவிலும் சில நாட்கள் தொடர்ந்து கொடுத்து வந்தால் மிகவும் பயனுள்ளதாக இருக்கும்.

6. சல்பர்

இது இரத்த மூலத்திற்கு மிகச் சிறந்த மருந்தாகும். அடிக்கடி மலம் கழிக்க வேண்டுமென்ற விருப்பம் இருக்கும்போதும், மலம் கழிப்பதற்கு அதிகமான அளவு துன்பப்படுதல், ஆசன வாயில் புண் போன்ற கடுமையான வலி; வலி உள்ளேயும் வெளியேயும் காணப்படும். கட்டி எரிச்சல் நிறைந்ததாகவும் ஈரத்தன்மையை உடையதாகவும் பெருமளவு வெளித் தள்ளுவதாகவுமிருந்தாலும்; அதை உள்ளே தள்ளுவதற்கு மிகுந்த துன்பம் நிறைந்ததாக இருந்தாலும் இடுப்பின் கீழ்ப்பாகத்தில் எரிகிற, சுண்டுகிற, பிடித்திழுக்கிற வலி காணப்பட்டாலும் இதைப் பயன்படுத்தலாம்.

கல்லீரல் கோளாறுகள்

கல்லீரல் வேக்காடு (Hepatitis)

இதில் கல்லீரலுக்கு ஏற்படக்கூடிய நோய்களான குறுகிய கால கல்லீரல் வேக்காடும், நீண்டகால கல்லீரல் வேக்காடும் அடங்கும். குறுகிய கால கல்லீரல் வேக்காட்டை கல்லீரல் கோளாறு எனக் கூறுகிறோம். எனினும் நன்றாக உற்று நோக்கி அறிந்தால் அது இரைப்பை, குடல் நோயுற்ற நிலைதான் நோய்க்கு உண்மையான காரணம் என அறியலாம். எனினும் கல்லீரல் அவற்றுடன் இணைந்து துன்பப்படுகிறது. எனவே அதன் மீது கவனம் செலுத்துவது இன்றியமையாதது. நீண்ட நாள் இந்த நோய் தீர்க்கப்படாமல் விடப்பட்டிருந்தால் கல்லீரலில் புண்கள் ஏற்பட்டு, உட்புறமாகவோ,

வெளிப்புறமாகவோ உடைகின்றன. உட்புறமாக புண்கள் உடைந்தால் அது நோயாளிக்கு மிகுந்த கேடுண்டாக்குகிறது.

சாதாரணமாக இந்நோய் வெப்பமண்டலத்தில் உள்ளவர்களையே மிகுதியாகப் பாதிக்கிறது. தலையில் காயம் ஏற்படுவது, பித்தக்கற்கள் ஏற்பட்டிருப்பது, அளவுக்கு மிஞ்சிய உணர்ச்சிகள், மிகுதியான பேதி மருந்துகளைப் பயன்படுத்தியது, மதுபானம் அளவுக்கதிகமாகக் குடித்தது, திடீரென கழிவுப் பொருட்கள் வெளியேறுவது முற்றிலும் தடை செய்யப்படுவது. தட்பவெப்பநிலையில் வேறுபாடு தோன்றுவது ஆகியவற்றால் இந்த நோய் தோன்றலாம்.

அறிகுறிகள்

குறுகிய கால கல்லீரல் கோளாறுகளில் முக்கியமான அறிகுறிகள்: விலா எலும்புக்குக் கீழே, வலது பக்கத்தில் வலி; சில வேளைகளில் அந்த வலி கடுமையான கிழிக்கும் வலியாக இருக்கும். பிற சமயங்களில் அது மந்தமான வலியாகவும், அந்தப் பகுதி கனமாக இருப்பது போன்றும் இருக்கும்; வலி சில வேளைகளில் மார்பு வரையும், பின்னர் தோள்பட்டை எலும்பு வரையும் செல்லும்; மூச்சு இழுப்பதாலும், இருமுவதாலும், இலேசாக அழுத்துவதாலும், பாதிக்கப்பட்ட பக்கத்தில் படுத்துக் கொள்வதாலும் வலி மிகுதியாகும். மலம் சாம்பல் நிறமாக அல்லது வெண்மை நிறமாக அல்லது களிமண் போன்றதாக இருக்கும். மலச்சிக்கல் மிகுந்திருக்கும். சிறுநீர் மிகுந்த மஞ்சள் நிறமுடையதாய் இருக்கும், சருமமும், கண்ணின் வெண்படலமும் மஞ்சள் நிறமாக இருக்கும். சாதாரணமாக மிகுதியான காய்ச்சலும், துள்ளிச் செல்லும் நாடியும், சூடான சருமமும், மிகுதியான தாகமும், கசப்பான ருசியும், மஞ்சள் மாசு படிந்த நாக்கும் காணப்படும்; இரைப்பையில் வலியும், மந்தமும் இருக்கும்; வேக்காடு கல்லீரலின் குவிந்த பாகத்தில் - அதாவது வயிற்றுக் குழியின் வலது பக்கத்தில் காணப்படுகிற பாகத்தில் - இருந்தால், வலி மிகுதியாகவும் குத்தும் வலியாகவும் இருக்கும். இருமுதல், மூச்சுவிடுதல், அழுத்துதல் ஆகியவற்றால் வலி அதிகமாகும். குழிந்த பாகம் மிகுதியாகப் பாதிக்கப்பட்டிருந்தால், புளூரசி நோய்க்குரிய குறிகள் காணப்படும். மிகுதியான காய்ச்சல், வேகமான நாடி, வலது பக்கத்தில் சிறிய விலா எலும்புகளின் (False ribs) கீழ் வலி இருக்கும். வலி திடீர், திடீரெனத் தோன்றுகிற தெறிக்கும் வலியாக அல்லது எரியும் வலியாக இருக்கும். அது மார்பு வரை செல்லும். சில வேளைகளில் அது தோள்பட்டைகளுக்கு இடையிலும், வலது மேற்கை வரை அல்லது கை முழுவதிலும் காணப்படும். இருமுதலாலும், மூச்சு விடுவதாலும் வலதுபுறமாகச்

சாய்ந்து படுப்பதாலும் வேதனை அதிகரிக்கும்; கல்லீரல் பகுதி தொட முடியாதபடி நொந்து போனதாக இருக்கும், வீங்கியிருக்கும். மூச்சு விடுவது துன்பம் நிறைந்ததாயிருக்கும், வறண்ட மற்றும் துயரம் தரும், இருமலிருக்கும். மலச்சிக்கல் இருக்கும்.

குறுகிய கால கல்லீரல் கோளாறுகள் ஏழு, எட்டு நாட்களுக்கு மேல் இருப்பதில்லை. ஆனால் சரியான முறையில் சிகிச்சை செய்யப் படாவிட்டால் அது நீங்கா நோயாக மாறி விடலாம்.

மருந்துகள்

1. அக்கோனைட்

நோயின் தொடக்கத்தில் காய்ச்சல் அதிகமாக இருக்கும் போதும், சருமம் மிகுதியான சூடாகவும், தாகம் அதிகமாகவும், வெண்மையான மாசு படிந்த நாக்கும், அதிகமான முனகலும், அமைதியின்மையும், சாவு பற்றிய பயமும், கல்லீரல் பகுதியில் தெறிக்கும் வலி ஆகியவை இருக்கும்போதும், இதைப் பயன்படுத்தலாம்.

2. பிரையோனியா

வலி அழுத்தும் தன்மை கொண்டதாக இருக்கும்போதும், கல்லீரல் பகுதி கனமாக இருக்கும்போதும், மூச்சு விடுவதும் இருமுவதும், எந்தவிதமான அசைவும் நோயை அதிகப்படுத்தும் போதும், மார்பில் கடுமையான வலியும், வேகமான, அமைதியில்லாத மூச்சு விடுதலும் காணப்படும் போதும், மலச்சிக்கலும் மஞ்சள் நிற மாசு படிந்த நாக்கும் காணப்படும் போதும் இது பயன்படும்.

3. சாமோமில்லா

மந்தமான வலி காணப்படும் போதும், மூச்சு விடுதல், இலேசாக அழுத்துதல், இலேசான அசைவு கூட வலியை மிகுதிப்படுத்தும் போதும், வலது மேல் வயிற்றில் ஒரு இறுக்கமான உணர்வும், இரைப்பையில் கனமும், மார்பில் வலியும் காணப்படும் போதும்; மஞ்சள் நிறமான சருமம், நாவில் மஞ்சள் நிற மாசு படர்ந்திருக்கும் போதும், வாயில் கசப்பான ருசி இருக்கும் போதும், சில வேளைகளில் மிகுந்த பயமும் கவலையும் இருக்கும் போதும் இம்மருந்து பெரிதும் பயன்படும்.

4. சைனா

நோய் திடீர் திடீரெனத் தோன்றினால்; அல்லது ஒரு குறிப்பிட்ட கால இடைவெளிக்குப்பின் அல்லது ஒரு நாள்விட்டு மறுநாள் கல்லீரல் பகுதியில் தெறிக்கும் வலி தோன்றினால்; மேல் வயிறும் கீழ்வயிறும், வீங்கிக் கடினமாக இருந்தால்; தலையில் வலி காணப்பட்டால்; நாக்கில்

மிகுதியான மாசு படர்ந்திருந்தால்; கசப்பான ருசி இருந்தால்; கண்ணும் சருமமும் மஞ்சள் நிறமாக இருந்தால்.

5. மெர்கூரியஸ்

விலா எலும்புகளுக்குக் கீழே வலது பக்கத்தில் வலி; அது நோயாளியை வலது பக்கம் திரும்பிப் படுக்க முடியாதபடி செய்கிறது. வாயில் கசப்பு ருசி; பசி இன்மை; தாகம்; தொடர்ந்து நடுக்கம்; அதன் பின்னர் மிகுதியான வியர்வை; சருமம் மஞ்சள் நிறமாக இருத்தல்; கண்ணின் வெண்படலம் கூட மஞ்சள் நிறமாக இருத்தல்; கல்லீரல் பருத்து கடினமாகி அதில் புண் உண்டாக்கிய பின் தோன்றும் கல்லீரல் கோளாறுக்கு இது மிகவும் இன்றியமையாத மருந்தாகும்.

6. நக்ஸ்வாமிகா

துடிக்கும் வலி, தொடும்போது கூட கல்லீரல் பகுதியில் வலி, வாந்தி, கசப்பான அல்லது புளிப்பான எதுக்களித்தல், மூச்சிறைப்பு, வலது புறத்திலுள்ள சிறு விலா எலும்புகளுக்குக் கீழும், இரைப்பையின் மேற்பகுதியிலும் வலி, தலையில் வலி, தாகம், மஞ்சள் நிறமான சிறுநீர், கிறுகிறுப்பு, மலச்சிக்கல், திடீர் திடீரென மன வருத்தம் கொள்வது முதலியன.

நாட்பட்ட கல்லீரல் வேக்காடு
(Chronic Hepatitis)

இந்நோய் சாதாரணமாக வெப்ப மண்டலத்தில் மிகுதியாகத் தோன்றுகிறது. குறுகிய கால கல்லீரல் கோளாறுகளும் நாட்பட்ட கல்லீரல் வேக்காடும் பொதுவான குறிகளைக் கொண்டவையாயுள்ளன. நாட்பட்ட கல்லீரல் வேக்காடு காலத்தில் - அதாவது அந்த நோய் நோயாளியிடம் இருக்கும் காலத்தில் மட்டுமே, குறுகிய கால கல்லீரல் கோளாறுகளிலிருந்து வேறுபட்டதாக உள்ளது. இந்நோயின் போது கல்லீரல் பகுதியில், வேக்காடு இருக்கிறது. வலது பக்கத்தில் விலா எலும்புகளுக்குக் கீழே இலேசான வலி தொடர்ந்து இருக்கிறது. எனவே நோயாளி மெலிந்து, பலமிழந்து காணப்படுகிறார். பல சமயங்களில், சளி வெளியேறுகிற இருமல் இருக்கிறது. அது நுரையீரல் கோளாறுகள் உள்ளவரிடம் காணப்படும் இருமல் போன்றே இருக்கிறது. கல்லீரல் பகுதியைச் சோதித்துப் பார்த்தால் அது பெருத்திருப்பது நன்றாகத் தெரியும். அது பல நாட்கள் தொடர்ந்திருக்கிறது அல்லது விட்டு விட்டு வருகிறது. அசீரணத்தின் அறிகுறிகள் காணப்படுகின்றன. சிறுநீர் மஞ்சள் அல்லது சிவப்பு நிறமுடையதாக உள்ளது. சருமமும், கண்களும் மஞ்சள் நிறமுடையதாகக் காணப்படுகின்றன. சில

வேளைகளில் காய்ச்சல் இருக்கிறது. வேக்காடும் அசீரணமும் கடுமை யாக இருக்கும்போது தவிர, பிற சமயங்களில் நாடி ஒழுங்காக ஆனால் வேகமாக அடிக்கும்.

மருந்துகள்

1. ஆரம் மெட்

ஏராளமான வேறு மருந்துகளைப் பயன்படுத்தியதன் விளைவாக நோய் தூண்டப் பெற்றிருந்தாலும், எலும்புகளிலும், தசைகளிலும் மிகுதியான வலி இருந்தாலும், மனதில் சோர்வு, தற்கொலை செய்து கொள்ள வேண்டுமென்ற விருப்பம் ஆகிய மன உணர்வுகள் இருந்தாலும் கொடுக்கப்பட வேண்டும்.

2. அலுமினா

எப்போதுமே குனியும்போது கல்லீரல் பகுதியில் வலியும், நிமிர்ந்து நிற்கும்போது வலியின்மையும் காணப்பட்டால் இம் மருந்து கொடுக்கப்பட வேண்டும்.

3. கல்கேரியா கார்ப்

கல்லீரல் பகுதியில் தொடர்ந்து வலியும், வீக்கமும் இருக்கும் போது இது கொடுக்கப்பட வேண்டும்.

4. சைனா

வலி ஒருநாள் விட்டு மறுநாள் தொடர்ந்து ஏற்பட்டால், இதைக் கொடுக்கலாம்.

5. லைக்கோபோடியம்

வலதுபக்க வலியுடன் தொடர்ந்து மலச்சிக்கல் இருந்து வந்தால், இது கொடுக்கப்பட வேண்டும்.

6. நக்ஸ்வாமிகா மற்றும் சல்பர்

இந்த இரண்டு மருந்துகளும் கல்லீரல் கோளாறுகளில் மிகவும் சிறப்பாக வேலை செய்கின்றன. நாள்தோறும் காலையில் சல்பர் (30 வீரியம்), மாலையில் நக்ஸ்வாமிகா (30 வீரியம்) கொடுத்து வேறு குறிகளுக்கேற்ற மருந்துகளையும் கொடுத்து வந்தால் கல்லீரல் கோளாறுகள் விரைவில் மறையும்.

உணவு எளிதில் சீரணிக்கக் கூடியதாக இருக்க வேண்டும். எண்ணெய், நெய் மற்றும் கொழுப்புப் பொருட்கள் தவிர்க்கப்பட வேண்டும். நீர், மோர் (வெண்ணெய் நீக்கப்பெற்றது) மிகுதியாகவும், பழச்சாறுகளைக் குறைந்த அளவுகளிலும் பயன்படுத்தினால் மிக விரைவில் குணமாகும்.

மண்ணீரல் வேக்காடு

கல்லீரலுக்கு எதிர்ப் புறத்தில் முதுகெலும்புக்கு அருகில், விலா எலும்புகளுக்கு நேர் கீழே இடது புறத்தில் அமைந்துள்ளது. அரிஸ்டாட்டில் இதை "முறை கேடாகப் பிறந்த கல்லீரல்" என அழைத்தார். ஏனெனில் இது கல்லீரல் உடன் இணைந்து இரத்தத்தை சுத்தம் செய்வதில் ஈடுபட்டிருக்கலாம் என அவர் கருதியிருந்தார். இந்த உறுப்பு நோயுறும்போது அதனால் விளையும் குறிகளையே அடிப்படையாகக் கொள்ள முடியும்.

அறிகுறிகள்

மிகுந்த காய்ச்சலுடன் மண்ணீரல் பகுதியில் தெறிக்கும் வலி, அந்த உறுப்பு சில வேளைகளில் பெருத்து, வீங்கியிருக்கும், மிக அதிக அளவு நோயுற்றிருந்தால் இரத்த வாந்தியும் ஏற்படலாம். விழிகளின் வெண்படலத்தில் இரத்த ஓட்டம் அரிதாகவே இருக்கும். கை, கால்கள் சில்லிட்டுப் போய் இருக்கும்.

1. அக்கோனைட்

நோயின்போது மிகுந்த காய்ச்சல் இருந்தால் இம்மருந்தை தண்ணீரில் கலந்து அடிக்கடி (½ மணிக்கொரு முறை) கொடுக்க வேண்டும்.

2. ஆர்னிகா

விலா எலும்புகளின் இடது பாகத்தில் அழுத்தும் வலியும், மூச்சு விடுவதற்குத் துன்பம் இருந்தாலும், மிக அதிகமாக இரத்த வாந்தி எடுத்தாலும் அல்லது வெளியில் ஏற்பட்ட காயங்களினால் துன்பம் ஏற்பட்டிருந்தாலும் இது கொடுக்கப்பட வேண்டும்.

3. ஆர்சனிக்கம்

குளிர், நடுக்கம் ஆகியவற்றுடன் இந்த நோய் காணப்பட்டாலும், மண்ணீரல் பகுதியில் எரிச்சல் மிகுந்த வலியிருந்தாலும், கருநிறத் திரவம் வாந்தி செய்யப்பட்டாலும்; இரத்தம் கலந்த வயிற்றோட்டம் இருந்தாலும், இருதயத்திற்கு அருகில் உள்ள இரைப்பையின் பகுதியில் எப்பொழுதும் ஒரு துடிப்பு காணப்பட்டாலும், ஆசனவாயில் எரிச்சலும், மிகுந்த பலவீனமும், கால்களில் வீக்கமும் காணப்பட்டாலும் கொடுக்கப்பட வேண்டும்.

4. நக்ஸ்வாமிகா

சீரண கோளாறு, மலச்சிக்கல் ஆகியவற்றுடன் இணைந்து வேக்காடு இருந்தால் கொடுக்கலாம்.

இவை தவிர, பாரிட்டா கார்ப், பிரையோனியா, சைனா, பிளம்பம், ரஸ்டாக்ஸ் ஆகிய மருந்துகளையும் குறிகளுக்கு ஏற்பக் கொடுக்கலாம்.

மஞ்சட் காமாலை (Jaundice)

மஞ்சட் காமாலை என்பது தனியான ஒரு நோய் அல்ல. கல்லீரலில் ஏற்பட்டுள்ள ஒரு மோசமான நோயின் அடையாளமே இது.

பொதுவாக மிக அதிகமான உணர்ச்சிகள், கோபம், வருத்தம், தொந்தரவு, எரிச்சல் படுதல் ஆகியவற்றாலும்; ஒழுங்கற்ற வாழ்க்கை முறையாலும், பித்தப்பை (Gall bladder) யின் வெளியேற்றும் பாதை பித்தக் கற்களால் (Gall stones) தடுக்கப்படுவதாலும், பித்த நீர் இரத்தத்துடன் கலப்பதாலும், செரிமானக் குறைவாலும் ஏற்படுகிறது. கொய்னா, வீரம் ஆகிய மருந்துகளை அதிகமாகப் பயன்படுத்துவ தாலும், மிகுதியான மதுபானம் அருந்துவதாலும் தோன்றலாம்.

நோயாளியின் சிறுநீர் மிக அதிகமாக மஞ்சள் நிறமாக இருக்கும். சில வேளைகளில் முகம், கை, கால்களிலும் மஞ்சள் நிறம் மிகுதியாகக் காணப்படும். கண்களின் வெள்ளை விழியின் மேல் மஞ்சள் நிறம் படரும். மேல் வயிற்றில் அல்லது விலா எலும்புகளுக்குச் சற்று கீழே குறிப்பாக வலது புறத்தில் இலேசான வீக்கமும், வலியும் காணப்படும். உணவு தேவையே இராது. உணவைக் கண்டவுடன் ஒரு அருவருப்பு ஏற்படும், நாக்கில் மஞ்சள் நிறமாகப் படிந்திருக்கும், சில சமயங்களில் குமட்டலும் வாந்தியும் தோன்றும். பொதுவான நாடித்துடிப்பு காணப்படும். சோம்பல் மிகுந்திருக்கும்.

தொடக்கத்திலேயே குணப்படுத்தப்படா விட்டால் நீங்கா நோயாக நிலவி நீண்ட நாட்கள் தொல்லை தரும். சில சமயங்களில் சூழ்நிலை கெட்டிருப்பதால் - தொத்து வியாதியாகவும், பரம்பரை வியாதியாகவும் வரும்.

ஹோமியோபதி முறையில், இந்நோயை விரைவாகவும் முழுவது மாகவும் குணப்படுத்தி விடலாம்.

மருந்துகள்

1. அக்கோனைட்

தொடக்க நிலையில் மிகுதியான சுரம், கல்லீரல் பகுதியில் குத்தும் வலி, தோல் மஞ்சள் நிறமாக இருப்பது; சிவப்பான குறைவான சிறுநீர், மிகுதியான பயம், அதிகப்படியான மன உணர்வுகள் முதலிய குறிகளுக்கு அக்கோனைட் கொடுக்க வேண்டும்.

2. சாமோமில்லா

பெரிய தலை, திறந்த உச்சிக்குழி, பச்சையான, நீர் போன்ற புண் ஆக்குகிற, வலியுடன் கூடிய மலம், கண்களின் வெள்ளை நிறப்பகுதி மஞ்சள் நிறமாக இருத்தல், கசப்பான சுவை, பித்த வாந்தி, மிகுந்த கோபம், எரிச்சல் உடையவராய் இருத்தல், பொறுமையின்மை, பொறுமையில்லாமல் பேசுதல், குழந்தைகள் ஓயாமல் அழுதல், தூங்கிக் கொண்டேயிருக்க வேண்டுமென விரும்புவது முதலிய குறிகளுக்கு சாமோமில்லா ஏற்ற மருந்தாகும்.

3. நக்ஸ்வாமிகா

கல்லீரல் மிகவும் கடினமாகவும், வீங்கியிருத்தல், புளித்த நாற்றமுள்ள ருசி, உணவின் மீது வெறுப்பு, இடுப்பைச் சுற்றியுள்ள துணியைத் தளர்த்தி வைத்துக் கொள்ள வேண்டுமென்ற விருப்பம், மலச்சிக்கல், காலையில் நோய் அதிகரித்தல், ஒழுங்கற்ற வாழ்க்கை வாழ்பவர்கள் ஆகியோருக்கு இது பயன்படும்.

4. போடோபைலம்

பித்த நீர்க்குழாய் பித்தக் கற்களால் அடைக்கப்படும்போது ஏற்படும் மஞ்சட்காமாலை, மிகுதியான குமட்டல், வெளியேறும் பொருட்கள் அனைத்தும் மஞ்சளாயிருத்தல், கல்லீரல் கனமாகவும் புண் போன்றுமிருத்தல் முதலியன.

5. செலிடோனியம்

கல்லீரல் மிகுதியான கனமுடையதாயிருத்தல், மேல் வயிறு தொட முடியாமல் புண் போன்றிருத்தல், இலேசான தலைவலி, பித்தம் நிறைந்த புளித்த ஏப்பம், தோள் பட்டை எலும்பிற்குள் வலி முதலியன.

குடல்வால் அழற்சி (Appendicitis)

சிறுகுடலும் பெருங்குடலும் இணையுமிடத்தில் பெருங் குடலில் இணைந்து வால்போல் தொங்கும் பகுதியை குடல்வால் என அழைக்கின்றோம்.

பெருங்குடல் 1.5 மீ நீளமுள்ளது. அது கீழ்க்கண்ட பகுதிகளாகப் பிரிக்கப்பட்டுள்ளது. அவை சீகமும் (Caecum) அதனுடன் சேர்ந்த குடல்வாலும் (Vermiform appendix) மேலேறு குடல், குறுக்குக் குடல், கீழிறங்குகுடல், வளைவுப் பெருங்குடல், மலக்குடல் ஆகியவையாகும்.

குடல்வால், சீகத்தின் (Caecum) அடியில் (வலது இலியோ சீகம் பள்ளத்தில்) அமைந்திருக்கிறது. குடல்வாலின் பருமன் 1 செ.மீ. க்கு அதிகம் இராது. அதன் நீளம் 7.9 செ.மீ வரை இருக்கும். குடல்வாலின் சுவரில் ஏராளமான நிணநீர் சுழலைகள் காணப்படுகின்றன.

இந்தக் குடல்வாலின் அழற்சி சாதாரணமாக ஏற்படும் ஒரு நோயாகும். புழு போன்ற உருவில் வளர்ந்து தொங்கும் இந்த உடலுறுப்பு உடலுக்கு எவ்விதப் பயனும் உடையதாகத் தோன்றவில்லை. எனவேதான் இதற்கு அப்பன்டிக்ஸ் (Appendix) என்ற பெயர் சூட்டப் பட்டுள்ளது. இதன் உண்மையான பணி என்னவென்று யாராலும் விவரித்துக் கூற இயலவில்லை.

எனினும் உடலில் ஏற்படும் கோளாறுகளை முன்கூட்டியே அறிவிக்கும் அபாயச் சங்கைப் போன்று இது பயன்படுகிறது.

இது ஏன் அழற்சியுற வேண்டும் என்பதை இதுவரை சரியாக விளக்க முடியவில்லை. எனினும் இது அழற்சியுறும்போது, அதில் உணவுப் பொருள்கள் தங்கியுள்ளதையும், மலச்சிக்கல் இருப்பதையும், நோய்க்கிருமிகள் அதில் இருப்பதையும் கண்டு கொள்ள முடியும்.

காரணம் எதுவாயினும் இதில் அழற்சி ஏற்படும்போது, உடலின் ஏதோ ஒரு பாகத்தில் ஒருவகையான நோய் தோன்றியுள்ளது என்பதை நாம் அறிந்து கொள்ள முடியும்.

இந்தப் பாகம் நோயுறும்போது, அந்தப் பகுதியிலும் அதை ஒட்டி தொப்புள் வரையிலும் வலி மிகுதியாக இருக்கும். மிகுந்த காய்ச்சலும், குளிரும் நடுக்கமும் இருக்கும். நாடித்துடிப்பு மிகுதியாக இருக்கும் (100க்கும் மேலாக), மலச்சிக்கல் மிகுதியாக இருக்கும். வயிற்றோட்டமும் சில வேளைகளில் ஏற்படுவது உண்டு. அடிவயிற்றின் வலது பக்கம் மென்மையாகவும் வலி மிகுந்தும் இருக்கும்.

குடல் வாலில் சீழ்ப்பிடித்து, சீழ் வெளியேறும் போது பெரிட்டோனியத்தில் சிறு துவாரங்கள் ஏற்பட்டு, பெரிட்டோனிட்டிஸ் என்ற நோய் ஏற்படலாம். இது மிகவும் அபாயகரமானது.

இந்த நோய் ஏற்பட்டவுடன் நோயாளியைப் படுக்கையில் கிடத்த வேண்டும். வலியுள்ள பகுதியில் சூடான ஒத்தடங்கள் கொடுக்க வேண்டும். சீழ்ப் பிடிக்கும் நிலையிலிருந்தால் ஏற்ற மருந்தின் மூலம் சீழ் உண்டாகச் செய்தல் நலம். சீழ்ப்பிடித்து விட்டது என்றால் அனுபவம் நிறைந்த அறுவை மருத்துவரை அணுகி உதவி பெறுவதே ஏற்றது. ஏனெனில் நோயுற்ற குடல் வாலை நீக்கிவிடுவதுதான் நல்லது என்று பெரும்பாலான மருத்துவர்கள் கூறுகிறார்கள்.

எனினும் மிகுதியாக முற்றாத நிலையில் நோய் இருந்தால் ஹோமியோபதி மருந்துகள் நோயைத் தடுத்து நிறுத்தும் ஆற்றல் உள்ளவையாயிருக்கும்.

மருந்துகள்

1. ஐ ரிஸ் டெனாக்ஸ்

இது குடல் வால் நோய்க்கே உரிய தனிச் சிறப்பான மருந்தாகக் கருதப்படுகிறது. குடல் வால் பகுதியில் வலி, எச்சில் ஊறாமை, வறண்ட வாய், தொட முடியாத வலி முதலியவற்றுக்குக் கொடுக்கலாம்.

2. அக்கோனைட்

நோயின் தொடக்கத்தில் தனியாகவோ அல்லது பிற மருந்துகளுடன் சேர்த்தோ ½ மணிக்கொருமுறை அல்லது 1 மணிக்கொரு முறை கொடுக்கலாம்.

3. நக்ஸ்வாமிகா

மிகுதியாக எரிச்சல் படுகின்ற நோயாளிக்கு, வயிற்றுப் பகுதியைச் சுற்றிலும் வலியும், பலமின்மையும், அடிக்கடி மலம் கழிக்க வேண்டுமென்ற எண்ணமும், மலச்சிக்கலும் உடைய நோயாளிக்குக் கொடுக்கப்பட வேண்டும்.

4. ஆர்சனிக் ஆல்பம்

வயிற்றில் எரிச்சல், வலி, தாகம், படுத்திருக்க விருப்பம், ஆனால் அமைதியின்மை, நள்ளிரவுக்குப் பின் நோய் அதிகமாதல் ஆகியவற்றுக்கு இதைக் கொடுக்கலாம்.

5. பெல்லடோனா

சிவந்த முகம், தலைவலி, தாகமில்லாத சுரம், படுத்தாலும் அசைந்தாலும், தொட்டாலும், நடந்தாலும் நோய் மிகுதியாதல் போன்றவற்றிற்கு இதனைத் தரலாம்.

இவை தவிர லைக்கோபோடியம், செலிடோனியம், ஐரிஸ் வெர்சிகோலர் ஆகிய மருந்துகளில் ஏதாவது ஒன்று தேவைப்படலாம்.

நோய்க் காலத்தில் எளிதாக சீரணிக்கும் உணவே பயன்படுத்தப்பட வேண்டும். வேண்டிய அளவு தண்ணீர் கொடுக்க வேண்டும்.

குடற் பிதுக்கம் (Hernia)

வயிற்றின் அடிப்பாகத்தில் ஏதாவது ஒரு பகுதியில் குடல் இறங்கிப் பிதுங்கி, ஒரு பந்து அல்லது கட்டி போல் இருப்பது. இது அனைத்து வயதினரையும் ஏழை, பணக்காரர் என்ற வேறுபாடின்றி பாதிக்கிறது. இம்மாதிரியான பிதுக்கல் பிறவியிலிருந்தும் ஒரு சிலருக்கு ஏதாவது வியாதிகளினால் ஏற்பட்ட பலவீனத்தாலும், கக்குவான் இருமல் போன்ற வியாதியாலும் தோன்றலாம். பிதுக்கம் ஏற்பட்டுள்ள இடத்திற்கேற்ப வகைப்படுத்தப்பட்டுள்ளது:

1. தொப்புள் பிதுக்கம் (umbilical Hernia)
2. தொடை அரைப்பிதுக்கம் (Inguinal Hernia)
3. தொண்டைப் பிதுக்கம் (Femoral Hernia)
4. விரைப்பைப் பிதுக்கம் (Scrotal Hernia)

பிதுக்கத்தின் தன்மைக்கேற்ப அதை மூன்று வகையாகப் பிரிக்கலாம்.

1. குறைக்கக்கூடிய பிதுக்கம் (Reducible Hernia)
2. குறைக்க முடியாத பிதுக்கம் (Irreducible Hernia)
3. அழுத்துகிற பிதுக்கம் (Strangulated Hernia)

எதுவாயினும் பிதுக்கம் அபாயகரமான ஒரு நோயாகும். பிதுக்கம் ஒரு படைப்பு போன்றதாக இருக்கும். உள்ளே தள்ளினால் ஒரு சிறிய ஒலியுடன் உள்ளே போய்விடும். சிலவகைப் பிதுக்கங்கள் படுத்தவுடன் உட்சென்றுவிடும். சில சமயங்களில் நடப்பதாலும் கனமான பொருட்களைத் தூக்குவதாகும், முக்குவதாலும் விரைப்பையையும் தாக்கும்.

இந்தப் பிதுக்கம் மிகுந்த வலியுடையதாகவும், தொட முடியாததாகவும் இருந்தால் அதன் கடுமையை நீக்க முதலில் மருந்துகள் கொடுக்கப்பட வேண்டும். பின்னர் இந்தப் பிதுக்கம் தானாகவே சிறிது சிறிதாக உட்செல்வது நிகழ்கிறது. சில சமயங்களில் சூடான ஒத்தடங்கள் கொடுப்பதோ அல்லது வெந்நீரில் குளிப்பதோ துன்பத்தைக் குறைக்கிறது. குடற்பிதுக்கம் ஏற்பட்டுள்ள பகுதிகளில், ஐஸ்கட்டிகளை உடைத்து ஒரு பையில் வைத்துக் கட்டுவதும் நோயாளியின் துன்பத்தைக் குறைக்கிறது. கீழ்க்கண்ட மருந்துகள் கடுமையான நிலையிலும் கூடப் பயனுள்ளதாக இருக்கும்.

மருந்துகள்

1. அக்கோனைட்

மிகுதியான காய்ச்சலும், வேகமாகத் துடிக்கும் நாடியும், பாதிக்கப்பட்ட இடங்கள் மிகுந்த வீக்கம் உடையவையாகவும் தொட முடியாதவாறும் இருந்தாலும், கசப்பான, பித்தவாந்தி இருந்தாலும்; வலி மிகுந்து அமைதியற்றுமிருந்தாலும்; குளிர்ந்த வியர்வை மிகுந்திருந்தாலும் இம்மருந்து கொடுக்கப்பட வேண்டும். பெரும்பாலான சமயங்களில் இம்மருந்து மட்டுமே நோயைக் குணப்படுத்தும் ஆற்றல் கொண்டதாக விளங்கலாம். சிலவேளைகள் கொடுத்து முழுதும் குணமாகவோ, குறையவோ இல்லையென்றால்.

2. சல்பர்

இவை உடனே கொடுக்கப்பட வேண்டும். முதல்முறை கொடுக்கப்பட்ட உடனேயே நோயாளி தூங்கிவிட்டால் அவர் அமைதியான சூழ்நிலையில் தூங்குவதற்கு ஏற்ப வசதிகள் செய்து கொடுத்து கவனிக்க வேண்டும்.

3. நக்ஸ்வாமிகா

பிதுக்கம் வலி நிறைந்ததாகவோ அல்லது வீக்கமும் மென்மையும் நிறைந்ததாகவோ இல்லா நிலையிலும், வாந்தி கடுமை குறைந்தும், ஆனால் மூச்சு விடுவதற்குத் திணறும் போதும், அந்தப் பிதுக்கம், உணவில் நிகழ்ந்த தவறுகளால் ஏற்பட்டிருந்தாலும், அதிகமான குளிரிலோ அல்லது வெளியிலோ அலைந்து திரிந்திருந்தாலும், மிகுந்த உணர்ச்சிவசப்படல் ஏற்பட்டிருந்தாலும் இதைக் கொடுக்கலாம்.

4. ஓபியம்

நக்ஸ்வாமிகா பயனற்றதாக இருக்கும்போது இம்மருந்து கொடுக்கப்பட வேண்டும். இம்மருந்தை, வயிறு கல் போன்றும், பொருமியுமிருந்தாலும், புளித்த ஏப்பமோ அல்லது வாந்தியோ, வாந்தியில் மலமோ காணப்பட்டாலும் நக்ஸ்வாமிகாவுக்கும் முன்னரே கொடுக்கப்பட வேண்டும்.

5. லைக்கோபோடியம்

வயிறு மிகுதியாகப் பொருமி இருந்தால், வலது பக்கம் குடற்பிதுக்கம் இருந்தால் கொடுக்கப்படவேண்டும். ஆண்களைக் காட்டிலும் பெண்களுக்கு மிகுதியாகப் பயன்படும்.

தேவைப்படும் வேறு மருந்துகள்; காக்குலஸ், ஆசிட் சல்ப், பெல்லடோனா முதலியனவாகும்.

பகுதி - 10
சிறுநீர்க் கோளாறுகள்

குழந்தை பிறந்த சில விநாடிகளிலேயே மலம், மூத்திரம் இரண்டையும் கழித்து விடுவது வழக்கம். சில வேளைகளில் சிறுநீர் நீண்ட நேரம் வரை கழிக்கப்படாமல் இருந்துவிடுவதும் உண்டு. அப்போது குழந்தை அமைதியற்று அழுதுகொண்டே இருக்கிறது. குறிப்பாக, சிறுநீர்ப்பை பகுதி அழுத்தப்படும் பொழுது மிகுதியாக அழுகிறது. காய்ச்சல் காணப்படுகிறது. குழந்தை தன்னுடைய உடலை முறுக்கிக் கொண்டும் கால்களை வயிறுவரை இழுத்து வைத்துக் கொண்டும் அழுகிறது. உடனடியாக அந்நோய் நீக்கப்படாவிட்டால், இசிவு, இன்னும், இதுபோன்ற வேறு நோய்களும் தோன்றுகின்றன.

சிகிச்சை

அக்கோனைட்டை 30 அல்லது 200 வீரியத்தில் திரவமாகவோ, மாத்திரையாகவோ ½ மணிக்கொருமுறை கொடுத்து வரவேண்டும்.

இம்மருந்து நோயைக் குறைக்கவில்லையெனில், பல்சட்டில்லாவை மேலே கூறியவாறு கொடுத்து வரவும்.

இசிவு அல்லது வலிப்புக்குரிய அறிகுறிகள் தோன்றினால் இபிகாக்கைக் கொடுக்கவும்.

குழந்தை பிறந்த சில விநாடிகளில் அதற்கு ஆர்னிகா 200ஐ ஒரு வேளை கொடுத்தால் இந்நோய் தோன்றாமலே தடுக்கலாம்.

வலியுடன் சிறுநீர் கழித்தல்
(பெரியவர்கள் மற்றும் குழந்தைகள்)

அக்கோனைட்

குழந்தைகள் தங்களுடைய பிறப்புறுப்பில் கையை வைத்துக் கொண்டு, மிகுந்த வலியுடன் சிறுநீர் கழிப்பதாகத் தெரிந்தால், சிறுநீர் வெளியேறாமல் இருந்தாலும், சிறிது சிறிதாகக் கழிக்கப்பட்டாலும்

(மிகுந்த வலியுடன்) சிறுநீர் சிவப்பாகவும், இருண்டதாகவும், கொழ கொழவென்றும் காணப்பட்டாலும் குறிப்பாக பெண்களுக்கும், குழந்தைகளுக்கும் இம்மருந்து பயன்படாவிட்டால், கான்தாரிஸ் கொடுக்கப்பட வேண்டும்.

பல்சட்டில்லா

குறிப்பாக பெண்களுக்கு, சிறுநீர்ப்பையுள்ள பகுதியில் அழுத்துகிற, வெட்டுகிற வலியோ அல்லது அப்பகுதி சிவப்பாகவும் மிகுந்த சூடு மிகுந்ததாகவும் காணப்பட்டால் இதனைக் கொடுக்க வேண்டும். பெண்களுக்கு மாதவிடாய்ப் போக்கு தோன்றாமல் இருந்ததனாலோ அல்லது குறைவாக இருப்பதாலோ இந்நோய் தோன்றியிருந்தாலும், சிறுநீர் கழிக்க வேண்டுமென்ற உணர்ச்சி மிகுதியாக இருந்து, குறைவான வலியே காணப்பட்டாலும் இம்மருந்தே கொடுக்க வேண்டும்.

ஆர்னிகா

கீழே விழுந்ததாலோ சிறுநீர்ப் பகுதியில் சிறுநீரகங்கள் உள்ள பகுதியில் பலமாக அடிபட்டதால் அல்லது வேறுவிதமான அதிர்ச்சி களால் தோன்றியிருந்தால் கொடுக்கப்பட வேண்டும்.

நக்ஸ்வாமிகா

மிகுதியான மதுபானம் அருந்தியதாலோ அல்லது கடுமையான மருந்துப் பொருட்களை உட்கொண்டதாலோ இந்நோய் தோன்றி யிருந்தாலும்; மூலவியாதி வெளிவராது அமுக்கப்பட்டு இருந்தாலும் அதனால் முதுகுப் பகுதியில் எரிச்சல் மிகுந்த அழுத்தும் வலியும், இழுத்துப்பிடித்துள்ளது போன்ற உணர்வும் இடுப்பெலும்புகளுக்கும் விலா எலும்புகளுக்குமிடையில் காணப்பட்டாலும், இம்மருந்து கொடுக்க வேண்டும்.

பெல்லடோனா

வலது முதுகுப்புறமிருந்த சிறுநீர்ப்பை வரை செல்வதாகவும் குத்திக் கிழிப்பது போன்று திடீர் திடீரெனத் தோன்றுவதாகவும் இருந்தால், மிகுந்த கவலையும், அமைதியின்மையும் வலியும் நோயாளி யிடம் காணப்பட்டால், இம்மருந்து கொடுக்கப்பட வேண்டும். இம்மருந்து நோயை முழுதும் குறைக்கவில்லை என்றால், ஹீப்பர் சல்ப் கொடுக்கப்பட வேண்டும்.

மெர்க்கூரியஸ்

அடிக்கடி சிறுநீர் கழிக்க வேண்டுமென்ற கடுமையான விருப்பம் ஆனால், சிறுநீர் மெல்லிய நூலிழை போன்று கழிதல், சொட்டு சொட்டாகக் கழிதல், அதே நேரத்தில் அதிகமான வியர்வை

வெளியேறுதல், சிறுநீர் சிவப்பாக இருந்தாலும், சிறிது நேரத்தில் கொழகொழப்பாகி மிகுந்த நாற்றமுடையதாகிவிடுகிறது.

அடிக்கடி சிறுநீர் கழித்தல், தானாகவே தன்னை அறியாமலேயே சிறுநீர் கழித்தல், தூக்கத்தில் படுக்கையிலேயே சிறுநீர் கழித்தல்.

இந்நோய்க்கு சல்பர் தான் மிக இன்றியமையாத மருந்து. இம்மருந்தை தினம் ஒரு வேளையாக ஒருவாரம் கொடுத்து நிறுத்தி விட்டு - சில காலம் காத்திருக்க வேண்டும்.

இம்மருந்து பயன்படவில்லை என்றால் கீழே கொடுக்கப்பட்டுள்ள சில தனிச் சிறப்பான குறிகளை அடிப்படையாகக் கொண்டு உரிய மருந்துகள் தேர்ந்தெடுத்துக் கொடுக்கப்பட வேண்டும்.

சிறு பையன்களுக்கு	: காஸ்டிகம்
சிறிய, பருத்த உடல் உள்ள குழந்தைகளுக்கு	: கல்கேரியா
சிறு பெண் குழந்தைகளுக்கு	: செபியா, பெல்லடோனா பல்சட்டில்லா.
கண்டமாலை நோய்வாகுடைய நோயாளிகளுக்கு (மெலிந்த வெளிறிய பெரிய வயிறுடைய குழந்தைகளுக்கு)	: பெல்லடோனா, சல்பர், கல்கேரியா
மிகுதியான, வெளிறிய, நீர் போன்ற சிறுநீர் கழிக்கப்பட்டால்	: பெல்லடோனா.
முன்னிரவில் குழந்தை சிறுநீர் கழித்தால்	:
பெண் குழந்தைகளுக்கு	: செபியா
ஆண் குழந்தைகளுக்கு	: காஸ்டிகம்

குழந்தைகள் இரவிலும், பகலிலும் படுக்கையில் சிறுநீர் கழிக்குமானால் பெல்லடோனா அல்லது காஸ்டிகம் கொடுக்க வேண்டும்.

ஆர்சனிக்கம்

சிறுநீர் நாற்றம் மிகுந்ததாகவும், சூடாகவும் இருந்தால், குழந்தை தலைக்குமேல் கையை வைத்துக்கொண்டு மல்லாந்து படுத்திருந்தாலும் கொடுக்க வேண்டும்.

சிலிகா

இலேசாகச் சொறிந்தால் கூட புண்ணாகி, ஆறாமல் நீண்ட காலம் இருக்கும் குழந்தைகளுக்குக் கொடுக்க வேண்டும்.

காஸ்டிகம்

சிறுநீர் எரிச்சலுடனும், இரவும் பகலும் அடிக்கடி மிகுதியாகக் கழிக்க வேண்டுமென்ற எண்ணமும், பெரியவர்கள் சிறுநீர்ப்பையில் ஒருவகையான வலிப்பு ஏற்பட்டிருந்தால் சிறுநீர் கழிக்க வேண்டு மென்ற உணர்வை அடக்க முடியாமல் இருப்பதும். (இந்நோய்க்குறி களுக்குப் பயன்படும் வேறு மருந்துகள்: ஆர்னிகா ராஸ், ரூடா.)

சீனா

பூச்சித் தொந்தரவினால் இந்நோய் ஏற்பட்டிருந்தால் அதற்கும் இம்மருந்தே கொடுக்கப்பட வேண்டும்.

மதுமேகம் அல்லது நீரிழிவு

இந்த நோய் தோன்றுவதற்கான காரணங்கள் பற்றியும், இது உண்மையில் உடலின் எந்த உறுப்பில் தோன்றுகிறது என்பது பற்றியும், பல்வேறு வகையான விளக்கங்கள் கொடுக்கப்பட்டு வருகின்றன. இன்றுவரை அதற்கு உண்மையான காரணம் எது என விஞ்ஞான அடிப்படையில் விளக்கப்படவில்லை. எனினும் ஹானிமன் அவர்கள் கூறிய நச்சுக்களை அடிப்படையாகக் கொண்ட உடல்வாகே இந்நோய்க்குக் காரணம் என உறுதியாகக் கூற முடிகிறது.

நோயாளி சர்க்கரைச் சத்து மிகுந்த சிறுநீரை மிக அதிகமாகக் கழிக்கிறார். வேறு வேறு நோயாளிகள், வேறு வேறு வகை அளவுகளில் சிறுநீர் கழிக்கிறார்கள். வெளிறிய வைக்கோல் போன்ற நிறம் கொண்டதாக அச்சிறுநீர் இருக்கிறது. அது மிகவும் அதிகமான அளவு கெட்ட நாற்றமுடையதாக இருக்கிறது. அது இனிப்புச் சுவை யுடையதாக உள்ளது. நோயாளி மிகுந்த தாகமுடையவராகக் காணப் படுகிறார். குறிப்பாக இரவு நேரங்களில், மிகுதியான பசியுடையவராக இருக்கிறார். உணவு உட்கொண்டவுடன் சங்கடப்படுகிறார். மலச்சிக்கல் காணப்படுகிறது. மலம் கடினமானதாகவும், மிகக்குறைவானதாகவும் வெளிப்படுகிறது. தொடர்ந்து உடல் மெலிந்து வருகிறார். மனம் தளர்ச்சியடைந்து எப்பொழுதும் வருத்தம் நிறைந்தவராகக் காணப் படுகிறார். ஞாபக மறதி ஏற்படுகிறது. கை கால்கள் குளிர்ச்சியாக உள்ளன. மூச்சு விடுவதற்கு சிரமம் காணப்படுகிறது. கை கால்கள் வீங்கி விடுகின்றன. மிகுந்த களைப்பும் சோர்வும் காணப்படுகிறது.

இந்நோயைத் தூண்டும் உடனடிக் காரணங்களாகக் கருதப்படுவன வற்றில் முக்கியமானவை:

1. காயம்படுதல் - குறிப்பாக உடல் முழுதும் அல்லது தலையிலும் முதுகெலும்பிலும் அடிபடுதல்.
2. நரம்பு மையம் ஏற்படும் நோய்கள் - வேக்காடு, நரம்புகள் கெட்டழிந்து போதல் - மென்மையாகிவிடுதல், மூளையில் நடுக்கங்கள் (Tremors) ஏற்படுதல்.
3. கடுமையான மன உணர்ச்சிகள் - பயம், கவலை, கோபம், வருத்தம் (Solitude, care, Immoderate mental strain) ஆகியவை.
4. உணவு உட்கொள்வதில் குறைகள் - மிகுதியான, தேவையில்லாத, கடினமான உணவுப் பொருட்களையும், மிகுந்த வாசனைப் பொருட்களையும் பயன்படுத்துதல்.
5. குளிரிலும், ஈரத்திலும் அதிகமான நேரம் இருப்பது.
6. மிகுதியான அளவு உடல் உழைப்பு.
7. மிக அதிகமான அளவு பாலுறவு - மற்றும் சுய இன்பம் அனுபவித்தல்.
8. சில மருந்துப் பொருட்களைப் பயன்படுத்துதல்.

மருந்துகள்

ஆர்கெண்டம் நைட்ரிகம்

கலங்கலான (Turbid) இனிப்பான, மிகுதியான சிறுநீர் வெளியேறுதல், அடிக்கடி சிறுநீர் கழிக்க வேண்டுமென்ற உணர்ச்சியும் அவசியமும் ஏற்படல், இரவு நேரங்களில் மிகுதியாக இருத்தல், விதைப்பையும் கால்களும் வீங்கியிருத்தல், வயிற்றுக் குழியில் ஒருவகை உணர்ச்சி - மூச்சு விடுவதில் சிரமம்.

ஆர்சனிக் ஆல்ப்

எரிச்சல் மிகுந்துள்ள சிறுநீர் மிகுதியாக வெளியேறுதல் - அடிக்கடி சிறு அளவில் பல முறை தண்ணீர் குடித்தல், ஆர்சனிக் மருந்தின் வேறு முக்கிய குறிகளுடன் இருந்தால்.

யுரேனியம் நைட்ரிகம்

ஜீரணக் கோளாறுகளில் அடிப்படையில் தோன்றிய சர்க்கரை வியாதிக்கு இன்றியமையாத ஒரு மருந்தெனக் கூறப்படுகிறது. இம்மருந்து தேவைப்படும் நோயாளி அடிக்கடி மிகுதியாக சிறுநீர் கழிக்கிறார்,

அவரது வாயும், சருமமும் வறட்சி மிகுந்து காணப்படுகிறது. அவருக்கு சீரணக்கோளாறுகள், குறிப்பாக ஆசீரணம், சோம்பேறித்தனம், பலஹீனம், சிறுநீரில் மிகுதியான சர்க்கரை - மிக அதிகமான பசியும், தாகமும் காணப்படுகிறது என்றாலும் நோயாளி மெலிந்து கொண்டே போகிறார். இம்மருந்து குறைந்த வீரியத்திலேயே பயன்படுத்த வேண்டும்.

பிளம்பம்

இவ்வகை நோய்க்கு முக்கியமான மருந்துகளில் ஒன்றாக இது கருதப்படுகிறது. (Liowness of Spirits. Anguish & Melancholy) மனச்சஞ்சலம், கண்பார்வை குறைதல், வாய் காய்ந்து போதல், உலர்ந்த வெடிப்புகள் நிறைந்த நாக்கு, நுரையீரலில் சளி மிகுந்திருத்தல், மிகுதியான காய்ச்சல், புணர்ச்சியில் ஏலாமை, தோல் உடையும் தன்மையுள்ளதாக இருப்பது, புண்கள் ஆறாத ரணம் ஆவது.

லைக்கோபோடியம்

மிக அதிக அளவு சிறுநீர் வெளியேறுதல், இருப்பிடத்தை விட்டு எழுந்திருக்கும்போது வலது பக்க இடுப்புப் பகுதியில் வலி, அந்த வலி சிறிது நடந்தபின் சரியாகி விடுதல், பாலுறவில் மிகுதியான விருப்பம் ஆனால் ஆண்மையிழந்திருத்தல், மாலையில் 4 மணியிலிருந்து 8 மணி வரை நோயாளியின் நோய் நிலை அதிகரித்தல்.

ஆசிட் பாஸ்

அடிக்கடி சிறுநீர்கழித்தல், சிறுநீர் பால் போன்ற நிறத்துடன் மிகுதியான சர்க்கரைச் சத்துள்ளதாகக் காணப்படுதல், அடிக்கடி சிறுநீர் கழிக்க வேண்டுமென்ற உணர்ச்சி, முகம் வெளிறிப் போயிருத்தல், உடலில் சூடு மிகுதியாக இருத்தல், தாகம் மிகுதியாக இருத்தல். இது வருத்தம் மிகுதியினாலோ கவலையினாலோ அல்லது Wornient- னால் ஏற்பட்ட சர்க்கரை வியாதிக்கு அந்நோயாளிகள் மனோ சக்தி மற்றும் உடல் வலிமை குறைந்தவராகவும் எதிலும் அக்கறையில்லாதவர் களாகவும், முயற்சி செய்ய விரும்பாதவராகவும் இருத்தல்.

தொடக்க காலத்தில் கொடுக்கப்பட வேண்டிய மிக இன்றியமையாத மருந்து. நோயாளி பலமில்லாதவராகவும், உடல்வலி மிகுந்தவராகவும் இருப்பார், பசியின்மை காணப்படும். சில வேளைகளில் தீர்க்க முடியாத தாகம் காணப்படும். நோயாளி சிலந்திக் கட்டிகள் மிகுந்த வராக இருப்பார்.

மேலே சொல்லப்பட்ட மருந்துகள் தவிர ஸைஜிஜியம், ஜிம்னிமா, சிபலாண்டரா ஆகிய மருந்துகளைத் தாய் திரவத்தில் கலந்து ஒரு

நாளைக்கு 3 வேளையாக ஒரு வேளைக்கு 30 சொட்டு (இருபது) வீதம் மூன்றையும் கலந்து கொடுக்க வேண்டும்.

அதிமூத்திரம் (Poly Uria)

இந்நோயின் போது சிறுநீர் மிகுதியாகப் பிரிகிறது. அடிக்கடி சிறுநீர் கழிக்க வேண்டியதிருக்கிறது. சிறுநீரில் சர்க்கரை சத்துக்கள் காணப்படுவதில்லை.

பெரும்பாலான சமயங்களில் தலையில் அடிபடுவதனால், அல்லது மூளை மற்றும் முதுகெலும்பு தொடர்பான நோய்களின்போது ஏற்படும் உணர்ச்சிக் கொந்தளிப்பு அல்லது ஏராளமான குளிர்ந்த பானங்களைப் பருகுவது.

இதற்குத் தேவையான இன்றியமையாத மருந்துகள்.

ஆர்கென்டம் நைட், ஆர்கென்டம் மெட், ஆசிட்பாஸ், ஸ்குவில்லா, நோய்க்குறிகளை அடிப்படையாகக் கொண்டு ஏற்ற மருந்து தேர்ந் தெடுத்துக் கொடுக்கப்பட வேண்டும்.

சிறுநீரகங்களில் வேக்காடு (Nephritis)

ஒரு சிறுநீரகத்திலோ அல்லது இரண்டு சிறுநீரகங்களிலுமோ, ஒரு வகையான சுமை அழுத்துவது போன்ற உணர்வுடன் காய்ச்சல், மிகுதியான வலி, எரிச்சல் மிகுந்த சூடு ஆகியவையும் காணப்படும். அடிக்கடி சிறுநீர் கழிக்க வேண்டுமென்ற உணர்வு காணப்பட்டாலும், கழிக்கப்படும் சிறுநீரின் அளவு மிகக் குறைவாகவே இருக்கும். வழக்க மாகக் கழிக்கப்படும் சிறுநீர் கறுப்பாகவும் கொழ கொழப்பாகவும் (Thick) காணப்படும். பெரும்பாலான சமயங்களில் சிறுநீருடன் இரத்தம் கலந்து காணப்படுவது வழக்கம். இரண்டு சிறுநீரகங்களும் பாதிக்கப்பட்டிருந்தால் சிறுநீர் முழுதும் வெளியேறாதிருக்கும். எந்தப் பக்கம் அதிகமாக நோயுற்றிருக்கிறதோ அந்தப் பக்கம் சாய்ந்து படுக்க இயலாமை, எழுந்து உட்காரும்போதும், உட்கார்ந்த இடத்திலிருந்து எழுந்திருக்கும் போதும், மிகுந்த வலியும் துன்பமும், பெரும்பாலான சமயங்களில் சிறுநீர்க்குழாய் வழியாக சிறுநீர்ப்பை வரை செல்லும் வலி காணப்படுகிறது. அது ஆண்களின் விந்துக்குழலிலிருந்து (Spermaticcord) விதைகள் (Testicles) வரையும் செல்கிறது. வழக்கமாக, இடதுபுறம் உள்ள சிறுநீரகம்தான் பெரிதும் பாதிக்கப்படுகிறது. இரண்டு சிறுநீரகங்களும் ஒரே சமயத்தில் பாதிக்கப்படுவது இல்லை.

இந்த நோய் குறுகிய கால நோயாக இருந்தால் ஆறிலிருந்து ஒன்பது நாட்கள் வரை நீடிக்கிறது. எனினும் சில வேளைகளில் இது மெதுவாகத் தோன்றி நாட்பட்ட நோயாக மாறிவிடுகிறது. அப்போது

இந்நோய், நோயாளிக்கு நாட்கணக்கில் மட்டுமல்ல ஆண்டுக் கணக்கில் துன்பம் தருகிறது.

தேவைப்படும் மருந்துகள்

அக்கோனைட்

முதல் நிலையில், காய்ச்சல் மிகுதியாகவும் சர்மம் மிக அதிகமான சூடாகவும், வறண்டதாகவும், வேகமான நாடியோட்டமும் மிகுதியான தாகமும், காணப்படும். சிறுநீர் கழிக்க இயலாததால், சிறுநீரகங்களில் குத்தும் வலி காணப்படும். மனதில் மிகுந்த பயமும் கவலையும் காணப்படும். தலைசுற்றல் மிகுதியாக இருப்பதால் படுக்கையில் எழுந்து உட்காரக்கூட முடியாது. நரம்புக் கிளர்ச்சி மிகுதியாகக் காணப்படும்.

பெல்லடோனா

சிறுநீரகங்களிலிருந்து சிறுநீர்ப்பைக்குச் செல்லும் வலி, திடீரெனத் தோன்றி திடீரென மறையும். சிறுநீர்ப்பையில் ஒரு புழு நெளிவது போன்ற உணர்வு (சிறுநீர்ப்பையில் ஒரு பந்து போன்ற உணர்வு, லாச்சசிஸ்), சிறுநீர் குறைவாகக் கழிதல், அது மஞ்சள் நிறமாகவோ அல்லது சிவந்த நிறமாகவோ இருத்தல், அது மிகுதியான படிவுகளை (Sediment) தோற்றுவித்தல்; சிறுநீரகங்கள் உள்ள பகுதியில் சூடும் வீக்கமும் காணப்படுதல் - முதுகு உடைந்து போய்விடுமோ என்ற அளவுக்குப் பயமும், அசைய முடியாமையும்.

காந்தாரிஸ்

சிறுநீர் உறுப்புகள் அனைத்தும், பிறப்புறுப்புக்களும் வேக்காடு நிறைந்ததாகவும், எரிச்சல் நிறைந்ததாகவும் உள்ளன. எரியும் சூடும், மிகுந்த தாகமும், கவலையும், சிறுநீரகங்களின் பகுதிகளில் தெறிக்கும் வலி அல்லது கிழிக்கும் வலி அல்லது வெட்டும் வலி காணப்படுகிறது. அடிக்கடி சிறுநீர் கழிக்க வேண்டுமென்ற உணர்வு, ஆனால் ஒரு சில துளிகளே வெளியேறுகிறது. சில வேளைகளில் சிறுநீர் குருதி கலந்ததாக உள்ளது. (கோல்சிகம், டிஜிடாவில், மெர்க்) சிறுநீர்ப்பையில் எரிச்சல் மிகுந்த வெட்டுவலி மிகுதியாகக் காணப்படுகிறது. சிறுநீர் கழிக்கச் செய்யும் முயற்சிகள் பயனற்றவையாயுள்ளன. வயிற்றில் மிகுந்த வலியுடன், பலமான எதுக்களிப்பும் வாந்தியும் காணப்படுகிறது. சிறுநீர்ப்பாதையில் அதிகமான கடுமையும், அதிகமான விரைவும், வெட்டும் வலியும், எரியும் வலியும் இந்த மருந்து கொடுப்பதற்கான முக்கியமான குறிகளாகும்.

மெர்க்கூரியஸ்

சிறுநீர் குறைந்த அளவில் வெளியேறும். ஆனால் சிறுநீர் அவசர மாகவும், அடிக்கடியும் கழிக்கப்பட வேண்டுமென்ற மிகுதியான

விருப்பம், நிறைந்த பிரைட்ஸ் நோய். சிறுநீர் அல்புயூமென் நிறைந்த தாகவும், இருண்ட கபில நிறமுடையதாகவும், வெண்மையான மாசு படிந்ததாகவும் அல்லது குருதி கலந்ததாகக் காணப்படும்.

அடிக்கடி சிறுநீர் கழிக்க வேண்டுமென்ற விருப்பத்துடன் சிறுநீர் இரத்தம் கலந்ததாக இருப்பது:

சிறுநீர் கரிய இரத்தச் சிவப்பாக இருப்பது - கலங்கலாகவும், கெட்ட நாற்றமுடையதாக புளித்த நாற்றமுடையதாக, அல்லது கெட்ட முடை நாற்றமுடையதாக ஆவது.

சிறுநீர் இரத்தம் கலந்து, சீழ் போன்ற வெண்மை நிற செதில் களுடன் காணப்படுவது, தசைத் துண்டுகள் (துண்டுக்கறி) போன்ற கட்டிகள், எரிச்சலும், சூடும் நிறைந்ததாகச் சிறுநீர் கழிக்கும்போது இருப்பது.

இரவு நேரங்களில் நோய் அதிகம், குளிரிலும் வெப்பத்திலும் நோய் அதிகரிப்பது, மிகுதியான எண்ணெய் போன்ற வியர்வை, வியர்வை நோயைக் குறைப்பதில்லை.

பெர்பெரிஸ் வல்காரிஸ்

சிறுநீரகங்களிலும், இடுப்பிலும் புண்போன்ற வலி, அழுத்து வதைத் தாங்க இயலாது. கீழே இறங்கும்போது மிகவும் கவனமாக இறங்க வேண்டும். ஒலிகள், வண்டிகள் தூக்கிப் போடுதல் ஆகிய வற்றைப் பொறுத்துக் கொள்ள முடியாமை. பெல்லடோனா, இடுப்பிலும், சிறுநீரகங்களிலும், எரிச்சல், எரிச்சல் மிகுந்த குத்துவலி; அதிகப்படியான படிவங்களுடன் சிறுநீர்க் கோளாறுகள், புண் போன்ற வலியுடன் கூடிய சிறுநீரகங்கள். சிறு சிறு சிறுநீரகக் கற்கள் தோன்றி சிறுநீர்க் குழாயை நோக்கிச் செல்லத் தொடங்குகின்றன. இம்மருந்து தேவைப்படும் நோயாளிக்கு, ஒரு குறிப்பிட்ட இடத்திலிருந்து வலி பல இடங்களுக்குச் செல்கிறது. நீர்க்குமிழிகள் தோன்றி வெடிப்பது போன்ற உணர்வு (Bubbling sensation) காணப்படுகிறது. முதுகின் அடிப்பாகத்தில் அல்லது முதுகு முழுவதிலும் அதிகமான வலி காணப் படுவது ஆகியவையே இம்மருந்து தருவதற்குரிய இன்றியமையாத குறிகளாகும்.

சல்பர்

நீண்ட நேரம் குனிந்து கொண்டே இருந்ததால் சிறுநீரகப் பகுதியில் மிகுந்த வலி, மூத்திர துவாரத்தை மிகுதியான சிவப்பு நிறமுடைய தாகவும், எரிச்சல் நிறைந்ததாகவும் ஆக்கும் சிறுநீர், கண்பட்டைகளும் ஆசனவாயும் கூட எரிச்சல் மிகுந்ததாக இருத்தல், காலை 11 மணிக்கு

வயிறு காலியாக இருப்பது போன்ற உணர்வும் மிகுந்த பசியும் காணப் படுவது. இரவு நேரத்தில் பாதங்கள் எரிச்சல் மிகுந்ததாக இருத்தல், அதனால் கால்களை போர்வையின் வெளியே நீட்டிக்கொள்வது, தலையின் உச்சியில் மிகுந்த சூடு இருந்து கொண்டே இருத்தல் ஆகிய குறிகளுக்கு.

பிற மருந்துகள் சிறிதளவே குணம் கொடுத்துள்ளன. நோயாளி முற்றிலும் குணமடையவில்லை என்னும் நிலையுள்ள நீண்ட நாள் சிறுநீரக வேக்காட்டு (Nephritis) நோயில் இம்மருந்து கொடுக்கப்பட வேண்டும்.

சிறுநீரகங்களில் கற்களிருப்பதால் தோன்றும் வலி (Nephralgia) - (Renal Colic)

இந்நோய், சிறுநீரகத்திலிருந்து சிறுநீர்ப்பைக்கு வரும் குழாய் மூலமாக, சிறுநீரகத்தில் உள்ள சிறுநீரகக் கற்கள் (அல்லது - மண் போன்ற பொருள்) சிறுநீர்ப்பைக்கு வரும்போது தோன்றுகிறது. பின்னர் அவை அங்கிருந்து சிறுநீருடன் வெளியேற்றப்படுகிறது. இந்தக் கற்கள் சிறுநீரகங்களில் தோன்றுகின்றன. அவை அளவிலும் தோற்றத்திலும் வேறுபாடுகள் நிறைந்தனவாக உள்ளன. அந்தக் கற்கள் சிறுநீர்க்குழாய் வழியாக வெளியேறும்போது மிகுதியான வலியைத் தோற்றுவிக்கின்றன. அந்த வலி அழுத்தும் வலியாகவும், இசிவுகள் நிறைந்தும் (Crampy) காணப்படுகிறது. அது சிறு நீர்க் குழாயில் இருந்து சிறுநீர்ப்பை வரை செல்கிறது. ஆண்களிடம் அது ஆண்விதைகள் வரை சென்று அதைத் தூக்கிப் பிடித்துக் கொள்கிறது. இந்த நோயின் போது வாந்தி, குளிர்ந்த வியர்வை, சில்லிட்ட கைகால்கள், அடிக்கடி சிறுநீர் கழிக்க வேண்டுமென்ற விருப்பம், சிறுநீர் மிகக் குறைவாகவும், கலங்கல் மிகுந்த நிறமுடையதாகவும் இருத்தல், சில வேளைகளில் சிறுநீர் இரத்தம் கலந்ததாக இருத்தல், திடீரென வலி நின்றுவிடுகிறது. ஏனெனில், அந்தக் கற்கள் சிறுநீர்ப்பைக்குள் வந்து விடுகின்றன. அப்போது நோயாளி முழுதும் குணமடைந்து சுகமாக இருப்பதாக உணர்கிறார் என்றாலும், அது சிறுநீர்ப்பையிலிருக்கும் வரை ஒரு வகையான உறுத்தலைத் தோற்றுவித்துக் கொண்டேயிருக்கிறது. இவ்வாறான நிலையில், அக்கடி சிறுநீர் கழிக்க வேண்டுமென்ற விருப்பம் காணப்படும். திடீரென சிறுநீர் கழிப்பதே நின்றுவிடும் அல்லது இயலாதது ஆகிவிடும். ஏனெனில் அந்தக் கற்கள் நகரும்போது சிறுநீர்க் குழாயை அடைத்துக் கொள்கின்றன. இதன் விளைவாக வேறு சில துன்பங்கள் நீண்டகாலம் வரை தொடரலாம்.

தேவையான மருந்துகள்

கல்கேரியா

கண்டமாலை நோய்வாகுடைய, சிறுநீரகக் கற்களினால் அவதிப்படும் நோயாளிகளுக்கு ஏற்ற மருந்து. இரவு நேரங்களில் சிறுநீர் கழிக்கவேண்டுமென்ற உணர்வும், சிறுநீர் உறுப்புக்களில் வலியும், மிகுதியாகக் காணும். சிறுநீர் இருண்டதாகவும், கெட்ட நாற்றமுடையதாகவும், வெண்ணிறப்படிவம் உடையதாகவும் காணப்படுகிறது. உடல் முழுவதும் மெலிந்து, தளர்ச்சியடைந்து விடுகிறது.

பெல்லடோனா

சிறுநீர்க்குழாயிலிருந்து சிறுநீர்ப்பை வரை, இழுத்துப் பிடிக்கும் வலி அடிக்கடி தோன்றுகிறது. சிறுநீர் கழிப்பதில் மிகுந்த துன்பம், அது சிறிது சிறிதாகவே கழிக்கப்படுகிறது. சிறுநீர்க் கற்களினால் தோன்றும் வலிகளுக்கு இன்றியமையாத மருந்து. வலி தோன்றும் போது வலியின் தீவிரத்திற்கேற்ப ஒரு மணிக்கொரு முறையோ அல்லது அரை மணிக்கொரு முறையோ 200 வீரியத்தில் கொடுக்கலாம்.

காந்தாரிஸ்

சிறுநீரகங்களிலிருந்து சிறுநீர்ப்பை வரை செல்லும், வலி, சிறுநீர்க் குழலிலிருந்து சிறுநீர்ப்பை வரை செல்லும் இழுத்துப் பிடிக்கும் வலி, சிறுநீர் மிகுந்த எரிச்சலுடன் சிறிது சிறிதாக வெளியேறுதல்.

லைக்கோபோடியம்

வலதுபுறம் தோன்றும் சிறுநீரக வலி (பெல்லடோனோ) அடிக்கடி சிறுநீர் கழிக்க வேண்டுமென்ற உணர்வு சிறுநீருடன் செந்நிறமணல் போன்ற பொருள் வெளியேறுதல் ஒவ்வொரு முறை சிறுநீர் கழிப்பதற்கு முன்னும் முதுகில் வலி.

நக்ஸ்வாமிகா

குறிப்பாக வலதுபுறம் சிறுநீரகத்திலிருந்து பிறப்புறுப்புக்களுக்கும் வலது தொடைக்குள்ளும், கால்களுக்குள்ளும் செல்லும் வலி, விந்துக் குழல்களில் (Spermatic cord) இழுத்துப்பிடிக்கும் வலி, ஆண் விதைகள் மேலிழுத்துக் காணப்படும் குமட்டல் வாந்தி, சிறுநீர்ப்பையில் ஒரு தினவும், அடிக்கடி மலம் கழிக்க வேண்டுமென்ற உணர்வும் மிகுதியாகக் காணப்படும்.

ஓபியம்

குறுகிய இடத்தின் வழியாக ஏதோ ஒரு பொருள் வெளியேற முயற்சிப்பது போன்ற ஒரு அழுத்தம், பிழியும் வலி, ஆண் விதைகளிலும்,

சிறுநீர்ப்பையிலும் தெறிக்கும் வலி, பித்த நீர்ப்பொருட்களும் ஒரு வகைக் களிம்பு போன்ற பொருளும் (Slime) வாந்தி செய்யப்படுதல், மெதுவான நாடியோட்டம், மிகுந்த கவலையும் அமைதியின்மையும்.

பாஸ்பரஸ்

நோயால் மெலிந்து நலிவுற்ற வயதான நோயாளிகளுக்குத் தோன்றும் இந்த நோய்க்குப் பயன்படும். சிறுநீரை வெளியேற்றும் திறன் இல்லாமை, தானாகவே வெளியேறும் மலமும் சிறுநீரும், சிறுநீர் கழித்துக் கொண்டிருக்கும்போது திடீரென சிறுநீர் கழிப்பதில் தடை ஏற்பட்டு நின்றுவிடுதல், அம்மோனியாவைப் போன்ற நாற்றமுடைய, வெண்மையான அல்லது செங்கல் மங்கலான படிவத்தைத் தோற்றுவிக்கும் சிறுநீர் கழிப்பது.

இதைத் தவிர சுடுநீர் ஒத்தடம் கொடுத்தல் அல்லது இடுப்பு வரை நனையுமாறு வெந்நீரில் குளித்தல் பயனுள்ளதாகவும், நலம் தருவதாகவும் இருக்கும்.

சிறுநீர்ப்பை வேக்காடு

(Inflammation of the Bladder (Cystitis)

இந்நோயின்போது சிறுநீர்ப்பைப் பகுதியில் மிகுதியான வலி தோன்றுகிறது. இந்த வலி அசைவினால் அதிகரிக்கிறது. அடிக்கடி சிறுநீர் கழிக்கவேண்டுமென்ற உணர்வு தோன்றுகிறது. ஒவ்வொரு முறை சிறுநீர் கழிக்க முயலும்போதும், மிகுதியான வலியும், கவலையும் அமைதியின்மையும் (Uneasiness) ஏற்படுகிறது. மிக அதிகமாக இருக்கும் பொழுது வலி மிக அதிகமாகிறது. வயிற்றின் அடிப்பாகத்தில் வீக்கம் காணப்படுகிறது. சிறுநீர்ப்பையில் தொடர்ந்து எரிச்சல் இருந்து வருகிறது. தசைகளில் ஏற்படுத்தப்படும் அழுத்தம் காரணமாக மலம் கழிப்பது மிகவும் வேதனை மிகுந்ததாகவும் கடினமாகவும் இருக்கிறது. சிறுநீர் சூடாகவும், நிறம் மிகுந்ததாகவும் சில வேளைகளில் இரத்தம் கலந்ததாகவும், அல்லது நூல்போன்ற பூந்தசை (mucous) கலந்ததாகவும் உள்ளது. மிக அதிகமான துன்பத்துடன் மிகக்குறைந்த அளவு சிறுநீரே வெளியேறுகிறது. வேக்காடு மிகுதியாக இருக்கும்போது காய்ச்சல் காணுகிறது. சோர்வும், ஜன்னிப்பிதற்றலும், காகால்கள் ஜில்லிட்டுப் போதலும் ஏற்படுகிறது.

காரணங்கள்

இவ்வாறான வேக்காடுகள், மழையில் அல்லது தண்ணீரில் மிகுதியாக நனைவதால், அல்லது தடுமன் பிடிப்பதால், வெளியில் ஏற்படும் காயங்களால், டர்பன்டைன், காந்தாரிஸ் போன்ற கடுமையான மருந்துகளை மிகுதியாகப் பயன்படுத்துவதால், சிறுநீர்ப்பையில்

கற்களிருப்பதால், நீண்டநேரம் சிறுநீர் கழிக்காமல் இருப்பதால், சிறுநீர்க்குழாயில் கடுமையான மருந்துகளைக் கொண்டு ஊசி குத்துவதனால், மகப்பேற்றின்போது ஏற்படும் காயங்களால், அருகிலுள்ள பகுதிகளில் இந்த வேக்காடு இருப்பதால் அல்லது அங்குப் பரவுவதால் ஏற்படுகிறது.

சிகிச்சை

அக்கோனைட்

மிகுதியான அமைதியின்மையுடன், வறண்ட சூடான உடல், அதிக தாகம், அடிக்கடியும் கடுமையாகவும் உள்ள சிறுநீர் கழிக்க வேண்டுமென்ற விருப்பம், சிறுநீர்ப்பையில் அதிகமான எரிச்சல் (ஆர்சனிக்கம்), சிறுநீரகங்களில குத்தும் வலியுடன் கூடிய சிறுநீர் வெளியேறாமல் இருப்பது, சிறுநீர்ப்பைப் பகுதியில் வலி மிகுந்திருப்பது. மிகுந்த பயம், அளவிற்கதிகமான பயம், நரம்புமண்டலம் அளவிற்கதிகமாக கிளர்ச்சியூட்டப்படுதல்.

ஆர்னிகா

அந்த வேக்காடு ஏதாவது ஒரு ஆயுதத்தால் அடிபட்டதால் அல்லது கீழே விழுந்ததால் தோன்றியதாக இருந்தால் சிறுநீர்ப்பையில், கழுத்தில் தினவு மிகுந்திருப்பதோடு சிறுநீர் வெளியேறாமை, கபில நிறமான சிறுநீர், அதில் சிவந்த படிவங்கள் காணப்படுவது, இடுப்பில் ஏதோ புண் இருப்பது போன்ற வலி ஆகிய குறிகளுக்கு.

பெல்லடோனா

சிறுநீர்ப்பைப் பகுதி தொடமுடியாது புண் போன்றிருத்தல், சிறுநீர் சூடாகவும், மிகுதியாகச் சிவந்தும் சில நேரங்களில் குருதியுடன் கலந்தும், மிகுதியான துன்பத்துடன் சில வேளைகளில் கழிக்கப்படுகிறது. எதிர்பாராமல் தோன்றி மறையும் குத்துவலி, முதுகு உடைந்து போய்விடும் என்று எண்ணுமளவிற்கு அதிகமான வலி, துடிக்கும் வலி, ஜன்னி.

காம்பர்

காந்தாரைட்ஸ் போன்ற வேக்காட்டைத் தோற்றுவிக்கும் பொருட்களால் இந்நோய் தோன்றியிருந்தால், இந்த மருந்தின் தாய் திரவத்தில் 20 அல்லது 30 சொட்டுக்களை வெல்லத்துடன் சேர்த்து மணிக்கொருமுறை கொடுத்தல் வேண்டும்.

காந்தாரிஸ்

சிறுநீர்ப்பைப் பகுதி வீங்கியும், மென்மையாகவும் காணப்படுவது. இடுப்பில் எரிச்சலுடன் கூடிய மிகுதியான வலி காணப்படுவது.

சிறுநீர்ப்பையில் மிகுதியான வலியும், சூடான எரிச்சலும் காணப்படுதல், அடிக்கடி சிறுநீர் கழிக்கும்போது எரிச்சலுடன்கூடிய வலி மிகுந்து காணப்படுவதால், நோயாளி கதறி அழுதல், கரிய அல்லது உதிரம் கலந்த குறைவான அளவே வெளியேறுகிற சிறுநீரை, அடிக்கடி கழிக்க வேண்டுமென்ற உணர்வு.

இவற்றைத் தவிர டிஜிட்டாலிஸ், பல்சட்டில்லா, நக்ஸ்வாமிகா, சல்பர் ஆகிய மருந்துகளைக் குறிகளுக்கேற்பத் தேர்ந்தெடுத்துக் கொடுக்கலாம்.

வெந்நீர்ப் பைகளையோ, வெந்நீரில் நனைத்த துணிகளையோ பயன்படுத்தி ஒத்தடம் கொடுப்பது இதமாகவும், பயனுள்ளதாகவும் இருக்கும்.

பகுதி - 11
தோல் தொடர்பான நோய்கள்

புறப்பாட்டுக் காய்ச்சல்கள் அல்லது அம்மைக் காய்ச்சல்கள் (Eruptive Fevers)

பெரும்பாலும் இது குழந்தைப் பருவத்தில் தோன்றும் ஒரு வியாதி ஆகும். எனினும் பெரியவர்களும் கூட இந்நோய்க்கு ஆட்படலாம். வயது வந்தோர்க்கு இந்நோய் தோன்றினால் அவர்கள் குழந்தைகளைக் காட்டிலும் அதிகமாகத் துன்புறுகிறார்கள். இது வேகமாகப் பரவும் தன்மை கொண்டதாகக் குளிர்காலத்தின் இறுதிப்பகுதியில் அல்லது கோடையின் மிக வறண்ட காலங்களில் தோன்றுகிறது. ஒருவரிடமிருந்து மற்றவருக்கு ஒட்டிக் கொண்டு பரவுகிறது. இந்த நோயைப் பரப்பும் நச்சு உடலினுள் புகுந்த காலத்திற்குப்பின் ஏழு முதல் பதினான்கு நாட்கள் வரை நோய் வெளிப்படாமல் இருந்து பின்னர் நோய் வெளி வருகிறது. சாதாரணமாக இந்நோய் ஒருவருக்கு ஒரு முறை தோன்றினால் பின்னர் தோன்றுவதில்லை.

இந்நோய் சாதாரண தடுமனுடன் தொடங்குகிறது. அப்போது கண்ணிலும், மூக்கிலுமிருந்து ஏராளமான நீர் வடிகிறது. சிறிய வறண்ட துன்பம் தருகிற இருமல் நோயாளியை மிகுதியாகத் துன்புறுத்துகிறது. கண்கள் நீர் நிறைந்த புதுமையான தோற்றத்தையுடையதாகவும், வெளிச்சத்தைப் பார்க்க இயலாததாகவும் உள்ளன. மிகுதியான காய்ச்சல் காணப்படுகிறது. தலைவலியும், உடல் வலியும் மிகுதியாக உள்ளது. நோய் பெருகும் போது, இருமல் மிகக் கடுமையாகிக் கக்குவான் போலத் தோன்றுகிறது. குரல் கம்மல் காணப்படுகிறது. தொண்டையில் புண்போன்ற வலியிருக்கிறது. மூச்சுவிடுவதற்குத் துன்பம் தோன்றுகிறது. சில வேளைகளில் வாந்தியும் வயிற்றுப் போக்கும் காணப்படுகிறது.

இவ்வாறான குறிகள் மூன்று நாட்களுக்குத் தொடர்ந்து காணப் படுகிறது. நான்காவது நாள், புறப்பாடுகள் தோன்றத் தொடங்குகின்றன.

முதலில் முகத்திலும், பின்னர் கழுத்திலும் மார்பிலும் வயிற்றிலும், இறுதியில் கைகளிலும் கால்களிலும் தோன்றுகின்றன.

அவை சிறிய ஒழுங்கில்லாத உருவமுடைய நீர்கோத்த புறப்பாடு களாக, ஒரு கொசுக்கடியால் ஏற்பட்ட புறப்பாடு போலத் தோற்றமளிக்கிறது. இந்தப் புறப்பாடுகள் வெளிவருவதற்கு 2 அல்லது 3 நாட்கள் ஆகின்றன. இந்தக் காலத்தில் நோயாளி மிகுந்த துன்பத்திற்குள்ளாகிறார். காய்ச்சல் மிக அதிகமாக இருக்கிறது. பிற குறிகளும் உயர்ந்த நிலையை அடைகின்றன. புறப்பாடுகள் உடல் எங்கும் ஆங்காங்கே பரவி முடிந்து விட்ட பொழுது காய்ச்சல், இருமல் ஆகியவை சிறிது சிறிதாகக் குறையத் தொடங்குகின்றன. ஏழாவது அல்லது எட்டாவது நாள் நோய் மிகக் குறைகிறது. அப்போது புறப்பாடுகள் மறைந்து அவ்விடங்களில் வெண்மையான தவிடு போன்ற செதில்கள் தோன்றுகின்றன இது ஏறத்தாழ ஏழு நாட்கள் வரை நீடிக்கிறது. அந்த நாட்களில் நோயாளிக்குக் காய்ச்சல், தடுமன், மீண்டும் தோன்றாது கவனமாகப் பார்த்துக் கொள்ள வேண்டும்.

இந்த நோய்க்குப் பின்னர் அதன் விளைவாக, கழுத்தில் உள்ள கோளங்கள் வீங்கி வலி கொண்டதாக ஆகலாம்; கண்கள் பலமிழந்த நிலையில் இருக்கும், காதிலிருந்து திரவம் ஒன்று ஒழுகிவடியத் தொடங்கும்.

இவை தவிர, நோய் சரியான முறையில் குணப்படுத்தப்படா விட்டால், பெண்களாயின் முலைகளும், ஆண்களாயின் விதைகளும் நோயின் மாறுதலின் விளைவாகப் பாதிக்கப்படலாம்.

இந்த நோய் பரவிவரும் காலத்தில் அக்கோனைட் 200, பல்சட்டில்லா 200, மார்பில்லினம் 200 ஆகியவற்றை மாற்றி மாற்றி நாளுக்கொன்றாக ஒரு வேளை கொடுத்து வந்தால் நோய் வராமல் தடுத்து விடலாம்.

தட்டம்மை (Measles)

அக்கோனைட்

நோயின் தொடக்கத்தில், அதிகமான தாகம், விரைவான நாடி, கொதிக்கும் உடல், வறண்ட சருமத்துடன் மிகுந்த காய்ச்சல் இருக்கும் போது, வெளிச்சத்தைப் பார்க்க இயலாது கண் கூச்சம் (பெல்), மூக்கு நமநமத்தலும், வறண்ட தொண்டைக் கம்மலுடன் கூடிய இருமல், மிகுந்த கவலை, அமைதியின்மை, தலைவலி, எழுந்தவுடன் தலை சுற்றல் (குமட்டலும், கிறுகிறுப்பும்) - (பிரையோனியா).

ஆர்சனிக்

கடுமையான டைபாய்ட் காய்ச்சலின் குணங்கள் காணப்படும் போதும், சருமத்தில் அரிப்பு, எரிச்சல், வறட்சி ஆகியவை காணப்படும் போதும், எதிர்பாராமல் புறப்பாடுகள் மறைந்து விடுதல் (இபிகாக்), முகம் வீங்கிப் பருத்திருப்பது. காய்ந்து வறண்டுபோன உதடுகள், மிகுந்த கவலையும், அமைதியின்மையும், சாவைப் பற்றிய பெரும் பயம். அடிக்கடி சிறிது சிறிதாக குளிர்ந்த நீர் பருக வேண்டுமென்ற விருப்பம், நள்ளிரவு நேரத்தில் நோய் அதிகமாதல், நோயாளி மிகுந்த சோர்வும், களைப்புமுடையவராகி விடுதல்.

பெல்லடோனா

தொண்டையும் நாக்கும் சிவந்து, விழுங்குவதில் துன்பம் மிகுந்திருத்தல், துடிக்கும் தலைவலியுடன் (Throb) சிவந்த சூடான முகம், முதுகு ஒடிந்து நொறுங்கி விடுமோ என்று தோன்றும் அளவிற்கு வலி (பாஸ்பரஸ் - உடைந்து போய்விட்டது என்ற உணர்வு). வறண்ட துன்பந்தரும் இருமல், தொடர்ச்சியான தூக்கக் கலக்கம், தூக்கத்தில் முனங்குதல், சிவந்த கண்களும், முகமும், காய்ச்சலின் போது படுக்கையிலிருந்து துள்ளிக்குதித்தல், செவ்வாப்புக் காய்ச்சலுக்குப் (Scarlet Fever) பின் தோன்றும் சிக்கல்களுக்கு.

பிரையோனியா

புறப்பாடுகள் முழுதும் வெளிப்படாமை, மார்பில் இரத்த தாபிதம், அங்குக் குத்தும், தைக்கும் வலியும் காணுதல், அது ஆழ்ந்து மூச்சு விடுவதால் அதிகரிக்கும்; (பாஸ்) பெரும் மூச்சுத் திணறலும், வேகமாக மூச்சு விடுதலும், வறண்ட வலி மிகுந்த இருமலும் குரல் வளையில் வறட்சியும் துன்பமும், எழுந்து உட்கார்ந்தால் குமட்டலும், மயக்கமும் தோன்றுகின்றன. பெரும் அளவில் தண்ணீர் குடிக்க வேண்டுமென்ற ஆவல் ஏற்படுகிறது.

இபிகாக்

மூச்சுத் திணறலுடன், புறப்பாடுகள் தோன்றுவது தாமதமாகுதல், மார்பில் ஏராளமான சளி இருப்பதால் அங்குக் கலகலவென்று ஒலி, ஒவ்வொரு முறை மூச்சு இழுத்து விடும்பொழுதும், மார்பில் குறுகுறுப்புத் தோன்றி இருமல் உண்டாகிறது. மிகுதியான குமட்டலும் வாந்தியும், புறப்பாடுகள் வெளிப்படாமல் அமுக்கப்படுதல், தொடர்ந்து குமட்டல் உணர்வு இருந்து கொண்டேயிருத்தல்.

பல்சட்டில்லா

தொடக்கத்தில் தடுமனும் சளியும் மிகுதியாகக் காணும்போது, கண்கள் சிவந்தும், நீர் நிறைந்ததாகவும், வெளிச்சத்தைப் பார்க்க மிகுந்த கூச்சம் உள்ளதாகவும் இருத்தல் (அக்கோ, பெல்), மூக்கிலிருந்து மஞ்சளான, கட்டியான சளி வெளியேறுதல், தாகமில்லாத தொண்டை வறட்சி, புறப்பாடுகள் வெளிவருவதில் காலதாமதம் அல்லது மிகக் குறைவாகவே வெளிவருதல், கலகலப்பான இருமலுடன், மஞ்சள் நிறமான சளி வெளியேறுதல், இரவில் வயிற்றோட்டம், குளிர்ந்த தூய காற்று தேவைப்படுதல், சூடான அறையில் நோய் அதிகரித்தல்.

செவ்வாப்புக் காய்ச்சல்
(Scarlet fever) (Scarlatina)

செவ்வாப்புக் காய்ச்சல் சாதாரண நிலையில் அபாயம் மிகுந்த ஒரு நோயல்ல. அது தொடர்ந்து சாதாரணமான காய்ச்சல் போலத் தோன்றி சில நாள் நிலவி பின் தானாகவே மறைந்து விடுகிறது. அது எப்பொழுதும் ஒரு தொற்று நோயாகப் பரவுகிறது. வழக்கமாகக் குழந்தைகளையே மிகுதியாகப் பாதிக்கிறது. சாதாரணமாக அது இரண்டாம் முறையாக ஒருவரைத் தாக்குவதில்லை.

இந்த நோய் இரண்டு உருவங்களில் தோன்றுகிறது. சாதாரண உருவத்தில் - காய்ச்சல் காணப்படுகிறது. இது அதிகமாகவோ, குறைவாகவோ இருக்கும். நாடி மிக வேகமாக அதிக அளவு அடிக்கும். தலைவலியும், தொண்டை வலியும், தொண்டைக் கட்டும் இருக்கும். வயிறு மென்மையாகவும், தொடமுடியாத நோவுடையதாகவும் இருக்கும்; குமட்டலும், வாந்தியும் காணப்படும். இரண்டாவது நாள் அல்லது மூன்றாவது நாள் ஒன்றிலிருந்து ஒன்று சற்று தூரத்தில் உள்ள சிவப்பு நிறமுள்ள சிறிய வட்டவடிவப் புள்ளிகள் தோலின் மீது தோன்றுகின்றன. அவைகள் விரைவிலேயே ஒன்றுடன் ஒன்று இணைந்து பரவி, தோல் வழவழப்பாக இருப்பது போன்றும், உடல் வீங்கிப் பருத்திருப்பது போன்ற தோற்றத்தையும் உண்டாக்குகிறது. தோலின் மீது விரலை வைத்து அழுத்தினால் அந்த இடத்தில் ஒரு வெண்மையான நிறமுடைய பகுதி காணப்படுகிறது எனினும் விரலை எடுத்தவுடன் அது மறைந்துவிடுகிறது. தொண்டையை சோதித்துப் பார்த்தால் அது சிவப்பாகவும் வீங்கியும் காணப்படுகிறது. நாக்கு வெளிறிய படிவத்துடனும் சிவந்த ஓரங்களை உடையதாகவும் காணப்படுகிறது.

சருமம் எரிச்சல் மிகுந்த சூடாகவும், வறண்டதாகவும், அரிப்பு மிகுந்ததாகவும் இருக்கும். கையும், பாதமும் வீங்கி, சிவந்து விறைப்பாகவும், வலி மிகுந்ததாகவும் இருக்கும். இவ்வாறு வெளிப்பட்ட

சிவந்த புறப்பாடுகள் நான்கு அல்லது ஐந்து நாட்கள் இருந்து பின் மறைந்து விடுகின்றன. அவை மறைந்தவுடன் தோல் இலேசாகப் பல இடங்களில் உரியத் தொடங்குகிறது. காய்ச்சலும், தொண்டை வலியும் சிறிது சிறிதாகக் குறைந்து மறைகின்றன. இரண்டு அல்லது மூன்று வாரங்களில் நோயாளி முழுதும் குணமடைந்து விடுவார்.

இதன் கடுமையான உருவில் தொடக்கத்திலிருந்தே இதன் குணங்குறிகள் மிகக் கடுமையானவையாக இருக்கும். குறிப்பாக தொண்டை மிகுதியாகப் பாதிக்கப்பட்டிருக்கும். டான்சில் கோளங்களும், உள் அண்ணமும் வீங்கிச் சிவந்து காணப்படும். அங்குக் குழிப்புண்கள் காணப்படும். சில வேளைகளில் அந்தப் பகுதிகள் கறுப்பு நிறமுடையதாக ஆகும். வாயிலிருந்து கெட்ட நாற்றம் வீசும், விழுங்குவதில் துன்பம் காணப்படும், மூச்சு விடுவதும் துன்பம் நிறைந்ததாகவே இருக்கும். மூக்கிலிருந்து காரமான நீர் வடியும், காய்ச்சல் கடுமையாக இருக்கும், மூளை மிகுதியாகப் பாதிக்கப்பட்டு ஜன்னியும், மயக்க நிலையும் காணப்படும். புறப்பாடுகள் ஒழுங்கற்றவையாக இருக்கும், பொதுவாக அது அனைத்தும் வெளிவருவதற்கு காலதாமதம் ஆகிறது. இவ்வாறான நோயின்போது சரியான, ஏற்ற முறையில் சிகிச்சையளிக்கப்படவில்லை என்றால், நோயாளி இறந்து விடுவதும் உண்டு.

இந்நோய்க்குப் பிறகு பொதுவான உடல் வீக்கம், அல்லது உடலின் உறுப்புகளில் ஏதாவது ஒன்று வீங்குதல், சுரப்பிகள் வீங்குதல், காது செவிடாதல், காதிலிருந்து சீழ் வடிதல், கண் சிவந்து வீங்குதல், இன்னும் இது போன்ற வேறு சில நோய்களும் தோன்றக்கூடும்.

சிகிச்சை

அக்கோனைட்

புறப்பாடுகள் தோன்றுவதற்கு முன் தொடக்கத்தில், சருமம் வறண்டு, சூடாகவும், மிகுந்த விரைவான நாடி ஓட்டத்துடன் அமைதியின்மையும், அதிகமான தாகமும், விரைவாக மூச்சுவிடுதலும் காணப்படும்போது, மிகுந்த பயம், மனக் கவலையுடன் நரம்பு மிகுதியான அளவு தூண்டப்படுதல், வயிற்றில் வலி, குமட்டல், வாந்தி ஆகியவை காணப்படும்போதும்.

ஆர்சனிக்கம்

புறப்பாடுகள் வெளிப்படுவது காலம் தாழ்த்துகிறது. அல்லது எதிர்பாராது திடீரென அவை வெளிறிய நிறமுடையனவாக ஆகின்றன. மிகுந்த சோர்வும் களைப்பும் காணப்படுகிறது. தொண்டை அதிகமாகப் புண்ணாகி கெட்ட நாற்றம் வீசுகிறது. அமைதியின்மையும் அங்கலாய்ப்பும் மிகுதியாகக் காணப்படுகிறது. சாவுபயம் மிகுதியாக

உள்ளது. அளவிற்கதிகமான தாகம், எனினும் சிறிது சிறிதாகவே நீர் அருந்துகிறார். உட்காய்ச்சல் மிகுந்திருக்கும் எனினும் உடல் சில்லென்று காணப்படும். கெட்ட நாற்றமுடைய வயிற்றோட்டம் காணப்படும்.

பெல்லடோனா

புறப்பாடுகள் வழவழப்பாகவும், சிவப்பாகவும் (Scarlet) இருக்கும், சருமம் மிக அதிகமான அளவு சூடாக இருப்பதனால் தொட்டால் கை எரிவது போன்ற உணர்ச்சி தோன்றுகிறது. நாக்கு சிவப்பாகவும், சிவந்த ஓரங்களையுடையதாகவும், நன்றாகத் தெரியக்கூடிய வேர்க்குரு போன்ற புறப்பாடுகளை உடையதாகவும் இருக்கும். தொண்டையும், டான்சில் கோளங்களும் வீங்கி கருஞ்சிவப்பு நிறமுடையதாக இருக்கும். எரிச்சல் நிறைந்த தேள் கொட்டுவது போன்ற வலியுடையதாகவும் இருக்கும். மூளை தாபிதம் காணப்படும். சன்னியும் இருக்கும். கழுத்தில் உள்ள இரத்த நாளங்கள் துடிக்கும். தூங்கும்போது திடீரென குதித்து எழுந்திருத்தல், படுக்கையிலிருந்து எழுந்து ஓட முயற்சி செய்தல் ஆகிய குறிகள் காணப்படும்போது இம்மருந்தை இந்நோய் தோன்று முன்னரே கொடுத்துவிட்டால் அந்நோய் வராமலேயே தடுத்துவிடும்.

பிரையோனியா

புறப்பாடுகள் முற்றிலும் வெளிப்படாமல் இருத்தல் அல்லது திடீரென புறப்பாடுகள் மறைந்து காணாமல் போதல்; மார்பில் இரத்தத் தேக்கம், மூச்சு விடுவதற்குச் சிரமம், துன்புறுத்தும் இருமலுடன் மார்பில் அழுத்தும் உணர்ச்சி, தலையே பிளந்து விடுவது போன்ற தலைவலி, உதடுகள் காய்ந்து வறண்டு, வெடித்துக் காணப்படுதல், நோயாளி சிறிதுகூட அசையாமல் படுத்திருக்க விரும்புகிறார்.

இபிகாக்

பகல் முழுவதும் இலேசான காய்ச்சல், மாலையானவுடன் அதிகரித்தல், தொடர்ந்து குமட்டலும், வாந்தியும் இருத்தல், வாந்தி செய்யப்பட்ட பொருள் பித்தம் கலந்ததாகவும் சுண்ணாம்புக் காரம் (Slimy) போன்ற நெகிழ்ச்சியான பொருட்கள் நிறைந்ததாகவும் இருத்தல், இரைப்பையிலும் அடிவயிற்றிலும் அதிகப்படியான வலியும் துன்பமும், சருமத்தில் கடுமையான அரிப்பு, வருத்தம், அனாதையாக விட்டுவிடப்பட்டது போன்ற உணர்வுடன் (Despondency) தூக்கமின்மை.

ரஸ்டாக்ஸ்

புறப்பாடுகள் கரிய நிறம் கலந்ததாகக் காணப்படுவதோடு மிகுந்த அரிப்புடையதாக இருந்தால், (தோல் சிவப்பாக இருந்தால் அக்கோனைட், பெல்) நாக்கு சிவப்பாகவும், வழவழப்பாகவும் இருத்தல், மிகுந்த தூக்கக்

கலக்கமும் சன்னி சுரமும் காணப்படுதல், அளவிற்கதிகமான காய்ச்சலும் அமைதியின்மையும், குறிப்பாக நள்ளிரவுக்குப்பின் உடலின் பகுதிகளிலும், மூட்டுக்களிலும், வலி, மூக்கிலிருந்து கட்டியான சளி வெளியேறுதல், புறப்பாடுகள் அடிக்கடி ஓயாது தானிருக்கும் நிலையை மாற்றிக் கொண்டே இருத்தல்.

சின்னம்மை
(Chicken Pox) (Varicella)

இந்நோய் பல்வேறு இயல்புகளில் பெரியம்மையைப் போன்றே தோன்றுகிறது. எனினும் இந்த இரண்டு நோய்களையும் வேறுபடுத்திக் காண்பது மிகவும் இன்றியமையாதது.

பொதுவாக சின்னம்மை குழந்தைப் பருவ நோயாகவே கருதப்படுகிறது. அது அபாயம் நிறைந்தது அல்ல. அது தானாகவே தோன்றி விரைவில் மறைந்து, குணமாவதும் உண்டு.

அதன் தொடக்க நிலைக் குணங்குறிகளாக குளிரும், நடுக்கமும், காய்ச்சலும் தோன்றுகிறது. காய்ச்சலுடன் விரைவான நாடியும், பசியின்மையும், குமட்டலும், சில வேளைகளில், வாந்தியும் காணப்படுகிறது. அதன் பிறகு மெதுவாக புறப்பாடுகள் தோன்றுகின்றன. பெரும்பாலான சமயங்களில் தொடக்க நிலையில் தோன்றும் குறிகள் இன்றியே புறப்பாடுகள் தோன்றி வெளிப்படுகின்றன.

வழக்கமாக புறப்பாடுகள் தோன்றியவுடன் உடல் சூடாகவும், அரிப்பு மிகுந்ததாகவும், ஒரு வகையான அமைதியின்மையைத் தோற்றுவிப்பதாகவும் இருக்கும்.

அந்தப் புறப்பாடுகள் முதலில் சிறு செம்புள்ளிகள் போலத் துவங்கி பின்னர் ஒரு பாட்டாளி அளவுடையதாக ஆகின்றன. அவை நீரோ அல்லது பால் போன்ற ஒரு திரவமோ நிறைந்ததாகக் காணப்படுகிறது. அவை அனைத்தும் ஒரே நேரத்தில் தோன்றுவது இல்லை. சில தொடக்க நிலையிலும், சில முற்றிய நிலையிலும் தோன்றும்.

புறப்பாடுகள் தோன்றி மூன்று அல்லது நான்கு நாட்களுக்குப் பின் அவை சிறிது சிறிதாகக் காய்ந்து நீர் வற்றிச் சுருங்கி செதில்கள் தோன்றி, அவை விழுந்து மறைகின்றன. சில வேளைகளில், அந்த இடத்தில் ஒரு தழும்பை ஏற்படுத்துகின்றன. இந்த நோய் சாதாரணமான ஏழு நாட்களிலிருந்து பத்து நாட்கள் வரை இருக்கும். இது ஒரு தொற்றுநோய் போலத் தோன்றும். ஒருமுறை இந்நோயால் பாதிக்கப் பட்டவர்கள் மீண்டும் இந்நோயால் பாதிக்கப்படுவதில்லை எனக் கூறப்படுகிறது.

சிகிச்சை

அக்கோனைட்

அதிகப்படியான காய்ச்சலும், அமைதியின்மையும், பயமும் காணப்படும்போது.

பெல்லடோனா

அதிகமான தலைவலியுடன் காய்ச்சலும், தலைக்கு இரத்தம் விரைவாகச் செல்லும்போதும்.

பல்சட்டில்லா

புறப்பாடுகள் வெளியில் வருவதில் தாமதம் காணப்பட்டாலும், கோளாறுகள் காணப்பட்டாலும்.

இந்த மருந்தைப் பயன்படுத்துவது, இந்நோய் வராமல் தடுப்பதோடு இந்நோயின் போக்கை மாற்றி அதன் துன்பத்தைக் குறைக்கும். இரண்டு நாட்களுக்கொரு முறை 200 வீரியத்தில் இம்மருந்தை நோய் தோன்று முன் தடுப்பு மருந்தாகக் கொடுக்க வேண்டும்.

புறப்பாடுகள் மிகுதியாக இருந்தால் ஆண்டிம்பார்ட், மெர்கூரியஸ் ஆகிய மருந்துகள் பெரிதும் பயன்படும்.

சல்பர்

பெருமளவு அரிப்பும், எரிச்சலும் காணப்படும்போது கொடுக்கப்பட வேண்டும்.

பெரிய அம்மை, ஏறத்தாழ ஒழிக்கப்பட்டு விட்டது என்றே கூறலாம். எனவே அதுபற்றிக் கூறப்படவில்லை. அதனுடைய பல்வேறு வகைகளுக்கும் தட்டம்மை (Measles) க்குச் சொல்லப்பட்ட மருந்து களையே பயன்படுத்தலாம்.

பேய் முஷ்டை

(Nettle Rash) (Urticaria- Bold Hives)

தேனீ கொட்டுவதால் தோன்றும் புறப்பாடுகளைப் போன்றே இந்த நோயின்போதும் புறப்பாடுகள் காணப்படுகின்றன என்பதனால் தான். இந்நோய்க்கு இப்பெயர் கொடுக்கப்பட்டுள்ளது. இந்த நோயின் போது, தோலின் மீது மேற்பகுதியைக் காட்டிலும் சற்று உயரமான ஒழுங்கற்ற வெள்ளை மையப்பகுதியைக் கொண்ட சுற்றிலும் சிவந்து காணப்படும் தடிப்புகள் காணப்படுகின்றன. அவை கூட்டம் கூட்டமாக, உடலின் பல பகுதிகளில் காணப்படுகின்றன. எனினும் அவை தங்களுடைய இடங்களை மாற்றிக் கொள்வதுண்டு. பல

சமயங்களில் அவை ஒன்றுடன் ஒன்று சேர்ந்து உடல் முழுதும் பரவிவிடுவதும் உண்டு.

இவ்வகைப் புறப்பாடுகளில் கடுமையான எரிச்சலும், அரிப்பும் காணப்படும். இதன்போது சீரணக் கோளாறுகள் காணப்படுவதும் உண்டு. பொதுவாக இது திடீரெனத் தோன்றி சில மணி நேரம் நோயாளிக்குத் துன்பம் தந்து பின்னர் மறைந்து விடுவதும் உண்டு. எனினும் பல சமயங்களில், இந்நோய் பல நாட்கள் தொடர்ந்து நிலவி, ஒரு நாட்பட்ட நோயாக மாறி விடுகிறது.

இது பெரும்பாலும் சீரணக் கோளாறுகளாலும், தவறான உணவு வகைகளைக் குறிப்பாக சில வகை மீன், தேன், சாலட்டுகள், பருப்பு வகைகள், சிலவகை எண்ணெய்ப் பண்டங்கள் ஆகியவற்றைப் பயன்படுத்துவதாலும் தோன்றுகிறது.

உடற்பயிற்சி அல்லது உடல் உழைப்பிற்குப் பின், திடீரென்று உடல் சில்லிட்டுப் போவது, அல்லது வியர்வையை உள்ளமுக்குவது அல்லது கல்லீரலின் செயல்களில் கோளாறுகள் தோன்றியிருப்பது ஆகியவையும் இந்நோயைத் தூண்டும் முக்கியமான காரணங்களாய் அமையலாம்.

சிகிச்சை

அக்கோனைட்

சூடான, வறண்ட சருமத்துடன் காய்ச்சல்; தாகம், மாசுபடிந்த நாக்கு, கடினமான, விரைவான நாடித்துடிப்பு, அமைதியின்மை கவலை காணப்படும்போது.

அபிஸ்மெல்

புறப்பாடுகள் அந்தந்தப் பகுதிகளில் சிவப்பாகவும், பளபளப்பாகவும் எரிகிற, கொட்டுகிற வலியுடனும் காணப்படும். தொண்டைக் கம்மலுடன், இருமல், சிறுநீர் இருண்ட நிறமுடையதாகவும், மிகக் குறைவாகவும் காணப்படும்.

டல்காமரா

ஈரத்திலோ அல்லது குளிரிலோ அதிகநேரம் செலவழித்ததால் இந்த நோய் தோன்றியிருந்தால், காலநிலையில் சற்று குளிர் மிகுதியாகக் காணப்படும்போது நோய் மிகுதியாகக் காணப்பட்டால், தோலில் கடுமையான அரிப்பு, சொறிந்தவுடன் அதிகமான எரிச்சல் ஆகியவை காணப்பட்டால்.

பல்சட்டில்லா

பன்றிக் கறியையோ, அல்லது கெட்டுபோன உணவுப் பொருட்களையோ அல்லது கொழுப்பு மிகுதியான பொருட்களையோ உண்டதனால் இந்நோய் தோன்றியிருந்ததாலும்; இந்நோயின்போது காலந்தாழ்த்திய குறைவான மாதவிடாய்ப்போக்கு காணப்பட்டாலும், பச்சையான வயிற்றோட்டம், குறிப்பாக இரவில் மிகுதியாகக் காணப்பட்டாலும், மென்மையான, கண்ணீர்விடும் இயல்புடைய நோயாளிகளுக்கு ஏற்றது.

ரஸ்டாக்ஸ்

வீங்கியும், சிவப்பாகவும் உள்ள சருமத்தில் மிகுந்த எரிச்சலும்; அரிப்பும் காணப்பட்டால், நன்றாக நீரில், அல்லது மழையில் நனைந்ததால் நோய் தோன்றியிருந்தால்; குளிர்ந்த காற்றினால் நோய் அதிகரித்தால்.

சல்பர்

மிகுந்த சோர்வுடன் (கண்டமாலை நோய்வாகுடையவர்களுக்கு) நோயாளியின் தோற்றமும், முகமும் வெளுத்து, அவரது கழுத்தின் கோளங்கள் வீங்கியும், கண்பட்டைகளின் ஓரங்கள் வீங்கியும், காணப்பட்டால் அரிப்பு குறிப்பாக இரவு நேரங்களிலும், படுக்கையின் வெப்பத்தினாலும், குளிரில் பல மணிநேரம் செலவழிப்பதாலும், மிகுதியாகக் காணப்பட்டாலும்.

அக்கி (Erysipelas)
(St. Antony's Fire - Rose)

இது பல்வேறு உருவில் தோன்றும் ஒரு தோல் நோய், அதன் பல்வேறு உருவங்களைப் பற்றி இங்கு நாம் கூற இயலாது. எனினும் அதன் முக்கியமான இயல்புகளைப் பற்றி இங்குக் கூறுவது இன்றியமையாதது ஆகும்.

தோலும், நுண்திசுக்களும் (Cellular Tissue) தான் இந்நோய் தோன்றுமிடங்கள். இந்நோய் தோன்றுமுன் குளிர், நடுக்கம், காய்ச்சல், தலைவலி போன்ற பல உடல்வாகுக் கோளாறுகள் தோன்றுகின்றன.

உடலின் ஏதாவது ஒரு பகுதியில் உள்ள தோலில் குறிப்பிட்ட வட்டத்திற்குள் வீக்கமும், எரிச்சலும், அரிப்பும் மிகுதியாகக் காணப்படுகிறது. அந்த இடம் மிகவும் சிவப்பாக உள்ளது. அவ்வாறு நோயுற்றுள்ள பகுதி பளபளப்பாகவும், வழவழப்பாகவும், சிவந்தும் தோன்றுகிறது. அதில் தோன்றியுள்ள புறப்பாடுகள் பரவியிருக்கும் பகுதி ஒரே சீராக இல்லாமல் காணப்படுகிறது. அது குறைவாகவோ,

அதிகமாகவோ இருக்கலாம். அந்தப் பகுதியை விரலால் அழுத்தினால் அதன் சிவந்த தன்மை மறைந்து விடுகிறது. எனினும் விரலை அவ்விடத்திலிருந்து எடுத்தவுடன் மீண்டும் அங்கு அந்தச் சிவப்பு தோன்றுகிறது. சிலவேளைகளில் மேல்தோல் சற்று உயர்ந்து அதன் மீது நீர்க்கோத்த சிறுசிறு கொப்புளங்கள் தோன்றுகின்றன. அதனுள் நிறமற்ற அல்ல மஞ்சள் நிறமுள்ள ஒருவகைத் திரவம் தோன்றுகிறது. அந்தக் கொப்புளங்கள் வெடித்தவுடன், அவை ஒன்று சேர்ந்து அந்த இடத்தில் ஒரு பக்கு தோன்றுகிறது.

இந்நோய் பொதுவாக முகத்தில் தோன்றுகிறது. முகம் வீங்கி நோயாளியின் அடையாளமே தெரிவதில்லை. இவ்வாறான சமயங்களில் மூளையும் பாதிக்கப்படுகிறது. அப்போது நோய் பயமுறுத்தும் நிலையை அடைந்து விடுகிறது.

இந்நோய், பெரும்பாலான, சமயங்களில், சீரணக் கோளாறுகளாலும், மசாலா போன்ற வாசனைப் பொருட்கள் மிகுந்த உணவை உட்கொள்வதாலும், குளிரில் நீண்ட நேரம் இருப்பதாலும் மிகுதியான அளவு மதுபானம் அருந்துவதாலும் தோன்றுகிறது. இந்நோய் தோன்றும் தன்மை ஒரு சிலரிடையே இயல்பாகவே காணப்படுகிறது.

சிகிச்சை

அக்கோனைட்

மிகுதியான காய்ச்சல், தோல் வறண்டும், சூடாகவும் இருக்கும். நாடித்துடிப்பு விரைவாகவும் பலமாகவும் அடிக்கும். முகம் சிவப்பாகவும், எரிச்சல் மிகுந்தும், துடிப்புகள் (tingling) மிகுந்தும் காணப்படும். உடலில் குளிர், நடுக்கம் ஆகியவை காணப்பட்டாலும், உடலின் உள்ளே மிகுந்த சூடு காணப்படும். படுக்கையில் எழுந்து உட்கார்ந்தவுடன் தலைச்சுற்றல், மனத்தில் மிகுந்த கவலையும் பீதியும், நரம்புகள் மிகுதியாகக் கிளர்ச்சியூட்டப்பட்டிருத்தல், வலியைத் தாங்க இயலாமை, தொட்டால் வலி தாங்க முடியாதிருத்தல், போர்வையை விலக்க முடியாதிருத்தல்.

அபிஸ்மெல்

முகத்தில் அக்கி, தொங்கும் உணர்வுடன் வீக்கம், பாதிக்கப்பட்ட இடங்களில் எரிச்சல் மிகுந்த கொட்டும் வலி, முன் தலையிலும் பொட்டிலும் அழுத்தும் வலி, உட்கார்ந்திருக்கும்போது அல்லது வெப்பமான அறையில் நோய் மிகுதியாதல், இலேசாக அசைந்தால் கூடக் குளிரெடுத்தல், எனினும் கைகளிலும், முகத்திலும் சூடு மிகுந்து காணப்படும். தாகமில்லாது தொண்டை வறண்டு காணப்படும். சிறுநீர் கருநிறமாகவும், குறைவாகவும் இருக்கும்.

ஆர்சனிக்கம்

பாதிக்கப்பட்ட பகுதிகள் புண்ணாகி அழுகிப் போகக்கூடிய தன்மை கொண்டதாகவும், கரிய நிறமுடையதாகவும் காணப்பட்டால் (கார்போவெஜி). எரிச்சல் மிகுந்த வலி, பாதிக்கப்பட்ட பகுதிகள் நெருப்பினால் சுடப்பட்டது போன்ற எரிச்சல் உடையதாகக் காணப்படும். சோர்வும் பலமின்மையும்; அதிகப்படியான அமைதியின்மை, மிகுந்த கவலை (anguish), இறந்து போய்விடுவோம் என்ற பயம், அதிக தாகம், ஆனால் சிறுகச் சிறுக அடிக்கடி குடிப்பது, இரவு நேரத்தில் - குறிப்பாக நள்ளிரவுக்குப் பின் நோய் அதிகரித்தல்.

பெல்லடோனா

முகத்தில் தோன்றும் அக்கி, வழவழப்பான சிவப்பான பிரகாசமாயிருக்கிற தோல், ஆனால் அதில் அதிகமான வீக்கம் இருப்பதில்லை. சிறுசிறு பகுதிகளிலேயே சிவந்திருத்தல் காணப்படுகிறது. மையப் பாகத்தில் ஒரு கோடு போலச் சிறிது தூரம் செல்கிறது. தலைக்கு வேகமாக இரத்தம் செல்லுதல், சன்னி, கழுத்துத் தமனிகள் புடைத்துத் துடித்தல், துடிக்கும் தலைவலி, அசைவதால் நோய் அதிகரிக்கும். அதிகப்படியான வெளிச்சத்தையோ, ஒலிகளையோ தாங்கிக் கொள்ள இயலாமை, மாலை 3 மணி அளவில் நோய் மிகுதியாதல்.

பிரையோனியா

நோய் மூட்டுக்களை மிகவும் பாதித்திருந்தால், (பல்சாட்) பாதிக்கப்பட்ட பகுதி சிவந்து, வீங்கி, சூடாகக் காணப்படுவதோடு, சிறிதுகூட அசைக்க முடியாதிருந்தாலும், தைக்கிற, எரிகிற, கொட்டுகிற வலி, நோயாளி மிக அமைதியாகப் படுத்திருக்க விரும்புகிறார். குமட்டலாலும், சோர்வினாலும் உட்கார்ந்திருக்க இயலாமை. உதடுகள் காய்ந்து, வறண்டு, வெடித்துக் காணப்படுவது. தலை வெடித்துப் பிளந்துவிடுமோ என்று எண்ணுமாறுள்ள தலைவலி, மிகுந்த எரிச்சல், பொறுமையின்மை, வறண்ட, கடினமான, கருகிப் போனது போன்ற மலம்.

ரஸ்டாக்ஸ்

நீர்கொண்ட அக்கிப் புண்கள் (காந்தா, கிராபைட்) மேற்தோல், சிவந்து எரிச்சல் நிறைந்ததாகவுள்ளது. விரைவில் அது வீங்கி, நீர் நிறைந்த கொப்புளங்கள் நிறைந்ததாக ஆகிறது. பாதிக்கப்பட்ட பகுதிகளில் பொறுக்க முடியாத எரிச்சலும், அரிப்பும், துடிக்கும் வேதனை உடையதாகவும் இருத்தல், முகம் வீங்கியும் சிவந்தும் காணப்படுதல், கண்ணிமைகள் முழுவதுமாகவோ, பகுதியாகவோ

மூடிக்கொள்ளுதல், உடலிலும், முதுகிலும் அடித்துப் போட்டது போன்ற வலி.

சல்பர்

குழிப்புண்கள் தோன்றிவிடுமோ என்ற நிலையிலும், நோய் நாட்பட்ட நீங்கா நோய்போன்று ஆகிவிட்ட நிலையிலும் இம்மருந்து தேவைப்படும். வெப்பத்தாலும், நெருப்பின் அருகில் இருக்கும்போதும் நோய் மிகுதியாக ஆதல். அடிக்கடி பலஹீனமாகவும், சோர்வாகவும் உணர்தல், புண்களிலிருந்து சீல் அல்லது நீர் வடிதல், தலையின், உச்சியில் அடிக்கடி சூடாக இருத்தல், காலையில் வயிற்றோட்டம், வறண்ட உமிபோன்ற, செதில்களையுடைய தோல், கண்டமாலை வாகுடைய நோயாளிகள்.

சிரங்கு (Scabies)

இது ஒரு வகையான நீர் அல்லது சீழ் நிறைந்த கொப்புளங்களே. பொதுவாக இவை விரல்களின் இடுக்குகளிலும், மணிக்கட்டிலும், உள்ளங்கையிலும், மூட்டுக்களிலும், சில வேளைகளில் முகத்தைத் தவிர உடலின் பிற பகுதிகள் அனைத்திலும் தோன்றுவதுண்டு. முகத்தில் இது சாதாரணமாகத் தோன்றுவதே இல்லை. இந்தப் புறப்பாடுகள் தோலிலிருந்து சற்று உயர்த்தி வியர்க்குரு போன்றுள்ளன. அவை முதலில் சிவந்து, பின்னர் நீர் நிறைந்[illegible]ாகவும், ஊடுருவிப் பார்க்கக் கூடியதாகவும் இருக்கும். தொடர்ந்து அதில் அரிப்பு மிகுதியாக இருக்கும். அந்த அரிப்பு - வெப்பத்தினாலும், சொறிவதினாலும், படுக்கையின் சூட்டினாலும் அதிகரிக்கும். இது மிக விரைவில் பிறருக்கும் பரவும் தன்மை கொண்டது. தானாகவே குணம் அடைவதில்லை. அது பற்றிய தேவையான, சரியான சிகிச்சை மேற்கொள்ளப்படாதிருந்தால் நீண்ட நாட்களுக்குத் தொடர்ந்து நீடிக்கும்.

acarus scabies என்ற ஒரு வகையான பூச்சி (கிருமி) உடலினுள் புகுந்து இந்நோயைத் தோற்றுவிக்கிறது எனக் கூறப்படுகிறது.

இந்த நோய்க்கு மேற்பூச்சு மருந்துகள் பயன்படுத்தி இந்நோய் உள்ளமுக்கப்படுவதினால் அபாயகரமான விளைவுகளைத் தோற்றுவிக்கும்.

இந்நோய்க்கு சல்பர் 200ஐ தினம் ஒரு வேளையாக ஒரு வாரம் வரை கொடுத்துவர விரைவில் குணமாகும்.

இரவு நேரங்களில் எரிச்சலும் அரிப்பும் மிகுதியாக உள்ள, சிரங்கிலிருந்து இரத்தமும் நீரும், சீழும், வழியத் தொடங்கும் புண்களுக்கு மெர்க்சால் பயனுள்ளதாயிருக்கும்.

எச்சில் பற்று (Herpes - Tetter)

இந்நோய் பல்வேறு உருவங்களில் தோன்றுகிறது. அது இருக்கும் இடத்தையும், அது தோன்றிய காரணத்தையும், அது நிலவுகிற காலத்தையும், அடிப்படையாகக் கொண்டு பல்வேறு வகையான மாற்றங்களுக்குள்ளாகிறது. ஒரு வேக்காடடைந்த அடிப்பாகத்தில் கூட்டம் கூட்டமாக இது தோன்றுகிறது. இந்தக் கூட்டம் முழுமையும் நெருக்கமான சிறு நீர்க்கொப்புளங்கள் மிகுதியாகக் காணப்படுகின்றன. ஒவ்வொரு கூட்டத்திற்கும் அடுத்த கூட்டத்திற்கும், இடையில் உள்ள சருமம் நோயுறாத நலமுள்ள சருமமாகவே காணப்படுகிறது. இந்தக் கொப்புளங்கள் பெரிதாகும்போது அவை வெடித்து நீர் வெளியேறி, பின்னர் காய்ந்து விடுகிறது. அவ்வாறு காய்ந்தபின் அவ்விடங்களில் கரிய பக்குகள் தோன்றி, பிய்ந்து விழுகின்றன. இவ்வாறான புறப்பாடுகள் தோன்றுகிறபோது அந்த இடத்தில், எரிகிற, தெறிக்கிற, ஊர்கிற உணர்வுடன் சில வேளைகளில் வலியும் தோன்றி நோயாளிக்கு மிகுந்த துன்பம் தருகிறது. இதைத் தொடர்ந்து காய்ச்சல் எதுவும் தோன்றுவதில்லை. இது பிறருக்கு ஒட்டிக் கொள்வதில்லை.

இந்த நோயில் மற்றொரு வகையும் உள்ளது. இந்த வகை முகத்தில் அல்லது கழுத்தில்; கைகளில், மணிக்கட்டில் அல்லது மடிப்புகளில் தகணி தகணியாகத் தோன்றுகிறது. அந்தத் தகணிகள் பெரும்பாலான சமயங்களில் வெடித்து அதிலிருந்து ஒருவகை நீர் வடிகிறது. அது செம்புண்ணாகத் தோன்றுகிறது. அவை காய்ந்தவுடன், தவிடு போல் மேல்தோல் பிய்ந்து விழுகிறது. இந்த நோய் பல சமயங்களில் நீண்ட நாட்களும் பல சமயங்களில் பல ஆண்டுகளும் நிலவுவதற்கான வாய்ப்புகள் உள்ளன.

பெரும்பாலான சமயங்களில் இந்நோய் உணவுப் பழக்க வழக்கங்களில் ஏற்படுகிற மாற்றங்களாலேயே தோன்றுகின்றன. செரிக்க முடியாத கொழுப்புப் பொருட்கள் நிறைந்த உணவும், சருமத்தின் நோயுற்ற நிலையும் இந்நோயைத் தூண்டுவனவாக உள்ளன. இந்த நோய் கண்டமாலை நோய் வாகுடையோருக்கு எளிதில் தோன்றுகிறது.

மருந்துகள்

ஆன்டிமோனியம் க்ரூடம்

இந்த நோய் முகத்தில் அல்லது கைகால்களின் மூட்டுகளில் தோன்றினால், புறப்பாடுகள் வறண்டதாகவும், கடினமானதாகவும், கொம்பு போன்ற தோற்றம் உடையதாகவும் காணப்படும், தோலும்கூட வறண்டதாகவும், கரடுமுரடாகவும் காணப்படும்.

ஆர்சனிக் ஆல்ப்

கடுமையான எரிச்சலுடன் காணப்படுகிற கொப்புளங்கள் - இரவு நேரத்தில் எரிச்சல் மிகுதியாக இருக்கும், அல்லது பாதிக்கப்பட்ட பகுதிகள் வறண்டு, கரடுமுரடாக, அதன்மீது மீன் செதில்கள் போன்ற பக்குகள் காணப்படுவதாக இருக்கும். தோல் மிக அதிகமாக வறண்டிருக்கும். அது ஒரு காய்ந்த மரப்பட்டை போன்று தோன்றுகிறது.

கல்கேரியா கார்ப்

கண்டமாலை (நோய்) உடல்வாகுடையோருக்குத் தோன்றும் இவ்வகை நோய்க்கு ஏற்றது (சல்ப்), புறப்பாடுகள் ஈரத்தன்மையுடையதாக இருக்கும் (கிராபைட்டிஸ், ரஸ்டாக்ஸ், செபியா). தோல் பார்ப்பதற்கு நோயுற்றது போலத் தோன்றும். இலேசாகச் சொறிந்தவுடன் குழிப்புண்ணாகி விடுதல், சிறு காயங்கள் கூட விரைவில் சீழ்ப்பிடிக்கும், எளிதில் குணமாகாது (ஹீப்பர் சல்ப்).

கிராபைட்டிஸ்

ஈரமான எச்சிற் பற்றுக்கள், - குறிப்பாக, கைகால்களின் வளைவுகளில், இடுப்பிலும், கழுத்து, காதுகளின் பின்புறமும் தோன்றும் எச்சிற்பற்றுக்கள்; புறப்பாடுகளிலிருந்து நீர் போன்ற பொருள் அல்லது பிசுபிசுப்பான திரவம் கசிந்து கொண்டே இருத்தல் (நீர்போன்ற பொருள் கசிதல் - டல்காமரா).

லைக்கோபோடியம்

ஈரமான, சீழ்ப்பிடிக்கிற எச்சிற்பற்றுக்கள், மிகுதியான ஆழமுடைய வெடிப்புக்கள், அந்த இடம் முழுதும் கடினமான பக்குகளால் மூடப்பட்டிருத்தல். இந்த மருந்தை கல்கேரியாவுக்குப்பின் கொடுத்தால் மிகுந்த பயனுள்ளதாக இருக்கும்.

ரஸ்டாக்ஸ்

தோல் கடினமாக இருப்பது, சொறிந்தவுடன் எரிச்சல், நோயுற்ற பகுதிகளில் தேள் கொட்டுவது போன்ற வலியும், துடிக்கும் வலியும் காணப்பட்டால்.

சல்பர்

வறண்ட சிரங்கு போன்ற ஒரு வகை எச்சிற்பற்று குளிக்கும் போதோ அல்லது முகம் கழுவும்போதோ தானாகவே வெடித்து நீர் அல்லது சீர் வெளியேறுகிறது. தோல் எப்பொழுதும் அழுக்கானதாகக் காணப்படும். நகங்கள் எளிதில் ஒடிந்து நொறுங்கி விழுந்து விடுகின்றன. அடிக்கடி கோளங்கள் வீங்கும் இயல்புடைய கண்டமாலை நோய் வாகுடையவர்களுக்கு ஏற்ற மருந்து.

எச்சில் பற்றுக்களில் மற்றொரு வகை

எச்சிற்பற்றுக்களில் மற்றொரு வகைக்கு Herpes Zoster அல்லது Shingles எனப் பெயரிட்டு அழைக்கின்றனர். இந்த வகையில் உடற்பகுதியின் மீது குறுகிய பட்டி போன்ற வேக்காடடைந்த மேற்பகுதியுடைய ஒரு கையகலப் பகுதியில் அல்லது தோற்பட்டையில் சீழ் நிறைந்த சிறிய கொப்புளங்கள் நிறைந்து காணப்படும். புறப்பாடுகள், எரிச்சலும், அரிப்பும், தேள் கொட்டுவது போன்ற வலி கொண்டதாகவும் காணப்படும். பெரும்பாலான சமயங்களில் காய்ச்சலும் பிற உடல்வாகுக் கோளாறுகளும் தோன்றுவதுண்டு. இது அபாயம் விளைவிக்கும் ஒரு நோயல்ல. பல சமயங்களில் இதற்கு சிகிச்சை தேவைப்படாது. சிறிய கொப்புளங்கள் தானாகவே காய்ந்து அதன் மீது காய்ந்த கரிய பக்குகள் தோன்றி சில நாட்கள் சென்றபின் உதிர்ந்து விடும். எனினும் பல்வேறு சமயங்களில் மார்பிலும் வேறு சில பகுதிகளிலும் நரம்பு வலிகள் தோன்றி நோயாளியைத் துன்புறுத்துவதுண்டு.

இந்நோய் பெரும்பாலும் உணவு முறையில் தோன்றுகிற தவறுகளாலோ, எளிதில் செரிக்க இயலாத உணவுகளை உண்பதாலோ, செரிமான மண்டலத்தின் ஏதாவது ஓர் உறுப்பு செயல்திறன் குறைந்து இருப்பதாலோ ஏற்படுகிறது.

சிகிச்சை

அக்கோனைட்

காய்ச்சல், மிகுந்த பரபரப்பு; தூக்கமின்மையுடன், அமைதியின்மை; தோல் சூடாகவும், சிவப்பாகவும் மிகுந்த எரிச்சலுடனும் இருத்தல்.

மெர்க் விவஸ்

புறப்பாடுகள் வயிற்றையும் முதுகையும் சுற்றி ஒரு ஒட்டியாணம் போன்று அமைந்திருக்கிறது. கொப்புளங்கள் ஈரமாகவும், கரிய நிறமுடைய பக்குகளைத் தோற்றுவிப்பதாகவும், தொட்டால் எரிச்சல் மிகுந்ததாகவும் இருக்கும்.

பல்சட்டில்லா

சீரணக்கோளாறுகள் - குறிப்பாக பன்றிக்கறி உண்டபின் சீரணக் கோளாறுகள் - ஏற்பட்டாலும், புறப்பாடுகள் மிக அதிகமாக இரவு நேரங்களில் அரித்தாலும், நோயாளி எளிதில் கண்ணீர் விடக்கூடிய மென்மையான உள்ளங்கொண்டவராயிருந்தாலும் இது கொடுக்கப்பட வேண்டிய மருந்து ஆகும்.

ரஸ்டாக்ஸ்

புறப்பாடுகள் அக்கி போன்று காணப்படுகின்றன. அவை நீர்க்கொப்புளங்களாக உள்ளன. திட்டுத்திட்டாக பல இடங்களில் தோன்றுகின்றன. எரிச்சல் மிகுந்ததாகவும், வலி மிகுந்ததாகவும் காணப்படுகின்றன. அந்தப் பகுதிகளில் ஊசியால் குத்துவது போன்ற கூர்மையான வலி. மழையில் நனைந்ததால், ஈரமான இடங்களில் வேலை செய்ததால், நனைந்து விட்டதால் நோய் ஏற்பட்டால் கொடுக்கப்பட வேண்டிய மருந்தாகும்.

சல்பர்

கொப்புளங்கள் சீழ் வைத்திருக்கின்றன. மிக அதிகமாக அரிப்பைத் தருகின்றன. அவற்றின் மீது மஞ்சள் நிற அல்லது கபில நிற பக்குகள் தோன்றுகின்றன. நோயாளி கண்டமாலை நோய்வாகுடையவராக இருக்கிறார். அவர் நீண்ட கால தோல் வியாதியினால் அவதியுறுகிறார். அல்லது நீண்ட காலமாக குழிப்புண்களால் அவதியுறுகிறார்.

காசு போன்ற வட்டவடிவமான எச்சில் பற்றுக்கள் (படர்தாமரை) (Herps circinatus) (Ringworm)

பொதுவாக இது குழந்தைகளிடையே மிகுதியாகக் காணப்படும் ஒரு நோயாகும். வட்ட வட்டமாகச் சுற்றிலும் கொப்புளங்களைக் கொண்ட புறப்பாடுகளே இவை. அந்த வட்டத்திற்குள் உள்ள தோல் தொடக்கத்தில், தோலின் இயல்பான நிறத்தை உடையதாக உள்ளது. என்றாலும் பின்னர் அது தடித்து சிவப்பாகி செதில் செதிலாக உரிந்து மறைகிறது. சாதாரணமாக ஒரு வாரத்திலோ, பத்து நாட்களிலோ அது மறைந்து விடுகிறது. என்றாலும், சில வேளைகளில் அது உடல் முழுதும் பரவி, புதுப்புது வட்டங்களைத் தோற்றுவிக்கிறது. அந்தப் புறப்பாடுகள் பெரிதும் அரிப்புடையதாக ஆகின்றன. மிகுந்த துன்பம் தருகின்றன. குணப்படுத்துவதும் துன்பம் நிறைந்ததாகிறது.

சிகிச்சை

காஸ்டிகம்

இந்நோய் பிடரியில் தோன்றும்போது இந்த மருந்து கொடுக்கப்பட வேண்டும். புறப்பாடுகள் ஈரமானவையாயும் மிகுந்த அரிப்புடையவை யாயும், குறிப்பாக மாலையில் மிகுந்த அரிப்புடையவையாயும் உள்ளன. இம்மருந்து, நோய் நாட்பட்டதாக இருக்கும்போதும், நோயாளி மஞ்சள் நிறமுடையவராக இருக்கும்போதும் மிகுதியான பயனளிக்கும்.

மெர்கூரியஸ்

இந்தப் படை கைகளில் காணப்படும்போது புறப்பாடுகளிலிருந்து நீர் கசிந்து வெளிவந்து குழிப் புண்ணாகும் நிலை உள்ளது. தொட்டவுடன் எரிகிறது. அந்தப் பகுதி புண் போன்ற நோவுடையதாக உள்ளது. இரவில் நோய் அதிகமாகிறது.

ரஸ்டாக்ஸ்

புறப்பாடுகள் சிறுசிறு நீர் கோத்த கொப்புளங்களாக உள்ளன. எரிச்சலுடன் அரிப்பும் காணப்படுகிறது. சில வேளைகளில் புறப்பாடுகள் தோன்றியவுடன், மார்பில் வலியும், வயிற்றுக்கடுப்பும் மாறி மாறித் தோன்றுகிறது.

செபியா

எரிச்சலும், அரிப்பும் உடையதாகவும், கபில நிறமுடையதாகவும் ஈரமானதாகவும் இருக்கும், எச்சிற்பற்றுக்கு கொடுக்கப்பட வேண்டும். மென்மையான தோலையுடைய பெண்களுக்கு இம்மருந்து மிகவும் ஏற்றதாக இருக்கும்.

ஸ்டாபிசாக்ரியா

புறப்பாடுகள் வறண்டதாகவும், தடித்தும் மாலை நேரத்தில் அரிப்பு மிகுந்ததாகவும், எரிச்சல் மிகுந்ததாகவும் காணப்படும்போது.

பொடுகு (Dandruff)

இந்நோய் தலையின் மேற்பகுதியில் குறிப்பாக மயிருள்ள பாகத்தில் மட்டுமே தோன்றுகிறது. இது ஆங்காங்கே சில இடங்களில் ஒழுங்கற்ற திட்டுத் திட்டாகத் தோன்றுகிறது. இதிலிருந்து சிறுசிறு செதில்கள் வெளிப்படுகின்றன. அவற்றை சீப்பினாலோ அல்லது கையாலோ எளிதில் நீக்க முடியும் என்றாலும் அவை மீண்டும் அந்த இடங்களில் தோன்றிவிடும். அதன் மேல் தடிமனான பக்குகள் தோன்றுவதில்லை. அது புண்ணாவதுமில்லை. அது தொற்றிக் கொள்ளும் நோயும் அல்ல.

சிகிச்சை

கல்கேரியா, கிராபைட்டிஸ், லைக்கோபோடியம், செபியா, சல்பர் ஆகிய மருந்துகளில் ஒன்றைக் குறிகளுக்கு ஏற்பத் தேர்ந்தெடுத்து தினம் ஒரு வேளை - 1 வாரம் தொடர்ந்து கொடுத்து நிறுத்தவும். பின்னர் தேவைப்படும்போது திரும்பக் கொடுக்கப்பட வேண்டும்.

இது தவிர தலைமயிர் தூய்மையாக வைத்துக் கொள்ளப்பட வேண்டும். தினமும் தலை குளித்து தலையைக் குளிர்ச்சியாக வைத்துக் கொள்வது இன்றியமையாத உணவுப் பழக்க வழக்கங்களிலும் நிதானமும் கட்டுப்பாடும் தேவை.

முகப்பருக்கள் (Acne)

முகப்பருக்கள் ஆண், பெண் இருபாலரையும் தாக்கும் இயல்புடையது. இவை இளைஞர்களுக்கு அவர்களின் குமாரபருவத்தின் போதும், மிகுந்த காம உணர்ச்சி தூண்டப்படுவதாலும், முதல் மாதவிடாய் தோன்றப் போகும் தருணத்திலும், மாதவிடாய் நீண்ட நாட்கள் தாமதப்படுவதாலும், மிகுதியான உடலுறவு கொள்வதாலும், சீரணக் கோளாறுகள், உடற்தூய்மையின்மை ஆகியவற்றாலும் தோன்றக்கூடும்.

இவை பெரும்பாலும் இரண்டு கன்னங்களிலும் தோன்றுகின்றன. பாதிக்கப்பட்ட பாகத்தில் சிறு சிறு கட்டிகள் அல்லது பருக்கள் போன்ற புறப்பாடுகள் காணப்படுகின்றன. சிலருக்கு அது மிக நெருக்கமாகவும், கரடுமுரடாகவும், ஒன்றுடன் ஒன்று இணைந்தும் காணப்படும். வேறு சில சமயங்களில் அந்தக் கட்டிகளில் சீழ் கோத்து விடுவதும் உண்டு. சிலருக்கு இப்பருக்களிலிருந்து வெண்மையான பசை போன்ற சீழ் வருவதும் உண்டு. முகம் சிவந்து கட்டிகள் நிறைந்தும் மேடுபள்ளங்கள் மற்ற கறுப்புப் புள்ளிகள் நிறைந்ததாயும் விகாரமாயும் காணப்படும்.

பல்சட்டில்லா

மாதவிடாய்த் தொந்தரவு நிறைந்த பெண்களுக்கு.

காலிபுரோமேட்டம்

சாதாரணமாக முகப்பருக்களால் அவதிப்படும் அனைவருக்கும் இம்மருந்து கொடுக்கப்படலாம்.

சல்பர்

கரடுமுரடான, தடித்த தோலையுடையவர்களுக்கு முகத்தில் தோன்றும், கறுப்புப் புள்ளிகள் உள்ள அல்லது பள்ளங்கள் உள்ள முகப்பருவுக்கு; தண்ணீரினால் நோய் மிகுதியாதல்.

சாங்குனேரியா

அழுக்குப் படிந்தது போன்ற மாதவிடாய் ஒழுங்கற்றதாய் இருக்கும்போதும்; இரத்த ஓட்டம் ஒழுங்கற்றதாயிருக்கும் போதும்.

இவை தவிர கல்கேரியா கார்ப், ஆன்டிம் க்ரூட், காலியைக், ஆரம் மூர் ஆகிய மருந்துகளையும் குறிகளுக்கேற்பப் பயன்படுத்தலாம்.

பெர்பெரிஸ் அக்யுபோலியம் என்ற மருந்தின் தாய்த்திரவத்தை நாளொன்றுக்கு இரண்டு, மூன்று முறை மேற்பூச்சாகப் பயன்படுத்தலாம்.

தோலில் அரிப்பு (Itching in the Skin)

தோலில் அரிப்பும், சிரங்கும் வேறு வேறு குண இயல்புகளைக் கொண்டவை. பொதுவாக அரிப்பு உடலில் உள்ள வேறு நோய்களுக்கு அடையாளமாக விளங்குகிறது. அது மட்டுமல்லாது நோயாளியை, இரவு, பகல் எனப் பாராது துன்புறுத்துகிறது. பெரும்பாலான சமயங்களில் எந்தவிதமான புறப்பாடுகளுமின்றி அரிப்பு மட்டும் காணப்படும். வேறு சில வேளைகளில் சிவந்த சினைப்புகள் மட்டுமே உடலின் மீது காணப்படும். சில வேளைகளில் அரிப்பு உடலின் ஒரு சில பகுதிகளில் மட்டுமே காணப்படுகிறது. குறிப்பாக முதுகு, கை, கால்கள் ஆகியவற்றில், வேறு சில சமயங்களில் உடல் முழுதும் காணப்படுகிறது.

பொதுவாக சுத்தமும், சுகாதாரமும் இல்லாததாலும், மிகுதியான குளிரினாலும், வெயிலினாலும், கொழுப்புச் சத்துமிகுந்த, செரிக்க இயலாத உணவுப் பொருட்களைப் பயன்படுத்துவதாலும் தோன்றுகிறது.

சிகிச்சை

ஆர்சனிக் ஆல்ப்

உடல் முழுதும் எரிச்சலும் அரிப்பும் காணப்படுவதுடன், தோல் மரப்பட்டை போன்று வறண்டு காணப்படும் பொழுது.

இன்னேஷியா

படுக்கச் சென்றவுடன் அதிகமாகும் அரிப்பு, தெள்ளுப் பூச்சிகள் கடிப்பது போன்ற உணர்வுடன் அரிப்பு, அரிப்பு ஓரிடத்திலிருந்து மற்றோரிடத்திற்குச் சென்று விடுகிறது.

மெர்கூரியஸ்

இரவு நேரத்தில் படுக்கையில் அரிப்பு மிகுதியாகக் காணப்படுகிறது; வறண்ட சினைப்புகள் உடல் முழுதும் காணப்படுகின்றன. சொறிந்தால் எளிதில் இரத்தம் வருகிறது.

நக்ஸ்வாமிகா

உடைகளைக் கழற்றியவுடன் அரிப்பு தோன்றி உடல் முழுதும் பரவுகிறது.

பல்சட்டில்லா

எறும்பு கடிப்பது போலவும், ஊர்வது போலவும் இங்குமங்கும் அரிப்பு. நோயாளி படுக்கைக்குச் சென்று சில மணி சென்ற பின் தோன்றும் அரிப்பு.

ரஸ்டாக்ஸ்

மிகுதியான அரிப்பும், எரிச்சலும் காணப்படும்போது [ஆர்சனிக்]: உடல் முழுதும் அரிப்பு காணப்படுகிறது; குறிப்பாக மயிர் நிறைந்த பகுதிகளில்.

சல்பர்

அரிப்பு, எரிச்சல், உடல் சிலிர்த்தல் ஆகியவற்றுடன் உடல் முழுதும் அரிப்பு; சொறிந்தவுடன் தோற்பகுதிகள் புண்ணாதல்; படுக்கையில் அதிகம்.

வேர்க்குரு போன்ற சினைப்புகள்
(Rash)

காய்ச்சல் ஏதும் இல்லாமல், அல்லது உடல்வாகுக் கோளாறுகள் ஏதும் இல்லாமல் இருக்கும்போது, உடலின் எந்தப் பகுதியிலாவது, அல்லது ஒரு சிறு வட்டத்திற்குள்ளாகத் தோன்றுகிற சிவந்த நிறமுடைய வேர்க்குரு போன்ற சினைப்புகளையே Rash எனக் குறிப்பிடுகிறோம். இந்த நோய் பல்வேறு உருவங்களில் தோன்றலாம்.

உணவு முறையில் ஏற்பட்ட தவறினாலோ, எளிதில் செரிக்க இயலாத உணவுகளை அளவிற்கதிகமாக உண்பதாலோ, மிகுதியான வெயிலில் அலைந்து திரிவதாலோ, வியர்வை நிறைந்திருக்கும்போது, தண்ணீரில் நனைவதால் தடுமன் பிடிப்பதாலோ இந்நோய் தோன்றக் கூடும். சாதாரணமாக இந்நோய்க்கு மருந்துகள் ஏதும் தேவைப்படாது. எனினும் அவ்வாறு தேவைப்படும் நிலை இருந்தால் பின்வரும் மருந்துகளில் ஏதாவது ஒன்றைக் குறிகளுக்கேற்பக் கொடுக்கலாம்.

சிகிச்சை

அக்கோனைட்

குறிப்பாகக் குழந்தைகளுக்குத் தோன்றும் சினைப்புகளுக்கு; அது குளிர்ந்த வறண்ட வடகிழக்குக் காற்றினால் தோன்றியிருந்தால்.

பிரையோனியா

மிக அதிகமாக வியர்த்ததால் தோன்றியிருந்தால், குறிப்பாகப் பேறுகாலத்திற்குப் பின் பெண்களுக்கு.

சாமோமில்லா

நெற்றியிலும், கன்னத்திலும் வேர்க்குரு போன்ற சினைப்புகள்; குழந்தைகளுக்குப் பால் குடிக்கும் காலத்திலும், பல் முளைக்கும் காலத்திலும் மிகவும் ஏற்றது.

டல்காமரா

தெள்ளுப் பூச்சிகள் கடித்ததால் தோன்றியது போன்று காணப்படும் சிவந்த சினைப்புகள்; காலநிலை வெப்பமாக இருந்து குளிராகும் போது வழக்கமாகத் தோன்றும் சினைப்புகளுக்கு மிகவும் ஏற்றது.

இபிகாக்

பேறு காலத்திற்குப்பின் உடனே தாய்மார்களுக்குத் தோன்றும் சிவந்த சினைப்புகள்; அது மிகுந்த அரிப்புடையதாகவும்; நோயாளிக்குக் குமட்டலைத் தோற்றுவிப்பதாகவுமிருக்கும்; அந்தப் புறப்பாடுகள் முழுதும் வெளியேறாத போதும், வெளியேறிய பின் மறைந்து காணப்பட்டு, குமட்டலும், வாந்தியுமிருந்தாலும்.

பல்சட்டில்லா

பன்றிக் கறியையோ, வேறுவகையான புலால் உணவுகளையோ, எண்ணெய் பலகாரங்களையோ, கொழுப்புப்பொருட்களையோ மிகுதியாக உண்டதனால் ஏற்பட்டிருந்தால்; தட்டம்மை போன்று தோன்றுவதுடன் உறங்கும்போது மிகுதியான அரிப்பு இருந்தால்.

சல்பர்

உடல் முழுவதும் சிவந்த சினைப்புகள்; அரிப்பும் வலியும்; சீழ் நிறைந்த சிறு பருக்களைப் போன்ற புறப்பாடுகள்; வறண்ட, திட்டுகள், போன்று தடுப்புகள் காணப்படுகிற அருவருக்கத் தகுந்த சருமம்.

குருதிக்கட்டிகள் (Boils)

தோலின் மீது வட்டமான அடித்தளத்தில் கடினமாகவும், சிவந்தும், வலி நிறைந்தும், வீங்கியும், உயர்ந்தும் காணப்படும்; சீழ்வைத்து, உடையக் கூடிய புறப்பாடுகளையே (Boils) இவ்வாறு பெயரிட்டு அழைக்கிறோம். கட்டியிலிருந்து இரத்தம் கலந்த பொருள் முதலில் வெளியேறுகிறது. பின்னர் அதிலிருந்து சீழ் வெளியேறுகிறது. அவ்வாறு அது உடைந்து சீழ் வெளியேறும்போது, ஆணி என நாம் அழைக்கிற சிறிய, நீண்ட, வெண்மையான, நார்த்தன்மை கொண்ட பொருள் வெளியேறுகிறது. கட்டி உடைந்து ஆணி வெளியேறாத வரை அது ஆறுவது இல்லை. சிலருக்கு இந்நோய் அடிக்கடி தோன்றி துன்புறுத்துகிறது. பொதுவாக கோடைக்காலத்தில் பலருக்கு இந்நோய் தோன்றுவதுண்டு.

சிகிச்சை

பெல்லடோனா

சிவந்த வீக்கங்களில் சீழ்ப்பிடிக்காதிருக்கும் போதும், அந்தப் பகுதி வறண்டு சூடாக இருக்கும்போதும், அக்குளிலும், தொடை இடுக்குகளிலும் உள்ள கோளங்கள் வீங்கியிருக்கும் போதும்.

ஹீப்பர் சல்ப்

கட்டிகள் சீழ் பிடிக்க அல்லது பழுக்க வைக்க, குறைந்த வீரியத்தில் - 6, அல்லது 3 வீரியத்தில் - கொடுப்பது நல்லது; சீழ் பிடிக்காமல் அமுங்கவோ அல்லது சீழ் பிடித்த பின் அதை வெளியேற்றவோ இதை உயர்ந்த வீரியத்தில் அதாவது 1M வீரியத்தில் கொடுக்க வேண்டும்.

சிலிகா

புண்களை ஆற்ற; நாட்பட்ட கட்டிகளுக்கும்; அடிக்கடி வரும் கட்டிகளுக்கும்.

மெர்க்சால்

கடினமான சிவந்த வலியுடைய கட்டிகள். கட்டிகள் எளிதில் முதிர்ந்து பழுப்பதில்லை; நோயாளிக்கு மிகுந்த வியர்வை தோன்றி னாலும் நோய் சிறிதளவுகூட குறைவதில்லை.

ஆர்னிகா

இரத்தக் கட்டிகளுக்கும், கட்டிகள் அடிக்கடி தோன்றும் இயல்புடையவர்களுக்கும், அந்தக் கட்டிகள் சிறியதாகவும், கூட்டமாகவும், கருநிறமாகவும் காணப்படும்.

சல்பர்

அடிக்கடி கட்டிகள் தோன்றித் துன்புறும் நோயாளிகளுக்கு இடையிடையே கொடுக்கப்பட வேண்டிய மருந்து.

கட்டிகள் உடைந்தபின் அவற்றிற்கு காலண்டுலா தாய்த் திரவத்தைப் பயன்படுத்திக் கட்டுப்போட்டால் புண் மிக விரைவில் ஆறிவிடும்.

இராஜ பிளவை (Carbuncle)

இந்தப் பிளவை ஒரு நச்சுக்கட்டி வகையைச் சேர்ந்ததாகும். இது கடுமையான எரிச்சல் நிறைந்ததாக இருக்கும். இது தோலின் அடிப்பாகத்தையும், தசைப்பகுதிகளையும் தாக்கி மிகுந்த வலி நிறைந்ததாகவும், சிவந்து வட்டவடிவான ஒரு பரப்புக்குள் வீக்கம் நிறைந்ததாகத் தொடங்கும்.

சாதாரண கட்டிகளில் ஒரு கண் மட்டுமே இருக்கும். ஆனால் இராஜ பிளவையில் அது உடையும்போது பல கண்கள் காணப்படும். அவற்றிலிருந்து வடிகஞ்சி போன்ற சீழ் வெளி வந்துகொண்டே இருக்கும். அவற்றில் உள்ள கண்கள் பெரிதாகி பெரிய புண்ணாகி விடுகிறது. மேலும் அந்த இடம் முழுதும் கருநீல நிறமுடையதாகிறது. அந்தப் புண் ஆறி கருந்தழும்பு தோன்றுவதற்கு நீண்ட நாட்கள் ஆகின்றன. இந்தக் கட்டிகள் ஒரு பெரிய கோழிமுட்டையளவு இருக்கலாம். சில வேளைகளில் அவை அதையும் காட்டிலும்

பெரிதாக இருக்கலாம். பெரும்பாலான சமயங்களில் இந்தக் கட்டிகள் முதுகு, இடுப்பு, தோள்களுக்கு மத்தியில் பிடரியில் தோன்றுகின்றன. உடல்வாகுக் கோளாறுகளே இந்நோய்க்கு முக்கியமான காரணமாக அமைகிறது. மதுமேகம் (Diabetes) என்ற நோயுள்ளவர்களை இது எளிதில் பீடிக்கிறது. மத்திய வயதைத் தாண்டியவர்களையே இந்நோய் பாதிக்கிறது. இந்நோயின்போது காய்ச்சல், பொறுக்க முடியாத வலியும், எரிச்சலும் பசியின்மை, சோர்வும், களைப்பும் மிகுதியாகக் காணப்படும். பெரும்பாலான சமயங்களில் இது நோயாளியின் உயிருக்கு ஆபத்தை விளைக்கிறது.

சிகிச்சை

ஆர்சனிக்

கிழிக்கிற, எரிகிற வலிகள் நிறைந்த பிளவை நள்ளிரவுக்குப் பின் நோய் அதிகமாதல்; வெப்பம் நோயைக் குறைக்க உதவும்.

ஆந்த்ராக்சினம்

ஆர்சனிக்கத்தின் குறிகள் இருந்து அந்த மருந்தைக் கொடுத்தும் பயனற்றுப் போய்விடும்போது; வலிகள் எரிகிற, கிழிக்கிற, குத்துகிற தன்மையுள்ளவையாகவே இருக்கும்.

லாச்சசிஸ்

பிளவை கரு நீல நிறமுடையதாகவும், அதன் மையத்திலுள்ள ஆணியைச் சுற்றிச் சிறுசிறு புறப்பாடுகள் காணப்பட்டாலும், பிளவையிலிருந்து கெட்ட நாற்றமுடைய சீழ் வெளிப்பட்டாலும் கொடுக்கப்பட வேண்டும்.

கார்போவெஜி

பாதிக்கப்பட்ட பகுதிகள் நீல நிறமுடையதாகக் காணப்பட்டாலும், அதிலிருந்து வரும் சீழ் கெட்ட நாற்றமுடையதாக இருக்கும்போதும், அந்தப் பகுதி அழுகிப் புண்ணாகி விட்டிருந்தாலும் கொடுக்கப்பட வேண்டும். எரிச்சல் நிறைந்த வலி காணப்பட்டாலும், ஆர்சனிக்கின் குறியான அமைதியின்மை இதில் காணப்படுவதில்லை.

தொடக்கத்திலேயே அந்நோயையறிந்து பெல்லடோனாவைத் தேவைக்கேற்றவாறு கொடுத்து வந்தால் நோய் வராமலேயே தடுத்து விடலாம்.

புண்ணின் கண்கள் திறந்து சீழ் வெளியேறத் தொடங்கியவுடன் காலண்டுலா தாய்த் திரவத்தைப் பயன்படுத்தி சுத்தம் செய்து அதையே மருந்தாக வைத்துக் கட்டி வர வேண்டும்.

மேற்சொன்ன மருந்துகளைத் தவிர ரஸ்டாக்ஸ், ஹீப்பர் சல்ப், சிலிகா, ஆர்னிகா ஆகிய மருந்துகளும் குறிகளுக்கேற்பப் பயன்படுத்தப் படலாம்.

நகச்சுற்று (Felon - Whitlow)

இது ஒரு வகையான சீழ்க்கட்டியே. இது கைவிரல் நகங்களைச் சுற்றி அல்லது விரல் மூட்டுகளுக்கு இடையில் தோன்றுகிறது. சில வேளைகளில் கால் விரல்களைக் கூட பாதிக்கிறது. பெரும்பாலான சமயங்களில் நகக்கண்களின் ஓரத்தில் முள்ளோ ஊசியோ குத்திக் கொண்டிருப்பது போன்ற வலி காணப்படுகிறது. பல சமயங்களில் நோயாளிக்குக் கத்தியைக் கொண்டோ அல்லது ஒரு ஊசியைக் கொண்டோ குத்துவது போன்ற வலியைத் தருவதாகத் தோன்றும். அப்படித் தோன்றும் ஊசியை அல்லது முள்ளை அங்கிருந்து நோயாளி எடுக்க முயல்கிறார். நோயாளிக்கு இரவிலும், பகலிலும் அமைதியின்மை நிலவுகிறது. எனவே வீட்டில் இங்குமங்கும் உலவுகிறார். சிறிது சிறிதாக வலியும், வீக்கமும் கூடி அந்த இடத்தில் சீழ்வைக்கத் தொடங்குகிறது. மிகவும் மெதுவாகவே சீழ் வெளியேறத் துவங்குகிறது. சீழ் வெளியேறிப் புண் ஆறும் வரை நோய் மிகுந்த துன்பம் தருவதாகவுள்ளது.

ஒருமுறை ஒருவர்க்கு இந்நோய் தோன்றினால் அது பின் நாட்களில் அவருக்குப் பலமுறை தோன்றுகிறது. இதுவும் ஒரு உடல் வாகை அடிப்படையாகக் கொண்ட நோயே.

சிகிச்சை

அபிஸ்மெல்

கொட்டுகிற, எரிகிற வலி; குளிர்ந்த நீரைப் பயன்படுத்தினால் வலி குறைகிறது; சல்பர் என்ற மருந்தை மிகுதியாகப் பயன்படுத்தியதன் தீய விளைவுகளுக்குப் பின்.

ஆர்சனிக்கம்

கடுமையான எரிச்சல் நிறைந்த வலி; அமைதியின்மை, மிகுந்த களைப்பும், சோர்வும்; மிகுதியான தாகம், ஆனால் சிறுகச் சிறுகக் குடிப்பது; வெப்பமான அறையில் நோய் குறைகிறது. வெப்பமான ஒத்தடங்களால் நோய் குறைகிறது.

பெல்லடோனா

பாதிக்கப்பட்ட பகுதி சிவந்த நிறமுடையதாகவும் பொறுக்க முடியாத வலி நிறைந்ததாகவும் உள்ளது. கடுமையான தலைவலி காணப்படுகிறது; மாலை 3 மணிக்கு நோய் அதிகமாகிறது.

கார்போவெஜி

நகத்தைச் சுற்றிலுமுள்ள பகுதி கருநீல நிறமுடையதாகவும் கெட்ட நாற்றமுடையதாகவும் உள்ளது; மிகுந்த சோர்வு; கை கால்களில் அதிகமான வியர்வை; எப்பொழுதும் தனக்கு யாராவது வீசிக் கொண்டேயிருக்க வேண்டுமென்ற விருப்பம்.

லாச்சசிஸ்

கருநீல நிறம் கொண்ட புறப்பாடு; தூங்கி எழுந்தவுடன் நோய் அதிகமாதல்; கழுத்தைச் சுற்றி எந்தத் துணியையும் அணிந்து கொள்ள இயலாது.

சிலிகா

நிச்சயமாக நகச்சுற்று உடைந்து சீழ் வெளிவரும் நிலையிலிருக்கும் போதும்; வெளிவரும் சீழ் கெட்ட நாற்றமுடையதாயிருக்கும் போதும், வலி தாங்க முடியாததாக இருக்கும்போதும் புண் ஆறுவதற்கு மிகவும் உதவுகிறது.

சீழ்வரத் தொடங்கியவுடன் காலண்டுலா தாய்த் திரவத்தை வைத்து சுத்தம் செய்த பின் அதையே வைத்துக்கட்டுவது நோய் குணமாவதை விரைவுபடுத்தும்.

சீழ்க் கட்டிகள் (Abscesses)

உடலின் ஏதாவது ஒரு பகுதி வேக்காடடைவதன் விளைவாக அந்தப் பகுதி வீங்கி, சீழ் பிடிப்பதையே சீழ்க் கட்டிகள் எனக் கூறுகிறோம். இதில் இரண்டு வகையுண்டு. ஒன்று குறுகிய காலச் சீழ்க்கட்டி; மற்றொன்று நாட்பட்ட சீழ்க்கட்டி.

குறுகிய காலச் சீழ்க்கட்டிகள் சூடாகவும், சிவந்தும், வீங்கியும், வலியுடையதாகவும் தொடங்கிப் பின்னர் அவை உடைந்து இரத்தமோ, சீழோ வெளியேறுகிறது. இந்நோய் பெரும்பாலும் காய்ச்சல்களுக்குப் பின் அதன் விளைவாக, இரத்தம் கெட்டுப் போனதன் விளைவாகத் தோன்றுகிறது.

நாள்பட்ட சீழ்க்கட்டிகளைப் பொறுத்த வரை, குறுகியகால சீழ்க்கட்டிகளில் தோன்றும் குறிகளுடன் அது தொடங்குவது இல்லை. அது பெரும்பாலும் கண்ட மாலை நோயின் விளைவாக அல்லது எதிர்பாராத குறைந்த அளவு தசைகளின் வேக்காட்டினால் தோன்றுகிறது. அது உள் உறுப்புகளையோ அல்லது வெளித் தோலை மட்டுமோ பாதித்து இருக்கலாம். எனினும் இரண்டு வகை நோய்களுமே ஒரே மாதிரியானவையே.

சிகிச்சை

அக்கோனைட்

தொடக்கத்தில் கட்டிகள் சிவந்த நிறத்துடனும், மிகுந்த சூடு, குத்தும் வலி, வீக்கம் ஆகியவற்றுடன், இறந்து விடுவோம் என்ற பயம் காணப்படும்போதும்.

பெல்லடோனா

கட்டி மிக அதிகமாக வீங்கியும், கடினமாகவும், அக்கி போன்ற தோற்றத்துடனும் காணப்பட்டால்; வலிகள், அழுத்தும் வலி, எரிச்சல் நிறைந்த வலி, கொட்டும் வலி, தெறிக்கும் வலி காணப்பட்டால்; வலிகள் எதிர்பாராமல் தோன்றி, எதிர்பாராமல் மறைந்தால், நோய் மாலை 3 மணிக்கு அதிகமானால், முலைகளில் தோன்றும் கட்டிகளுக்கு.

ஹீப்பர் சல்ப்

நிச்சயமாகக் கட்டிகளுக்கு; வேக்காடு, வீக்கம் நிறைந்ததாகவும் சீழ் கட்டும் நிலையில் இருக்கும்போதும்.

சிலிகா

நிச்சயமாக கட்டி உடைந்து விடும் என்ற நிலையில் இருக்கும் போதும்; வெளிவரும் சீழ் கெட்ட நாற்றமுடையதாக இருக்கும்போதும்; கட்டிகளில் பவுத்திரங்கள் (Fistula) தோன்றுகின்றன. அவற்றைக் குணப்படுத்துவது துன்பம் நிறைந்ததாகவுள்ளது என்றால் அப்படிப் பட்ட நிலையிலும்.

இவை தவிர பிரையோனியா, மெர்க்சால், சல்பர், ஆர்சனிக்கம் ஆகிய மருந்துகளையும் குறிகளுக்கேற்பத் தேர்ந்தெடுத்துக் கொடுக்கலாம்.

குழிப்புண்கள் (Ulcers)

கட்டிகளினாலோ, தீச்சுட்ட புண்ணாலோ அல்லது கீழே விழுந்த காயங்களாலோ தோன்றிய புண் தொடர்ச்சியாகவும், சிறு பள்ளம் போன்றும் காணப்பட்டால் அதையே குழிப்புண்கள் என்று கூறுகிறோம். சில வேளைகளில் தொடக்கத்தில் ஒரு சிறு பள்ளம் மட்டுமே காணப்படுகிறது. வேறு சில சமயங்களில் சிறு சிறு பள்ளங் களான புண்கள், ஒன்று சேர்ந்து பெரிய குழிப்புண்ணாக ஆகிறது.

இவ்வாறான குழிப்புண்களின் ஓரங்கள் சிவந்தும், கூர்மையாகவும் சில வேளைகளில் கடினமாக, கரடுமுரடாகவும், ஒழுங்கற்றதாகவும் காணப்படும். பெரும்பாலான சமயங்களில் அதிலிருந்து ஒரு வகையான சீழோ, நீரோ அல்லது குருதி கலந்த நீரோ வெளிவரும். இவ்வாறான குழிப்புண்கள் தோன்றும்போது அருகில் உள்ள பகுதிகளும் கூட

சிவந்து வீங்கி, வலி நிறைந்ததாகிறது. புண் ஆறத் தொடங்கும்பொழுது, செம்புண் தோன்றி, பின் அதன் மீது பக்கு தோன்றி அதுவும் விழுந்து விடுகிறது.

இந்த வகையான குழிப்புண்கள் உடல்நலம் கெடுவதாலும், ஆடம்பரமான வாழ்க்கை வாழ்வதாலும் தோன்றுகின்றன.

சிகிச்சை

ஆர்சனிக் ஆல்பம்

புண்களிலிருந்து எளிதில் இரத்தம் வடிதல்; அந்தப் பகுதி நெருப்பில் விழுந்து விட்டது போன்று எரிதல்; அதிலிருந்து வெளியேறும் கசிவு கருநிறமாகவும் கெட்ட நாற்றமுடையதாகவும் இருத்தல்; வெப்பம் அல்லது சூட்டினால் நோய் குறைதல்.

லாச்சசிஸ்

புண்கள் நீலநிறமாகவும், பெரிய புண்களின் அருகில் சிறிய பொருக்குகள் காணப்பட்டாலும், அவைகளைத் தொட முடியாதபடி வலி நிறைந்ததாக இருந்தாலும் - குறிப்பாகக் கால்களில் உள்ள நீண்ட நாளைய புண்களுக்கு ஏற்றது.

கார்போவெஜி

புண்களிலிருந்து எளிதில் இரத்தம் வடிந்தாலும், அவை எரிச்சல் மிகுந்தவையாயிருந்தாலும், வெளியேறும். சீர் நாற்றத்துடனிருந்தாலும்.

பாஸ்பரஸ்

புண்களில் இரத்தக் கசிவு மிகுதியாக இருந்தால்.

பெல்லடோனா

வலியுடன் கூடிய சிவந்த புண்களுக்கு.

காலிபைக்ரோம்

சீழ் பிசுபிசுப்பானதாகவும், புண்கள் குழி விழுந்தும் காணப்பட்டால்.

சிலிகா

புண்கள் விரைவில் ஆறுவதற்காக.

புண்களைக் காலண்டுலா தாய்த் திரவத்தைக் கொண்டு கழுவி அதையே அதன் மீது வைத்துக் கட்டி வருவதும் புண்கள் விரைவில் ஆறுவதற்கு உதவும்.

கால் நகங்களில் தோன்றும் நோய்கள் (உள்நோக்கி வளரும் பெருவிரல் நகங்கள்)

கால்பெருவிரல்களின் நகங்களின் ஓரங்களிலேயே இந்நோய் பெரும்பாலும் தோன்றுகிறது. நகங்களில் தோன்றும் மாற்றங்களால் இது ஏற்படுவதில்லை. பெரும்பாலும் (இறுக்கமான) காலுக்குச் சேராத செருப்பு மற்றும் காலணிகளைப் பயன்படுத்துவதே இதற்குக் காரணமாக அமைகிறது. தொடர்ந்து இவ்வாறான காலணிகளை அணிவதால், அந்தப் பகுதியில் காயம் ஏற்பட்டு ஒரு குழிப்புண் தோன்றுகிறது. அதிலிருந்து ஒரு வகையான காளாண் போன்ற புறப்பாடுகள் தோன்றுகின்றன. அவை வலிமிக்கதாகவும், மென்மை யானவையாகவும் ஆவதோடு நோயாளி எவ்விதக் காலணியையும் அணிய முடியாதவராகவும் ஆகிறார்.

வலி மிகுதியாகக் காணப்படும்போது, நகங்களுக்கிடையில் ஆர்னிகாவின் தாய்த் திரவத்தில் சில சொட்டுகளைப் பஞ்சில் நனைத்து வைக்கவும்.

பின்னர் வெந்நீரில் கால்களை அமிழ்த்தி வைத்திருக்கவும். ஆர்னிகா மட்டும் பயன்படவில்லை - போதுமானதாக இல்லையெனில், கீழ்க்கண்ட மருந்துகளில் ஏதாவது ஒன்றைத் தேர்ந்தெடுத்து காலை, மாலை, கொடுத்து வர மிகுந்த நிவாரணம் அளிக்கும்.

மருந்துகள்

ஆர்சனிக்கம்

வலி, எரிச்சல் மிகுந்ததாக இருந்தாலும், பாதிக்கப்பட்ட பகுதி கறுப்பாக இருந்தாலும், கெட்ட நாற்றமுடையதாக இருந்தாலும், (கார்போவெஜி) கொடுக்கப்பட வேண்டும்.

பாஸ்பரஸ்

பாதிக்கப்பட்ட பகுதி கடினமாகவும், உலர்ந்து போய் இருந்தாலும், பனியால் உறைந்தது போனது போன்ற வலி காணப்பட்டாலும்.

சிலிகா

பாதங்களில் அதிகப்படியான நாற்றமுள்ள வியர்வை காணப் பட்டாலும், கட்டை விரலில் குழிப்புண்ணில் தேள் கொட்டுவது போன்ற வலி காணப்பட்டாலும்.

சல்பர்

கால் கட்டை விரலில் கடினமான வீக்கம், அந்தப் பகுதியில் உட்தசை வெளியேறி வலி மிகுந்து மென்மையாகக் காணப்படுகிறது.

கால் ஆணிகள் (Corns)

இந்நோய் பெரும்பாலும் கால், கைகளின் சிறு மூட்டுக்களின் ஓரங்களிலும், பாதத்திலும் தோன்றுகிறது. இங்குள்ள மேல் தோலில் வட்டமாக, காய்த்துப்போய் அல்லது கடினமாகிப் போய்க் காணப்படும். அவை கொம்பு போன்ற அல்லது புற்று போன்ற அமைப்புடையன வாய்க் காணப்படும். இதற்கு மைய பாகம் ஒன்றுண்டு.

பெரும்பாலும் இது இறுக்கமான காலணிகளைப் பயன்படுத்து வதனால் தோன்றுகிறது எனக் கூறப்படுகிறது என்றாலும் இது உடல்வாகின் அடிப்படையில் தோன்றும் நோய்தான்.

சிகிச்சை

இதற்கு மருந்துகளான ஆன்டிம் க்ரூட், லைக்கோபோடியம், பாஸ்பரஸ், செபியா, சிலிகா, சல்பர் ஆகியவற்றிலிருந்து சிறப்பான குறிகளை அடிப்படையாகக் கொண்டு மருந்தைத் தேர்ந்தெடுத்துக் கொடுத்தல் வேண்டும். இந்நோயினால் அவதியுறுபவருக்கு இடையிடையே டியூபர்க்குலினம் 1M வீரியத்தில் கொடுத்து வருவது நோயை விரைவில் குணப்படுத்த உதவும்.

இவை தவிர, இரவு நேரத்தில் அந்த இடத்தில் டர்பன்டைன் தைலத்தை பஞ்சில் நனைத்துக் கட்டிவர அது அந்த ஆணி கரைந்து விழும்படி செய்ய உதவும்.

அவை காலநிலை மாறும்போது அதிகப்படியான வலியுடையவை யாயிருந்தால், ரஸ்டாக்ஸ், பிரையோனியா, கல்கேரியா கார்ப் ஆகிய மருந்துகளில் ஏதாவது ஒன்றைக் காலநிலைக்கேற்றவாறு தேர்ந் தெடுத்துக் கொடுக்கவும்.

பால்பருக்கள் அல்லது பாலுண்ணிகள் (Warts)

இவை சிறு சிறு பருக்கள் போன்று தோலின் பல பாகங்களில் குறிப்பாக கை, கால், முகம் ஆகிய இடங்களில் தோன்றும் ஒரு புறப்பாடு ஆகும்.

இவ்வகைப் பாலுண்ணிகள் பலவகை உண்டு. அது என்ன வகையைச் சேர்ந்தது- தசைக்கட்டி போன்றதா, காலிபிளவர் மாதிரியானதா அல்லது காம்பின் மீதுள்ள பூப்போன்றதா என அறிந்து, அது உடலின் எந்தப் பகுதியில் மிகுதியாக வளர்ந்துள்ளது எனக் கண்டு மருந்துகளைத் தேர்ந்தெடுத்துக் கொடுக்க வேண்டும்.

	மருந்துகள்
தசைப்பற்றுள்ளவற்றிற்கு	- காஸ்டிகம், ரஸ்டாக்ஸ், டல்காமரா
கொம்பு போன்றவற்றிற்கு	- கல்கேரியா, செபியா, ஆன்டிம்க்ரூட் தூஜா
காம்பின் மீதுள்ள பூப் போன்றவற்றிற்கு	- காஸ்டிகம், லைக்கோ
முகத்தில்	- கல்கேரியா, காஸ்டிகம்.
மூக்கில்	- காஸ்டிகம், தூஜா
நகங்களுக்கு அருகில்	- காஸ்டிகம்
கைகளிலும், விரல்களிலும், பின்புறத்திலும்	- கல்கேரியா, செபியா, நாட்ரம், கார்ப், ரஸ்டாக்ஸ், டல்காமரா, தூஜா
கைவிரல்களின் ஓரங்களில்	- தூஜா, செபியா, கல்கேரியா
இங்குமங்கும் காணப்படும் பாலுண்ணிகளுக்கு	- காஸ்டிகம், நாட்ரம், கார்ப், கல்கேரியா
இளம் பெண்களுக்கு	- சல்பர், செபியா, தூஜா
பொதுவான பலவகையான பருக்களுக்கும்	- தூஜா, ரஸ்டாக்ஸ், கல்கேரியா, லைக்கோ போடியம்.

பகுதி - 12
மாதர்களின் நோய்கள்

மாதவிடாய்

ஒரு பெண்ணின் வாழ்க்கையில் மாதவிடாய் என்பது இயல்பான, உடல்நலனைச் சீர் செய்ய உதவும் ஒரு பணியே. எனவே அப்போது எந்த வகை இன்னல்களும் தோன்றாதிருப்பதே முறை. எனினும் நாகரிகம் மிகுந்த பல்வேறு வகையான, புதுமையான வெறுக்கத்தக்க பழக்க வழக்கங்கள் நிறைந்த இந்த நாட்களில், மாதவிடாய்ப் போக்கின்போது பல்வேறு துன்பங்கள் காணப்படுகின்றன அவ்வாறான துன்பங்களை மருத்துவ உதவியுடன் நீக்குவது இன்றியமையாததாகும்.

மற்ற வகைகளிலும், காலங்களிலும் நல்ல உடல் நலமுள்ளவராக விளங்கும் மங்கையர்க்குக் கூட மாதவிடாய் தாமதமாக வரலாம். மாதவிடாய்க்கு முன்னும் பின்னும் வலிகள் தோன்றித் துன்புறுத்தலாம். அல்லது வலிப்புகள், நரம்புகள் பிடித்திழுத்தல் (Cramps), சங்காதோஷம் போன்ற நோய்களால் பாதிக்கப்படலாம்.

நம் நாட்டில் பொதுவாக ஒரு பெண்ணுக்கு அவளது 12 வயது முதல் 15 வயதுக்குள் முதல் மாதவிடாய் தோன்றுகிறது. நல்ல உடல் நலமுள்ளவர்களுக்கு இந்தப் போக்கு நான்கு அல்லது ஐந்து நாட்களுக்குத் தொடர்ந்து இருப்பது வழக்கம். எனினும் சில பெண் களுக்கு இது எட்டு அல்லது ஒன்பது நாட்கள் வரை நீடிக்கும். சில வேளைகளில் உரியகாலத்தில் ஒவ்வொரு முறையும் தோன்றி மறைந்து விடுவதும் உண்டு.

சாதாரணமாக, இவ்வாறான மாதவிடாய்ப் போக்கு 28 நாட்களுக்கு ஒருமுறை தோன்ற வேண்டும். அதற்கு ஓரிரு நாட்கள் முன்னரோ பின்னரோ தோன்றுவது இயல்பானதுதான். அதற்கு அதிகமாகப் பின்னரோ, அல்லது மிக முன்னரோ தோன்றுவது பெண்ணின் உடல் நலனில் ஏதோ குறையுள்ளது என்பதைக் காட்டுகிறது.

இவ்வாறு, தொடர்ந்து பெண்ணின் 40 முதல் 45 வயதுவரை நடைபெற்று நின்றுவிடுகிறது. இவ்வாறு மாதவிடாய்ப் போக்கு நிற்பது ஒரு பெண்ணின் வாழ்வில் ஏற்படும் ஒரு மாற்றமாகக் கருதப்பட்டு அதற்கு வாழ்வில் மாற்றம் (Change of life) என்று பெயர் இடப்பட்டுள்ளது. அந்தக் காலத்தில் ஒரு பெண்ணுக்குப் பல தொந்தரவுகள் தோன்றுவதுண்டு.

பூப்பெய்துதல் காலந்தாழ்த்தப்படுதல்

இயல்பாக பூப்பெய்த வேண்டிய காலம் வந்த பின்னும், தேவையான உடலியல் மாற்றங்கள் தோன்றிய பின்னும், ஒரு குறிப்பிட்ட வயதுக்குப் பின்னும் கூட பெண் பூப்பெய்தாமல் இருப்பதையே நாம் இவ்வாறு கூறுகிறோம். முதல் மாதவிடாய் தோன்றாதிருந்தாலும், அந்தப் பெண்ணுக்கு ஒரு குறிப்பிட்ட கால இடைவெளியில் அவளது இடுப்பிலும், குறுக்கிலும், முதுகுப் பகுதியிலும் வலிகள் தோன்றுகின்றன. அந்த வலிகளின்போது வயிறு கனமாகத் தோன்றுகிறது. அடிவயிறு நிறைந்திருப்பது போன்ற உணர்வு காணப்படுகிறது. அடிவயிற்றில் கீழே இழுப்பது போன்ற உணர்வும் காணப்படுகிறதென்றால், இயற்கை தன்னுடைய இயல்பான பணியைச் செய்யவிரும்பினாலும் கூட அதனால் அதை நிறைவேற்ற இயலவில்லை என்பது தெளிவாகத் தெரிகிறது. அப்போது நாம் இயற்கை தன் பணியை நிறைவேற்றத் தேவையான உதவிகளைச் செய்தல் இன்றியமையாதது.

இவ்வாறாக, பெண் பூப்பெய்த இயலாமல் இருப்பதற்குப் பல்வேறு காரணங்கள் இருக்கலாம். கருவுறுப்புக்கள் உரிய நேரத்தில் தேவையான வளர்ச்சியுறாதிருக்கலாம் அல்லது கருவுறுப்புகள் தேவையான வளர்ச்சி பெற்றிருந்தாலும், தேவையான வலிமை யில்லாதிருக்கலாம் அல்லது கருப்பையும், சினைப்பையும் (ovary) இல்லாமலேயே இருக்கலாம். பெரும்பாலான சமயங்களில், சினைப்பை களின் கோளாறுகளே இவ்வாறான நிலைக்கு உடனடியாக காரணமாக விளங்குகின்றன.

இவ்வாறான நிலை சோம்பேறித்தனமான வாழ்க்கை நடத்துவோருக்கும், எவ்வகை உடற்பயிற்சியும் இல்லாதோருக்கும், ஆடம்பரமான உணவுவகைகளை உண்டு களிப்போருக்கும், வெப்பமான அறைகளில் அல்லது மிகக் குளிர்ந்த அறைகளில் படுத்து மிகுதியாக உறங்குவோருக்குமே வழக்கமாகத் தோன்றுகிறது.

பொதுவாக எலும்புருக்கி நோய்க்கு எளிதில் ஆட்படக்கூடிய பெண்களுக்குப் பூப்பெய்தல் கால தாமதமாகிறது. பெரும்பாலான

சமயங்களில் இப்படிப்பட்ட பெண்களுக்கு மாதவிலக்கு ஏற்படுவதே இல்லை, அதற்கு மாறாக நாசித்துவாரங்கள் வழியாகவோ அல்லது வேறு பூந்தசைகள் வழியாகவோ இரத்தம் வெளியேறுகிறது.

சிகிச்சை

1. உடல்வாகு நிலைமைகளுக்கு

    கல்கேரியா கார்ப்: கல்கேரியா பாஸ்; சைக்கிளமென்; பெர்ரம்பாஸ், பாஸ்பரஸ்; செபியா; சல்பர்.

2. செரியாமை மிகுந்திருந்தால்

    பிரையோனியா; லைக்கோபோடியம்; நக்ஸ்வாமிகா; பல்சட்டில்லா; சல்பர்.

3. எலும்புருக்கி நோய்வாகுடையவர்களுக்கு

    கல்கேரியா; பாஸ்; பாஸ்பரம்.

4. சோகைத் தன்மையுள்ளவர்களுக்கு

    சைனா; பெர்ரம்; ஹெலனாயில்; நேட்ரம்மூர்.

5. இரத்த ஓட்டத்தில் இடையூறு இருந்தால்

    அக்கோனைட்.

6. தலைவலி இருந்தால்

    பெல்லடோனா: செபியா.

7. இடதுபுறம் தோள்பட்டை முதலிய இடங்களில் வாதத் தொடர்பான வலி

சிம்சிப்யூகா.

வழக்கத்திற்கு மாறான மாதவிடாய்
(Vicarious menstruation)

மாதவிடாய் ஏற்படாமல் இருக்கும் சில வேளைகளில் இரத்தம் நிறைந்த எச்சில் துப்புவது அல்லது இரத்தமாக வாந்தி செய்வது அல்லது மூக்கிலிருந்து இரத்தம் வடிவது. அல்லது வெள்ளை வடிதல் போன்ற வழக்கத்திற்கு விரோதமான வெளிப்பாடுகள் தோன்றுகின்றன. அவ்வாறான நிலைகளைப் போக்க பிரையோனியா, பெர்ரம்பாஸ், ஹமாமலிஸ் ஆகிய மருந்துகள் பொருத்தமானதாக இருக்கும்.

பிரையோனியா

மார்பில் குத்துவலி, இருமல், மூக்கிலிருந்து இரத்தம் வடிதல், இரத்தமாகத் துப்புதல்.

பொர்ரம்பாஸ்

இரத்தமாகத் துப்புதல், முகமும் உதடுகளும் வெளிறிப் போயிருத்தல், எளிதில் முகஞ்சிவத்தல், மிகுந்த பலவீனம், தலைசுற்றல், படபடப்பு, காதில் இரைச்சல்.

ஹமாமலிஸ்

மூக்கிலிருந்தும், இரைப்பையிலிருந்தும், குடற்பகுதிகளிலிருந்தும் இரத்தம் தானாகவே வெளியேறுதல், அசுத்த இரத்தக் குழாய்கள் முறுக்கிக் கொண்டு பருத்திருத்தல்.

இபிகாக்

இரத்தமாக வாந்தி செய்தல், வறட்டு இருமல், மூச்சு விடுவதற்குச் சிரமம், அடிக்கடி தும்மல் போடுதல், தலையிலுள்ள அனைத்து எலும்புகளும் காயம்பட்டிருப்பது போன்ற உணர்வும் வலியும்.

பல்சட்டில்லா

குடலிலிருந்து இரத்தம் வெளிவருதல், வயிற்றோட்டம் அடிக்கடி தோன்றும் இயல்பு, இரவு நேரங்களில் மூச்சு விடச் சிரமம், சளியுடன் கூடிய இருமல், வெண்மை நிறமான வெட்டை வெளியேறுதல்.

வலிமிக்க மாதவிடாய்

இது பெண்களுக்குச் சாதாரணமாகத் தோன்றும் ஒரு நோய் தான். இதன்போது முதுகிலும், குறுக்கிலும், சினைப்பைகளின் பகுதியிலும், கருப்பைப் பகுதியிலும் வலி தோன்றுவதுண்டு. மாதவிலக்கு தோன்றுவதற்குப் பல நாள்களுக்கு முன்னரே கூட இந்த வலிகள் தோன்றி விடுவதுண்டு அல்லது எப்பொழுது மாதவிடாய்ப் போக்குத் தொடங்குகிறதோ அப்பொழுது தொடங்கி ஒன்று அல்லது இரண்டு நாள் நீடிக்கலாம் அல்லது மாதவிடாய்க்காலம் முழுதும் நீடிக்கலாம். அதனால் ஏற்படும் துன்பம் அனைவருக்கும் ஒரே மாதிரியாக இருப்பதில்லை. அது உடல் வாகைப் பொறுத்து மாறுபடுகிறது. சில வேளைகளில் மிக அதிகமாயிருந்து இசிவு அல்லது வலிப்புகளைக் கூடத் தோற்றுவிக்கும், வெளியேறும் உதிரப் போக்கும் பெண்ணுக்குப் பெண் வேறுபடும். ஒரே பெண்ணுக்கே கூட ஒரு நேரத்தில் மிகக் குறைவாகவும், மற்றொரு நேரத்தில் மிக அதிகமாகவும் இருக்கும். எனினும் வழக்கமாக வலிமிக்க மாதவிடாய் உடையோருக்கு உதிரப்போக்குக் குறைவாகவும், உதிரம் வெளிறிய நிறமுடையதாகவும், கட்டிகள் நிறைந்ததாகவும், சில வேளைகளில் பூந்தசைகள் போன்ற பொருட்கள் நிறைந்ததாகவும் காணப்படும்.

இவ்வாறான மாதவிடாய்ப் போக்கு தோன்றுவதற்குத் தடிமன் பிடித்துக் கொள்வது, கருப்பையின் வாய் மிகச் சிறியதாக இருத்தல், சினைப்பைகள் நோயுற்றிருப்பது அல்லது கருப்பையிலுள்ள கசிவுக் குழாய்கள் (Secretory vessels) வேக்காடடைந்து அதில் குருதி தேங்கி யிருத்தல் ஆகியவை இன்றியமையாக் காரணங்களாக விளங்குகின்றன.

சிகிச்சை

அக்கோனைட்

சினைப்பை அல்லது கருப்பை வேக்காடடைந்திருப்பது அல்லது அதில் குருதி தேங்கியிருப்பது. இந்நோய் தோன்றியிருக்கும்போது காய்ச்சல் மிகுதியாக இருந்தால் இது கொடுக்க வேண்டும்.

ஆர்னிகா

அடிபட்டதாலோ அல்லது கீழே விழுந்ததாலோ ஏற்பட்டிருந்தால்.

பெல்லடோனா

சினைப்பையும், கருப்பையும் மிகுந்த தாபிதத்தால் (congestion) வீங்கிப் பருத்திருந்தால், கீழ் நோக்கி இழுக்கும் வலி காணப்பட்டால், குறிப்பாக, பருத்த உடல் வாகுடையவர்களின் கடிதம் (Vulva) பகுதியில் வலி மிகுந்து காணப்படுவது.

கல்கேரியா கார்ப்

பெருங்குடற்பகுதியிலும், முதுகிலும் எரிச்சலுடன் கூடிய வலியும் நோவும் (Aching) உடைய கண்டமாலை நோய் வாகுடைய, மெலிந்த உடல் உள்ளவர்களுக்கு ஏற்படும் வலி மிகுந்த மாதவிடாய்ப் போக்கிற்கு ஏற்ற மருந்து. இவர்களுக்கு மாதவிடாய் குறைந்த இடைவெளியில் தோன்றும் இயல்பு காணப்படும்.

காலோபைலம்

இயல்பான உதிரப்போக்குடன் கூடிய வலி மிகுந்த மாதவிடாய். வலி மிகுந்த மாதவிடாய்ப் போக்கிற்கு இம்மருந்து வெகுவாய்ப் பயனளிக்கிறது.

இம்மருந்து மாதவிடாய்ப் போக்கின்போது வலியைக் குறைப்பதற் காகக் கொடுக்கப்படலாம். இம்மருந்தை 200 வீரியத்தில் ஒரு மணிக்கொரு முறையோ அல்லது இரண்டு மணிக்கொரு முறையோ கொடுத்தல் வேண்டும்.

இவ்வாறாக வலிகள் தோன்றாமல் இருக்க மாதவிடாய்க் காலங்களுக்கு இடையில் இம்மருந்தை வாரத்திற்கு ஒருமுறை 200 வீரியத்தில் கொடுக்கலாம்.

சாமோமில்லா

குறுக்கிலிருந்து முன்னோக்கியும், கீழ்நோக்கியும் செல்லும் பிரசவவலி போன்ற வலி. தொடுவதைக் கூட பொறுத்துக் கொள்ள இயலாத வலி. கருநிறமான கட்டிகள் நிறைந்த மாதவிடாய்ப் போக்கு- குறிப்பாக கோபம் மிகுதியாக வருகிற, பித்தவாகும், நரம்புத் தளர்ச்சியுமுள்ள பெண்களுக்கு ஏற்றது.

சிம்சிப்யூகா

பொறுக்க முடியாத தலைவலி, உடல் முழுவதும் வலி, கறுமையான கட்டிகள் நிறைந்த மாதவிடாய்ப்போக்கு. இடது மார்பின் கீழ் வலி, மனச்சோர்வு ஆகியவற்றுடன் கூடிய வாதநோய் வாகுடைய அல்லது நரம்பு வலியுடன் கூடிய வலிமிக்க மாதவிடாய்ப் போக்கிற்கும் (Neuralgic Dysmenorrhea).

பல்சட்டில்லா

குறைந்த அளவிலான மாதவிடாய்ப் போக்கு, பசியின்மை, நடுக்கம், கிறுகிறுப்பு ஆகியவற்றுடன் கருப்பையிலும், வயிற்றிலும், முதுகிலும், இடுப்பிலும் வெட்டும் வலியுடன் கூடிய மாதவிடாய்ப் போக்கு; வலி உடலின் ஒரு பாகத்தில் இருந்து மற்றொரு பாகத்திற்கு ஓடிக்கொண்டேயிருக்கும். அழகான தலைமயிரும், நிறமும், மென்மை யான உள்ளமும் கொண்ட பெண்களுக்கு வேறு எந்தச் சிக்கலும் இல்லாதபோது இம்மருந்து கொடுக்கப்பட வேண்டும்.

சீகேல்கார்

உள்ளிருப்பதை வெளியேற்றும் வலி. சிறுசிறு கட்டிகள் நிறைந்த மாதவிடாய் அடிக்கடி நிகழ்தல். சிறுநீர்ப்பை பகுதியில் அல்லது மலக்குடல் பகுதியில் வெட்டும் வலி, வெளிறிய முகம், குளிர்ந்த முகம், தள்ளாடும் நாடி ஓட்டம் ஆகியவை காணப்படும். சில வேளைகளில் இந்த மிகுதியான வலி எந்தவித மாதவிடாய்ப் போக்கும் இல்லாமலேயே நிகழ்கிறது.

மேலே கூறப்பட்ட மருந்துகள் தவிர ஆர்சனிக்கம் போராக்ஸ், பிரையோனியா, காபியா, ஹமாமலிஸ், நக்ஸ்வாமிகா, சாபினா ஆகிய மருந்துகளும் குறிகளுக்கேற்பப் பயன்படும்.

மட்டுமீறிய மாதவிடாய்ப் போக்கு
(Profuse Menstruation)

மட்டுமீறிய மாதவிடாய்ப் போக்கு என்ற பதம் உண்மையில் மாதவிலக்கு அளவிற்கதிகமாக வெளிப்படுவதையே குறிக்கிறது. அந்தக் காலத்தில் வெளிப்படும் உதிரப் போக்கின் அளவு மிகுதியாக இருக்கலாம்.

அல்லது போக்கின் காலம் நீடித்திருக்கலாம். அல்லது போக்கு விட்டு விட்டு அடிக்கடி தோன்றலாம். பல சமயங்களில் இவையனைத்துமே ஒன்று சேர்ந்து ஒரே சமயத்தில் நிகழலாம். இது தற்காலிகமாக இரத்தம் கருப்பையிலோ அல்லது சினைப்பைகளிலோ தேங்குவதால் ஏற்படலாம் அல்லது மாதவிலக்கு முழுவதுமாக நிற்கப்போகும் காலத்தில் நிகழலாம்.

இதற்கான காரணங்கள் பல. கருப்பையில் நச்சுக்கட்டிகள் வளர்தல், அல்லது அதன் அமைப்பில் மாற்றங்கள் தோன்றுதல்; மாதவிலக்குத் தொடர்பான கசிவுக்குழல்களில் (Secretory vessels) ஒரு தேக்கமோ அல்லது உறுத்தலோ ஏற்படுவதால் இது ஏற்படலாம். மிகுதியாக உண்பதும், பருகுவதும், பாலுணர்ச்சி மிகுதியாக இருப்பதும் சுய இன்பம் நுகர்வதும் கூட இந்நிலையைத் தூண்டலாம்.

சிகிச்சை

அக்கோனைட்

உடல் பருத்த, இரத்த ஓட்டம் மிகுந்த பெண்களுக்கும், மிகுதியான உதிரப் போக்கு, அந்த வேளையில் மிகுந்த பயமும் கவலையும், படுத்திருந்து எழுந்திருக்கும்போது தலை சுற்றல், வறண்ட குளிர் காற்றினால் நோய் தூண்டப் பெற்றிருந்தால்.

பெல்லடோனா

மாதவிடாய் குறுகிய கால இடைவெளியிலும் மிக அதிகமாகவும் தோன்றுதல். சிவந்த உதிரப்போக்கு, அப்போது உறுப்புகளில் ஒரு வகையான சூடு காணப்படுதல். பிறப்புறுப்புகளின் மூலம் அனைத்து உறுப்புக்களும் வெளி வந்துவிடுமோ என்ற பயம். தெறிக்கும் தலைவலி, குறுக்கில் வலி, கருப்பைப் பகுதியில் பிடிப்பு வலி, கடிப்பது, கிழிப்பது போன்ற செயல்களும் வலியால் அழுவதும் காணப்படும்.

கல்கேரியா கார்ப்

அரிப்பும், எரிச்சலும் உடைய, வெள்ளைப்பாடுகள் உடைய, உடல் பருத்த, கண்டமாலை நோய்வாகுடைய மிகுந்த மாதவிடாய்ப் போக்கு; இவ்வாறான மாதவிடாய்க்கு முன் முலைகள் வீங்கியும், தொடமுடியாமலும் காணப்படும்; தலைவலி, வயிற்று வலி, குளிர், நடுக்கம் ஆகியவையும், மாதவிடாய் தொடங்கிய பின் வயிற்றில் வெட்டும் வலியும், வயிறு கீழே இழுப்பது போன்ற உணர்வும், பல்வலியும் காணப்படும்; குனிந்தால் தலை சுற்றலும், எழுந்திருக்கும் போதும், படிகளில் ஏறும்போதும் அது மிகுதியாகக் காணப்படும். பாதங்கள் ஈரமான துணிகளைச் சுற்றியிருப்பது போன்று மிகுதியாகக் குளிர்ந்து சில்லிட்டுக் காணப்படும். இலேசாகக் குளிர்காற்று வீசினாலும் பொறுத்துக் கொள்ள முடியாது.

சாமோமில்லா

கட்டிக் கட்டியாக மிகுதியான இரத்தப் போக்கு விட்டு விட்டுக் காணப்படுதல். பிரசவ வலி போன்ற வலி, கருப்பைப் பகுதியிலும் காலில் உள்ள அசுத்த இரத்தக் குழாய்களிலும் காணப்படுதல், பொறுமையற்றவராகவும், ஒரு கேள்விக்குக் கூட அமைதியாகப் பதில் சொல்ல இயலாதவராகவும் இருப்பது, வெளிறிய, மிகுதியான சிறுநீர் அதிகமாகவும் அடிக்கடியும் கழிப்பது.

சிம்சிப்யூகா

மிகக் குறுகிய கால இடைவெளியிலும், மிக அதிகமாகவும் மாதவிடாய்ப் போக்கு தோன்றுவது. முதுகிலும், தொடைகளிலும் அதிகமான வலி, குறுக்கில் தாங்க இயலாத நோவு, கருப்பையில் கீழ்நோக்கி அழுத்துகிற வலி, ஒரு வகையான இழுப்புடன் மிகுந்த நரம்புத் தளர்ச்சி, தலையிலும் கண்ணிலும் கடுமையான வலி, இலேசான அசைவுகூட வலியை மிகுதிப்படுத்துகிறது.

க்ரோக்கஸ்

கருநிறமான, கட்டிகள் நிறைந்த இரத்தப்போக்கு இருக்கும் போதும், அடிக்கடியும், பெருமளவிலும் வெளியேறும் இரத்தப் போக்கு இருக்கும்போதும், வலியுடன் கூடியதாக இருக்கும்போதும், முகம் மஞ்சள் நிறமாகத் தோன்றுவதோடு, கண்ணுக்கு முன்னால் ஒரு சல்லடைத் துணி இருப்பது போன்ற உணர்வு காணப்படும்போதும் கொடுக்கப்பட வேண்டும்.

பிளாட்டினம்

சினைப்பைகள் மிகுதியான கிளர்ச்சியூட்டப்பட்டிருக்கும் பொழுதும் முதுகுப்புறமிருந்து இடுப்பு வரை மிகுந்த வலியுடனும், உணர்ச்சியுடனும் வெளியேறுகிற கருமை நிறமுடைய, கட்டியான, உறையாத இரத்தம் மிகுதியாக வெளியேறும்போதும்.

பல்சட்டில்லா

தலைவலி, மிகுந்த வருத்தம், சோகம் ஆகியவை மிகுந்திருக்கும் போதும், முதுகிலும், வயிற்றிலும் ஓடும் வலிகள் காணப்படும்போதும்.

சாபினா

குறிப்பாக, அடிக்கடி கருச்சிதைவு ஏற்பட்ட பெண்களுக்கும், மாதவிலக்கு நிரந்தரமாக நிற்கப்போகும் காலத்திலும் பயன்படும். வயிற்றின் கீழ்பாகத்தில் இழுப்பது போன்ற வலி தோன்றுவதுடன் விட்டு விட்டு அடிக்கடி, மிகச் சிவந்த இரத்தம் வெளியேறினால் கொடுக்கப்பட வேண்டும்.

பாஸ்பரஸ்

மாதவிலக்கு விரைவிலும், மிக அதிகமாகவும் நீண்ட நாட்கள் தொடர்ந்து காணப்படும். அப்போது குறுக்கிலும் வயிற்றிலும் வலி அதிகமிருக்கும். குளிர்ந்த பாதங்கள் மற்றும் கால்களுடன் மிகுந்த பலவீனம் காணப்படும். வயிறு காலியாக இருப்பது போன்றும், எந்தவித பலமும் இல்லாதது போன்றும் இருக்கும், உண்டபின் ஏராளமான ஏப்பம் வரும், சாப்பாட்டிற்குப் பின் - குறிப்பாக இரவு சாப்பாட்டிற்குப் பின்னர்- மிகுதியான தூக்கம், நீண்ட, ஒல்லியான, கடினமான, மிகுந்த துன்பத்துடன் வெளியேறும் மலம், வளர்ந்த ஒல்லியான, அழகான சருமத்தை உடையவர்களுக்கு மிகவும் ஏற்றது.

இவை தவிர செபியா, சல்பர், சீகேல், பெர்ரம் பாஸ், நக்ஸ்வாமிகா ஆகிய மருந்துகளையும் குறிகளுக்கு ஏற்பப் பயன்படுத்தலாம்.

மாதவிடாய் முற்றிலுமாக நின்று விடுவது
(Cessation of the Menses - Menopause)

மாதவிடாய்ப் போக்கு சிறிது சிறிதாகக் குறைந்துவிடுவது அல்லது முற்றிலுமாகக் குறைந்து விடுவது பெண்ணின் வாழ்வில் ஒரு பெரும் மாற்றத்தை ஏற்படுத்தி விடுவதால் அவளது வாழ்வின் அந்தப் படிநிலையை, அவளது வாழ்வில் ஏற்படும் ஒரு பெரும் மாற்றம் (Change of life) என்று அழைக்கின்றனர். மேலும் இக்காலத்தில் அவளுக்கு மாதவிடாயை அடிப்படையாகக் கொண்ட பல்வேறு நோய்களும் துன்பங்களும் தோன்றுவதால் இக்காலத்தை critical age என்று அழைக்கின்றனர். இது சாதாரணமாக இன்றைய சூழ்நிலைகளில் பெண்ணின் 40 வயதிலிருந்து 45 வயதிற்குள் நிகழ்ந்து விடுகிறது.

பல்வேறு சமயங்களில், இந்த மாற்றம் எந்தவித விரும்பத்தகாத உணர்ச்சிகளோ அல்லது உடலியல் துன்பங்களோ இல்லாமல் நிகழ்கிறது.

வேறு சில சமயங்களில வாரத்திற்கொரு முறையோ, இரண்டு வாரங்களுக்கொரு முறையோ, அல்லது காலந்தவறி மிகவும் ஒழுங்கற்ற முறையிலோ, மாதவிடாய்ப் போக்கு நிகழ்கிறது. இச்சமயத்தில் சாதாரணமாக உடலியல் துன்பங்கள் ஏதுமில்லாது மாதவிடாய்ப் போக்கு முற்றிலுமாக நின்றுவிடலாம்.

எனினும் இந்தக் காலத்தில் அதிகமாகப் பாலுறவில் ஈடுபடுகிற பெண்களுக்கும், பருமனான பெண்களுக்கும், நரம்புத் தளர்ச்சியுள்ள பெண்களுக்கும் அபாயகரமான, மிகுதியான இரத்தப் போக்கு ஏற்படுவதுண்டு. சில வேளைகளில் இந்த இரத்தப்போக்கு கெட்ட நாற்றமும், துணிகளை அரித்துவிடும் அளவிற்கு மிகுதியாக வெளியேறும்

வெள்ளை அல்லது மஞ்சள் நிற வெள்ளைப்பாடுகளும் மாறி, மாறி வெளியேறுவதுண்டு. மாதவிடாய் முற்றிலுமாக நின்ற பிறகு கூட இவ்வாறான வெள்ளைப்போக்கு தொடர்ந்து நடைபெறுவதுண்டு.

இக்காலத்தில் கருப்பையில் சாதாரண வலி அல்லது விட்டு விட்டு வரும் வலி, இடுப்பில் மிகுந்த கனம், பெண் குறியில் தாங்க இயலாத அரிப்பு ஆகிய அறிகுறிகளையும், வயிறு வீங்கிப் பருத்திருத்தல், தலைக்கனம், இரத்த வாந்தி, இரத்தம் கலந்த சிறுநீர், மூலத்தொந்தரவு, மூக்கிலிருந்து இரத்தம் வடிதல் இன்னும் இது போன்ற வழக்கத்திற்கு விரோதமான குணங்குறிகள் இந்தச் சமயத்தில் மிகுதியாகக் காணப்படும்.

சிகிச்சை

பிரையோனியா

நுரையீரல் பகுதியிலோ, மார்புப் பகுதியிலோ இரத்தம் மிகுதியாகத் தேங்கி இருத்தல்; இரைப்பையில் ஒரு கல் இருப்பது போன்ற உணர்வு, மாதவிலக்குத் தடைபட்டு மூக்கு வழியாக இரத்தம் வடிதல், கைகால்களில் வலி, குறுக்கில் வலி.

கோக்குலஸ்

வயிற்றில் இழுக்கும் வலி அல்லது குத்தும் வலியுடன் குமட்டலும், வாந்தியும் காணப்படும்போதும், தலைவலி, கிறுகிறுப்பு, கட்டி கட்டியாகவும், வலியுடனும் வெளியேறும் மாதவிடாய்ப் போக்கு.

இக்னேஷியா

நரம்புத்தளர்ச்சி, பல்வேறு உடல் உறுப்புகளில் மரத்துப்போன உணர்ச்சி, காலியாக இருப்பது போன்ற உணர்ச்சி, இரத்தம் ஓரிடத்தை நோக்கி விரைவாகச் செல்வதால் சூடு தோன்றுவது (Flushings), மலச்சிக்கல், தொண்டையில் ஒரு பந்து இருப்பது போன்ற உணர்ச்சி.

லாச்சசிஸ்

இரத்தம் ஓரிடத்தை நோக்கி விரைவாகச் செல்வதால் உடலில் சூடு தோன்றுவதற்கு (Flushings) ஏற்ற முக்கியமான மருந்து. தலையின் உச்சி பாகத்தில் எரியும் வலி, தூக்கமின்மை, முதுகில் வலி, மனக்கவலை ஆகிய குறிகளுக்கும், தூங்கி எழுந்தவுடன் நோய் மிகுந்து காணுதலுக்கும் ஏற்ற மருந்தாகும்.

பல்சட்டில்லா

பொதுவான செரிமானக் கோளாறுகளின் அறிகுறிகளான குமட்டல், வாந்தி, வயிறு புடைத்துக் காணப்படுதல், ஒழுங்கற்ற மாதவிடாய்ப் போக்குடன் இணைந்த வயிற்றின் இடது புற வலி.

செபியா

மிகுதியான வருத்தம், அதிகமாக அழுது கண்ணீர் விடுதல், மாலையில் தெறிக்கும் தலைவலி-குறிப்பாக பொட்டில், (தலையின் முன்பகுதியில்) மூக்கின் மீது மஞ்சள் படலம் அல்லது கபில நிறம் காணப்படுதல், குறுக்கின் வலியுடன் கருப்பை கீழிறங்கி வெளித்தள்ளி இருத்தல், கடிதடத்தில் அரிப்புடன் கூடிய வெள்ளைப்போக்கு.

சல்பர்

செரிமானக் குறைவு, வயிறு காலியாக இருப்பது போன்ற உணர்வு, குமட்டல், படபடப்பு, ஜில்லென்று இருக்கும் உணர்வு, மிகுந்த உடற்சோர்வு ஆகிய குறிகள் எப்பொழுது தோன்றினாலும் அவற்றிற்கு உரிய மருந்தாகும்.

வெள்ளை அல்லது வெட்டைப்போக்கு
(Leucorrhoea)

பெண்ணின் யோனித் துவாரத்திலுள்ள பூந்தசைப் பகுதியிலிருந்தோ அல்லது கருப்பையின் பூந்தசைப் பகுதியிலிருந்தோ அல்லது அதைச் சார்ந்துள்ள உறுப்புகளிலுள்ள பூந்தசைப் பகுதிகளிலிருந்தோ ஒரு வகையான சளி போன்ற பொருள் வெளியேறுவதையே வெள்ளைப் போக்கு அல்லது வெள்ளைப்பாடு என்கிறோம்.

மாதவிடாய்ப் போக்கின்போது வெளியேறும் இரத்தப் போக்கு போன்றில்லாமல், இலேசான சந்தனத்தின் நிறம் கொண்டதாகவோ, அல்லது மஞ்சள் நிறம் கொண்டதாகவோ அல்லது பச்சை நிறம் கொண்டதாகவோ இருக்கும். அது நீர் போன்றதாகவோ, கெட்டியான மூக்குச் சளி போன்றதாகவோ, அல்லது நூல் போன்றதாகவோ வெளியேறுவது உண்டு. அவற்றின் அளவிலும் அவை வேறுபடும்.

வெள்ளைப்பாடு குழந்தைப் பருவத்திலிருந்து, முதுமைப்பருவம் வரை எப்பொழுது வேண்டுமானாலும் தோன்றக்கூடும். எனினும் இது 15 வயதிலிருந்து 45 வயது வரைதான் மிகுந்து காணப்படும்.

மூக்கிலிருந்து நீர் வடிவது போன்று வெளியேறும் வெள்ளைப் போக்கை சாதாரண வெள்ளைப் போக்கு என அழைக்கலாம். இந்த வெள்ளைப் போக்கு துணியை அரிக்கவோ, கறைப்படுத்தவோ செய்வதில்லை. எனினும் உடல் உறுப்புகளில் ஏற்பட்டுள்ள ஆழ்ந்த மாற்றங்களின் விளைவாகத் தோன்றியதாக இருந்தால் கசிவுப் பொருட்கள் காரத்தன்மையுள்ளதாகவும், கெட்ட நாற்றமுள்ளவை யாயும், துணிகளை அரித்துவிடும் தன்மையுடையவையாயுமிருக்கும். அது பல்வேறு நிறமும், அளவும், தன்மையும் கொண்டதாக இருக்கும்.

இவ்வாறான வெள்ளைப் போக்கு மிக அதிகமாகவோ, தொடர்ந்தோ காணப்பட்டால், கற்பனையான பசி, மயக்கம், குமட்டல், வாந்தி, உணவுப் பொருள் அல்லாத வேறு பொருட்களை உண்ண விருப்பம் ஆகியவை காணப்படும். செரிமானம் மிக மெதுவானதாக இருக்கும். அதன் விளைவாகத் தலைவலி, கிறுகிறுப்பு, மிகுந்த சோர்வும், களைப்பும், உடல் வலி, குறிப்பாக, தோள்பட்டை எலும்புகளுக்கு மத்தியில் வலி காணப்படும்.

காரணங்கள்

இந்நோய் பெரும்பாலும் பரம்பரையாகவே வருகிறது. குளிர்ந்த ஈரமான பகுதிகளில் வாழ்வோருக்கும், சிற்றூர்களிலிருந்து பெருநகர்ப் பகுதிகளில் குடியேறியுள்ளவர்களுக்கும், புதிதாகக் கட்டிய வீடுகளில் வாழ்வோருக்கும் இது மிகுதியாகத் தோன்றுகிறது. எனினும் விடுதிகளில் வாழ்வோருக்குத் தொற்று நோய் போன்று பரவுகிறது என்று கூறப்படுகிறது.

கெட்டுப் போன உணவுப் பொருட்கள், மீன், நண்டு, சிப்பி, கணவாய் மீன் ஆகியவற்றை உண்பது அல்லது சாறு நிறைந்த புளிப்பான பழங்களை உண்பது. பால், உப்புத் தண்ணீர், பீர், தேநீர், காபி ஆகியவற்றை மிகுதியாகப் பருகுவது, பேதி மருந்துகளை அதிகமாகப் பயன்படுத்துவது, மாதவிடாயைத் தூண்டும் மருந்துகளையும், மாதவிடாய்ப் போக்கை வெளியேறாமல் தடுக்கும் மருந்துகளையும் மிகுதியாகப் பயன்படுத்துவது ஆகியவையும் வெள்ளைப் போக்கைத் தூண்டுவனவாக உள்ளன. இவை தவிர, கோபம், வருத்தம், வெறுப்பு ஆகிய உணர்வுகள் கூட இந்த நோயைத் தூண்டுவனவாக உள்ளன. இவை தவிர இன்னும் பல்வேறு காரணங்களால் இந்த நோய் தோன்றுகிறது.

சிகிச்சை

கல்கேரியா கார்ப்

குழந்தைகளிடமும், கண்டமாலை நோய் தோன்றும் உடல் வாகுடைய மெலிந்த பெண்களிடத்திலும், குறிப்பாக அடிக்கடியும் அளவுக்கதிகமாகவும் மாதவிடாய்ப் போக்குடைய பெண்களிடத்தில் தோன்றும் பால்போன்ற தோற்றமுடைய வெள்ளை, மாதவிடாய்ப் போக்கு தொடங்குமுன் அரிப்பும், எரிச்சலும் அந்தப் பகுதியில் தெறிக்கும் வலியும், சில வேளைகளில் கருப்பை கீழறங்குதலும் காணப்படும்.

---

* ஆசிரியரின் 'மாதர் நோயும் மருத்துவமும்' என்ற நூலில் காண்க.

சைனா

நோயாளியை மிகுதியான அளவு பலமிழக்கச் செய்யும் நோய்களுக்குப் பின்னர் ஏற்படும் வெள்ளைப்பாட்டிற்கும், நீண்ட நாட்களாகவும், மிக அதிகமாகவும் இருக்கும் வெள்ளைப்பாட்டிற்கும், அதனால் ஏற்பட்ட களைப்புக்கும் சோர்வுக்கும் கொடுக்கப்பட வேண்டும்.

ஹெலனாய்ஸ்

கருப்பையும் அதனைச் சார்ந்த உறுப்புக்களும் தளர்ந்து போகுமாறு செய்யும் வெள்ளைப்போக்கு. இம்மருந்து பாலுறுப்புகளின் வலுவை அதிகரிப்பதோடு அவற்றில் காணப்படும் தளர்ச்சியைப் போக்குகிறது.

ஹைட்ராஸ்டிஸ்

உறுப்புகளில் குழிப்புண்களை உண்டாக்குகிற அல்லது உறுப்புகளின் பகுதிகளை அரித்து விடுகிற வெள்ளைப்போக்கு; அப்போது நோயாளிக்குத் தளர்வும் செரிமானம் இன்மையும் மிகுந்திருக்கும். இதை வெளிப் பூச்சாகவும் பயன்படுத்தலாம்.

பல்சட்டில்லா

அரிப்புடன் கூடிய உடல் பகுதிகளை அரித்து விடக்கூடிய வெள்ளைப் போக்கிற்கும் வயிற்றில் தோன்றும் உருளும் வலிக்கும் வயிற்றுப் பொருமலுக்கும் பயன்படும். கருவுற்ற காலத்தில் ஏற்படும் கட்டியான சளி போன்று வெளியேறும் வெள்ளைப் போக்கிற்கும் பூப்பெய்தாத சிறு பெண்களிடம் காணப்படும் வெள்ளைப் போக்கிற்கும் ஏற்றது.

செபியா

மஞ்சளான, பச்சையான அல்லது நாற்றமுள்ள வெள்ளைப் போக்கு மாதவிலக்குக் காலத்திற்கு முன் மிகுதியாக இருக்கும். மாதவிடாய்ப் போக்கு மிகவும் குறைவாயிருக்கும். அடிவயிற்றில் இழுக்கும் வலி காணும், குளிரைத் தாங்கிக் கொள்ள முடியாது. சோம்பல் நிறைந்த, மென்மையான ஆனால் நலக்கோடுகள் நிறைந்த தோல் உள்ள நோயாளிகளுக்கு.

சல்பர்

கண்டமாலை நோய் தோன்றக்கூடிய உடல் வாகுடையவர்களுக்கும் நீங்கா நோய் போன்று இருந்து வருபவர்களுக்கும் இம்மருந்தை மேலே கூறிய மருந்துகளில் ஏதாவது ஒன்றுடன் மாற்றிக் கொடுத்த வரணும் அல்லது அவற்றைக் கொடுத்து முன்னேற்றம் கண்டபின் இதை இறுதியாகக் கொடுக்கலாம்.

பசலை நோய்
(Green Sickness-Chlorosis)

இந்நோய் சாதாரணமாக, இளம் பெண்களுக்கு பூப்பெய்தல் இருக்கும் காலத்தில்-அதாவது 13 அல்லது 14 வயதுகளில் தோன்றுகிறது. பெரும்பாலான சமயங்களில் முதல் மாதவிடாய் அதாவது பூப்பெய்தலுக்கு ஏதாவது தடையிருக்கும்போது காணப்படுகிறது. திருமணமானவர்களுக்கும் கூடத் தோன்றலாம்.

அவர்கள் மெலிந்த உடல் உள்ளவர்களாக இருப்பார்கள். அல்லது ஏராளமான இரத்தமோ அல்லது வேறு திரவப்பொருட்களோ வெளியேறி இருக்கும். எந்தவித உடல் உழைப்பும் இல்லாத பணிகளில் ஈடுபட்டிருப்பார்கள். இந்நோய் சாதாரணமாகக் கண்டமாலை நோய் வாகுடையவர்களுக்கே ஏற்படுகிறது.

இந்நோயின்போது உடல் நிறம் வெளுத்துப் போயிருக்கும். உதடுகள் தூய வெண்மையான நிறம் கொண்டதாக இருக்கும். முகம் சிவந்து காணப்படும். உடலும் மணமும் சேர்ந்து காணப்படும். மூச்சு மிகவும் வேகமாக விடுவார்கள். சிறிது கடினமான வேலை செய்தாலும்கூட இதயம் படபடக்கும். விநோதமான பொருட்களை உண்ண ஆசை தோன்றும். வயிறு பொருமி இருத்தல், மலச்சிக்கல் அல்லது வயிற்றோட்டம் காணப்படும்.

குடற்பகுதியில் உள்ள சுரப்பிகள் வீங்கியும், பருத்தும் அதன் வேலையை ஒழுங்காகச் செய்யாமலும் இருத்தல், நீண்ட காலமாகத் தாளாத தூக்கம், நிறைவு பெறாத காதல், மனக்கலக்கம், பீதி, களைப்பு, பிறப்புறுப்புகள் அதிகப்படியாகத் தூண்டப்படுவது அல்லது நோயுற்றிருப்பது.

சிகிச்சை

பல்சட்டில்லா

இந்த நோய் குளிரில் அலைந்தாலும் ஈரமான இடங்களில் வாழ்வதால் ஏற்பட்டிருந்தாலும் பல்லுக்கும், காதுகளுக்கும் செல்லும் தெறிக்கும் வலியுடைய தலைவலி அடிக்கடி வருமானாலும் இம்மருந்து கொடுக்கப்பட வேண்டும். சில வேளைகளில் அந்த வலி ஒரு பக்கத்திலிருந்து மற்றொரு பக்கத்திற்குச் செல்கிறது. முன்தலையிலும் நெற்றியிலும், உச்சந்தலையிலும் வலி, உடல் வெளிறிய மஞ்சள் நிறம் அல்லது சிவப்பு நிறத்துடன் காணப்படுதல், சுவாசிப்பது கடினமாக இருத்தல், இலேசான வேலை செய்தாலும் மூச்சு வாங்குதல், இதயத் துடிப்பு மிகுதியாயிருத்தல், கைகால்கள் சில்லிட்டுப் போதல் அல்லது சூடு மிகுதியாகக் காணப்படுதல், வெள்ளைப் போக்கும், அடிக்கடி

மலம் கழித்தலும், குமட்டலும் காணப்படுதல், சளியுடன் இரத்தம் கலந்து வருதல், சாப்பாட்டின் மீது வெறுப்புடன் கூடிய பசி, மிகுந்த சோர்வு-குறிப்பாகக் கால்களில்.

சல்பர்

தலையின் பின்புறத்தில் தோன்றிக் கழுத்து வரை செல்லும் அழுத்தும் வலி, இரத்தம் தலைக்கு வேகமாகச் செல்வதோடு துடிக்கும் தலைவலி, வாயைச் சுற்றிலும் பருக்கள், கன்னங்களில் சிவந்த புள்ளிகள், உடல் மெலிந்துகொண்டே போதல், அடங்காப்பசி, புளித்த அல்லது எரிச்சலுடன் கூடிய ஏப்பம், இரைப்பையிலும் வயிற்றிலும் அழுத்தும் வலியும், பொருமலும், ஒழுங்காக மலம் கழியாமை, இடுப்பில் வலி, ஒழுங்காக மூச்சுவிட இயலாமை, சற்று நேரம் பேசியவுடன் மனக்கவலையும் சோர்வும், எளிதில் மூக்கில் சளி பிடித்துக் கொள்ளும் இயல்பு, அடிக்கடி எரிச்சல்படுகிற, உணர்ச்சி நிறைந்த மனக்கவலை கொண்ட கண்ணீர் வடிக்கும் மாதர்க்கு ஏற்றது.

பிரையோனியா

அடிக்கடி தலைக்கும், மார்புப் பகுதிக்கும், இரத்தம் வேகமாகச் செல்லுதல், மூக்கிலிருந்து இரத்தம் வடிதல், உடல் சில்லென்று குளிர்ந்திருத்தல் அல்லது சூடாக இருத்தல், வறண்ட இருமல், வயிற்று வலி, மலச்சிக்கல், வாயில் கசப்பு ருசி, நாக்கில் மஞ்சள் நிறமாக மாசு படிந்திருத்தல், வயிற்றில் பலமான அடிபட்டது போன்ற வலி.

கல்கேரியா கார்ப்

மூச்சுவிடத் திணறல் மிகுதியாக இருக்கும்போதும், கால்கள் வீங்கி இருக்கும்போதும், சுரப்பிகள் வீங்கியிருக்கும்போதும், வெள்ளைப் போக்கு மிகுந்து காணப்படும்போதும், உடல் மிகுதியான அளவு மெலிந்திருக்கும்போதும், பிறமருந்துகள் பயனற்றவையாயிருக்கும் போதும், இம்மருந்து கொடுக்கப்பட வேண்டும்.

பெர்ரம் மெட்டாலிக்கம்

முகம் வெளிறி மஞ்சள் பூத்ததாகக் காணும்போதும், மிகுந்த சோர்வும், களைப்பும் காணும்போதும், பசியின்மை, குமட்டல் ஆகியவை மிகுந்திருக்கும்போதும், வெளிறிப்போன தோற்றமும் இரத்தமில்லாத உதடுகளும், இதயப் படபடப்பும் இருக்கும்போதும், இம்மருந்து மிகப் பெருமளவு பயனுள்ளதாக இருக்கும்.

முதுகெலும்பில் உறுத்தல் அல்லது வலி
(Neuralgia spinalis)

முதுகெலும்பில் ஏதாவது ஒரு பகுதி மென்மையாகி விடுவது (Tenderness), உடல்வாகில் ஏற்பட்ட கோளாறுகளாலும் பல்வேறு

மறுவினைகளின் அறிகுறிகளாலும் (Reflexes), முதுகெலும்பின் மென்மையான பகுதியில் ஏற்பட்டுள்ள அழுத்தத்தாலும் தோற்று விக்கப்படுகிறது அல்லது மிகுதியாக்கப்படுகிறது. தசைவலியுடன் (Myalgia condotion) சேர்ந்ததே இந்த முதுகெலும்பின் உறுத்தல். இது முக்கியமாக, நரம்பு மண்டலத்தில் தோன்றியுள்ள முறைகளை அடிப்படையாகக் கொண்டதேயாகும்.

இதில் பல வகைகள் உள்ளன.

1. பிடரியை ஒட்டிய முதுகெலும்பில் வலி (Cervical)

இதில் கழுத்தின் பின்புறம் வலி காணப்படும். இதைத் தொடர்ந்து தலைவலி, முகத்தில் வலி, கைகளில் வலி, இருமல், சில சமயங்களில் வயிற்றில் கூட வலி காணப்படும். குமட்டல், வாந்தி இவை தவிர அந்தப் பகுதி மரத்துப் போவது ஆகிய குறிகள்.

2. தோள்பட்டைகளை ஒட்டி முதுகெலும்புப் பகுதியில் உறுத்தல்
(Cervical Dorsal)

முதுகில் கழுத்தும், மார்பும் இணையுமிடத்தில் வலி காணப் படுகிறது. அப்போது இரைப்பையிலும், பக்கங்களிலும் கூட வலி காணப்படுகிறது. மூச்சு விடுவதற்குச் சிரமம், நெஞ்செரிவு, நெஞ்சுப் படபடப்பு ஆகியவை முக்கியமான குறிகளாகும்.

3. முதுகின் மேல் பாகத்தில் வலி (Dorsal)

இரைப்பையிலும், பக்கங்களிலும் வலி, இருமல், மூச்சுத் திணறல், மயக்கம், விக்கல், ஏப்பம் ஆகியவை முக்கியமான குறிகளாகும்.

4. முதுகின் கீழ்ப் பகுதியில் வலி (Dorso Lumbar)

இந்தச் சமயத்தில் இடுப்பில் சிரமம் காணப்படுகிறது. மேலே கூறப்பட்ட முதுகின் மேல் பாகத்தில் காணப்படும் வலியின்போது காணப்படும் குறிகளைத் தவிர வயிற்றிலும் இடுப்பிலும் கால்களிலும் வலியிருக்கிறது. இது தவிர, சிறுநீர்க் கோளாறுகளும் காணப்படுகின்றன.

5. குறுக்கில் வலி (Lumbar)

இடுப்பிற்குக் கீழ்ப்பகுதியில் உள்ள முதுகுப் பகுதியில் வலி, கால்களில் ஒருவகையான பாரிசவாயு (Paralysis) போன்று காணப்படும். அல்லது மிக அதிகமான பலஹீனம் காணப்படும்.

6. இங்குமங்கும் செல்கிற (Fugitive tenderness)

மேலே சொல்லப்பட்ட அறிகுறிகளில் சிலவோ அல்லது பரவும் சேர்ந்தோ காணப்படுதல். அவற்றில் சிற்சில வேறுபாடுகள் இருக்கலாம்.

காரணங்கள்

காக்கை வலிப்பு, பைத்தியம், ஹிஸ்டீரியா ஆகிய நோய்கள் ஒருவரின் மூதாதையர்களில் எவருக்காவது இருந்திருந்தால் அது இந்நோய் ஒருவரைத் தாக்குவதற்குக் காரணமாயிருக்கும். நரம்புத் தளர்ச்சியுடைய உடல்வாகு கொண்டிருப்பது முதுகெலும்பு உறுத்தலுக்கு அடித்தளமாக உள்ளது. இரத்தசோகை, பாலுணர்வுக் கோளாறுகள், மலட்டுத்தன்மை, தாய்மை உணர்வுகள் பயன்படாமல் போன சூழ்நிலைகளிலும் கூட இந்நோய் தோன்றும் வாய்ப்புள்ளது. உடற்பயிற்சி இன்மை, உடலுழைப்பின்மை, அளவுக்கு மீறிய உடலுறவு, சுயஇன்பம் நுகர்தல் ஆகியவையும் இந்நோய்க்குரிய சில காரணங் களாகும். இந்நோயைத் தூண்டும் முக்கியமான காரணங்கள் அதிர்ச்சிகள் அல்லது வருத்தம், விபத்துகளின்போதும் முதுகெலும்புக்கு ஏற்பட்ட காயங்கள், கீழே விழுந்த போது ஏற்பட்ட அடி ஆகியவை.

சிகிச்சை

அக்கோனைட்

தற்காலிகமாக அண்மைக்காலத்தில் தோன்றிய நோய்களுக்குக் காய்ச்சலின் குறிகளான வெப்பமும் சூடும், குளிரும் நடுக்கமும் மிகுதியாகக் காணப்படும்போது.

ஆர்கெண்டம் நைட்ரிக்கம்

இது இந்த நோய்க்குக் கொடுக்கப்பட வேண்டிய மிகவும் பயனுள்ள மருந்துகளில் ஒன்று. முதுகெலும்பில் மென்மையும், கைகால்களில் வீக்கமும், மலச்சிக்கலும்; பக்கவாதமும், இம்மருந்து தருவதற்கான நோய் அறிகுறிகளாகும்.

ஆர்னிகா

காயங்களால் இந்நோய் தோன்றியிருந்தால், இம்மருந்து தனியாகவோ அல்லது ஏற்ற வேறு மருந்துகளுடனோ கொடுக்கப்பட வேண்டும்.

பெல்லடோனா

மிகுதியான மூளைக் கோளாறுகளுடன் முதுகெலும்பு மென்மை யாக இருக்கும்போது.

காக்டஸ்

மயக்கம், நெஞ்சு படபடப்பு, இதயத்தை அல்லது கழுத்தை யாரோ பிடித்து அழுத்துவது போன்ற உணர்வு.

சிம்சிப்யூகா

நரம்புத் தளர்ச்சியினால் அமைதியின்மை, தலைவலி, நடுக்கம், சோர்வும் களைப்பும், இடது மார்பின் மூளையின் கீழ் அல்லது இடது பக்கத்தில் வலி, முதுகில் வலி, குறிப்பாக, கீழ் முதுகுப் பாகத்தில் வலி, இடது கை மரத்துப் போதல், கருப்பையின் பணிகளில் ஒழுங்கின்மை.

கோக்குலஸ்

முதுகில் முழுவதும் அல்லது ஒரு பக்கத்தில் மட்டும் விறைப்புடன் கூடிய வலி, நெஞ்சில் கனம், மயக்கம், குமட்டல், கைகால் நடுக்கம், வலது பக்கம் முழுவதும் மரத்துப் போதல்.

இக்னேஷியா

ஹிஸ்டீரியா நோயுடன் தொடர்பு காரணமாக அல்லது மன அதிர்ச்சியின் விளைவாக அல்லது ஆழ்ந்த மனக்கவலைகளின் விளைவாகத் தோன்றியுள்ள முதுகெலும்பு உறுத்தல், மனச் சோர்வு, தூக்கமின்மை, அடிக்கடி கொட்டாவி, வெள்ளைவெளேரென்றுள்ள சிறுநீர்.

நக்ஸ்வாமிகா

கை கால்கள் அடிக்கடி வெட்டி இழுத்தல், உடலின் ஒரு பகுதியில் அல்லது இரைப்பையில் வலி, குமட்டல், நெஞ்செரிவு, ஏப்பம், மலச்சிக்கல், சிறுநீர்க் கோளாறுகள், தூக்கமின்மை, தூக்கத்தில் ஏராளமான கனவுகள் வருதல்.

உள்ளே கொடுத்த மருந்துகளையே மேலே தடவலாம். நல்ல ஈரத் துணியை வைத்து மென்மையான பகுதிகளில் ஒத்தடம் கொடுக்கலாம். பெல்லடோனா (பிளாஸ்டர்) மருந்துக் கட்டு சிறப்பான பயன் தரும். எனினும் படுத்த படுக்கையாக இருந்து ஓய்வெடுத்துக் கொள்ளுதல் நலம். உணவுப் பொருட்கள் ஊட்டம் தருபவையாகவும், ஊறு செய்யாதனவாகவும் இருத்தல் வேண்டும். மதுபானவகைகளும் காபி, டீ ஆகியவையும் தவிர்க்கப்பட வேண்டும்.

வெட்டை நோய் (Gonorrhoea-clap-gleet)

இந்நோயின் தன்மைகள் மாறுபடுகின்றன. சில வேளைகளில் இது துன்பம் ஏதும் தராத நோய்க் குறிகளை மட்டுமே உடையதாக உள்ளது. வேறு சில சமயங்களில் கடுமையான மிக அதிக அளவில் துன்பம் தரும் நோய்க் குறிகளையுடையதாக இருக்கும். இந்நோயால் பீடிக்கப்பட்ட ஆணோடு புணரும்போது வெட்டை நோய்

பெண்ணுக்குப் பரவுகிறது. பெண்ணின் மூத்திரம் மற்றும் கருவுறுப்புக்களின் பகுதிகள் அனைத்தையும் ஒருசேரப் பீடிக்கக் கூடும். அல்லது அவற்றின் சில பகுதிகளை மட்டும் பீடிக்கக்கூடும்.

ஒரு மங்கையானவள் புணர்ச்சியில் ஈடுபடாமல் இருக்கும்போதே இந்நோய்க்கு ஆட்படலாம். எடுத்துக்காட்டாக, இந்நோயால் பாதிக்கப்பட்ட ஒருவர் பயன்படுத்திய பொருட்களைப் பயன்படுத்துவது அல்லது அவர்களுடன் ஒரே படுக்கையில் படுத்துறங்குவது ஆகியவற்றாலும், சில வேளைகளில் நோயுற்றவர்களின் அருகில் இருப்பதாலும்-வேறுசில வேளைகளில் நோயாளியின் மீது பட்ட காற்று அருகிலுள்ள நோயுற்றவர் மீது பட்டாலும் கூட தோன்றலாம்.

தொடக்கத்தில் அடிக்கடி சிறுநீர் கழிக்க வேண்டுமென்ற உணர்ச்சியும் சிறுநீர் கழிக்கும்போது எரிச்சலும், குத்துவலியும் காணப்படும். புறக்கருவுறுப்புக்கள் சிதைந்து, அவற்றில் தினவும், நமைச்சலும் தோன்றும். அதனைத் தொடர்ந்து மஞ்சள் நிறம் கலந்த வெள்ளைச் சீழுடன் கூடிய தீட்டு வெளிப்படும். அது தோலை அரிக்கும் தன்மை கொண்டதாக இருக்கும். சில சமயங்களில் மருக்கள் அல்லது பாலுண்ணிகள் போன்ற புறப்பாடுகள் கருவுறுப்புக்களின் தோலின் மீது தோன்றுகின்றன. இந்நோய் கருவுறுப்புக்கள் அனைத்தையும் பாதிக்கும். அதன் விளைவாக பல்வேறுவகையான புண்களும் புறப்பாடுகளும், கசிவுகளும் அவற்றிலிருந்து வெளிப்படுகின்றன.

வெட்டை நோயால் பாதிக்கப்பட்ட மங்கைக்கு நீண்ட காலத்திற்கு ஓய்வுதர வேண்டியது இன்றியமையாதது.

கருப்பையில் காணும் இழுத்துப் பிடிக்கும் வலி
(Uterine cramps) (Hysteralgia)

இது கருப்பையில் தோன்றும் உண்மையான நரம்பு வலியாகும். இவ்வலி கருப்பையில் தோன்றியுள்ள ஏதாவது ஒரு நோயின் விளைவாக இருக்கலாம். அல்லது கருப்பை நோய் தொடர்பில்லாமலே கூட இவ்வாறான நரம்பு வலி தோன்றலாம். இந்த நரம்பு வலி பொதுவாக கடுமையான குத்தும் வலியாக அல்லது கிழிக்கும் வலியாக இருக்கலாம். இந்த வலி ஏறத்தாழ குறிப்பிட்ட கால இடைவெளிகளில், குறிப்பிட்ட காலங்களிலும், நேரங்களிலும் மீண்டும் மீண்டும் தோன்றுகிறது. இந்த வலி குறிப்பாக, அடிவயிற்றில் மையம் கொண்டிருக்கிறது. கடிதடத்தின் மேற்பாகம் வரையிலும், மலக்குடற்பகுதியின் அடிப்பாகம் வரையிலும் செல்கிறது. இந்த நரம்பு வலி பெண்கள் மாத விலக்குடையவர்களாக இருக்கும் காலத்தில் மட்டுமே அதாவது 45 வயதுக்குள்ளாகவே தோன்றுகிறது. சாதாரணமாக நரம்புத் தளர்ச்சிமிக்க பெண்களுக்கும்,

விரைவில் எரிச்சலபடும் பெண்களுக்கும் இது தோன்றுகிறது. கருப்பையின் உணர்வுகளைத் தூண்டிவிடும் எந்தச் செயலும் இந்த வலியை மிகுதிப்படுத்தி விடுகிறது. சில வேளைகளில் இது மாதவிடாயின்போது அந்தப் பணிகளுடன் சேர்ந்தே தோன்றுகின்றது. அவ்வாறாயின் மாதவிடாய்ப் போக்கு தொடங்குவதற்கு முன்னரும், அதன் போதும், நோயாளியை மிகுதியான துன்பத்திற்குள்ளாக்குகிறது.

சிகிச்சை

காஸ்டிகம்

அடிவயிற்றில் அல்லது இரைப்பையில், மார்பு அல்லது முதுகின் அடிப்பாகத்தில் தாங்கமுடியாமல குனிந்து நிற்கச் செய்யும் வலி; வயிறு வெடித்துவிடும் போன்று கனமாகவும், ஊதியுமிருத்தல்; ஏப்பம் விடப் பலமுறை முயன்றாலும் ஏப்பம் விட இயலாமை; சிறிதளவு சாப்பிட்டால்கூட மிகுந்த வலி தோன்றுதல்; எழுந்தாலோ அல்லது உடையைச் சற்று இறுக்கமாக அடிவயிற்றைச் சுற்றிக் கட்டினாலோ வலி மிகுதியாதல்; வெளிப்புற வெப்பம் அதிகரிக்கும் போது நோய் குறைதல்.

கோக்குலஸ்

கருப்பையில் மிகுந்த அழுத்தம் நிறைந்த வலி, அப்போது மார்பிலும் வலி காண்கிறது; அமைதியின்மை, பெருமூச்சு, வாயு மிகுந்திருத்தல், மயக்கத்தை உண்டாக்கும் குமட்டல், மார்பில் கனமாக இருப்பதும், வலி மிகுந்திருப்பதும், உடலின் உறுப்புக்களில் தூக்கிப் போடுவது போன்ற உணர்வும், அவற்றில் ஒருவகைப் பரபரப்பும், மாதவிடாய் தடைப்படுத்தப்படுதலும் அல்லது மாதவிடாய்க்குப் பதில் வெள்ளைப்பாடு தோன்றுதலும்.

கோனியம்

அல்குல் (Vulva) பகுதியில் குத்துகிற வலியுடன்கூடிய கருப்பை இசிவு, வயிறு பொருமி இருத்தல், வலது பக்கத்து மார்புப்பகுதி வரை குத்துகிற வலி காணுதல்; கருப்பை பிசையப்படுதல் அல்லது கிள்ளப்படுதல் போன்ற வலி.

இக்னேஷியா

பேறுகால வலி போன்ற வலி அல்லது வெட்டும் வலியுடன் கூடிய கருப்பை இசிவு, இறுக்கமான நரம்பு இசிவு வலி, அதனுடன் கூடவே நாற்றமுடைய வெள்ளைப்பாடு காணப்படுதல்; அல்லது மயக்கம், மூச்சுத் திணறல் காணப்படுதல்; மல்லாந்து படுத்தாலோ அல்லது நன்றாக அமுக்குவதாலோ நோய் சமனடையும் அல்லது குறையும்.

நக்ஸ்வாமிகா

குனிந்து நிற்கச் செய்யும் இழுத்துப் பிடிக்கும் வலி, குறிப்பாக மாதவிடாயின்போது குத்தும் வலியாகவோ, பிடித்திழுக்கும் வலியாகவோ காணும். மாதவிடாய்ப் போக்கு மிகுதியாகும், அதில் கட்டிகள் மிகுந்து காணப்படும். குறிப்பாகக் காலையில் படுக்கையை விட்டு எழுந்திருக்கும்போதும், திறந்த வெளியில் நடந்து செல்லும் போதும், கருப்பைப் பகுதியில் வலியால் மிகுந்த அழுத்தம் காணும், அத்துடன் கீழ் வயிற்றுப் பகுதி இழுத்துப் பிடித்துக் கொண்டு வலிக்கும்.

மேற்கண்ட மருந்துகளைத் தவிர சாமோமில்லா, பெல்லடோனா, மாக்னீஷியா, மூரியாட்டிகம் ஆகிய மருந்துகளும் குறிகளுக்கேற்பப் பயன்படுத்தலாம்.

கருப்பை கீழிறங்குதல் அல்லது கருப்பைப் பிதுக்கம்
(Falling of the Womb Uterus)

கருப்பைப் பிதுக்கம் (Prolapsus Uteri) என்பது, மாதர்க்கு ஏற்படும் கருப்பையின் பிறழ்ந்த நிலைகளில் ஒன்று. இதில் கருப்பை பல்வேறு அளவு கீழிறங்குவது-சாதாரண தளர்ந்த நிலையிலிருந்து, கடிதடத்தின் மேற்பகுதியில் அழுத்துவது மற்றும் கடிதடத்திற்கு வெளியில் கருப்பை முழுதும் பிதுங்கி இருத்தல் வரை அடங்கும். பொதுவாக இது திருமணமான பெண்களுக்கு நடுவயதிற்குப் பின்னர் ஏற்படுகிறது. எனினும் நாட்டியம், ஓட்டம் அல்லது கடுமையான உடற்பயிற்சி ஆகியவற்றிற்குப் பின்னர் இளம் பெண்களுக்குக் கூட இது ஏற்படுவதுண்டு.

காரணங்கள்

கீழே விழுதல், காயம் ஏற்படுதல், மிதமிஞ்சிய உடல் உறவு, தாண்டுதல், மிகுதியான பளுவைத் தூக்குதல், மட்டுமீறிய வேலை செய்தல், ஆடம்பரமாக சோம்பேறித்தனமாக வாழ்தல், பேதியாவதற்குரிய மருந்துகளை அடிக்கடி உண்ணுதல், மிக அதிகமாக நின்று கொண்டே வேலை செய்தல் ஆகியவை இந்நோய்க்குரிய முக்கியமான காரணங்களிற் சிலவாகும்.

சிகிச்சை

ஆர்னிகா

கீழே விழுந்ததாலோ, அடிபட்டதாலோ, பளுதூக்கியதாலோ மிகுதியான உழைப்பாலோ அல்லது வேறு வகையான காயங்களாலோ, கருப்பையிலிருந்து மிகுதியான இரத்தம் வெளியேறியதாலோ, சிறுநீர் கழிக்க முடியாமல் தடைப்பட்டோ அல்லது கட்டுப்படுத்த முடியாமல்

தானாகவே வெளியேறினாலோ அல்லது வயிறு பருத்துக் கல்போன்று வாயு கொண்டிருந்தாலோ கொடுக்கப்பட வேண்டும்.

பெல்லடோனா

அடிவயிற்றில் ஏதோ ஒரு கனமான பொருள் அழுத்துவது போன்ற உணர்வு அல்லது வயிற்றில் உள்ள உறுப்புக்கள் அனைத்தும் வெளியில் வந்துவிடுவது போன்ற உணர்வு, குறிப்பாக, காலை நேரங்களில் அதிகமாகத் தோன்றுதல், வயிறு பொருமி இருத்தல், தொடைகளில் கூட கனமான உணர்வு காணப்படுதல், இடுப்பெலும்புக் கூட்டில் (Pelvis) அல்லது கீழ் வயிற்றுப் பகுதியில் இழுக்கும் வலி, முதுகெலும்பின் கடைசிப் பகுதியில் இசிவு வலி, வெள்ளைப் போக்கு, இலேசாகத் தொட்டால் கூட எரிச்சல், மலக்குடல் பகுதியில் நமைச்சல்.

கல்கேரியா கார்ப்

பெல்லடோனா கொடுத்தபின்-குறிப்பாக கண்டமாலை நோய் வாகுடையவர்களிடம் மிக அதிகமான தளர்ச்சி காணப்பட்டால்; சோர்வும் களைப்பும் ஏற்படல், நடந்து செல்லும்போது சிறுநீர் கழிக்க வேண்டும் போன்ற உணர்வு, சிறுநீர் கழிப்பதையோ மலம் கழிப்பதையோ அடக்கிக் கொள்ள இயலாமை, மிக அதிகமாகவும் அடிக்கடியும் ஏற்படும் மாதவிடாய்ப் போக்கு, தசை நார்கள் பலமிழந்து இருத்தல்.

நக்ஸ்வாமிகா

தொடர்ந்து சொட்டுச் சொட்டாக ஏற்படும் கசிவுடன் கருப்பையும், கடிதடமும் பிதுங்கியிருத்தல், செரிமானக் குறைவு, வாயுத்தொல்லை, மூலநோய், மலச்சிக்கல், அடிக்கடி முக்கி, மிகுந்த இன்னலுடன் மலம் வெளியேற்றப்படுதல், கடினமான மலக்கட்டிகள் வெளியேறுதல், முதுகில் வலி, இடுப்பில் அழுத்தும் வலி, படுத்துக் கொண்டே இருக்க வேண்டும் போல் தோன்றுதல், கருப்பையின் கீழுள்ள உறுப்புக்கள் அல்லது கடிதடம் அதிகமாகப் பாதிக்கப்பட்டிருத்தல், மேலிருந்து பிறப்புறுப்புக்களை நோக்கி அழுத்துவது போன்றிருக்கும்- குறிப்பாக நடக்கும் போது நடந்து நின்றபின் முதுகில் இழுக்கும் வலி காணும், வயிற்றிலிருந்து தொடை வரை இந்த வலி காண்பதும் உண்டு.

செபியா

மிகுந்த எரிச்சல் உணர்வும் மயங்கிவிழக்கூடிய தன்மையும், வெள்ளைப் போக்கின் காரணமாக, அல்லது மாதவிடாய்ப் போக்கு ஒழுங்கற்றதாகவும் குறைவாகவும் இருப்பதன் காரணமாக பசியின்மையும், குமட்டலும், மலச்சிக்கலும் இருத்தல்; ஏதாவது வேலை செய்தவுடனே

வயிற்றில் கீழ்நோக்கி இருக்கும் வலி; இடுப்பெலும்புக் கூட்டில் உள்ள உறுப்புக்கள் எல்லாம் வெளிவந்து விடுவது போன்ற உணர்வு; எளிதில் களைப்படைந்துவிடக்கூடிய மென்மையான உடல் கொண்ட, நரம்புத் தளர்ச்சியுடைய, எளிதில் ஊறுபாடு கொள்ளக் கூடிய தோலையுடைய பெண்களுக்கு மஞ்சள் நிறமான வெள்ளைப் போக்கு, அரிப்புகள், புறப்பாடுகள், கருப்பைக் கோளாறுகள் தோன்றக்கூடிய இயல்பு, மூல நோய் ஆகியவை இம்மருந்து கொடுப்பதற்கான அறிகுறிகளாகும்.

ஸ்டானம்

அடிக்கடி தோன்றும் கீழ் நோக்கி இழுக்கும் வலி, இந்த வலி தோன்றும்போது மாதவிடாய் தோன்றிவிடுமோ என்ற அச்சம். மிகுதியான மாதவிடாய்ப் போக்கு, அப்போது மனம் சோர்ந்து, சாய்ந்து விடுதல், மலச்சிக்கல், நரம்புத்தளர்ச்சி.

சல்பர்

மலச்சிக்கலும், மூலநோயும் கொண்ட கண்டமாலை நோய் வரக்கூடிய உடல்வாகுடைய நோயாளிகளுக்கு ஏற்பட்டுள்ள நீண்ட கால கருப்பைப் பிதுக்கத்திற்கு மிகவும் ஏற்றது.

கருப்பை அழற்சி அல்லது அதைப்பு
(Inflammation of the Womb) (Metritis)

இந்நோய் வயது வந்த மாதர் யாருக்காயினும் ஏற்படலாம். சிற்சில சமயங்களில் சூலுற்ற காலத்திலோ அல்லது மகப்பேற்றின் போதோ இந்நோய் தோன்றுகிறது. இந்நோய் குறுகியகால நோயாகவோ அல்லது நீண்டகால நோயாகவோ இருக்கலாம். கருப்பையின் கழுத்தின் உட்புறப் பகுதிகள் பெரும்பாலும் இவ்வதைப்புக்குள்ளாகின்றன. இந்த நோய் முடிவில் கருப்பையின் உட்புறத் தசைகளில் ஆழமான குழிப்புண்களைத் தோற்றுவிக்கும் தன்மையுள்ளது.

எதிர்பாரா நேரத்தில் குளிருடனோ அல்லது காய்ச்சலுடனோ இந்நோய் துவங்குகிறது. உதிரப் பெருக்கும், செங்கல் மங்கலான கோழையும் கசிந்து வடிகிறது. பெரும் தாகம், குமட்டல், வாந்தி, சில வேளைகளில் வயிற்றோட்டமும் நமைச்சலும் சிறுநீர்ப்பையில் ஒருவகையான உறுத்தலும், கருப்பை இருக்குமிடத்தில் துடிக்கும் வலியும் காணப்படும். அது வீங்கியும் வலி நிறைந்ததாகவுமிருக்கும். சிறுநீரகத்தில் எரிச்சல், மலக்குடலில் எரிச்சல், துடிக்கும் வலி ஆகியவை காணப்படுகின்றன. உட்காருவது வலியை மிகுதிப்படுத்துவதால் நோயாளி எப்போதும் படுத்துக் கொண்டிருக்கவே விரும்புகிறார்.

அதிகமான சோர்வு காணப்படுகிறது. நாக்கு வறண்டும் மஞ்சள் நிற மாசு படிந்ததாகவும் காணப்படுகிறது.

காரணங்கள்

குளிரில் இங்குமங்கும் செல்வது, ஈரமான பசும்புல் தரையில் உட்கார்ந்திருப்பது, மிதமிஞ்சிய உடலுறவில் ஈடுபடுவது, கட்டிகள் ஆகியவற்றால் ஏற்படும் எரிச்சலும் வலியும் ஆகியவை இந்நோயைத் தூண்டுபவையாக உள்ளன.

இதற்கான இன்றியமையா மருந்துகள்

ஆர்சனிக்கம், மெர்க்சால், ஹீப்பர் சல்ப், சாபினா, நக்ஸ்வாமிகா, பல்சட்டில்லா.

மலட்டுத் தன்மை (Sterility)

பிள்ளைப்பேற்றுக்கான ஆவல் மிகுதியாக இருந்தும் கூட மணமான தம்பதிகளுக்கு, திருமணமாகி மூன்று, நான்காண்டுகள் வரை பிள்ளைப்பேற்றுக்கான தொடக்கநிலைச் செயல்கள் எதுவும் தோன்றாதிருந்தால்- அதாவது பெண் கருவுறும் திறன் அற்றவளாக இருந்தால்- அந்நிலைமையை மலட்டுத்தன்மை என்று கூறுகிறோம்.

இவ்வாறான நிலை ஒரு பெண்ணிற்கு ஏற்பட்டால் அது போன்ற வேதனை நிறைந்த நிலை வேறெதுவும் அவளுக்கு இருக்கமுடியாது. அந்நிலை குடும்பத்தின் மகிழ்ச்சியையும், அமைதியையும் கெடுத்து அவளுக்குச் சொல்லொணாத் துயரத்தையும், அவச் சொல்லையும் உண்டாக்குகிறது.

மலட்டுத்தன்மைகள் பலவகைகளும், அவற்றிற்குப் பல காரணங் களும் உண்டு. (ஆசிரியரின் மாதர் நோயும், மருத்துவமும் காண்க.)

பெண் மலட்டுத்தன்மை பல்வேறு காரணங்களால் தோன்றலாம். (கணவனைப் பொருத்தும் மலட்டுத்தன்மை ஏற்படலாம் என்பதைக் கருத்தில் கொள்ள வேண்டும்.) அவ்வாறாயின் அதற்குப் பண்டுவம் சிகிச்சை (Treatment) செய்யப்படவேண்டும்.

கருவுறுப்புக்களின் குறைகளாலோ, பயனுள்ள புணர்ச்சி நிகழாததாலோ, கருவுறுப்புக்களின் நோய்களாலோ, முறை தவறிய புணர்ச்சியில் ஈடுபடுவதாலோ மலட்டுத்தன்மை தோன்றலாம். தைராய்டு, பிட்யூட்டரி, சினைப்பை ஆகிய சுரப்பிகள் தங்களின் முறையான பணியைச் செய்யாதிருந்தாலும், வயிற்றுப் போக்கு, தலைவலி, மலச்சிக்கல் ஆகிய குறுகிய கால நோய்களாலும், சயரோகம், மேகவெட்டை, கிரந்தி நோய் ஆகியவற்றின் காரணமாகவும்,

மலட்டுத்தன்மை தோன்றலாம். அளவிற்கதிகமான உடல் உழைப்பு, அல்லது மிகுதியான மன உழைப்பு ஆகியவையும் சோம்பேறித்தனமான ஆடம்பர வாழ்க்கையும், அளவிற்கு மீறி மிக அதிகமாக உண்பதும், மதுபானம் அருந்துவதும் பல சமயங்களில் மலட்டுத்தன்மைக்குக் காரணங்களாக இருக்கலாம்.

கணவனும், மனைவியும், உணர்வுகளிலும், மனப்பாங்கிலும், கண்ணோட்டத்திலும், சுவைகளிலும்-முழுதும் ஒன்றுபட்டவராக இல்லாவிட்டாலும், ஓரளவாவது ஒன்றுபட்டவராக இருப்பது இன்றியமையாதது. அவர்களிடையே நீங்கா வெறுப்பு ஏற்படுவதற்கான காரணங்கள் இருத்தல் கூடாது. அவர்கள் கருத்தொருமித்தவராக இருத்தல் வேண்டும்.

மலட்டுத்தன்மையைப் போக்க சிகிச்சை செய்யத் தொடங்கும் போது, முதற்படியாக அந்தக் குறைக்கான உண்மையான காரணத்தை அறிந்து கொள்வது இன்றியமையாதது. மருந்துகளால் அந்தக் காரணங்களை நீக்க இயலுமானால் தேவையான மருந்தைக் குணங்களுக்கேற்பத் தேர்ந்தெடுத்துக் கொடுக்க வேண்டும். இயல்பாகவே கருவுறுப்புக்களில் திரிபு நிலைகளோ, குறைகளோ, காணப்பட்டால், அந்நிலைகளை சீர்செய்வதற்கான நடவடிக்கைகள் மேற்கொள்ளப்பட வேண்டும். இதில் கணவன்-மனைவி-மருத்துவர் ஆகியோரிடையே உண்மையான ஒத்துழைப்பு மிகவும் பயனுள்ளதாக இருக்கும்.

சூலுற்ற காலத்தில் மாதர்க்குத் தோன்றும் நோய்கள்

மண வாழ்க்கையின் தொடக்கமானது மாது கருத்தரிப்பதற்கு ஏற்ற வாய்ப்பைத் தோற்றுவிக்கிறது. அவ்வாறு சூல் கொண்டு ஓர் மகவை ஈனும் பேற்றையே ஒரு மங்கை மிகப்பெரும் பேறாகக் கருதுகிறாள். அந்தத் திறனுடையவளாக இருப்பதையே மக்கள் சமுதாயமும் போற்றுகிறது.

இவ்வாறான தாயாகும் நிலையிலுள்ள ஒரு பெண், சமுதாயத்தின் இன்றியமையாத ஒரு பெரும் புனிதமான பணியை மேற்கொள்வதோடு, இன்றியமையாத பொறுப்புக்கள் மிகுதியுடையவளாகி விடுகிறாள்.

அப்போது அவளது (பெண்மையின்) உடலமைப்பு முழுவதிலும் பல்வேறு புதுமையான மாற்றங்கள் ஏற்படுகின்றன. அவளது உடல் நிலையைக் கேடுறச் செய்யும் அனைத்தும் கருவில் உள்ள குழந்தையைப் பெரிதும் பாதிக்கிறது. அவளது இரத்தம் தூயதாக இருந்தால் குழந்தையும் தூய இரத்தம் உடையதாகிறது. அவளுடைய உடற்திறன் சிறந்ததாக இருந்தால், குழந்தையின் உடற்திறனும் சிறந்ததாகவே காணப்படும்.

தாயின் எந்த உடல் நிலையும், மனநிலையும் குழந்தையைப் பாதிக்காமல் விடுவதில்லை. அது குழந்தையின் வருங்காலத்தையும் சமுதாயத்தின் வருங்காலத்தையும் பாதிக்கின்றது. எனவே சூலுற்றமாது, தன் குழந்தைக்காகவும், தனக்காகவும், சமுதாயத்தின் வருங்கால நலனுக்காகவும், அந்தக் காலத்திலும் பின்னரும் கூட, உடல் நலம் தொடர்பான விதிகளையும், சுகாதார முறைகளையும், நம் முன்னோர் கூறிய தற்காப்பு முறைகளையும் பின்பற்றி நடந்துவருதல் இன்றியமையாதது.

அவளது உணவுப் பழக்கங்களும், அவளது உடையலங்காரங்களும் எளிதாக, கருவிலிருக்கும் குழந்தைக்கு எவ்வகையிலும் ஊறு செய்யாததாக இருக்க வேண்டும். மதுபான வகைகளையோ, போதைப் பொருட்களையோ, டீ, காபி போன்ற தீங்கிழைக்கும் பானங்களையோ பயன்படுத்தலாகாது. எனினும் அவள் உண்ணும் உணவு ஊட்டம் மிகுந்ததாக இருக்க வேண்டும்.

உடலைத் தூய்மையாக வைத்துக் கொள்வதோடு மனத்தையும் தூய்மையாகவும், அமைதியாகவும் வைத்துக் கொள்வது இன்றியமை யாதது. போதுமான உடற்பயிற்சியும் தூக்கமும் ஓய்வும் அவளுக்கு இன்றியமையாததாகும்.

சூலுற்ற காலத்தில் பெண் உடைகளை இறுக்கமாக அணிவது இரத்த ஓட்டத்திற்குக் கேடு விளைவித்து, வயிறு விரிவடைவதைத் தடுத்து, குழந்தைக்கும், தாய்க்கும் பெரும் தீமை பயக்கும். இவ்வாறாக இறுக்கமாக உடையணிவது கருப்பை இடம் பெயர்தலுக்கும், இதய நோய்களுக்கும், பல சமயங்களில் கருவில் உள்ள குழந்தையின் நிலை தவறாகப் போய்விடுவதற்கும் அதன் உறுப்புக்கள் சீர்குலைவதற்கும் வழி செய்யும். எனவே அவள், அவளுக்காகவும் அவளது கணவனுக் காகவும், அவளது குழந்தைக்காகவும், அவளது சமுதாயத்திற்காகவும், அந்தக் குழந்தைக்கு அதன் வாழ்நாளில் நல்ல உள்ளத்தையும், உடல் நலத்தையும் கொடுப்பதற்கான அனைத்தும் செய்ய வேண்டிய வளாகிறாள்.

சூல் காலம்

சாதாரணமாக சூல் காலம் 40 வாரங்களே. வேறுமாதிரியாகக் கூறினால் 9 மாதங்களே. இது பெண்ணின் மாதவிடாய்ப் போக்கு இறுதியாக நின்ற நாளை அடிப்படையாகக் கொண்டு கணக்கிடப் படுகிறது. பெரும்பாலான சமயங்களில் இந்தக் கணக்கு சரியானதாகவே இருக்கும். எனினும் சில வேளைகளில் இது தவறானதாகப் போய் விடுவதும் உண்டு.

என்றாலும் கூட, பேறுகால நாட்களைச் சரியாகக் கணக்கிட நாம்,

1. கடைசியாக ஏற்பட்ட மாதவிலக்கின் நாள்.
2. மசக்கை (வாந்தி செய்தலும், குமட்டலும்) ஏற்பட்ட நாட்கள். (இது சாதாரணமாக சூலுற்ற 6வது வாரத்தில் தோன்றுகின்றது).
3. கருவிலுள்ள குழந்தையின் நாடித்துடிப்பு தோன்றும் நாள். (வழக்கமாக இது 4½ மாதங்கள் முடிந்தவுடன் தோன்றிவிடுகிறது.)
4. பேறுகாலம் மிக அருகில் நெருங்கும்போது, சூலுற்ற பெண்ணின் இடுப்பு சிறுத்து வயிறு கீழிறங்கி விடுகிறது. இது பேறுகாலம் நெருங்கி விட்டது என்பதை உறுதியாகக் காட்டும்.

மசக்கை (Morning Sickness)

இரைப்பைக்கும், கருப்பைக்குமிடையே உள்ள தொடர்பும், அவை ஒன்றுக்கொன்று அனுதாபப்படுவதும் இப்பொழுது மிகத் தெளிவாக வெளிப்படும். பெரும்பாலும் சூலுற்ற பெண்கள் காலையில் எழுந்தவுடன் குமட்டலாலும், வாந்தியாலும் துன்புறுகிறார்கள். எனவேதான் இதை "காலை நோய்" (Morning Sickness) என அழைக்கிறோம்.

சில பெண்களுக்கு, இந்நோய் கருவுற்ற உடனேயே தோன்றி விடுகிறது. வேறு சிலருக்கு இது கருவுற்ற ஆறாவது வாரத்தில் துவங்குகிறது. அது மூன்று மாதங்கள் முடியும்வரை தொடர்ந்து நீடிக்கிறது. அதற்குப் பின்னர் அது சிறிது சிறிதாகக் குறைகிறது. எனினும் வேறு சிலருக்கு அது மகப்பேறு காலம் வரை நீடிக்கிறது. இவ்வாறான குமட்டலும் வாந்தியும், நோயாளி படுக்கையை விட்டு எழுந்தவுடன் தோன்றிய மூன்று அல்லது நான்கு மணி நேரம் நீடிக்கிறது. பலமுறை குமட்டலுக்குப் பின் ஒரு வகையான பிசுபிசுப்பான திரவப் பொருள் வெளிவருகிறது. அது பெரும்பாலும் புளிப்பு ருசியுடைய தாகவே உள்ளது. நோயாளி மிக அதிகமான அளவும், அடிக்கடியும் எச்சிலைத் துப்பிக் கொண்டேயிருக்க வேண்டியதிருக்கிறது. அப்போது நெஞ்செரிவும் கூடக் காணப்படுகிறது.

சிகிச்சை

நக்ஸ்வாமிகா

நோயாளி குறிப்பாக காலையில் மட்டுமே, ஒரு வகையான பசை போன்ற பொருளை வாந்தி செய்தால்.

இபிகாக்

குமட்டலும், வாந்தியும் நாள் முழுதும் காணப்பட்டாலும், உண்ட பொருட்கள் அனைத்தும் வாந்தி செய்யப்பட்டாலும், அதில் பித்தம் மிகுதியாகக் காணப்பட்டாலும், காணப்படவில்லை என்றாலும்.

பொர்ரம் மெட்

நோயாளி உண்ட ஒரு சில மணி நேரத்திற்குப் பிறகு உண்ட உணவு முழுவதையும் வாந்தி செய்துவிட்டால்.

ஆன்டிமோனியம் க்ரூடம்

உண்ட உணவின் ருசியுடைய ஏப்பம், குமட்டலுடன் தலைசுற்றல், மிகுதியாக உண்டபின் தோன்றும் குமட்டலுக்கும் வாந்திக்கும். தொடர்ந்த கடுமையான குமட்டலும் வாந்தியும்.

இந்த நோய்க்கே உரியதாக சிம்போரிகார்ப்பஸ் ரேசிமோசா (Symporicarpus Racemosa) என்னும் மருந்து குறிக்கப்படுகிறது.

இவை தவிர, பிரையோனியா,

கல்கேரியா,

செபியா,

வெராட்ரம்

ஆகிய மருந்துகளும் குறிகளுக்கேற்ப பயன்படுத்த வேண்டும்.

தலைசுற்றல் - தலைவலி

சூலுற்ற காலத்தில்-குறிப்பாக தொடக்க மாதங்களில் தலைசுற்றலும், தலைவலியும் தோன்றுவதுண்டு. தலைகுனிந்தால், கண் பஞ்சடைந்து போய், கண்ணுக்கு முன் ஒளிப்பிழம்புகள் பளிச்சிடுவது. உச்சந்தலையில் பாரத்துடன் தலைவலி, நெஞ்சு படபடத்தால், நரம்புத்தளர்ச்சி, சில வேளைகளில் நோயாளி பல விநோதமான உணவுப் பொருட்களை விரும்பி உண்ணக் கேட்பார். சில வேளைகளில் சமையல் அறையிலிருந்து வரும் வாசனைகளே நோயை மிகுதிப்படுத்தும். இவ்வாறான நிலை பெண் சூலுற்ற காலம் முழுமையும் கூட நீடிக்கலாம்.

சிகிச்சை

அக்கோனைட்

உட்கார்ந்த இடத்தைவிட்டு எழுந்தவுடன், அல்லது குனியும் போது அல்லது மேலே பார்க்கும்போது, படுத்திருந்து எழுந்திருக்கும் போது, பார்வை மங்கலுடன் தலைசுற்றல்; முன் தலை கனமாக

வலியுடனிருந்தால்; நரம்புத் தளர்ச்சியுள்ளோர்க்கும், அழகான தோற்றமுடையோர்க்கும், பருமனானவர்களுக்கும் ஏற்றது.

பெல்லடோனா

கண்பார்வை மங்கி, மறைவதுடன் தலைசுற்றல், தலைக்கு இரத்த ஓட்டம் மிகுதியாக இருப்பதுடன் காணப்படும். தெறிக்கும் தலைவலி; முகம் சிவந்து, கண் பிதுங்கிக் கொண்டிருப்பது போன்றும், கண் பட்டைகள் நடுங்கிக் கொண்டும் இருத்தல், கண்களுக்கு முன்னால் தீப்பொறிகள் பறப்பது போன்று பொருட்கள் இரண்டிரண்டாகத் தெரிதல்; பொதுவாக நோய்க் குறிகள் காலையில் மிகுந்து காணப்படுதல்; நோயாளி இருந்த இடம் விட்டு அசைவதை வெறுக்கிறார்.

நக்ஸ்வாமிகா

காதுகளில் இரைச்சலுடன், கண் பார்வை மங்கலுடன் தலைசுற்றல், வயிற்றில் புளிப்புடன் தலையில் இழுக்கும் மற்றும் கிழிக்கும் அல்லது துடிக்கும் வலி காணப்படுதல். மலம் கழிக்க வேண்டுமென்ற உணர்வு அடிக்கடி தோன்றினாலும் மலங்கழிப்பது ஒழுங்காக முழுமையாக இருப்பதில்லை. வழக்கமான மலச்சிக்கல் நோய் காலை நேரங்களில் மிகுதியாகக் காணப்படுதல்; பெட்டியடித் தொழில் செய்வோர்க்கும், மதுபானம், டீ, காபி ஆகியவற்றையும், மசாலா கலந்த உணவுப் பொருட்களை மிகுதியாக பயன்படுத்துவோருக்கும் ஏற்றது.

செபியா

திறந்த வெளியில் நடக்கும்போது மட்டும் தோன்றும் தலைசுற்றல், மாலை வேளைகளில் காணும் மிகுதியான தலைவலி, வயிறு காலியாக இருப்பது போன்ற உணர்வு; ஆசனவாயில் ஏதோ ஒன்று கனமாக இருப்பது போன்ற உணர்வுடன் கூடிய மலச்சிக்கல்.

சூலுற்ற காலத்தில் தோன்றும் பல்வலி

சூலுற்ற காலத்தில் பெரும்பாலான பெண்களுக்குப் பல்வலி தோன்றி அவர்களைத் துன்புறுத்துவதுண்டு. சில வேளைகளில் கரு உண்டானவுடனேயே பல் வலியும் தோன்றிவிடுகிறது. வேறு சிலருக்கு எட்டாவது அல்லது ஒன்பதாவது மாதங்களில் தோன்றுகிறது. இது குறுகிய கால இடைவெளியிலோ அல்லது நீண்டகால இடைவெளி களிலோ இது தோன்றுகிறது. இவ்வாறான நிலைகளில் பல்லைப் பிடுங்கிவிடுவது பல்வேறு துன்பங்களைப் பிற்காலத்தில் தோற்றுவிக்கும். எனவே உங்களது ஹோமியோ மருத்துவரைக் கலந்து ஆலோசிக்காமல் பல்லைப் பிடுங்க முயலுதல் கூடாது.

சிகிச்சை

இதற்கு முக்கியமான மருந்துகளாக, அக்கோனைட், செபியா, பெல்லடோனா, கல்கேரியா, சாமோமில்லா, மெர்க்சால், நக்ஸ்வாமிகா, பல்சட்டில்லா, செபியா, ஸ்டாபிசாக்கிரியா ஆகியவற்றைக் கூறலாம்.

பல்வலி என்ற பகுதியில் இந்த மருந்துகளைப் பயன்படுத்து வதற்கான குணங்குறிகள் கூறப்பட்டுள்ளன.

நெஞ்செரிவு (Heart burn)

இதுவும் பெண் சூலுற்ற காலத்தில் தோன்றும் நோய்களில் ஒன்று. நோயாளி இரைப்பையில் ஒருவகையான எரிச்சல் உணர்வு காணப்படுவதாகவும், அது மேல்நோக்கி தொண்டை வரை செல்வ தாகவும், அப்போது உண்டபின் புளித்த ஏப்பம் தோன்றுவதாகவும் கூறுவார். அத்துடன் அவரது இரைப்பையில் ஒரு வகையான இழுத்துப் பிடிக்கும் வலி காணப்படும்.

சிகிச்சை

நக்ஸ்வாமிகா

புளித்த ஏப்பத்துடன் நெஞ்செரிவு; உண்ணும்போதே விக்கல் தோன்றி எதுக்களித்தல் தோன்றுதல்; வழக்கமாக மலச்சிக்கல் காணப்படுதலும் மலம் கடினமானதாகவும் மிகவும் துன்பத்துடனும் கழிக்கப்படுதல்.

பாஸ்பரஸ்

உண்ட உணவு புளித்த சுவையுடன் எதுக்களித்தல், உண்டபின் நெஞ்செரிவுடன் உணவும் நீருமாக எதுக்களித்தல்; குமட்டல், வாயிலிருந்து நீர் போன்ற எச்சில் வடிந்துகொண்டே இருத்தல்.

செபியா

மதியத்தில் வாயில் தோன்றுகிற (Water brash) மிகுதியான எதுக்களிப்புடன் கூடிய எச்சில், இது உண்டபின் மறைந்து விடும். பால்போன்ற நீர் வாந்தி செய்யப்படுவது அல்லது பால் போன்ற பூந்தசைப் பொருட்கள் வாந்தி செய்யப்படுவது; அழுகிப்போன முட்டையின் நாற்றமுடைய ஏப்பம், மூக்கிலும் கன்னத்திலும் சேணம் (Saddle) போன்று தோற்றமளிக்கும் நிறமாற்றம். இதை Butterfly என்றும் அழைப்பர்.

சல்பர்

காலையில் வாயில் கெட்ட சுவை மிகுதியான எச்சில் வெளியேறுதல், அந்த எச்சிலின் சுவை குமட்டலையும், வாந்தியையும் தோற்றுவித்தல்; உச்சந்தலையில் எப்பொழுதும் எரிச்சல் காணப்படுதல், அடிக்கடி மயக்கம் வருதல்.

வயிற்றின் பக்கங்களில் வலி
(Pain in the side)

சூலுற்ற சில பெண்களுக்கு வயிற்றில் வலது அல்லது இடது பக்கத்தில் வலி தோன்றுவதுண்டு, சாதாரணமாக ஐந்து மாதங்கள் வரை தோன்றுவதில்லை. அப்படித் தோன்றும் இவ்வாறான வலி, எட்டாவது மாதத்தின் இறுதிவரை நீடிக்கலாம். பொதுவாக இந்தவலி வலதுபுறமே மிகுதியாகக் காணப்படுகிறது. அது வலதுபுற மார்பு எலும்புகளுக்குக் கீழ், மந்தமான நோவுநிறைந்த வலியாக உள்ளது. அதனால் சூலுற்ற பெண் ஒரே நிலையில் நீண்ட நேரம் உட்கார்ந்திருக்க இயலுவதில்லை. முதன் முதலாக சூலுற்ற பெண்ணுக்கே இந்த நோய் தோன்றுவது வழக்கம்.

சிகிச்சை

ஆர்னிகா

காயம்பட்ட இடத்தில் தோன்றும் வலியைப் போன்ற வலி.

பெல்லடோனா

வலிகள் எதிர்பாராமல் திடீரெனத் தோன்றி தோன்றியது போலவே மறைந்துவிட்டால், அசைவதாலும், மாலை வேளைகளிலும் நோய் அதிகமாவதாகக் காணப்பட்டால்.

பிரையோனியா

குத்துவது போன்ற அல்லது தைப்பது போன்ற வலி; சிறிது அசைந்தாலும் வலி மிகுதியாகக் காணப்படுதல்.

நக்ஸ்வாமிகா

காபி, தேநீர் போன்ற பானங்கள் மிகுதியாக அருந்துபவர்களுக்கும், மேசையடி வேலை செய்பவர்களுக்கும் ஏற்றது. கடினமான, பெரிய மலக்கட்டிகள் வெளியேறும் மலச்சிக்கல தோன்றும் நோயாளி களுக்கு இம்மருந்து ஏற்றது.

மலச்சிக்கல்

இது சூலுற்ற பெண்களை-குறிப்பாக ஏழு எட்டாவது மாதங்களில் மிகுதியாகத் துன்பப்படுத்துகிறது. இவ்வாறான மலச்சிக்கல் தொடர்ந்து

நிலவுமானால், பசியின்மை தோன்றுகிறது. செரிமானம் துன்பம் மிகுதியானதாகிறது. நோயாளி அதன் விளைவாக அமைதியற்றவராகவும், தூக்கமில்லாதவராகவும் ஆகிறார். பெரிய கடினமான மலத்தை இன்னலுடன் முக்கி வெளியேற்ற முயலும்போது, மலத்துடன் இரத்தம் வெளியேறுதல் மற்றும் கருச்சிதைவு ஆகியவை தோன்றுவதற்கான அபாயங்களும் உள்ளன. எனவே மலச்சிக்கலுக்கான மருந்துகள் உடனடியாகக் கொடுக்கப்பட வேண்டும். எனினும் பேதி மருந்துகள் பயன்படுத்துவது தவிர்க்கப்பட வேண்டும்.

பெரும்பாலான சமயங்களில் நோயாளியின் உணவுப் பழக்கங் களைச் சற்று மாற்றினாலே போதுமானதாக இருக்கும். திறந்த வெளியில் உலவுதல், உடற்பயிற்சி செய்தல், காலையில் எழுந்தவுடன் தண்ணீர் குடித்தல் ஆகியவை மலச்சிக்கலைப் போக்கப் பெரிதும் பயன்படும்.

சூலுற்ற காலத்தில் வயிற்றோட்டம்

சூலுற்ற காலத்தில் பெண்களுக்கு வயிற்றோட்டம் ஏற்படுவது வழக்கம். ஒரு வேளை அது உடல்வாகுக் கோளாறினாலோ அல்லது ஏதாவது எதிர்பாராத நிகழ்ச்சிகளாலோ ஏற்படலாம். நீண்ட நாட்கள் வயிற்றோட்டம் தொடர்வதை அனுமதித்தால் அது அந்தப் பெண்ணுக்குப் பல்வேறு துன்பங்களைத் தோற்றுவிக்கலாம். அந்த வயிற்றோட்டத் திற்கான காரணத்தைக் கண்டறிந்து தேவையான, குறிகளுக்கேற்ற மருந்துகள் கொடுக்கப்பட்டால் நோய் விரைவில் குணமாகி விடும்.

சிகிச்சை

ஆன்டிமோனியம் க்ரூடம்

செரிமானக் கோளாறுகளுடன் தோன்றும் நீர் போன்ற, மிகுதியான மலம். நாக்கில் பால் போன்ற வெண்மையான மாசுபடிந்திருத்தல்.

ஆர்சனிக்கம்

செரிக்கப்படாத உணவுப் பொருட்களை உள் அடக்கமாகக் கொண்ட, நோயாளியை மிகுதியாகக் களைப்படையச் செய்யும் வயிற்றோட்டம், மிகுந்த சோர்வு, மயக்கமடைதல், உண்டவுடன் அல்லது ஏதாவது பானம் பருகியவுடன் வாந்தி.

பிரையோனியா

கோடைகாலத்தில் தோன்றும் வயிற்றோட்டம் அல்லது வியர்த்துக் கொட்டும்பொழுது குளிர்பானங்கள் அருந்துவதால் தோன்றும் வயிற்றோட்டம். அசைவதாலும், காலை நேரங்களிலும் நோய் மிகுந்து காணப்படுதல்.

சாமோமில்லா

கெட்டுப்போன முட்டை போன்ற நாற்றமுடைய வயிற்றோட்டம். பச்சையாகவும், உடற்பகுதியை அரித்துவிடக்கூடியதாகவும் உள்ள மலம், வயிற்றில் வலி. நோயாளி பொறுமையற்றவராகவும், சின்ன விஷயங்களுக்கெல்லாம் கோபப்படுபவராகவும் காணப்படுகிறார். கேள்விகளுக்கு அவரால் பொறுமையாகப் பதில் கூற முடியாது. ஒரு கன்னம் சிவப்பாகவும், மற்றொரு கன்னம் வெளிறிப் போயும் காணப்படும். இரவு நேரத்தில் நோய் மிகுந்து காணப்படும்.

பாலுறுப்புகளில் அரிப்பு
(Pruritus - Itching of the privates)

சூலுற்ற காலத்தில் பல பெண்களை இந்நோய் பாதிக்கிறது. பெரும்பாலான சமயங்களில் அது சூல் காலத்தின் தொடக்கத்தில் நிகழ்கிறது. வேறு சில சமயங்களில் பல மாதங்கள் சென்று இது நிகழ்கிறது. பொதுவாக இது கடிதடத்தின் (Vagina) உட்பகுதியிலிருந்து வெளியேறும் காரத் தன்மையுள்ள கசிவினால் தோன்றுகிறது. சில வேளைகளில் பெண்ணின் பாலுறுப்பின் உதடுகளில் உள் வேக்காட்டினால் ஏற்பட்ட புண்கள் காணப்படுகின்றன. அவை வெண்மையான, குழந்தைகளுக்கு வாய் வேக்காட்டின்போது ஏற்படுகின்ற பூந்தசைப் பகுதி வேக்காடு போன்று காணப்படுகிறது. வேறு சில சமயங்களில் மிகுதியான அரிப்புடைய குழிப்புண்கள் தோன்றுகின்றன. இவ்வாறான அரிப்பு சூலுற்ற காலத்தில் மட்டும் தோன்றுவதில்லை. இந்நோய் பல்வேறு சமயங்களில் அவர்களைப் பாதிக்கிறது.

சிகிச்சை

பிரையோனியா

பாலுறுப்புகளில் மிகுந்த வறட்சியும், சூடும் அரிப்பும் காணப் படும்போது இம்மருந்து பெரிதும் பயன்படும்.

கார்போவெஜி

பாலுறுப்புக்களில் தயிர் போன்ற வெண்மையான பொருட்கள் மிகுந்தும் அரிப்புடனும் காணப்படும்.

லைக்கோபோடியம்

கடிதடத்தில் (Vagina) எரிச்சல், தினவு, அரிப்பு ஆகியவை மிகுந்து காணப்படும். பால்போன்ற வெள்ளைப்பாடு கடிதடத்திலிருந்து வெளியேறும்.

பல்சட்டில்லா

கடிதடத்திலும், அதன் உதடுகளிலும் அதிகமான எரிச்சல் மிகுந்த அரிப்பு, மாதவிலக்கு முற்றிலுமாக நிற்கப் போகும் பெண்களுக்கு ஏற்படும் இவ்வாறான அரிப்புக்கு மிகவும் ஏற்றது.

செபியா

கடிதடத்தின் உதடுகளின் உட்பகுதியில் ஈரப்பசை மிகுந்த அரிப்புடன் கூடிய புறப்பாடுகள் காணப்படும். பாலுறுப்புக்கள் சிவந்து புண் போன்றிருக்கும். கடிதடத்தின் மேற்பகுதியும், ரதிமேடும் மிகுதியான அரிப்புடையதாக இருக்கும்.

கால்களில் நரம்புகள் சுருண்டு கொள்ளுதல் (Varicose Veins)

கால்களில் உள்ள அசுத்த இரத்தக் குழாய்கள் பருத்துச் சுருண்டு இருப்பதையே மேற்கண்டவாறு அழைக்கிறோம். தனிச்சிறப்பாக சூலுற்ற காலத்தில் இந்நோய் காணப்படுகிறது. எனினும், இது பிற பெண்களுக்கும் ஆண்களுக்கும் கூட தோன்றுவது உண்டு.

சூலுற்ற பெண்களின் கருப்பை பருத்து கீழ் நோக்கி அழுத்துவதால் கால்களுக்கு இரத்தம் செல்வதும், கால்களிலிருந்து இரத்தம் மேல் நோக்கிச் செல்வதும் தடைப்படுவதாலேயே இது ஏற்படுகிறது. மேலும், அதிக நேரம் நின்றுகொண்டே இருப்பதாலும், அல்லது கால்களைத் தொங்கப் போட்டுக் கொண்டிருப்பதாலும், மிகுதியாக நடப்பதாலும் இந்நோய் அதிகரிக்கிறது. சில வேளைகளில் நரம்புகள் மிக அதிகமான அளவு பருத்துவிடுவதால் மிகுந்த, தாங்க இயலாத வலியைத் தோற்றுவிக்கிறது. வேறு சில நேரங்களில் அந்த நரம்புகள் தெறித்து அதிலிருந்து ஆபத்தை விளைவிக்கும் இரத்தப்போக்கு தோன்றுகிறது. மகப்பேற்றுக்குப்பின் மெதுவாக இந்த நிலை மாறி விடுகிறது.

இந்நோய்க்கான இன்றியமையாத மருந்துகளாக ஆர்னிகா, பெல்லடோனா, நக்ஸ்வாமிகா, பல்சட்டில்லா, ஹமாமலிஸ், பார்மிகா ரூபா ஆகியவை குறிகளுக்கேற்பப் பயன்படுத்தப்பட வேண்டும்.

கை, கால்களிலும் வேறு இடங்களிலும் நரம்பு பிடித்திழுத்தல் (Cramps)

கெண்டைக்கால்களிலும், வயிற்றின் தசைப்பகுதிகளிலும் சூலுற்ற பெண்களுக்கு இவ்வாறான நரம்பு பிடித்திழுத்தல் தோன்றுவது வழக்கம். இந்நோய் பெரும்பாலும் நான்கு அல்லது ஐந்து மாதங்களாக இருக்கும்போது மிகுதியாகக் காணப்படுகிறது.

இந்நோய சூலுற்ற பெண்களை மட்டுமல்லாது பிற பெண்களையும் ஆண்களையும் கூட பாதிக்கிறது.

சிகிச்சை

பெல்லடோனா

கால்களை மடக்கும்போதும், இரவு நேரத்திலும் படுக்கையிலும் தோன்றும் நரம்பு வலி, பாதங்களிலும் நரம்பு இழுத்தல்.

சாமோமில்லா

கணுக்கால்களில் நரம்பு பிடித்திழுத்தல், தாங்க முடியாது எரிச்சல்படுதல், வலியைப் பொறுத்துக் கொள்ள இயலாமை.

கோலோசிந்த்

கற்களுக்கு இடையில் குடலை வைத்து நசுக்குவது போன்று வயிற்றில் இழுத்துப் பிடிக்கும் வலி; தொடைகளில் அல்லது கால்களில் இழுத்துப் பிடிக்கும் வலி.

ஹையாசியாமஸ்

தொடையின் முன்தசைப்பகுதிகளில் தோன்றும் இழுத்துப் பிடிக்கும் வலி; வயிற்றுத் தசைகளில் காணப்படும் இழுத்துப் பிடிக்கும் வலி.

நக்ஸ்வாமிகா

கால்களை மடக்கும்போது பாதங்களிலும் கணுக்கால்களிலும் இழுத்துப் பிடிக்கும் வலி.

சிறுநீரை அடக்க இயலாமை
(Incontinence of Urine)

சிறுநீர்ப்பையில் உள்ள சிறுநீரை சிறிதுகூட அடக்க இயலாதிருப்பது. பொதுவாக அது வலியுடன் கூடியதாக இருப்பதில்லை. எனினும் அது நோயாளிக்குப் பெரிதும் துன்பந் தருவதாக இருக்கும். சில வேளைகளில் சிறுநீர் சொட்டுச் சொட்டாகத் தொடர்ந்து வெளியேறிக் கொண்டேயிருக்கும். மற்றும் சில வேளைகளில் பெருமளவு சிறுநீர் நோயாளியறியாமலேயே கழிந்து விடும். இவ்வாறான துன்பம், சூலுற்ற காலத்தில், கருப்பை சிறுநீர்ப்பையை அழுத்துவதால் ஏற்படுகிறது. சூலுற்ற ஓரிரண்டு மாதங்கள் இந்த நோய் தொடர்ந்து நிலவுகிறது.

சிகிச்சை

அக்கோனைட்

தொப்புளைச் சுற்றி ஒருவித வலியுடன் சிறுநீர் கழிவது, துன்பம் நிறைந்ததாகவும், குறைவாகவும் இருத்தல். பயம், கவலை, துன்பம் ஆகிய உணர்வுகளுடன் சிறுநீர் கழிப்பது.

பெல்லடோனா

சிறிய அளவு சிறுநீரைக் கூட கழிப்பது துன்பம் நிறைந்ததாக இருப்பது. சிறுநீர் சொட்டுச் சொட்டாகவோ அல்லது நூல் போன்று மெல்லியதாகவோ கழிவது. முழுதும் தானாகவே சிறுநீர் சொட்டுச் சொட்டாக இறங்குவது. சிறுநீரைக் கட்டுப்படுத்துவது இயலாததாக இருப்பது.

காஸ்டிகம்

அடிக்கடி சிறுநீர் கழிக்க வேண்டுமென்ற விருப்பம். ஒரு சிறிதளவு சிறுநீர் தானாகவே கழிதல். இரவுநேரத்தில் தன்னையறியாமல் சிறுநீர் கழிவது.

பல்சட்டில்லா

நடக்கும்போதோ, உட்காரும்போதோ சிறுநீர் தானாகவே கழிவது. வயிற்றில் இழுக்கும் வலியுடன் அடிக்கடி சிறுநீர் கழிக்க வேண்டுமென்ற உணர்வு காணப்படுவது. அடிக்கடி கண்ணீர் விடும் மென்மையான உள்ளம் கொண்டவர்களுக்கு ஏற்றது.

ஸ்ட்ராமோனியம்

சிறு நூல் போன்று சிறிது சிறிதாக சிறுநீர் மெதுவாகக் கழிவது.

சல்பர்

அடிக்கடி சிறுநீர் கழிக்கும் விருப்பம். இரவு நேரங்களில் படுக்கையில் சிறுநீர் கழிப்பது (செபியா). சூலுற்ற காலத்தில் சிறுநீர் கழிப்பது துன்பம் நிறைந்ததாக இருப்பது.

கருச்சிதைவு (Abortion)

சூலுற்ற காலத்தில் ஏதாவது ஒரு சமயத்தில் கருச்சிதைவு ஏற்படலாம். பெரும்பாலான சமயங்களில் சூலுற்ற காலத்திலிருந்து மூன்றாவது மாதத்திலோ அல்லது ஐந்தாவது மாதத்திலோ இது ஏற்படுவது வழக்கம். சில சமயங்களில் அதற்கு முன்னரே கூட நிகழலாம். வழக்கமாக மாதவிடாய் தோன்றும் நாட்களில் இந்த அபாயம் தோன்றுவதற்கான வாய்ப்புகள் மிகுதி. ஒருமுறை கருச்சிதைவு ஏற்பட்ட பெண்ணுக்கு தொடர்ந்து கருச்சிதைவு ஏற்படும் வாய்ப்புகள் அதிகம். மீண்டும் ஐந்தாவது மாதத்தில் அல்லது ஆறாவது மாதத்தில் அதே துன்பம் தோன்றும் வாய்ப்புகள் உள்ளன. இவ்வாறு ஆறாவது அல்லது பிந்திய மாதங்களில் தோன்றும் கருச்சிதைவைக் காலத்திற்கு முந்திய மகப்பேறு (pre-delivery) எனக் கூறுவதும் உண்டு.

குளிர், நடுக்கம், வயிறு கீழ்நோக்கி இழுக்கப்படும் உணர்வு, கடிதடத்திலிருந்து சிலேட்டுமப் பகுதிகளும், குருதியும் வெளிப்படுதல்,

கருச்சிதைவு தொடர்ந்து நிகழும் எனில் வலி மிகுதியாகி, அடிக்கடி தோன்றுகிறது. கரு வெளியாகும் வரை கட்டி கட்டியான இரத்தமோ, அல்லது நீர் போன்ற இரத்தமோ வெளிவந்து கொண்டே இருக்கும். அந்தப் பெண்ணின் அருகில் இருப்பவர்கள் வெளியேறும் கட்டியான இரத்தத்தை நன்றாக உற்று நோக்கி வெளியேறும் பொருட்கள் அனைத்தும் வெளியேறிவிட்டனவா என அறிந்துகொள்ளுதல் வேண்டும். அவ்வாறு வெளியேறவில்லை எனில் அப்பெண்ணுக்கு பின்னர் மிகுந்த துன்பங்கள் தோன்றும் வாய்ப்புகள் உள்ளன.

இவ்வாறு அடிக்கடி கருச்சிதைவு ஏற்படுவதற்கு கரடுமுரடான மேடு பள்ளங்கள் நிறைந்த பாதைகளில் வாகனங்களில் பயணம் செய்தல், இறுக்கமான உடைகளை அணிந்து கொள்ளுதல். கடுமையான உடல் உழைப்போ பயிற்சிகளோ மேற்கொள்ளுதல், அடிக்கடி பேதி மருந்துகளைப் பயன்படுத்துதல், மிகுதியான பாலுறவில் ஈடுபடுதல் ஆகியவை இன்றியமையாத காரணங்களாகத் திகழ்கின்றன.

கருச்சிதைவு ஏற்படக்கூடிய அபாயம் உள்ளது எனத் தெரிந்தவுடன் நோயாளி அமைதியாக படுக்கையில் ஓய்வாகப்படுத்திருப்பதும், மன உணர்வுகள் மிகுதியில்லாமல் பார்த்துக் கொள்ள வேண்டியதும் இன்றியமையாதது ஆகும்.

சிகிச்சை

அக்கோனைட்

பயத்தினால் ஏற்படக்கூடும் என்று சந்தேகப்படும்போது; உறுதியாக இறந்துவிடுவோம் என்ற பயத்துடன் கூடிய குருதிப் போக்கு; சாவுக்குப் பயம், மனதில் பெரும் பயமும் கவலையும், மிகுதியான நரம்புக்கிளர்ச்சிகள், படுத்த நிலையிலிருந்து எழுந்திருக்கும்போது தலைசுற்றல்; காய்ச்சலும், அமைதியின்மையும்.

ஆர்னிகா

கீழே விழுந்ததனாலோ அல்லது அடிபட்டதாலோ கருச்சிதையும் அபாயம் தோன்றியிருக்கும்போதும், பூந்தசைப் பகுதிகளோ அல்லது குருதியோ வெளியேறத் தொடங்கினாலும், காயம்பட்டதால் உடலெல்லாம் நோவெடுப்பது போன்றிருந்தாலும், படுத்திருக்கும் படுக்கை மிகவும் கடினமாக இருப்பது போன்றுணர்ந்தாலும், கொடுக்கப்பட வேண்டும்.

பெல்லடோனா

முகமும், கண்களும், சிவந்து காணப்படல், கழுத்திலுள்ள இரத்த நாளங்கள் மிகுதியாகத் துடித்தல்; முதுகு உடைந்து தெறித்துவிடும் போன்று தோன்றும் வலி; கடிதடத்தின் வழியாக உள்ளிருக்கும்

அனைத்து உறுப்புக்களும் வெளிவந்து விடுமோ என்ற அச்சம்; மிகச் சிவந்த குருதி, அதிக அளவில் வெளியேறுதல; வலிகள் திடீரெனத் தோன்றித் திடீரென மறைதல்; குனியும்போதோ அல்லது உட்கார்ந்து எழுந்திருக்கும்போதோ தலைசுற்றல்; வெளிச்சத்தையும் பேரொலி களையும் பொறுத்துக் கொள்ள இயலாமை.

கல்கேரியா கார்ப்

கண்டமாலை நோய்வாகுடையவர்களுக்கேற்ற மருந்து, இதுவரை மிகுதியான மாதவிடாய்ப் போக்கும், விரைவிலும், அடிக்கடியும் தோன்றும் மாதவிடாய்ப் போக்கு இருந்து வந்தவர்களுக்கும், பொதுவாக மிகுதியான அளவு பலம் குறைந்தவர்களுக்கும், சிறிது நடந்தால் கூட களைப்படைபவர்களுக்கும், மாடி ஏறும்பொழுது மூச்சுத் திணறுபவர்களுக்கும்; கருவுறுப்புக்கள் வழியாக உள்ளுறுப்புகள் அனைத்தும் வெளியில் வந்துவிடுமோ என்ற பயம்; (பெல்) பாதங்களில் நனைந்த காலுறைகளை அணிந்திருப்பது போன்ற உணர்வு; உயரத்தில் ஏறும்போது தலைசுற்றல் ஆகிய குணங்குறிகள் காணப்பட்டால்.

சாமோமில்லா

பேறுகால வலி போன்ற வலி விட்டு விட்டு வருதல், அத்துடன் கரிய அல்லது உறைந்த இரத்தம் போன்று வெளியேறுதல்; அடிக்கடி சிறுநீர் கழிக்க வேண்டுமென்ற உணர்வுடன், குடற்பகுதியில் தோன்றி பக்கங்கள் வரை செல்லும் கடுமையான வலி. வலிகளைத் தாங்க இயலாமை; மிகுந்த சீற்றமும் எரிச்சலும் கொள்ளுதல்; பொறுமை யின்மை; வெடுக்கென்று பேசுதலும், அவசரப்படுதலும்; தலையில் சூடான வியர்வை.

பல்சட்டில்லா

இரத்தப்போக்கும் பிரசவ வலி போன்ற வலியும் மாறி மாறித் தோன்றுதல், சிறிது நேரம் இரத்தம் வெளியேறுதல் நின்று பின்னர் மீண்டும் அதிக அளவில் வெளிவருதல்; மூச்சுத் திணறல்; நோயாளி திறந்த வெளியில் தூய காற்றை சுவாசிக்க விருப்பம்; சன்னல்கள் மூடிய வெப்பமான அறையில் இருக்க முடியாமை; மகப்பேற்றுக்குப் பின் வெளியேற வேண்டிய இளங்கொடியும் (Placenta) செத்தையும் வெளியேறாமை; மென்மையான, அடிக்கடி கண்ணீர் வடிக்கும் பெண்களுக்கு ஏற்றது.

சைனா

மிக அதிகமான இரத்தம் வெளியேறியதன் விளைவாக பலவீனமான, களைத்துப்போன பெண்களுக்கு; கருச்சிதைவுக்குப் பின் மயங்கி விழக்கூடிய அளவு இரத்தப்போக்கு, மயக்கம், தூக்கக்கலக்கம்,

உணர்விழத்தல் ஆகிய நிலைகளுக்கும், தலை பாரமாக இருப்பதற்கும், காதுகளில் ஏதோ ரீங்காரமிடுவது போன்ற ஒலி கேட்பதற்கும், கை கால்கள் குளிர்ந்து போயிருப்பதற்கும்.

சாபினா

குறுக்கிலிருந்து ரதிமேடு வரை செல்லும், கடுமையான இழுக்கும் அல்லது தள்ளும் வலி, ஒரு சிறிதளவு கட்டிகள் கலந்த மிகச் சிவந்த, மிகுதியான இரத்தம் வெளியேறுதல், வயிற்றில் ஏதோ ஒன்று உள்ளேயிருந்து போய்விட்டது போன்றும், வெறுமையாக இருப்பது போன்றும் ஓர் உணர்வு காணப்படுதல். இது வழக்கமாக மூன்றாவது மாதத்தில் கருச்சிதைவு தோன்றும் பெண்களுக்கு கருச்சிதைவு ஏற்படாமல் தடுக்க சூலுற்ற காலத் தொடக்க முதலே கொடுத்து வரக்கூடிய மருந்தாகும்.

சீகேல்கார்

இம்மருந்து குறிப்பாக கருச்சிதைவு ஏற்பட்ட பின்னரே பயன்படுகிறது. கரிய, நீர்போன்ற இரத்தம் மிகுதியாக வெளியேறுதல்; அது இலேசாக அசைந்தாலும் அதிகமாகும். கருப்பை செயலற்ற நிலையில் இருத்தல்; மிகுந்த பலமிழந்த நிலை, சாவுக்கு பயம், நாடித் துடிப்பைக் கண்டறிந்து கொள்ள முடியாத அளவு மெலிந்து காணப்படுதல், மிகக் குறைவான வலி அல்லது வலியே இல்லாதிருத்தல்.

முலைகள்

சூலுற்ற காலத்தில் முலைகள் பெரும் மாற்றங்களுக்குள்ளாகின்றன. அவை சிறுகச்சிறுகப் பெரிதாகி, அதன் முன்னுள்ள கரிய வட்டம் மேலும் கரிய நிறம் உடையதாகிறது. முலைக்காம்புகள் கருத்து விடுகின்றன. அவை வலி நிறைந்ததாகவும் ஆகிவிடுகின்றன. இந்த நேரத்தில் சரியான முறையில் அவளின் உடல்நலம் பேணப்படுவது இன்றியமையாதது. அவ்வாறு செய்தால் அவளுக்குப் பிந்திய நாட்களில் ஏற்படக்கூடிய முலைக்காம்புகள் புண்ணாவது, முலைக்காம்புகளில் சிறு கட்டிகள் மற்றும் முலைக்காம்புகள் கட்டிதட்டிப் போதல் போன்ற நோய்கள் வராமல் தடுத்து விடலாம்.

சூலுற்ற பெண் அடிக்கடி குளிப்பதற்கோ, அல்லது தன்னுடைய உடலின் பகுதிகளை நன்றாகக் கழுவிக் கொள்வதற்கோ பழகிக் கொள்ள வேண்டும். தன்னுடைய முலைகளை, குளிர்ந்த நீரால் நன்றாகக் கழுவி, ஒரு துவாலைத் துண்டால் மென்மையாக அழுத்தித் துடைத்துக் கொள்ள வேண்டும்.

இவ்வாறு செய்த பின்னும் முலைகளில் வெடிப்புகளோ அல்லது வலியோ காணப்பட்டால் ஆர்னிகா அல்லது காலண்டுலா தாய்த் திரவத்தை முலைகளின் மீது தடவி வர வேண்டும்.

முலைக்காம்புகளில் வேக்காடும், முலைகளில் வலியும் காணப் பட்டால் தினம் 2 வேளை சாமோமில்லா 200 கொடுத்து வரவும்.

முலைகளின் மீது புறப்பாடுகள் தோன்றி எரிச்சல் கொண்டதாக இருந்தால் அவற்றிற்கு கிராபைட்டிஸ் அல்லது சல்பர் நாளைக்கு ஒருமுறை அல்லது இருமுறை கொடுத்து வந்தால் நோய் குணமாகும்.

பொய்ப் பிரசவ வலிகள் (False Pains)

பல பெண்கள் சூலுற்ற காலத்தின் இறுதி மாதங்களில் இவ்வாறான பொய்யான பிரசவ வலியினால் துன்புறுகிறார்கள். அந்த வலிகள் தொடர்ந்து இல்லாதிருப்பதைக் கொண்டும் அவைகள் தோன்றும் இடங்களைக் கொண்டும், அவைகளின் இயல்பை நாம் அறிந்து கொள்ள முடியும். அவைகள் பிரசவ வலி போன்று தீவிரமடைவதில்லை. அவ்வாறான வலிகளை குறிகளுக்கேற்ற மருந்துகளைக் கொடுத்துக் குறைப்பது அதனால் ஏற்படக்கூடிய ஓய்வின்மையையும், களைப்பையும், சோர்வையும் போக்கப் பேருதவியாக இருக்கும்.

சிகிச்சை

அக்கோனைட்

தலைக்கு மிகுதியான இரத்தம் செல்கிற, முகம் மிகவும் சிவந்து காணப்படுகிற, பருத்த இளம் பெண்களுக்கு இம்மருந்து ஏற்றது; இரவு நேரத்திலும் இடதுபக்கம் திரும்பிப் படுப்பதாலும் வலி அதிகமாவது.

பெல்லடோனா

சிவந்த முகத்துடன் அழுத்துகிற, கீழ் நோக்கியதாக உள்ள வலிகள்; முதுகு உடைந்து விடுமோ எனப் பயப்படும் அளவிற்கு, அதிகமான வலி; வலிகள் திடீரெனத் தோன்றி திடீரென மறைகின்றன.

சாமோமில்லா

மென்மையான கூருணர்ச்சியுள்ள பெண்களுக்குத் தோன்றும் பொய்ப் பிரசவ வலி; அவள் பொறுமையற்றவளாகவும், கோபம் கொண்டவளாகவும், வெடுக்கெனப் பேசுபவளாகவும், அவசரக்காரி யாகவும் காணப்படுவாள்; இரவு நேரத்தில் வலி அதிகம்.

காபியா

நோயாளி பரபரப்பு மிகுந்தவராகக் காணப்படுகிறார். வலி மிக அதிகமானதாக உள்ளது. அவள் அதிகமாக கண்ணீர்விட்டு அழுது அரற்றுகிறாள். இரவு நேரங்களில் தூங்க இயலாது விழித்துக் கொண்டே இருக்கிறாள்.

நக்ஸ்வாமிகா

ஒவ்வொரு முறை வலி தோன்றும்போதும் மலம் கழிக்க வேண்டுமென்ற விருப்பமோ அல்லது சிறுநீர் கழிக்க வேண்டுமென்ற

விருப்பமோ காணப்படுகிறது. நோயாளி வழக்கமாக மலச்சிக்கல் உள்ளவராக இருக்கிறார். எனினும் அவருக்கு அடிக்கடி மலம் கழிக்க வேண்டுமென்ற உணர்வு காணப்படும். எரிச்சல் மிகுந்தவராக இருப்பார்.

பல்சட்டில்லா

மென்மையான, கண்ணீர்விடும் இயல்புடைய பெண்களுக்கு ஏற்படும் குறுக்கு மற்றும் இடுப்பு வலிக்கு.

மகப்பேறு (Labour)

பொதுவாக சூலுற்ற 279 நாட்களுக்குப் பின் மகப்பேறு நிகழ்கிறது. அது நிகழப் போகிறது என்பதற்கான சில குணங்குறிகளை சூலுற்ற மாதிடம் தெளிவாகக் காணலாம். அவைகளில் உடலெல்லாம் நடுக்கம் காண்பது, மனச்சோர்வு, அடிக்கடி மலங்கழிப்பது, அல்லது மலங்கழிக்க வேண்டுமென்ற உணர்வு, அடிக்கடி சிறுநீர் கழிக்க வேண்டுமென்ற உணர்வு, சிவந்த சளி (Mucus) போன்ற பொருள் கடிதடத்திலிருந்து வெளியேறுதல். சாதாரணமாக வலிகள் அடிவயிற்றில் தொடங்கி, இடுப்பில் நன்றாக உணரப்படுகின்றன. அந்த வலிகள் வயிற்றின் முன் பகுதிக்கும் செல்கின்றன. அந்த வலி மீண்டும் மீண்டும் ஒரு குறிப்பிட்ட இடைவெளிக்குப் பின் மிகுந்த தீவிரம் கொண்டதாக ஆகிறது.

தொடக்கத்தில் அந்த வலி வெட்டும் வலியாகவும், பிசையும் வலியாகவும் உள்ளது. எனவே மாது உரத்த குரலில் கதறி அழுகிறாள். நேரம் செல்லச் செல்ல, மகவு ஈனும் நேரம் மிக அதிகமாக நெருங்க நெருங்க வலி மிகுந்த தீவிரத்துடன் கீழ் நோக்கி அழுத்தும் தன்மை கொண்டதாக ஆகிறது. எனவே மங்கையானவள் மூச்சை அடக்கி அலறி அழுவதை நிறுத்த வேண்டியதாகிறது. அதன் பிறகு வலி மிக வேகமாகவும், மிகுந்த தீவிரத்துடனும் தோன்ற, குழந்தையின் தலை வெளியேறுவதற்கான முயற்சியில் அந்த மாது ஒத்துழைக்க வேண்டியது இன்றியமையாததாகிறது.

மிகுந்த துன்பம் நிறைந்த வலியுடன் குழந்தையின் தலை வெளியேற்றப்படுகிறது. பின்னர் சற்று நேர ஓய்வுக்குப் பின், கருப்பை சுருங்கி விரிவதால் குழந்தையின் உடலும் மிகுந்த சிரமத்துடன் வெளியேற்றப்படுகிறது.

இவ்வாறு மகப்பேற்றின் இந்த முதற்பகுதி முற்றுப் பெற்ற பின், தாய் அளவிலா மகிழ்ச்சி எய்துவதோடு, வலி மிகுந்த துன்பத்திலிருந்து பெருமளவு விடுபடுகிறாள். அதன் பின்னர் அரை மணி அல்லது ஒரு மணி நேரத்திற்குள்ளாக, செத்தை (appendages) யும், இளங்கொடி

(placenta)யும் கருப்பையின் சுருக்கத்தினால் தோன்றும் ஓரளவு வலியுடன் வெளியேற்றப்படுகிறது. அதன் விளைவாக கருப்பைக்கும், குழந்தைக்கும் உள்ள அத்தனை தொடர்புகளும் நீக்கப்படுகின்றன. மகப்பேறு முடிந்துவிடுகிறது.

மேலே சொன்னவை மகப்பேற்றின்போது சாதாரணமாக நிகழ்பவை. எனினும் சில சமயங்களில் மகப்பேறு காலம் நீண்ட நேரம் வலியுடன் துன்பம் நிறைந்ததாகவும் இருக்கலாம். அவ்வாறான நிலைகளில் கீழே கொடுக்கப்பட்ட மருந்துகளில் ஏதாவது ஒன்று கொடுக்கப்பட்டால் மகப்பேறு எளிதாக்கப்படும். அதன்போது ஏற்படும் துன்பங்களும், இடையூறுகளும் நீக்கப்படலாம்.

சிகிச்சை

சாமோமில்லா

வலியை மிகுதியாக உணர்வது, அதைத் தாங்க இயலாது மிக அதிகமாகத் துன்புறுவது, மிகுந்த பரபரப்பு; இங்குமங்கும் புரண்டு கொண்டே இருத்தல், மனம் தளர்ந்து போதல், மிகுந்த அங்கலாய்ப்பு, துன்பந்தரும் இசிவு போன்ற வலிகள். அம்மாது பொறுமையற்ற வளாகவும், கேள்விகளுக்கு எரிச்சலுடன் பதில் கூறுபவளாகவும் இருப்பாள்.

காபியா

மிக அதிகமான தாங்க இயலாத வலி, மிகுந்த பரபரப்புடைய வளாகவும் பயந்து அழுது அரற்றுபவளாகவும் இருப்பாள். பாலுறுப்புகள் மிகுந்த கூச்சம் உடையவையாயிருக்கும். அவற்றை யாரும் தொடுவதைப் பொறுத்துக் கொள்ள இயலாது. இரவு முழுதும் தூக்கமின்மை.

இக்னேஷியா

திடீர்திடீரென குணம் மாறும் இயல்புடைய, வருத்தம் நிறைந்த பெண்களுக்கேற்றது. இரைப்பை காலியாகவும், பலமிழந்ததாகவும் காணப்படும். ஓர் உணர்வு; உணவு உண்ட பின்னும் குறைவதில்லை. வெட்டுகிற அல்லது குத்துகிற வலி கருப்பையில் காணப்படும். உடலின் ஏதாவது ஒரு பகுதியில் தோன்றும் இசிவுகள் அல்லது துடிப்புகள். அடிக்கடி பெருமூச்சு விட்டுக் கொண்டிருப்பார். அளவிற்கதிகமான சோகம் மிகுந்தவராகக் காணப்படுவார்.

நக்ஸ்வாமிகா

ஒழுங்கற்ற வலிகள், மகப்பேற்றுக்கான வலியிலும், செயல் களிலும் எந்தவித முன்னேற்றமும் காணப்படவில்லை. தொடையிலும்,

முதுகிலும், கீழ்நோக்கி அழுத்துகிற, இழுக்கும்வலி, வலி தோன்றும் பொதெல்லாம் சிறுநீர் கழிக்க வேண்டுமென்ற உணர்வோ, மலம் கழிக்க வேண்டுமென்ற உணர்வோ தோன்றுகிறது. வழக்கமான மலச்சிக்கல் எரிச்சல் மிகுந்தவராயிருப்பது.

பல்சட்டில்லா

வலிகள் மிகக் குறைவாகவும், பலவீனமானதாகவும், விட்டு விட்டும் நேரங்கழித்தும் காணப்படுகிறது. அது கருப்பை செயலற்று விட்டது போன்ற தோற்றத்தை உண்டாக்குகிறது. இதயப் படபடப்பைத் தோற்றுவிக்கும் வலிகள் அல்லது மூச்சுத் திணறச் செய்யும் வலிகள், மயக்க நிலையைத் தோற்றுவிக்கும் வலிகள் ஆகியவற்றிற்குப் பயன்படக் கூடாது. நோயாளி வெப்பமான அறையில் துன்பம் மிகுதியாக உள்ளவராகக் காணப்படுகிறார். குளிர்ந்த தூய காற்றைப் பெரிதும் விரும்புகிறார். மென்மையான உள்ளம் கொண்ட, கண்ணீர்விடும் இயல்புள்ள பெண்களுக்கு மிகவும் எற்ற ஒன்றாகும்.

பேறுகாலத்தின்போது ஏற்படும் வலிப்புகள் அல்லது இசிவுகள் (Puerperal Convulsions)

பெரும்பாலான சமயங்களில், பேறுகாலத்தின்போது இந்நோய் ஒரு சில பெண்களுக்கு, குறிப்பாக காக்கை வலிப்பு போன்ற நோய் உள்ள குடும்பத்தைச் சேர்ந்த பெண்களுக்கு தோன்றுகிறது. இந்நோய் எந்தவித முன்னெச்சரிக்கையும் இன்றி தோன்றிவிடுகிறது. நோயாளி திடீரெனத் தன்னுணர்வை இழந்துவிடுகிறார். முகத்தின் தசைகளும் உடலின் பல பகுதிகளில் உள்ள தசைகளும் இவ்வாறான இசிவுகளால் பாதிக்கப்படுகின்றன. கண்களில் பயம் மிகுதியாகக் காணப்பட்டு மிரள மிரள விழிக்கிறார். நாக்கு வெளித்தள்ளுகிறது. பற்கள் அதைக் கடித்து விடுகின்றன. அதன் விளைவாக வாயிலிருந்து இரத்தம் வழிகிறது. கை, கால்கள் பல்வேறு திசைகளில் இழுத்துக் கொள்கின்றன. எனவே நோயாளி தன்னைக் கட்டுப்படுத்திக் கொள்ள முடியவில்லை. இந்த இசிவுகள் ஐந்து நிமிடங்களிலிருந்து இருபது நிமிடங்கள் வரை நீடிக்கிறது. பின்னர் அது மெதுவாக நீங்கி நோயாளிக்கு தன்னுணர்வு சிறிது சிறிதாகத் தோன்றுகிறது. மிகவும் மோசமான நிலையில் உள்ள நோயாளிகளுக்கு இந்த இசிவு சில மணி நேரங்கள் நீடிக்கிறது. அப்பொழுது நோயாளி முழுதும் தன்னுணர்வு அற்றவராக இருக்கிறார் அல்லது இசிவு விட்டு விட்டுத் தோன்றுகிறது. எனினும் குழந்தை வெளியேறியவுடன் முழுதும் நின்றுவிடுகிறது. இந்நோய் மிகுந்த ஆபத்து நிறைந்தது.

சிகிச்சை

அக்கோனைட்

இசிவோ அல்லது வலிப்போ வரக்கூடும் என்று சந்தேகிக்கும் போதும், தொடக்கத்திலும், பயந்ததன் விளைவாக ஏற்பட்டாலும் (இக்னேஷியா, ஓபியம்) உலர்ந்த சருமமும், சிவந்த முகமும், மிகுந்த தாகமும், அமைதியின்மையும் காணப்படும் போது, மிகுந்த பயம், மனதில் பெருங்கவலையும் பரபரப்பும், பயப்படுவதற்குரிய நிலை ஏதும் இல்லாத போதும் கூட தான் உறுதியாக இறந்து விடுவோம் என நம்புவது, படுக்கையிலிருந்து எழுந்திருக்கும்போது தலைசுற்றல், தன்னைச் சுற்றிலும் பலர் பல்வேறு காரியங்களைச் செய்து கொண்டிருப்பதைக் கண்டு பயப்படுகிறார்.

பெல்லடோனா

சிவந்த, வீங்கிய முகம், கோணல்மாணலாக இழுத்துக் கொண்டிருக்கும் கண்கள், விரிந்த பாவைகள், தன்னைச் சுற்றிலும் இருப்பவர்களைக் கடிக்கவோ, அடிக்கவோ அல்லது காயப்படுத்தவோ விரும்புவதோடு, அரைகுறை உணர்வுடையவராக உள்ளார். முகத்தில் உள்ள தசைநார்களும், கைகால்களும் இசிவுடன் துடிப்பது, வாயில் நுரை தள்ளுதல், தானாகவே மலமும் சிறுநீரும் கழிதல், வலி தோன்றும் போதெல்லாம் ஒரு இசிவு தோன்றுகிறது. அப்போது நோயாளி படுக்கையில் அங்குமிங்கும் புரள்கிறார். படுக்கையிலிருந்து கீழே விழுந்து விடுவோமோ என்ற பயம் காணப்படுகிறது. பல் கடிப்பது ஆகியவை.

ஹையாசியாமஸ்

கண்பட்டைகளில் இசிவும், முகத்தின் தசைகளில் சுண்டுதலும், இழுத்தலும், திருகலும் (Twitchings); உடலில் உள்ள அனைத்துத் தசைகளிலும், துடிப்பும், திருகலும் காணப்படுகிறது. உள்ளங்கையை நோக்கி கட்டைவிரல் இழுக்கப்படுதல்; படுக்கையைவிட்டு எழுந்து ஓடிவிட வேண்டுமென்ற விருப்பத்துடன், முழுதும் உணர்விழந்த நிலையில் இருத்தல், மூச்சுவிடுவதற்கு மிகுந்த துன்பத்துடன் மார்பில் வலி, மலமும் சிறுநீரும் தானாகவே வெளியேறுதல்.

இக்னேஷியா

தூக்கத்தில் பயந்து, அலறி எழுந்திருத்தலுடன், உடலில் பல இடங்களில் சுண்டியிழுத்தல்; முகத்தின் தசைகளிலும், வாயின் ஓரத்தசைகளிலும் சுண்டியிழுத்தல், தனித்தசைகளில் நடுக்கமும் இசிவும்; மூளையில் ஒரு வகையான அழுத்தும் உணர்வுடன் ஆழ்ந்த பெருமூச்சு விடுதலும், விக்கிவிக்கி அழுதலும்.

ஓபியம்

குறிப்பாக பயத்தின் விளைவாக இவ்வாறான வலிப்பு ஏற்பட்டிருந்தால்; உருத்திரிதலுடன் ஏற்படும் வலிப்பும் நடுக்கமும். இவ்வாறான நடுக்கமும், வலிப்பும் ஏற்பட்டவுடன் தூக்கக்கலக்கமும், கர்புர் என்ற ஒலியுடன் மூச்சும் தோன்றுகிறது. புலன்கள் தன் செயலிழந்து போதல், வீங்கிய உதடுகளுடன் நீலநிறமாகவும், ஊதியம் காணப்படுகிற முகம், கண்மணிகள் விரிந்து வெளிச்சத்தை உணரமுடியாதிருத்தல், தொடர்பில்லாத புரிந்துகொள்ள முடியாத பேச்சு.

ஸ்ட்ராமோனியம்

பார்க்கும் பொருளைக் கண்டு மிகுந்த பீதியடைவது போன்று காணப்படும் மிரண்ட பார்வையுடன் படுக்கையிலிருந்து கண்விழித்தல், கைகால்களில் வலிப்புடன், குறிப்பாக கைகளில் வலிப்புடன் தோன்றும் இசிவுகள், பற்களை நறநறவென்று கடித்தல், திக்கித்திக்கிப் பேசுதல், விநோதமாக முகத்தை வைத்துக் கொள்ளுதல், வேடிக்கையாகப் பேசுதல், சிரித்தல், பாடுதல், பெருமூச்சுவிடுதல், பிரகாசமான பொருட்களை பார்த்தலோ தொடுதலோ, வலிப்பை மிகுதிப்படுத்துதல்.

மகப்பேற்றுக்குப் பின் (பேறுகாலத்திற்குப் பின்) செய்யவேண்டிய சிகிச்சை (treatment after delivery)

குழந்தை வெளியேறியவுடன், அதன் பின்னர் வெளிவரும் இளங்கொடி மற்றும் செத்தைகள் (Placenta and appendages) வெளியேறியவுடன் ஆர்னிகா தாய் திரவத்தில் நனைக்கப்பட்ட சூடான துணி, கருவுறுப்புகளின் மீது வைத்து, ஒத்தடமாகக் கொடுக்கப்பட வேண்டும், துணியும் அடிக்கடி மாற்றப்பட வேண்டும்.

ஓரிரு மணி நேரத்திற்குப் பிறகு தாயானவளைப் படுக்கையில், நன்றாகக் காய்ந்த துணிகளை விரித்துப் படுக்க வைத்தல் வேண்டும். மிகுதியான இரத்தப் போக்கு ஏற்படும் அளவிற்கு அவள் அசைவதோ அல்லது உணர்ச்சி வசப்படுவதோ கூடாது.

நோயாளியின் வயிற்றில் இடுப்பைச் சுற்றிலும் ஓர் துணிப்பட்டை (bandage) கட்டுவது வழக்கமாக இருந்து வருகிறது. என்றாலும் பெரும்பாலான இன்றைய மருத்துவர்கள் அந்த வழக்கத்தை மேற்கொள்வதில்லை. ஏனெனில் இவ்வாறு சிகிச்சையளிக்கப்பட்ட பெரும்பாலான பெண்களுக்கு கருப்பை பருத்துக் கீழிறங்கி வயிறு பருமனாகிவிடுகிறது. எனவே தாய்மார்கள் இப்பழக்கத்தைக் கைவிட்டு விடுவதே சிறந்தது எனக் கருதுகிறார்கள்.

இரண்டு மூன்று நாட்கள் சென்று மகவை ஈன்ற தாய்க்கு பால் ஊறி வெளிவரத் தொடங்கும் வரை அதிகமாக தன்னை அலட்டிக் கொள்ளாமலும், அதிகமாகப் பேசாமலும், அமைதியாகப் படுக்கையிலேயே இருந்து ஓய்வெடுத்துக் கொள்வது இன்றியமையாதது ஆகும். அவள் உண்ணும் உணவு மிகவும் எளிய, எளிதில் சீரணமாகக் கூடிய உணவாக இருத்தல் நலம். நாலாம் நாள் வரை உடல்நிலை சிறப்பாக இருப்பின் தினம் எழுந்திருந்து சற்று தூரம் வீட்டிற்குள் நடக்க அனுமதிக்கலாம். எனினும் படுக்கையிலே பெரும்பாலான சமயங்களில் இருந்து வருவதே நல்லது. மேலே ஏறி இறங்க எப்போதும் அனுமதித்தல் கூடாது.

அறை நல்ல காற்றோட்டமுடையதாக இருத்தல் வேண்டும். அடிக்கடி சுத்தம் செய்யப்பட வேண்டும். நல்ல, தூய்மையான தண்ணீர் மிகுதியாகக் கொடுக்கப்பட வேண்டும். மதுபான வகைகளோ, போதைப் பொருட்களோ கொடுக்கப்படக் கூடாது.

மகப்பேற்றுக்குப் பின் இரத்தம் கொட்டுதல்
(Flooding after delivery)

இயற்கையான மகப்பேற்றின்போது, குழந்தை வெளியேறிய பின்னரும் கூட, இளங்கொடியும், செத்தையும் கருப்பையுடன் தன்னுடைய தொடர்பை உடனடியாகத் துண்டித்துக் கொள்வதில்லை. அவ்வாறு துண்டித்துக் கொள்ளாதிருக்கும் வரை எந்த வகையான குருதிப் பெருக்கோ, குருதி வெளியேறுவதோ காணப்படுவது இல்லை. இளங்கொடியை வெளியேற்றுவதற்கான முதல் வலிகள் தோன்றியவுடன் இரத்தப் பெருக்கு ஏற்படுகிறது. கருப்பை தானாகவே சுருங்கி, இரத்த நாளங்களின் வாய்களை மூடும் வரை அந்தக் குருதிப் போக்கு நீடிக்கிறது. சில வேளைகளில் இது நோயாளிக்குப் பேராபத்தை விளைவிக்கலாம். எனினும் கீழ்க்கண்டவாறு மருந்துகள் கொடுக்கப் படுவது நோயை எளிதில் துன்பமின்றி நீக்க உதவும்.

சிகிச்சை

பெல்லடோனா

வயிற்றினுள்ளிருக்கும் உறுப்புகள் அனைத்தும் உறுதியாக கீழே வெளியில் தள்ளப்பட்டுவிடும் என்ற பயமும் உணர்வும் இருக்கும் போது, சூடான இரத்தப் போக்கு, முதுகு உடைந்து விடும் போன்று எண்ணும் அளவு பொறுக்க முடியாத வலி.

சாமோமில்லா

இங்குமங்கும் புரண்டு புரண்டு படுப்பதுடன் மிகுந்த நரம்புக் கிளர்ச்சி, வலிகள் மிகுந்த துன்பந்தருபவையாகவுள்ளன. மிகுந்த

எரிச்சலும் கோபமும் கொண்டவளாக இருக்கிறாள். பொறுமையற்ற வளாகவும், கேட்கிற கேள்விகளுக்கு பொறுமையுடன் பதில் அளிக்க இயலாதவளாகவும் இருக்கிறாள். கருமைநிறமான தீட்டு வெளியேறுதல்.

நக்ஸ்வாமிகா

மிகுதியான இழுத்துப் பிடிக்கும் வலியாகவும், நோவு நிறைந்த தாகவும் காணப்படும்போது, கருப்பையில் இழுத்துப் பிடிக்கும் வலி (சீகேல்கார்), மிகுதியான வலியின் காரணமாக அடிக்கடி மலம் கழிக்க வேண்டுமென்ற உணர்வு தோன்றுகிறது. குறுக்கில் அதிகமான வலி, அது படுக்கையில் புரளும்போது மிகுதியாக ஆகிறது.

பல்சட்டில்லா

கருப்பைப் பகுதியிலிருந்து, முதுகு வரை செல்லும் கடுமையான வலி, மாலை வேளைகளில் அந்த வலி அதிகமாகும். வாந்தி எடுக்க வேண்டுமென்ற உணர்வுடன் வாயில் கெட்ட சுவை காணப்படுவது, தாகமின்மை, மென்மையான உள்ளங்கொண்ட, கண்ணீர் விடும் இயல்புடைய பெண்களுக்கு ஏற்றது.

சீகேல்கார்

மெலிந்த, பல குழந்தைகளைப் பெற்றெடுத்த தாய்மார்களுக்கு கருப்பை மிகுதியான அளவு சுருங்குவதால் அதிக அளவு வலி ஏற்படல், தீட்டு நீர் போன்றும் மிகுந்த நாற்றமுடையதாகவும் இருத்தல்.

பேறுகாலத்திற்குப் பின் சிறுநீர் கழிக்க இயலாமை
(Retention of Urine after Delivery)

பெண்கள், பேறுகாலத்திற்குப் பின் பல்வேறு சமயங்களில் சிறுநீர் கழிக்க இயலாமலோ அல்லது மிகுந்த துன்பத்துடன் சிறுநீர் கழிக்கவோ செய்கிறார்கள். பெரும்பாலும், பேறுகாலம் நீண்டதாகவும், துன்பம் நிறைந்ததாகவும் இருந்தாலும் குழந்தை வெளியேறும்போது சிறுநீர்ப்பாதை காயமடைந்திருந்தாலும் இது நிகழ்கிறது. இவ்வாறான சமயங்களில் கீழே கொடுக்கப்பட்டுள்ள மருந்துகளில் குறிகளுக்கேற்ற மருந்தை துன்பம் குறையும்வரை அடிக்கடி கொடுத்து வர வேண்டும்.

சிகிச்சை

ஆர்னிகா

பேறுகாலம் துன்பம் நிறைந்ததாகவும், நீண்டதாகவும் இருந்த போது இந்நோய் தோன்றினாலும் அல்லது ஏதாவது கருவிகளினால் கருவுறுப்புகளுக்கோ, சிறுநீர்க் குழாய்க்கோ ஊறு விளைந்திருந்தாலும் இம்மருந்து கொடுக்கப்பட வேண்டும்.

பெல்லடோனா

அடிக்கடி சிறுநீர் கழிக்க வேண்டுமென்ற உணர்வுடன் சிறிது சிறிதாக சிறுநீர் கழிப்பது, சிறுநீர்ப்பைப் பகுதியில் புண்போன்ற வலி காணப்படுவது, முதுகு உடைந்துவிடுமோ என்று எண்ணும் அளவிற்கு அதிகமான வலி.

நக்ஸ்வாமிகா

வலி மிகுந்தும் சிறுநீர் கழிக்க இயலாமலும் இருக்கும்போது காணப்படும் சிறுநீர் கழிக்க வேண்டுமென்ற உணர்ச்சி, சிறுநீர் கழிக்க முடியாமல் இருப்பதுடன் சிறுநீர்க் குழாயில் காணப்படும் ஒரு பிடிப்பு வலி, வழக்கமாகக் காணப்படும் மலச்சிக்கல்.

பல்சட்டில்லா

பூந்தசைப் பகுதிகள் முழுதும் சிவப்பாகவும், சூடாகவும், புண்போன்ற வலியுடன் இருக்கும்போது சிறுநீர் கழிக்க இயலாமை, சுருங்கி விரியும் தசைநார்கள் தங்களின் சக்தியை இழந்துவிட்டது போன்று, சிரிக்கும் போதோ அல்லது இருமும்போதோ சிறுநீர் வெளியேறுவது, மென்மையான கண்ணீர்விடும் இயல்புள்ள பெண் களுக்கு மிகவும் ஏற்றது.

கால்களில் தோன்றும் வெண்மையான வீக்கம்
(Milk-Leg)

கால்களில் ஓரிடத்தில் வழவழப்பாகவும், வெண்மையாகவும், சூடாகவும் உள்ள வீக்கத்தையும் அங்குள்ள சிரைகள் வேக்காடடைந் திருப்பதையும் இந்த நோயின் பெயர் குறிக்கிறது. இந்நோய் மகப்பேற்றிற்குப்பின் இரண்டு அல்லது மூன்று நாட்களில் தோன்றுகிறது. வேறுசில வேளைகளில் இந்நோய் மகப்பேற்றுக்கு எட்டு அல்லது ஒன்பது நாள்களுக்குப் பின் தோன்றுகிறது. இவ்வாறான சமயங்களில் வலியும் வீக்கமும் குறுக்கில் அல்லது இடுப்பில் அல்லது தொடையின் மேல் பாகத்தில் தோன்றி மெதுவாக நாளாவட்டத்தில் கீழ்நோக்கி கால்களுக்குச் செல்கின்றன. கால்கள் மிக அதிகமாக வீங்கி வெள்ளை வெளேரென்று பால் போலத் தோன்றுகிறது. வலி விட்டு விட்டுத் தோன்றி அதிகரிக்கிறது. அந்தப் பகுதி விறைப்பாகவும் அசைக்க முடியாமலும் ஆகிவிடுகின்றது.

எனினும் வீக்கம் கால்கள் முழுதும் பரவியவுடன் வலி போய் விடுகிறது. தொடக்கத்தில் வீக்கம் நெகிழுந்தன்மை கொண்டதாக உள்ளது. பின்னர் அதிக கை வைத்து அழுத்தினால் பள்ளம் விழுகிறது. இந்த நோய் சாதாரணமாக ஆறு அல்லது எட்டு நாள்கள் வரை

நீடிக்கிறது. சில வேளைகளில் அது மெதுவாக வளர்ந்து ஒரு மாதம் வரை நீடிக்கிறது. பின்னர் வலி குறைந்து வீக்கம் வடிந்து விடுகிறது. அவ்வாறு வலியும் வீக்கமும் நீங்கிய பின் கால்கள் அதிகமான அளவு உணர்ச்சி மிகுந்ததாகவும், அசைந்தால் வலி மிகுந்ததாகவும் காணப் படுகின்றன.

சிகிச்சை

அக்கோனைட்

நோயின்போது கால்கள் வீங்கியும், சிவந்தும், சூடாகவும், வலி மிகுந்தும் காணப்படுவதோடு, காய்ச்சல் மிகுதியாக இருந்தாலும், நோயாளி பயம் மிகுந்தவராகவும், கவலை கொண்டவராகவும் இருந்தாலும், நரம்புக்கிளர்ச்சி மிகுந்து காணப்பட்டாலும்.

ஆர்னிகா

கடுமையான, நீடித்த பேறுகாலத்திற்குப் பின்னரும், பேறுகாலத்தின் போது ஆயுதங்கள் பயன்படுத்தப்பட்ட பின்னரும், உடல் முழுதும் புண் போன்ற நோவு காணப்படும்போதும்.

பெல்லடோனா

பால் குறைவாகச் சுரப்பது, கை கால்களில் கிழிக்கும் வலி, மூட்டுகளில் வலி; தொடைகளில் கனமாகவும், அழுத்தம் நிறைந்த தாகவும், வலி நிறைந்ததாகவும் இருக்கும். சிறு ஒலிகளைக் கூட சகித்துக் கொள்ள முடியாது. அல்லது நோயாளியை யாரும் தொட முடியாது. வலிகள் எதிர்பாராமல் தோன்றி எதிர்பாராமல் மறைந்து விடுகின்றன.

பிரையோனியா

பாதிக்கப்பட்ட பகுதிகளில் வெளிறிய வீக்கம், தொடையிலிருந்து பாதம் வரை, இழுக்கிற அல்லது கிழிக்கிற வலி. சிறிது கூட அசையாமல் இருக்க விருப்பம், தீட்டு வெளியேறாதிருப்பதனால் தலை வெடித்து விடும் போன்று தோன்றும் தலைவலி.

ரஸ்டாக்ஸ்

தொடக்கத்திலிருந்து கால்களில் வலுவின்மை, அதை மடக்கிக் கொள்ளக் கூட இயலாமை, கால்களில் உள்ள தமனிகளின் ஓரங்களில் சிவந்த கோடுகள் காணப்படுதல், தன்னை நன்றாகப் போர்த்திக் கொள்ள வேண்டுமென்ற விருப்பம், தன்னுடைய நிலையை மாற்றிக் கொள்வதால் நோய் ஓரளவு குறைதல்.

பிள்ளைத்தாய்ச்சிக்கு ஏற்படும் காய்ச்சல்
(Childbed fever)

இந்நோய் மிக அபூர்வமாகவே தோன்றுகிறது. எனினும் இது மிகுந்த துன்பத்தைத் தருகிற நோயாகவும், பெரும்பாலான சமயங்களில் நோயாளியைக் கொன்றுவிடக்கூடிய தன்மையுடையதாகவும் விளங்குகிறது. நோயாளிக்கு இந்நோய் மகப்பேற்றுக்குப் பின்னரே (முட்டு வீட்டிற்குள்) தோன்றுகிறது.

மகவை ஈன்ற 3 அல்லது 4 நாட்களுக்குப் பின்னர் தாய்க்கு இந்நோய் தோன்றுகிறது. அந்நோயின்போது மிகுதியான அள்வு காய்ச்சல் காணப்படுகிறது. அந்தக் காய்ச்சல் குளிருடனும் நடுக்கத்துடனும் தொடங்குகிறது. பின்னரே உடல் மிகுந்த சூடாகிறது. தலைவலி, விரைவான நாடியோட்டம், மிகுந்த தாகம் ஆகியவை காணப்படுகிறது. வயிறு மென்மையானதாகவும், தொடமுடியாதவாறு வலியுடைய தாகவும், பொருமியதாகவும் காணப்படுகிறது. பசியின்மையும், குமட்டலும், வாந்தியும் காணப்படுகிறது. பால் ஊறுவது ஓரளவு குறைந்து விடுகிறது அல்லது முழுவதும் நின்றுவிடுகிறது. தீட்டு வெளியேறுவது பல சமயங்களில் முழுவதும் நின்றுவிடுகிறது. ஒரு சிலருக்கு மட்டும் தீட்டு மிகுதியாகத் தொடர்ந்து போய்க் கொண்டேயிருக்கும். அது கெட்ட நாற்றமுடையதாக இருக்கும்.

சில வேளைகளில் இந்த நோய் மிக வேகமாக உச்ச நிலையை அடைந்து, எதிர்பாராது நோயாளியை மரிக்கச் செய்கிறது. வேறு சில வேளைகளில் இந்நோய் தொடர்ந்து பல நாட்கள் நிறுவி துன்பத்தைத் தருகிறது.

இதற்கு பேறுகால அறையிலும், மருத்துவமனையிலும், நிலவுகிற சூழ்நிலைகளும் பணியாளர்களின் நடத்தையும், செயல்களும், பேறுகாலத்தின் போது பயன்படுத்தப்பட்ட அறுவைச் சிகிச்சை முறைகளும், கையாளப்பட்ட கருவிகளின் தன்மைகளும், பயன் படுத்தப்பட்ட முறைகளும், நோயாளியின் உணவுப் பழக்கங்களும் மதுபான வகைகளைப் பயன்படுத்துவதும் காரணங்களாக இருக்கலாம்.

சிகிச்சை

நாம் காய்ச்சல் தொடர்பான பகுதியில் குறிப்பிட்டுள்ள, அக்கோனைட், பெல்லடோனா, ஆர்சனிக்கம், பிரையோனியா, நக்ஸ்வாமிகா ஆகிய மருந்துகளையும் சீகேல்கார், ஆர்னிகா ஆகிய மருந்துகளையும் குறிகளுக்கேற்பப் பயன்படுத்துதல் வேண்டும்.

அக்கோனைட்

அதிகமான குளிர் மற்றும் நடுக்கத்திற்குப் பின், வரண்ட, சூடான சருமம், மற்றும் மிக விரைவான நாடியோட்டம், அதிகமான தாகம் நிறைந்த காய்ச்சல், கவலை மற்றும் பயத்துடன், கருப்பைப் பகுதியில் காணப்படுகிற வெட்டுகிற, தைக்கிற, எரிகிற, கிழிக்கிற வலிகள் ஆகியவற்றுக்கும், தீட்டு வெளிவருவது தடைப்படுவதற்கும் அல்லது தீட்டு வெளியேறுவது குறைவதற்கும். இலேசாகத் தொட்டால் கூச்சம் தாங்க முடியாமை, சிறுநீரகத்தில் தைக்கும் வலியுடன் சிறுநீர் கழிக்க இயலாமல் இருப்பது, சாவிற்குப் பயம், சாகப்போகும் நாளை, நேரத்தை முன் கூட்டியே உறுதியாகக் கூறுதல்.

ஆர்னிகா

மகப்பேற்றின்போது பயன்படுத்தப்பட்ட கருவிகளினால் காயங்களோ அல்லது உறுத்தல்களோ ஏற்பட்டதனால் நோய் தோன்றியிருந்தாலும், அல்லது அடிபட்டதனாலோ வேறு காயங் களாலோ தோன்றியிருந்தாலும், உடல் முழுவதும் புண்ணாக வலிக்கும் போதும் நோயாளி படுத்திருக்கும் படுக்கை மிகவும் கடினமாகவும், துன்பம் தருவதாகவும் இருப்பதால் நோயாளியால் ஓரிடத்தில் இருக்க இயலாது. கெட்ட நாற்றமுடைய ஏப்பம் (மெர்க், நக்ஸ்).

ஆர்சனிக்கம்

காய்ச்சல் மிகுந்த நிலையில், எரிச்சல் மிகுந்த தைக்கும் வலிகள், கருவுறுப்புகள் நெருப்புப் போல் எரியும், மிகப் பெரும் கவலை, அமைதியின்மை, சாவிற்குப் பயம், மிக விரைவில் களைத்துப் போய் உயிர் ஆற்றல் முழுவதும் மறைந்து விட்டது போன்ற உணர்வு, குளிர்ந்த பானங்களை மிகுதியாக விரும்பிப் பருகுதல், ஆனால் ஒரு சமயத்தில் சிறிதளவே குடித்தல், தன்னை நன்றாகப் போர்த்திக் கொள்ள வேண்டுமென விரும்புதல, இரவு நேரத்தில் குறிப்பாக நள்ளிரவுக்குப் பின் நோய் அதிகரித்தல்.

பெல்லடோனா

வயிறு அதிக அளவு மென்மையாக இருத்தல். சிறு ஒலிகளாலோ அல்லது கொஞ்சம் அசைவதாலோ நோய் அதிகரிக்கிறது. யாரோ நன்றாக கைகளால் இறுக்கமாக உறுப்புகளைப் பிடித்து அழுத்துவது போன்ற உணர்வு, வலிகள் எதிர்பாராமல் தோன்றி எதிர்பாராமல் மறைந்து விடுகின்றன. வயிற்றிலும், தலையிலும் அதிகமான அளவு சூடு காணப்படுதல், தூங்கும்பொழுது திடீர் திடீரெனத் தூக்கிப் போடுதல், குதித்தெழுதல், தொடர்ந்து முனகிக் கொண்டேயிருத்தல், இடுப்புக்கூட்டு எலும்புகளில் கீழே இழுப்பது போன்ற வலி, தீட்டோ

அல்லது மாதவிடாயோ வெளிவராமல் தடுக்கப்படுதல் அல்லது அது மிகவும் குறைவாகவும், மிகுந்த நாற்றமுடையதாகவுமிருத்தல், சிவந்த கண்களுடன் கூடிய முகம், இரத்தம் தலைக்கேறுதல், தெறிக்கும் தலைவலி, சன்னி, ஒலியையோ ஒளியையோ பொறுத்துக் கொள்ள இயலாமை.

பிரையோனியா

தொடுவதற்கு மென்மையாக உள்ள வயிற்றில் தைக்கிற வலிகள் அல்லது எரிச்சல் மிகுந்த வலிகள், தீட்டு வெளியேறாமல் இருப்பதுடன் தலைதெறித்து விடுமோ என்று எண்ணுமளவிற்குக் கடுமையான தலைவலி, உதடுகள் காய்ந்து, விரிந்து வெடித்துக் காணப்படுதல், தொண்டை உலர்ந்து போயிருத்தல், அப்போது தாகம் அளவிற்கதிகமான தாக இருக்கும் அல்லது தாகமே இருக்காது. குமட்டலும், மயக்கமும் மிகுந்திருப்பதால் படுக்கையில் கூட எழுந்து உட்கார்ந்திருக்க இயலாது. அசையாது உட்கார்ந்து இருக்க விரும்புகிறார். இலேசாக அசைந்தாலும் நோய் அதிகரிக்கிறது.

நக்ஸ்வாமிகா

வயிற்றிலும் பிறப்புறுப்புகளிலும் எரிச்சலும் கனமாகயிருப்பது போன்ற உணர்வும், குறுக்கில் மிகுந்த வலியுடன் தீட்டு வெளியேறாமல் தடுக்கப்படுவது அல்லது அதிகமான அளவு வெளியேறுவது, கருப்பைப் பகுதியில் ஏதோ ஒன்றின் மீது உராய்ந்துவிட்டது போன்ற வலி, மலச்சிக்கல், ஆனால் அடிக்கடி மலம் கழிக்க வேண்டுமென்ற உணர்வு, குறுக்கில் வலி, அந்த வலி படுக்கையில் புரளும்போது மிக அதிகமாதல், காலையில் நோய் அதிகமாதல்.

ரஸ்டாக்ஸ்

மகப்பேற்றிற்குப் பிறகு கருப்பை வீக்கம், நோயாளி ஒரு நிலையில் படுத்திருக்க இயலாது. ஓரளவு ஓய்வு பெற ஓயாது அசைந்து கொண்டேயிருக்க வேண்டும் போலிருத்தல், கால்கள் சக்தியற்றவை யாகக் காணப்படுகின்றன. அவற்றைச் சிறிது கூட மடக்கி வைத்துக் கொள்ள முடியாமை, சிவந்த நுனியுடன் கூடிய உலர்ந்த நாக்கு. டைபாயிட் காய்ச்சலின் குறிகள், இரவு நேரத்தில் குறிப்பாக நள்ளிரவுக்குப் பின் ஓய்வாக இருக்கும்போது நோய் அதிகரித்தல்.

சீகேல்கார்

அதிகமான சூடு நிறைந்த காய்ச்சலுடன் ஏற்படும் நடுக்கத்துடன் கூடிய குளிர், கடிதடத்திலிருந்து வெளிவரும் பொருள் கறுப்பாகவும் நீர் போன்றும், நாற்றமுடையதாகவும் இருக்கும். கெட்டு அழுகிப்

போன பொருட்கள் வாந்தி செய்யப்படுதல், வலியில்லாத வயிற்றோட்டம், மிகுந்த சோர்வு, அமைதியான சன்னியுடன் படுத்திருத்தல் அல்லது படுக்கையிலிருந்து எழுந்து ஓட முயலும் சன்னியுடனிருத்தல், மெலிந்த எலும்பும் தோலுமான பெண்களுக்கு, போர்த்திக் கொள்ள விருப்பமின்மை.

மகப்பேற்றுக்குப் பின் மலச்சிக்கல்
(Constipation after delivery)

மகப்பேற்றுக்குப் பின் ஒரு சில நாட்கள் மலம் கழிக்க இயலாமல் இருப்பது இயல்பானதே. நோயாளி ஒரு குறிப்பிட்ட காலம் வரை ஓய்வாக இருக்க வேண்டுமென்பதற்காகவும், நோயாளியின் வயிற்றின் உள்ளூறுப்புகள் தங்களின் வலிமையை மீண்டும் பெற வேண்டுமென்பதற்காகவும், குழந்தையின் தலை பிறப்புறுப்புகளின் வழியாக வெளியேறிய போது ஏற்பட்ட காயங்களும், வடுக்களும் குணமாவதற்காகவும் இயற்கை மேற்கொள்ளும் ஒரு இனிய சிகிச்சை முறையாகும் இது.

சாதாரணமாக இந்நோய்க்கு மருந்தாக சில மருத்துவர்கள் பேதிமருந்துகளைப் பயன்படுத்துவது வழக்கம். உண்மையில் அது நோயாளிக்கு ஊறு பயப்பதாகவே இருக்கும். எனவே தானாகவே மலம் கழிக்க இயலும் வரை, அதாவது நாலு அல்லது ஐந்து நாள் வரை கூட- எந்த மருந்தும் அதற்கென கொடுக்காமல் இருப்பது நல்லது. பின்னரும் அவ்வாறான மலச்சிக்கல் தொடர்ந்து காணப்பட்டால் காலை ஒரு வேளை, மாலை ஒரு வேளை பிரையோனியா 200 கொடுக்கவும். நோயில் எந்தவித மாற்றமும் காணப்படாவிட்டால் நக்ஸ்வாமிகா 30-ஒ 200-ஒ மாலையிலும், சல்பர் 30-ஒ 200-ஒ காலையிலும் ஓரிரு நாட்கள் கொடுத்து வரவும்.

தீட்டு வெளியேறுதல் (Lochial Discharge)

மகப்பேற்றுக்குப் பின் வெளியேறும் கசிவுப் பொருட்களையும், கழிவுப் பொருட்களையும் (discharges) நாம் தீட்டு என அழைக்கிறோம். இளங்கொடி (Placenta) வெளியேற்றப்பட்டவுடனேயே இது தொடங்குகிறது. முதலில் வெளியேறும் குருதி நீர் போன்றதாக இருக்கும். முதல் நாளில் அது 10 அல்லது 12 பட்டிகளை ஈரமாக்கி விடக்கூடிய அளவுடையதாக இருக்கும். ஓரிரு நாட்களுக்குப் பின் அந்தக் குருதியின் தோற்றம் மாறி சாதாரணமாக மாதவிடாயின் போது வெளியேறும் இரத்தம் போன்று காணப்படும். பத்தாவது நாளுக்குப் பிறகு அதன் செந்நிறம் மஞ்சள் நிறம் கொண்டதாக மாறி பின்னர் அது வெண்மையான சளி (mucus) போன்ற பொருளாக மாறிவிடுகிறது. நோயாளி படுக்கையை விட்டு எழுந்து இங்குமங்கும்

நடக்கத் தொடங்கும்போது இவ்வாறான கழிவுப் பொருள் வெளியேறுவது மீண்டும் தொடங்குகிறது. அவ்வாறு சில நாளிருந்து முடிவில் அது நீங்குகிறது.

சில வேளைகளில் இவ்வாறான கழிவுப் பொருட்கள் வெளியேறாமல் தடைப்படுகிறது அல்லது அளவிற்கதிகமாக வெளியேறுகிறது. சில சமயம் நீண்டகாலம் தொடர்ந்து இருந்து கொண்டே இருக்கிறது. அவ்வாறான நேரங்களில் கீழ்க்கண்ட மருந்துகளைப் பயன்படுத்தி அதை நேர் செய்யலாம்.

மருந்துகள்

அக்கோனைட்

மிகச் சிவந்த நிறமுடைய தீட்டு தொடர்ந்து நீண்ட நாட்கள் வெளியேறி வருகிறது. அல்லது மிக அதிகமான அளவு வெளியேறி வருகிறது. பீதியும், கவலையும் கொண்ட, பருமனான இளம் பெண்களுக்கு மிகவும் ஏற்றது.

பிரையோனியா

தலையே வெடித்துவிடும் போன்ற தலைவலியுடன் தீட்டு வெளியேறாமல் இருத்தல், நெற்றியிலும், பொட்டிலும், தலை வீங்கிப் பருத்திருப்பது போன்ற உணர்வுடன் வலி, நோய்க் குறிகள் அனைத்தும் அசைந்தால் அதிகரிக்கிறது.

கல்கேரியா கார்ப்

வழக்கமாக நீண்ட நாட்கள் தொடர்ந்து மிகுதியான அளவு மாதவிடாய்ப் போக்கு உடைய, தொளதொளப்பான தசைகளையும், பருமனான உடலையும் கொண்ட பெண்களுக்கு மிகவும் ஏற்றது.

பல்சட்டில்லா

ஏதாவது எதிர்பாராத காரணங்களால் ஏற்பட்ட மிகுதியான காய்ச்சல் அல்லது பரபரப்புடன் இணைந்து தீட்டு வெளியேறாமல் நின்றுவிட்ட நேரத்தில், நோயாளிக்குத் தாகம் மிகுதியாக இராது. எதிர்பாராத நேரத்தில் பால் சுரக்காமல் நின்று விடும். மாலை நேரத்தில் நோய் அதிகரிக்கும். மென்மையான உள்ளம் கொண்ட, அடிக்கடி கண்ணீர் விடும் பெண்களுக்கு ஏற்றது.

ரஸ்டாக்ஸ்

தீட்டு வெளியேறுவது நீண்ட நாட்கள் நீடிக்கிறது. அது கறுப்பாகவும், நீர் போன்றும், நாற்றம் மிகுந்ததாகவும் காணப்படுகிறது. தலை பெரிதாக இருப்பதுடன் அதில் குத்துவது போன்ற

உணர்வுடன் கூடிய தலைவலி காணப்படுகிறது. படுத்திருக்கும்போது தலையின் நோய் மிகுதியாகவும், எழுந்தவுடன் குறைவாகவும் உள்ளது.

சீகேல்கார்

வலியில்லாத அல்லது கீழ் நோக்கி இழுக்கும் வலியுடன் கூடிய நாற்றமிக்க தீட்டு. மெலிந்து எலும்பும் தோலுமாக இருக்கும் பெண்களுக்கு ஏற்றது.

முலைகளில் வெடிப்புகளும், புண்களும்
(Sore Nipples)

பெரும்பாலும் இளம் தாய்மார்களே இந்நோயால் பாதிக்கப்படுகிறார்கள். அவர்களின் முலைக்காம்புகள் வெடித்துப் பிளந்து விடுகின்றன. அல்லது புண்ணாகி அவற்றிலிருந்து இரத்தம் வடிகிறது. அல்லது குழிப்புண் தோன்றுகிறது. அது அவர்களுக்குச் சொல்லொணாத் துன்பத்தைத் தருகிறது. குழந்தைக்கு அடிக்கடி பால் கொடுக்க வேண்டிய இன்றியமையாத நிலை இருப்பதால், அடிக்கடி அவற்றுக்கு ஏற்படும் உறுத்தல் நோய் குணமாவதற்கு இடையூறாக உள்ளது.

இந்நோய் தோன்றுவதற்கு நோயாளி கண்டமாலை நோய் வாகுடையவராக இருப்பதோடு அவருக்கு அக்கி அல்லது வேர்க்குரு போன்ற புறப்பாடுகளோ அல்லது வேறு வகையான புறப்பாடுகளோ தோன்றி வெளிவராது இருப்பதும் காரணமாக இருக்கலாம்.

சிகிச்சை

முலைக்காம்புகளை 10 துளி காலெண்டுலா தாய்த்திரவத்தை ஆறு அல்லது ஏழு தேக்கரண்டி நீருடன் கலந்து ஒரு நாளைக்கு நாலு அல்லது ஐந்து முறை பூசி வரலாம். அல்லது ஆர்னிகா தாய்த்திரவத்தை மேற்கூறப்பட்டவாறு பயன்படுத்தலாம். அல்லது படிகாரமோ போராக்ஸ் பொடியோ கலந்த கரைசலைத் தடவி வரலாம். இவற்றைத் தடவி வரும்போது குழந்தைக்குப் பால் கொடுக்க வேண்டுமென்றால், பால் கொடுப்பதற்கு முன் முலைகளை நன்றாக வெந்நீரால் கழுவிக் கொள்ளுதல் வேண்டும். மேற்சொன்ன முறைகள் பயன்படவில்லை என்றால் கீழ்க்கண்ட மருந்துகளில் ஏதாவது ஒன்றை குறிகளுக்கேற்பக் கொடுக்கவும்.

கல்கேரியா கார்ப்

நலம் கெட்ட சருமம், சிறிய காயமும் புண்ணாகி விடுகிற இயல்பு கொண்டதாக உள்ளது (கிராபைட்டிஸ், சிலிகா).

ஹீப்பர் சல்ப்

முலைகளில் காணும் வெடிப்புகள் விரைவில் புண்ணாகி விடுகின்றன. அந்தப் புண்களில் எரிகிற, கொட்டுகிற வலி காணப் படுவதோடு அதிலிருந்து இரத்தம் கசிந்து கொண்டே இருத்தல்.

கிராபைட்டிஸ்

வெடிப்புகள் ஏற்பட்டுள்ள முலைகளில் எரிச்சலும், வலியும் காணப்படுகிறது. அவை தொடமுடியாதபடி வலியுடையவையாக உள்ளன. தோலில் உள்ள புறப்பாடுகளிலிருந்து பிசுபிசுப்பான ஒரு வகைத் திரவம் கசிந்து கொண்டே இருப்பது.

சல்பர்

முலைக்காம்புகளில் அடிப்பாகத்தில், காம்புகளில் வெடிப்புகளும், புண்களும் காணப்படுகின்றன. அவற்றிலிருந்து இரத்தம் சொரிவதோடு அவை எரிச்சல் மிகுந்தவையாகவும் உள்ளன. வறண்ட செதில்களைப் போன்ற தோற்றமுடைய சருமம், கண்டமாலை நோய் வாகுடையவர் களுக்கு ஏற்றது.

முலைகளில் கட்டிகள் அல்லது வீக்கம்
(Mammary Abscess - Gathered Breasts)

பச்சைப்பிள்ளைக்குப் பால் ஊட்டும் காலத்தில் ஏதாவது ஒரு சமயம் இந்த நோய் இளம் தாயைத் தாக்குகிறது. எனினும் பெரும் பாலான சமயங்களில் முதல் இரண்டு வாரங்களில்தான் மிக அதிகமாக அவர்களை இந்நோய் பாதிக்கிறது. குழந்தை பிறந்தவுடன் சில தாய்மார்களுக்கு இது அடிக்கடி தோன்றித் துன்புறுத்துகிறது. சிலருக்கு இந்நோய் தோன்றுவதே இல்லை.

இந்நோய் தொடக்கத்தில் முலைகளில் இலேசான வீக்கத்துடன் ஆரம்பிக்கிறது. பின்னர் அவற்றில் தெறிக்கும் வலி தோன்றி அதனுடன் இணைந்து குளிர், நடுக்கம் தோன்றி பின்னர் காய்ச்சலும் ஏற்பட்டுத் துன்புறுத்துகிறது. முலைகளைத் தொட்டு அழுத்திச் சோதித்துப் பார்த்தால் அவற்றில் சிறிய மறவைக்கட்டிகள் (Tumour) தட்டுப்படுவதை உணர்ந்து கொள்ள முடியும். அவை தொட முடியாத அளவிற்கு வலி நிறைந்ததாக இருக்கும். இந்த வேளையில் குறிகளுக்கேற்ற தேவை யான மருந்துகள் கொடுக்கப்பட்டால் நோய் விரைவில் குணமடைந்து விடும். அவ்வாறில்லை எனில் வீக்கங்கள் வெடித்துப் புண்ணாகி நோயாளிக்கு மிகுந்த துன்பத்தைத் தரலாம்.

காரணங்கள்

தடுமன் பிடித்துக் கொள்வதனாலோ, ஏதோ ஒரு பொருள் மீது உராய்ந்து காயம் ஏற்பட்டதாலோ, மிகுந்த பயத்தாலோ, கோபத்தாலோ,

அல்லது உடலமைப்பிற்கு ஊறு விளைவித்து அதனால் பால் சுரக்கும் குழல்களை அடைத்துக் கொள்ளக்கூடிய ஏதாவது ஒரு நிகழ்ச்சியாலோ இந்நோய் தோன்றக்கூடும்.

இந்நோயைக் குணப்படுத்துவதற்கு, முலைகளிலிருந்து பால் சரியான சமயங்களில் குழந்தைக்குக் கொடுக்கப்பட வேண்டும். அது இயலவில்லை எனில் அதில் கட்டியிருக்கும் பாலை அதற்கு ஏற்ற கருவி கொண்டு (Breast - pump) வெளியேற்ற வேண்டும். இவை தவிர கீழ்க்கண்ட மருந்துகள் குறிகளுக்கேற்பக் கொடுக்கப்பட வேண்டும்.

அக்கோனைட்

தொடக்கத்திலேயே இம்மருந்து கொடுக்கப்பட்டால் நோய் முற்றுவதைத் தடுத்து விடலாம். வறண்ட, குளிர்ந்த காற்றினால் தோன்றிய நடுக்கத்திற்கும் சுரத்திற்கும் மிகவும் ஏற்றது.

ஆர்னிகா

சில நாட்களுக்கு முன் ஏற்பட்டிருந்தால்; முலைகளில் மிகுந்த நோவு, நோயாளி எதில் படுத்துறங்கினாலும் அது கடினமாகத் தோன்றுவது.

பெல்லடோனா

முலைகள் கனமாகவும், வீங்கியும், வலி நிறைந்ததாகவும் இருப்பது (பிரையோ), சில வேளைகளில் இந்த வீக்கம் அக்கியின் வீக்கம் போலத் தோன்றுகிறது. மிகுந்த எரிச்சலுடன், ஓரங்களிலிருந்து மையத்தை நோக்கி ஓடும் வலி காணப்படுகிறது. முகம் சிவப்பாகவும், தலை மிகுந்த வலியுடனும் இருக்கும்.

ஹீப்பர் சல்ப்

தெறிக்கும் வலியும், குளிரும், நடுக்கமும் காணப்படுகிறது. கட்டிகள் உடையப் போகின்றன என்பதைக் காட்டுவதாக இருக்கும். அந்த நேரத்தில் இம்மருந்து பெரிதும் பயனுள்ளதாக இருக்கும்.

பாஸ்பரஸ்

கட்டிகளிலிருந்து மிகுதியான இரத்தமோ, சீழோ வெளியேறும் போது (மெர்க்).

சிலிகா

பல்வேறு கண்களிலிருந்து (Openings) நீர் போன்ற, நாற்றமுள்ள சீழோ வேறு வகையான திரவப் பொருளோ வரும்போது கொடுக்கப்பட வேண்டும்.

பகுதி - 13
குழந்தைகளின் நோய்கள்

குழந்தைகளின் உடல் உறுப்புகள் மிக விரைவான வளர்ச்சியும், மேம்பாடும் அடைகிறது என நாம் அனைவரும் அறிவோம். அதன் உடலில் உள்ள உயிரணுக்கள் அதிசயிக்கத்தக்க சிறந்த செயற்திறன் கொண்டதாக உள்ளன. அவை வெளிப்புறக் காரணிகளின் செல்வாக்கிற்கு மிக விரைவில் உட்படுகின்றன. காலப்போக்கில் அந்த உயிரணுக்கள் இவ்வளவு அதிக திறன் கொண்டதாக இருப்பதில்லை. எனவே இந்தக் கால இடைவெளியில் குழந்தைகள் தீமை பயக்கும் மருந்துகளின் செல்வாக்கிற்கும், நலம் தரும் மருந்துகளின் செல்வாக்கிற்கும் எளிதில் உட்படுகின்றன. எனவே பிறவியிலேயே சில நோயுடன் பிறக்கும் குழந்தைகளுக்கும், மற்ற குழந்தைகளுக்கும் மிகுந்த கவனத்துடனும், அக்கறையுடனும் குறிகளுக்கேற்ற ஹோமியோபதி மருந்துகள் கொடுக்கப்பட்டால் அவற்றின் நோய்களையும் குறை களையும் எளிதில் போக்கி, அவர்களைச் சிறந்த உடல்நலம் கொண்டவர் களாகச் செய்து விடலாம்.

குழந்தைகளுக்குள்ள உடல்வாகுக் குறைகளை அதாவது பிறவியிலேயே பெற்றுள்ள நோய்களைக்கூட பிற்காலத்தில் மாற்ற முயல்வதைக் காட்டிலும் குழந்தைப் பருவத்தில் மிக எளிதில் மாற்றிவிட முடியும்.

குழந்தைகளுக்கு, பெரியவர்களைப் பாதிக்கும் நோய்கள் பெரும்பாலும் பாதிப்பது இல்லை. மேலும் அவற்றிலிருந்து அவை வேறுபட்டவையாகவே இருக்கின்றன. மேலும், அவர்களுக்குத் தோன்றும் நோய்களின் போக்கு, அந்த நோய்க்குரிய குணங்குறிகளை மட்டுமே கொண்டு இருப்பதில்லை. உதாரணமாக பெரியவர்களுக்கு வரும் மூட்டுவலியின் குணங்குறிகளிலிருந்து குழந்தைகளுக்குத் தோன்றும் மூட்டுவலியின் குணங்குறிகள் முழுதும் வேறுபட்டவையா யுள்ளன.

குழந்தைகளுக்குத் தோன்றியுள்ள நோய் நீண்ட கால நோயா - பரம்பரையாக வந்த நோயா - அல்லது தற்காலிகமாகத் தோன்றியுள்ள குறுகிய கால நோயா என அறிந்து கொள்ள வேண்டும். குறுகிய கால நோயாயிருந்தால் அந்த நோய் ஏற்பட்டுள்ள குழந்தை நல்ல உடல் நலமுள்ள (Healthy child) குழந்தையா என அறிந்து கொள்ளுதல் வேண்டும். ஏனெனில் நல்ல உடல்நலமுள்ள குழந்தையானால் ஒரு சில காரணங்களால் அதற்கு ஒருசில தெளிவாகத் தெரியக்கூடிய குணங்குறிகள் காணப்படும். அந்தக் குணங்குறிகளுக்கு ஏற்ற மருந்தைக் கொடுத்து மிக எளிதில் குழந்தையைக் குணப்படுத்தி விடலாம்.

மாறாக ஒரு குழந்தை பரம்பரையாக சில நோய்களையுடையதாக இருந்து அதற்குச் சில நோய்கள் தோன்றியிருந்தால் நோய் ஏற்பட்ட காரணங்களையும், அந்தக் குழந்தையின் உடல்வாகையும் கருத்தில் கொண்டு அந்தக் குழந்தைக்கு மிகக் கவனமாகச் சிகிச்சையளிக்க வேண்டும்.

குழந்தைக்கு மருந்து கொடுக்கும்பொழுது அதன் குணஇயல்பு களைக் கருத்தில் கொண்டு மருந்துகளைத் தேர்ந்தெடுக்க வேண்டும். ஹோமியோபதி மருந்துகள் பயனுள்ள முறையில் கொடுக்கப்பட மொத்தக் குறிகளே மிகவும் இன்றியமையாதவை. அதனடிப்படையில் மருந்துகள் கொடுக்கப்பட்டால் நோய் விரைவில் குணமாவது உறுதி.

குண இயல்புகள்

ஒரு குழந்தையின் இயற்கையான குண இயல்புகள், நோய் தோன்றியவுடன் மாறிவிட்டிருக்கும்.

பயம்

சில குழந்தைகள் பொதுவாகவே பயம் நிறைந்ததாக இருக்கும். நோயுற்ற பிறகு அவற்றில் ஏற்பட்டுள்ள மாற்றங்கள்; அல்லது நோயுற்ற பின் தோன்றிய பயங்கள்.

அவ்வாறான குழந்தைகளில் சில பிடிவாதம் நிறைந்ததாகவும், அவற்றிற்கு நாம் எவ்வளவுதான் அனுதாபம் காட்டினாலும் அவற்றின் பிடிவாதத்தை அது மாற்றிக் கொள்ளாது. அவ்வாறான குழந்தைகளுக்கு நாட்ரம் மூர் அல்லது செபியா உயர்ந்த வீரியத்தில் கொடுக்க வேண்டும்.

சில குழந்தைகள் அழுது கொண்டேயிருப்பதைப் பார்க்கிறோம். அவை பல்சட்டில்லா குழந்தைகளே.

கல்கேரியா கார்ப்

குழந்தைகள் உடல் பருத்தும், சோம்பல் மிகுந்தவையாகவும் மந்தமானவையாகவும் இருக்கும்.

ஆர்சனிக் ஆல்ப்

இது தேவைப்படும் குழந்தைகள் அமைதியற்றவையாகவும், எதிலும் சந்தேகம் கொள்பவையாகவும், கவலையும், அங்கலாய்ப்பும் உடையவையாயும் இருக்கும்.

நக்ஸ்வாமிகா

இம்மருந்து கொடுக்கப்பட வேண்டிய குழந்தைகள் பிடிவாதக் காரர்களாகவும், எதையும் எதிர்ப்பவர்களாகவும், முறைப்பவர்களாகவும், கோபம் கொள்பவர்களாகவும் இருப்பர்.

சாமோமில்லா

இக் குழந்தைகள் எப்பொழுதும் அழுது கொண்டும், கை, கால்களை உதறிக் கொண்டும், எதைக் கொடுத்தாலும் வீசி எறிந்து கொண்டுமிருப்பார்கள். அமைதியற்றவர்களாகக் காணப்படுபவர், அவர்களை எளிதில் மனநிறைவடையச் செய்ய முடியாது. நோய் எதுவாயினும் குழந்தைகளின் இவ்வாறான மனநிலைகளையும், செயல்களையும் கருத்தில் கொண்டே சிகிச்சையளிக்கப்பட வேண்டும்.

பயம்

ஒரு சில குழந்தைகள் எந்தவிதப் பயமோ, கவலையோயின்றித் தனியாக எங்கு வேண்டுமானாலும் போய்வரும். சில குழந்தைகள் தன் அருகில் வேறு யாராவது துணை இருந்தால் மட்டுமே காரியங்களைச் செய்யத் துணியும், குழந்தைகள் இருட்டையோ, காற்றையோ, இடி மின்னலையோ, வேற்று மனிதர்களையோ கண்டு பயப்படுவர். சில குழந்தைகள் குளிப்பதற்குப் பயப்படும். சில குழந்தைகள் கீழே விழுந்து விடுவோமோ என எப்பொழுதும் பயந்து கொண்டே இருக்கும்.

விருப்பங்களும், வெறுப்புகளும்

விருப்பு, வெறுப்புகள் குழந்தைகளிடையே மிகுதியாகக் காணப்படும். அவர்களுக்கு மருந்து கொடுக்கும்போது அவர்களின் விருப்பு, வெறுப்புகளை அடிப்படையாக வைத்து மருந்துகள் தேர்ந்தெடுத்துக் கொடுக்கப்பட வேண்டும். ஏனெனில் அவ்வாறான பொருள்கள் நோய்க்குக் காரணமாக இருக்கலாம். சான்றாக ஒரு குழந்தை அளவிற்கதிகமாக உண்ணலாம், அல்லது இனிப்பையோ, உப்பையோ, சிலேட்டுக் குச்சிகளையோ, சுண்ணாம்புக் கட்டிகளையோ, இறைச்சியையோ, முட்டையையோ, பாலையோ மிகுதியாக விரும்பிப் பயன்படுத்தலாம்.

எப்பொழுதுமே குளிப்பதற்கு விரும்பாத, அழுக்கடைந்த மூக்குள்ள சல்பர் குழந்தைகள் இருக்கிறார்கள்.

வியர்த்துக் கொட்டும் கல்கேரியா குழந்தைகள் இருக்கிறார்கள்.

வேற்று மனிதர்களைப் பார்க்க விரும்பாமல் நாணிக் கோணி ஒதுங்கும் பாரிட்டா குழந்தைகள் இருக்கிறார்கள்.

எளிதில் சளிபிடித்து, உடலில் காணப்படும் கோளங்கள் வீங்கிப் புடைத்துக் கொள்ளும் டியூபர்க்கூலினம் குழந்தைகள் இருக்கிறார்கள்.

இவ்வாறான செய்திகள் அனைத்தையும் நாம் குழந்தைகளுக்கு மருந்து கொடுக்கும்போது கருத்தில் கொள்வது இன்றியமையாதது.

குழந்தைக்குப் பால் புகட்டுவது

மகவை ஈன்ற தாய்க்கு இரண்டு அல்லது மூன்று நாட்கள் வரை பால் சுரப்பது இல்லை. எனினும், குழந்தையை எடுத்துப் பாலூட்டுவது போன்று வைத்து முலைகளைச் சுவைக்கச் செய்ய வேண்டும். ஏனெனில் அது குழந்தைக்குப் பால் குடிக்கும் முறையைக் கற்றுக் கொடுப்பதோடு தாயின் முலைகளில் தேவையான பால் ஊறுவதற்கான முன்தேவை களையும் தோற்றுவிக்கின்றன. குழந்தை பிறப்பதற்கு முன்னரோ அல்லது குழந்தை பிறந்தவுடனேயோ தாயின் முலைகளிலிருந்து ஒருவகைத் திரவம் வெளிப்படுகிறது. அவ்வாறு வெளிப்படுவது இன்றியமையாதது. அதுவே குழந்தை உலகிற்கு வந்தவுடன், அதன் தேவையை நிறைவு செய்ய இயற்கை படைத்துள்ள ஓர் இன்றியமையாத உணவுப்பொருளாகும். அது ஊட்டச்சத்துள்ள உணவாகவும், ஒரு மலமிளக்கியாகவும் பணியாற்றுகிறது.

இவ்வாறு சுரக்கும் திரவப் பொருளே குழந்தையின் உணவாகக் கொடுக்கப்பட வேண்டும். குழந்தை அதைக் குடித்தவுடன் அயர்ந்து மனநிறைவுடன் தூங்கினால், அதற்கு வேறு எந்த வகையான செயற்கை உணவும் கொடுக்கத் தேவையில்லை. பலர் குழந்தை பிறந்தவுடன் இனிப்பு கலந்த நீரையோ, கஞ்சியையோ, பாலையோ மிக அதிகமான அளவு கொடுத்து அதன் வயிற்றை நிரப்பி அதன் செரிமானத்தைக் கெடுக்கச் செய்து விடுகிறார்கள். அதன் விளைவாகக் குழந்தை அழுகிறது. பின் அதற்கு ஓமத் தண்ணீர், கிரைப் வாட்டர் போன்ற வற்றைக் கொடுத்து அது அழாமல் இருக்கச் செய்ய முயல்கிறார்கள்.

தாய் சிறந்த உடல் நலம் உள்ளவளாக இருந்தால் அவளது பாலே குழந்தைக்குச் சிறந்த உணவாகும். அது போதுமானதாக இருந்தால் அதற்கு பல்முளைக்கும் வரை வேறு உணவுகளைக் கொடுக்கத் தேவையில்லை. எனினும், பல சமயங்களில் தாயிடம் போதுமான பால் சுரப்பதில்லை அல்லது குழந்தையின் உடல் நலனுக்குகந்த பால் சுரப்பதில்லை. அவ்வாறான சமயங்களில் மட்டுமே மாற்று உணவுகள் குழந்தைக்கு ஏற்ற மாதிரி கொடுக்க வேண்டும்.

தாய்க்குப் பால் சுரக்காதபோது குழந்தைக்குப் பசுவின் பால் கொடுப்பது சிறந்தது. பசுவின் பால் பயன்படுத்தும்போது பல்வேறு விஷயங்களைக் கருத்தில் கொள்வது நன்று. குறிப்பாக அது ஒரே மாட்டுப் பாலாக இருக்க வேண்டும். நோயுறாத, நல்ல இளம் பசுவாக இருப்பது நல்லது. இது கொடுக்கப்படும்போது போதுமான அளவு காய்ச்சப்பட்டு நன்றாக நீர் கலக்கப்பட்டதாக இருக்க வேண்டும்.

பசுவின் பால் சிறிதளவு காரத்தன்மையுள்ளது. எனினும், அது சில நாட்கள் தொடர்ந்து பால் சொரிந்துவிட்டபின் அந்தப் பால் சிறிது புளிப்புத் தன்மையுடையதாக ஆகிவிடுகின்றது. எனவே இளமையான மாட்டின் பாலே ஏற்றதாக இருக்கும்.

குழந்தைக்கு ஒழுங்கான நேரங்களில் பால் கொடுக்கப்பட வேண்டும். அதாவது தொடக்கத்தில் இரண்டு மணிக்கொரு முறையும் பின்னர் மூன்று மணிக்கொரு முறையும் கொடுக்கலாம். குழந்தை அழும்போதெல்லாம் பால் கொடுப்பது ஏற்புடையது அல்ல. அவ்வாறு செய்வது, குழந்தைக்கு வயிற்றில் சங்கடங்களைத் தோற்றுவிக்கும். குழந்தையின் வயிற்றுக்கு ஓய்வு நேரங்கள் இன்றியமையாதது. அது நோய்களைக் குறைக்கும். தாயோ அல்லது ஆயாவோ இவ்வாறு குழந்தையின் வயிறை நிரப்பி அடைப்பதனால் குழந்தை அமைதியற்று, ஓயாது அழுது கொண்டேயிருப்பதோடு, தூங்க இயலாமல் தவிக்கிறது. மேலும் அவ்வாறான துன்பங்களைப் போக்க பல்வேறு மருந்து களைப் பயன்படுத்துவது இன்றியமையாததாகிறது. அந்த மருந்துகள் பல சமயங்களில் மேற்கொண்டு தீமையையே விளைவிக்கின்றன.

பால்

உடலிற் சுரக்கும் வேறு எந்தப் பொருளும், தாயின் பொதுவான உடல் நலத்தாலும், ஊட்டத்தாலும், பால் பாதிக்கப்படுவது போன்று மிக அதிக அளவில் பாதிக்கப்படுவதில்லை. தாய் உட்கொள்ளும் உணவின் தன்மையும், அளவும் குழந்தையைப் பெரிதும் பாதிக்கிறது. அந்த உணவின் மணமும், நிறமும், சுவையும் அதன் மருத்துவ குணங்களும் கூட அவளிடம் ஊறும் பாலில் மாற்றங்களைத் தோற்று விக்கின்றன.

பயம், கோபம், வருத்தம், மகிழ்ச்சி ஆகிய பல்வேறு மனஉணர்ச்சி களும் பாலின் குண இயல்புகளையும், அதன் அளவையும் மாற்றிவிடும். இவ்வாறான மாற்றங்கள் குழந்தையின் உடல் நலனை மிக அதிகமாகப் பாதிக்கும்.

இவையன்றி தாய்க்கு பாலூட்டும் காலத்தில் தோன்றும் நோய் களும் பாலைப் பாதிக்கின்றன. மேலும் பேறு காலத்திற்குப் பின்

மாதவிடாய் தோன்றிய உடனும், அல்லது அவள் மீண்டும் கருவுற்ற உடனும் பாலின் அளவும், தன்மையும் மாறுகின்றன. எனவே தாய் மறுமுறை சூலுற்றவுடன், குழந்தையே பாலை வெறுத்துத் தள்ளுகிறது அல்லது பால் சுரப்பது நின்றுவிடுகிறது.

பிறந்த குழந்தைக்குத் தோன்றும் நோய்களும் அதற்கான மருந்துகளும் - தலையில் தோன்றியுள்ள இரத்தக் கட்டிகள்

மகப்பேற்றின்போதோ, அல்லது அதன் பிறகோ குழந்தையின் தலைப்பகுதியில், தாயின் இடுப்பெலும்புக் கூட்டிற்குள் நீண்ட நாட்கள் இருந்தாலோ அல்லது தாயின் வயிற்றிலிருந்து வெளிவரச் செய்ய இடுக்கிகள் அல்லது வேறு கருவிகள் (Forceps) பயன்படுத்தப் பட்டதாலோ இது தோன்றியிருந்தால் ஆர்னிகா தாய்த்திரவத்தை அந்தப் பகுதியில் ஓரிரு முறைகள் தடவுவது பயனுள்ளதாக இருக்கும். அதே மருந்தை உள்ளேயும் கொடுக்கலாம்.

பிறப்பிலேயே தோன்றும் உடற்குறைகள் (Deformities)

உயிராற்றலின் செயல்கள் திசை கெட்டதனால் ஏற்படுவதே இவ்வாறான குறைகள். ஏற்றவாறு தேர்ந்தெடுக்கப்பட்ட ஹோமியோபதி மருந்துகள் மூலம் உயிராற்றலின் செய்திறனை சீர் செய்வதனால், பிறவியிலேயே தோன்றும் உடற்குறைகளைக்கூட நீக்கிவிட முடியும். 15 நாட்களுக்கொருமுறை சல்பர் 30 வீரியத்திலும், கல்கேரியா கார்ப் 30 வீரியத்திலும் மாற்றி மாற்றிக் கொடுத்து வர அவை மறைந்துவிடும். அந்தக் குறைகள் எலும்பு தொடர்பானவையாக இருந்தால் மேற்சொன்ன மருந்துகள் கொடுக்கப்பட்ட பின் சிலிகா 200 கொடுக்கப்பட வேண்டும்.

உடலின் மீது தோன்றுகிற சில வகையான அடையாளங்களை, மருக்கள், மச்சங்களைப் போக்க மேற்சொன்ன மருந்துகளையே (சல்பர்-கல்கேரியா) கொடுத்து வரவேண்டும்.

குழந்தை நீலம் பூத்திருத்தல் (Cynosis)

நுண் சிரைகள் ஏற்ற முறையில் மூடிக்கொள்ளாமல் திறந்தே இருப்பதனால், அசுத்த இரத்தம் நுரையீரலுக்கு எடுத்துச் செல்லப் பட்டு அங்கு ஏற்ற மாற்றங்களையடைந்து தூய்மையானதாக்கப்படு வதற்கு இடையூறு ஏற்படுகிறது. எனவே உடல் முழுவதும் நீலநிறமாக ஆகிவிடுகிறது. அவ்வாறான சமயங்களில் முதலில் சல்பர் 30

கொடுக்கப்பட வேண்டும். மூன்றுமணி சென்ற பிறகு கல்கேரியா கார்ப் 30 ஓரிருமுறை கொடுக்கப்படவேண்டும். ஒரு மாதத்திற்குப் பின் டிஜிட்டாலிஸ் 30 கொடுக்கப்படலாம்.

தலை நீண்டு வீங்கிக் காணப்படுதல்

மகப்பேற்றில் குழந்தை வெளிவருவதற்கு மிகுந்த இன்னல்கள் இருந்திருந்தாலும், நீண்ட நேரம் எடுத்துக்கொண்டு இருந்தாலும், இவ்வாறாக தலை வீங்கி நீண்டு காணப்படுவது உண்டு. சில வேளை களில் தலையின் உச்சியிலோ அல்லது தலையின் பின்புறத்திலோ, மறவைக்கட்டிகள் (Tumours) தோன்றுவதுண்டு. இந்தக் கட்டிகள் சில நாட்களில் தானாகவே மறைந்துவிடும். தொடர்ந்து குழந்தையைக் குளிப்பாட்டிய பின்னரும் கூட அந்த வீக்கம் காணப்பட்டால் ஆர்னிகாவின் தாய்த்திரவத்துடன் சிறிது தண்ணீர் கலந்து அதன் மீது பூசி வரவும். இரண்டு மூன்று நாட்களில் குணம் தெரியவில்லையானால், ரஸ்டாக்ஸ் 200-ஐ ஓரிரு முறை கொடுக்கவும்.

குழந்தை முதன் முதலில் கழிக்கும் கருநீல மலம் (Meconium)

குழந்தையின் வயிற்றிலிருந்து முதன் முதலில் வெளியேறும் மலம் கருநீல நிறமாகக் காணப்படும். பொதுவாக குழந்தை பிறந்த ஓரிரு மணி நேரத்திலேயே அது வெளியேறிவிடும். அதற்கென செயற்கையான முறைகள் ஏதும் தேவையில்லை. தாய்ப்பாலே குடலில் ஒரு இயக்கத் தைத் தோற்றுவித்து அதை வெளியேற்றுவதற்கு உதவுகிறது. என்றாலும், இவ்வாறாக மலங்கழிப்பது காலந்தாழ்த்தப்பட்டு, குழந்தை அமைதி யில்லாது அழுது கொண்டேயிருந்தால் சர்க்கரை கலந்த வெந்நீர் அல்லது சர்க்கரை இல்லாத வெந்நீர் ஓரிரு கரண்டிகள் கொடுத்தால் மலம் தானாகவே கழிந்துவிடும். இது மலம் வெளியேற உதவியாக இல்லையென்றால் குழந்தைக்கும், தாய்க்கும் நக்ஸ்வாமிகா, பிரையோனியா அல்லது சல்பர் கொடுக்கப்பட வேண்டும். குழந்தைக்கு பேதியாகக் கூடிய மருந்துகள் எதையும் கொடுத்தல் கூடாது. ஏனெனில் அவை குழந்தைகளின் உடலில் நீண்டகால நோய்களைத் தோற்றுவித்து விடுகின்றன.

கண்நோய்கள் (Sore eyes)

சிறு குழந்தைகளுக்கு கண்களிலும், கண்பட்டைகளிலும் நோய் தோன்றுவதுண்டு. பெரும்பாலான சமயங்களில் பட்டைகள் மட்டுமே பாதிக்கப்பட்டிருக்கும். அந்த நிலையிலேயே தேவையான மருந்து கொடுக்கப்படாவிட்டால் நோய் விழிகளுக்கும் பரவுகிறது.

காரணங்கள்

இது தாய் தந்தையருடைய உடல்வாகு நோயின் காரணமாக அல்லது தாயின் கழிவுப் பொருட்கள் கண்களில் படுவதால் அல்லது மிகுதியான வெளிச்சத்தைப் பார்ப்பதால் அல்லது மிகுதியான குளிர்ந்த காற்று குழந்தை மீது படுவதால் தோன்றலாம்.

கண்ணிலிருந்து மிகுதியான அளவு கழிவுப் பொருள் வெளியேறினால் அது கண்ணுக்குத் தீங்கு விளைவிக்கும். எனவே கண்கள் அடிக்கடி சுத்தம் செய்யப்பட்டு தூயதாக வைக்கப்பட வேண்டும்.

சிகிச்சை

அக்கோனைட்

அதிகப்படியான வெளிச்சத்தில் குழந்தையை வைத்திருந்தாலும், கண் முழுவதும் சிவந்து, அதிலிருந்து ஏராளமான கழிவுப் பொருள் வெளிவந்தாலும் கொடுக்கப்பட வேண்டும்.

பெல்லடோனா

அக்கோனைட் கொடுக்கப்பட்ட பின், வெண்விழிப் படலம் மிகச் சிவந்து காணப்பட்டாலும்; கண் பட்டைகளிலிருந்து இரத்தம் கசிந்தாலும்; வெளிச்சத்தைப் பார்க்க கண் கூசினாலும் கொடுக்கப்பட வேண்டும்.

சாமோமில்லா

ஈரமான இடங்களில், குளிரான நேரங்களில் குழந்தையை வெளியில் வைத்திருந்ததால் ஏற்பட்டிருந்தால்; காலநிலை சற்று குளிராக மாறும்போது, நோய் அதிகமானால் (டல்காமரா); கண்களிலிருந்து இரத்தம் வடிதல், கண்கள் வீங்கிக் காணப்படுதல், காலை நேரத்திலோ அல்லது மாலையிலோ கண்கள் மூடிக்கொள்ளுதல்; குழந்தை எரிச்சல்பட்டு அழுது கொண்டேயிருத்தல், தன்னை யாராவது தூக்கி வைத்துக்கொண்டு இங்குமங்கும் போக வேண்டுமென விரும்புதல்.

கல்கேரியா கார்ப்

கண்டமாலை நோய்வாகுடைய குழந்தைகளுக்குத் தோன்றும் கண் நோய் (மெர்க்: சல்பர்); கண்பட்டைகள் வீங்கியும், கண்கள் சிவந்தும் காணப்படுதல்; கண்ணிலிருந்து மிகுதியான கழிவுப்பொருள் கசிந்து வெளியேறுதல், இரவு நேரங்களில் கண்கள் மூடிக் கொள்ளுதல், பருமனான, தொளதொளப்பான தசையுடைய குழந்தைகளுக்கு மிகவும் ஏற்ற மருந்து.

மெர்க்கூரியஸ்

கண்பட்டைகளும், கண்களும் சிவந்து காணப்படுதல், கண்களிலிருந்து மஞ்சள் நிறமான கழிவுப் பொருள் வெளியேறுவதுடன், கண் பட்டைகளின் ஓரத்தில் சிறு குழிப்புண்கள் காணப்படுதல்.

பல்சட்டில்லா

கண்கள் முழுவதும், கண்பட்டைகளின் உட்புறம் முழுமையும் சிவப்பாகக் காணப்படுவதுடன் கண்களிலிருந்து நாற்றம் மிகுந்த அருவருக்கத்தக்க கழிவுப் பொருள் வெளியேறுதல்.

அர்கெண்டம் நைட்ரிக்கம்

பிசுபிசுப்பான ஒரு வகையான சீழ் கண்களிலிருந்து வெளியேறும் போதும், கண்பட்டைகள் மிகுதியாக வீங்கிக் காணப்படும் போதும் தேவைப்படும்.

யூப்ரேஷியா

இந்த நோயின்போது பல சமயங்களில், குறிப்பாக, கண்கள் வெளிச்சத்தைப் பார்க்கக் கூசினாலும், கண்களில் மிகுதியான கழிவுப் பொருள் சேர்ந்திருந்தாலும் கொடுக்கப்படலாம்.

குழந்தைகளுக்கு ஏற்படும் மூக்கடைப்பு

இந்த நோயின்போது குழந்தைகளின் நாசித் துவாரங்கள் வீங்கிக் கடினமாகி விடுவதால் அது பால் குடிக்கும்போது மூச்சுவிடுவதற்கு முடியாமல் திணறுகிறது. அது தூங்கும்போது அதற்கு மிகுந்த துன்பத்தைத் தருகிறது. பெரியவர்கள் தூங்கும்போது விடும் குறட்டையொலி போன்றதாக ஒரு ஒலி கேட்கிறது. சில வேளைகளில் மூக்கிலிருந்து நீர் வடிந்து கொண்டே இருக்கிறது. இந்த நோய் பெரும்பாலான சமயங்களில் எளிதில் நீங்குவதில்லை. எனவே இந்த நோயைக் குணப்படுத்த இந்த நோய் எந்தச் சூழ்நிலையில், எவ்வாறான குறிகளுடன் தோன்றுகிறது எனக் கண்டு அவற்றிற்கு ஏற்ற மருந்துகளைத் தேர்ந்தெடுத்துக் கொடுக்க வேண்டும்.

சிகிச்சை

நக்ஸ்வாமிகா

நாசித் துவாரங்கள் வறண்டதாகவும், அடைத்துக் கொண்டும் இருந்தால், இரவு நேரத்தில் நன்றாக மூக்கு அடைத்துக் கொண்டிருந்தாலும் பகலில் மூக்கிலிருந்து நீர் ஒழுகிக் கொண்டிருந்தாலும், குழந்தை அமைதியில்லாது, அழுது கொண்டேயிருந்தாலும் மிகுந்த பயனளிக்கும். 30 வீரியத்தில் கொடுத்துப் பார்க்கவும், அது பயனளிக்கவில்லையென்றால் 200 வீரியத்தில் கொடுக்கவும்.

சாமோமில்லா

மூக்கிலிருந்து தண்ணீர் வடிந்து கொண்டேயிருக்கும்போதே மூக்கடைப்பும் காணப்பட்டால்.

கார்போவெஜி

ஒவ்வொரு மாலையிலும் நோய் மிகுதியானால்.

டல்காமரா

திறந்த வெளியில் நோய் அதிகமானால்.

மெர்க்சால்

அதிகப்படியான வீக்கமும் மூக்கிலிருந்து சற்றுக் கெட்டியான சளி வெளியேறுவதும் காணப்பட்டால்.

ஆர்சனிக்கம்

மூக்கடைப்பின்போது நாசித்துவாரங்களில் எரிச்சலும், மூக்கிலிருந்து நீர் போன்ற காரத்தன்மையுள்ள சளி வெளியேறுதலும், மூக்கைச் சுற்றியுள்ள பகுதிகள் வீங்கியும் காணப்பட்டாலும், இது கொடுக்கப்பட வேண்டும்.

இவை தவிர ஆன்டிம் டார்ட், சாம்புகஸ், பல்சட்டில்லா ஆகிய மருந்துகளையும் குறிகளுக்கேற்பப் பயன்படுத்தலாம்.

மஞ்சட்காமாலை (Jaundice of Infants)

குழந்தைகளுக்கு அது பிறந்த ஓரிரு நாள்களிலேயே இந்நோய் தோன்றி விடுகிறது. இந்நோயின்போது விழியின் வெண்மையான பகுதி மஞ்சள் நிறமாகி விடுவது முதலில் தெரிகிறது. பின்னர் சருமம் முழுவதும் மஞ்சள் நிறமாக அல்லது வெளிறியதாக ஆகிறது. சிறுநீர் மஞ்சள் நிறம் கொண்டதாக இருக்கிறது. பல சமயங்களில் அதனுடைய கண்களிலிருந்து சொரியும் கண்ணீர் கூட மஞ்சளாகவே உள்ளது. மலம் வெளிறியதாகவோ அல்லது களிமண் போன்ற நிறமுடையதாகவோ காணப்படுகிறது. மலச்சிக்கல் அல்லது வயிற்றோட்டம் காணப்படுகிறது. வயிறு வீங்கிப் பருத்துக் காணப்படுகிறது. குழந்தை எப்பொழுதும் அழுது கொண்டேயிருக்கிறது. சாதாரணமாக மஞ்சட் காமாலை நோயின் குறிகள் அனைத்தும் அந்தக் குழந்தையிடம் காணப்படுகிறது. இவ்வாறான சமயங்களில் மிகவும் நிதானமான முறையில் குழந்தைக்கு கவனமாக சிகிச்சையளிக்கப்பட வேண்டும். (இவ்வாறு ஏற்படும் மஞ்சட் காமாலைக்குப் பல்வேறு வகையான விளக்கங்களை வேற்று முறைகள் கூறுகின்றன)

இந்நோய், பிறந்த குழந்தைக்குக் குளிர் மிகுதியாகப் பாதித்து இருந்தாலும், அல்லது முதல் மலம் வெளியேற வயிற்றுப் போக்கிற்கான மருந்துகள் மிகுதியாகக் கொடுக்கப்பட்டாலும் தோன்றுகிறது.

சிகிச்சை

அக்கோனைட்

குழந்தை தூக்கமில்லாமலும் அமைதியில்லாமலும் காணப்படும் போது.

சாமோமில்லா

நோய் தோன்றியவுடனேயே இம்மருந்து கொடுக்கப்பட்டால் அது நோயை முற்றிலும் குணப்படுத்தி விடும்.

மெர்கூரியஸ்

நோய்க்குறிகளில் ஒரு சில மட்டும் நீங்கியுள்ளது. முற்றிலும் நோய் குணமாகவில்லை எனும்போது இம்மருந்து கொடுக்கப்பட வேண்டும்.

சைனா

மேற்சொன்ன மருந்துகள் பயன்படாதபோதும், வயிறு பொருமி, கல்லீரல் பகுதியில் அழுத்தினால் வலி மிகுந்ததாகக் காணப்பட்டாலும், மலம் வெள்ளையானதாகவும், சீரணமாகாததாகவும் வலியில்லாத தாகவும் காணப்பட்டாலும் கொடுக்கப்பட வேண்டிய மருந்தாகும்.

நக்ஸ்வாமிகா

கல்லீரல் பகுதி வீங்கிக் கடினமாகக் காணப்பட்டால், மலச்சிக்கல் மிகுந்திருந்தால், அடிக்கடி மலம் கழிக்க வேண்டுமென்ற உணர்வு மிகுந்திருந்தால், வயிற்றில் வலி மிகுந்து, குழந்தை மிகுதியான துன்பமும் எரிச்சலும் கொண்டதாக இருந்தால்.

வாய்ப்புண் (Sore mouth) (Apthae)

இது பொதுவாக குழந்தைகளை மிகுதியாகப் பாதிக்கும் ஒரு நோயாகும். இந்த நோய் தோன்றுவதற்கு முன் குழந்தை அமைதியற்ற தாகவும், சிடுசிடுப்பு மிகுந்ததாகவும், கோபம் மிகுந்தும் காணப்படும். இந்த நேரத்தில் குழந்தையின் வாயைப் பரிசோதித்துப் பார்த்தால் அதன் உட்பகுதி வெந்து, சிவந்து, சிவந்த சிறு புறப்பாடுகள் கூட்டமாக உதடுகளிலும், கன்னங்களிலும், ஈறுகளிலும், வாயின் பிற பகுதிகளிலும் காணப்படும். இந்த வட்ட வட்டப் பரப்புகளின் மீது ஒரு வெண்மையான திரிந்து போன பால் போன்று ஒரு பொருள் மூடியிருக்கும். இந்தப் பகுதி நீக்கப்பட்டால், அதற்குக் கீழுள்ள பகுதி எந்தவிதக் கேடுமின்றி வழவழப்பாக, ஆனால் சிவப்பு நிறமுடையதாகக் காணப்படும். சில

வேளைகளில் இந்த வட்ட வட்டமான பகுதிகள் ஒன்றிணைந்து விடுவதும் உண்டு. பல சமயங்களில் இவ்வாறான வேக்காடு தொண்டைப் பகுதிக்குள்ளும், குடற்பகுதிக்குள்ளும் பரவி விடுவதுண்டு. இந்நோய் அபாயகரமானதல்ல, என்றாலும் குழந்தை பால் குடிப்பதற்குப் பெரும் இடையூறு செய்வதாகவுள்ளது. இது தாய்க்கும் பரவக் கூடும். அவ்வாறான சமயங்களில் தாயின் முலைக்காம்புகள் வெடித்துத் துன்பம் தருவதாக ஆகிவிடும்.

தாய்ப்பால் குடித்து வளரும் குழந்தைகளுக்குப் பெரும்பாலும் இந்நோய் தோன்றுவதில்லை. எனினும் சில குடும்பங்களைச் சேர்ந்த குழந்தைகளுக்கு இது தவறாது தோன்றுகிறது என்பதாலும், வேறு சில குடும்பங்களைச் சேர்ந்த குழந்தைகளுக்கு இது தோன்றுவதேயில்லை என்பதாலும் இது உடல்வாகு நோய்தான் என பல மருத்துவர்கள் கருதுகிறார்கள்.

சிகிச்சை

அக்கோனைட்

வறண்ட, சூடான சருமமும், தலையில் மிகுதியான சூடும் காணப் படும்போது, குழந்தை அமைதியற்றதாகவும், அழுது கொண்டேயு மிருந்தால், நீர் போன்ற பச்சையான வயிற்றோட்டம் காணப்பட்டால், இலேசாகத் தொட்டாலும் கூட நோய் துன்பம் தருவதாக இருந்தால்.

மெர்கூரியஸ்

மேற்சொன்ன மருந்து போதுமானதாக இல்லையென்றால் நாக்கு வெந்துபோய் வீங்கிக் காணப்பட்டாலும், நாக்கின் ஓரங்களில் மிகுதியான குழிப்புண்கள் தோன்றும்போதும், வாய் நாற்றம் மிகுந்த தாகவும், அதிகமான அளவு உமிழ்நீர் வெளியேறினாலும், தினவும், வலியும் மிகுந்த வயிற்றோட்டமும், வயிற்றுக்கடுப்பும் காணப்பட்டால்.

சல்பர்

மெர்கூரியஸ் பல நாட்கள் கொடுத்து வந்த பின்னும் நோய்க் குறிகள் குணமாகவில்லையென்றால் இம்மருந்து கொடுக்கப்பட வேண்டும்.

ஆர்சனிக்கம்

மெர்கூரியசும், சல்பரும் இந்நோயைக் கட்டுப்படுத்த இயலாத போது, அந்தப் புண்கள் சிவந்த நீல நிறமுடையதாகக் காணப்படும் போது, வயிற்றோட்டமும், பலவீனமும் காணப்பட்டால் கொடுக்கப்பட வேண்டும்.

தோல் உரிதல் (Excoriation) (Chafing)

குழந்தைகள், குறிப்பாக - பருமனான குழந்தைகள், தோலுரிதல் என்ற இந்நோயால் பாதிக்கப்படுவதுண்டு. பொதுவாக, கழுத்தின் மடிப்புகள், காதின் பின்புறம், கைகளின் உட்புறம், தொடை இடுக்குகள் முதலிய இடங்களில்தான் இந்நோய் தோன்றுகிறது.

குழந்தையைத் தூய்மையாக வைத்துக் கொள்வதன் மூலம் இவ்வாறான தோல் நோய் தோன்றாமலேயே தடுத்துவிடலாம். எனினும் இந்நோய் தோன்றியுள்ள பகுதிகளை ஒரு நாளைக்கு மூன்று அல்லது நான்கு முறை வெதுவெதுப்பான நீரில் (சோப்பைப் பயன்படுத்தாமல்) கழுவி, மென்மையான துணியால் மிகவும் அழுத்தித் தேய்க்காமல் இலேசாகத் துடைத்து - காலண்டுலா தாய்த்திரவம் கலந்த சிறிதளவு நீரை அந்த உடற் பகுதிகளில் பூசிவிட வேண்டும். பின்னர், நன்றாகத் துடைத்து விடப்பட வேண்டும்.

பல சமயங்களில், தோல் நல்ல நிலையில் இல்லாததால் இந்நோய் தோன்றுவது வழக்கம். அவ்வாறான சமயங்களில் கீழே கொடுக்கப் பட்டுள்ள மருந்துகளில் ஏதாவது ஒன்றைக் குறிகளுக்கேற்பத் தேர்ந் தெடுத்துக் கொடுப்பது பயனுள்ளதாக இருக்கும்.

சிகிச்சை

கல்கேரியா கார்ப்

தொள தொளப்பான, தசைகளையுடைய பருமனான குழந்தை களுக்கு ஏற்றது. தோல் நலமற்றதாகவும், அழுக்கடைந்ததாகவும் காணப்படும்.

கார்போவெஜி

குறிப்பாக வெப்ப காலங்களில் தோலுரிதல் மிகுதியாகக் காணப்படும். தோலுரிந்த பகுதிகள் சிவந்து காணப்படும்.

சாமோமில்லா

தோலுரிந்து, சிவந்து, புண்போன்று காணப்படும் பகுதிகளில் சிவந்த சிறிய புறப்பாடுகள் காணப்படும். குழந்தை ஓயாது அழுது கொண்டேயிருக்கும். அதன் அழுகையை அடக்க, யாராவது ஒருவர் அதைத் தூக்கி வைத்துக்கொண்டு இங்குமங்கும் நடந்து கொண்டே இருக்க வேண்டும்.

லைக்கோபோடியம்

தோலுரிந்த பகுதிகளிலிருந்து இரத்தம் வெளிப்பட்டால் மலச்சிக்கல் மிகுந்து மலம் கடினமாகவும், குறைவாகவும், மிக்க துன்பத்துடனும் வெளியேறினால், சிறுநீரில் சிவந்த குறுமணல் போன்ற பொருள் காணப்பட்டால்.

சல்பர்

காய்ந்த, தவிடு போன்ற செதில்களையுடைய, நலமற்ற தோல், உடல் முழுவதும் நீர் வெளிப்படுகின்ற மிகச் சிறிய புறப்பாடுகள் காணப்பட்டால், மிகுந்த அரிப்பு - குறிப்பாக பாதிக்கப்பட்ட பகுதிகளில் காணப்பட்டால்.

சிறுநீர் வெளியேறாமை
(Retention of Urine)

வயது வந்தவர்கள் இந்நோயால் துன்புறுவதை நாம் எளிதில் அறிந்து கொள்ள முடியும். மேலும், நோயாளியே அவரது துன்பத்தை விவரித்துக் கூற முடியும். தங்களுடைய துன்பத்தை வெளிப்படுத்த இயலாத குழந்தைகளுக்கு ஏற்படும் இந்நோயை, அந்நேரத்தில் தோன்றும் குணங்குறிகளை அடிப்படையாகக் கொண்டே அறிந்து கொள்ள முடியும்.

இந்நோயின்போது, சில வேளைகளில் தடுமன், காய்ச்சல், தூக்கமின்மை, முனகல், அழுகை ஆகியவையும், கால்களை மேலே வயிற்றை நோக்கி இழுத்துக் கொள்ளுதலும், உடனே முறுக்கிக் கொண்டு அழுதலும் காணப்படுகிறது.

வெந்நீரில் நனைக்கப்பட்ட துணியால் அந்தப் பகுதியில் ஒத்தடம் கொடுப்பது எதிர்பார்க்கும் நல்ல பலனைத் தரும். இது பயன்படவில்லை யென்றால் அக்கோனைட் 200ஐ ½ கிளாஸ் தண்ணீரில் கரைத்து மணிக்கொரு முறை 1 அல்லது 2 கரண்டி நோயின் தீவிரத்திற்கேற்பக் கொடுத்து வந்தால் நோய் நீங்கும்.

2 அல்லது 3 முறை கொடுத்த பிறகும் நோய் குறையவில்லை எனில், நக்ஸ்வாமிகா, பல்சட்டில்லா, காந்தாரிஸ் ஆகிய மருந்துகளில் ஏதாவது ஒன்றைக் குறிகளுக்கேற்பத் தேர்ந்தெடுத்துக் கொடுக்கவும் (சிறுநீர்க் கோளாறுகளிலும் பார்க்க).

மலச்சிக்கல்

சில குழந்தைகள் பிறந்ததிலிருந்து மலச்சிக்கலால் துன்புறுகிறார்கள். இது அந்தக் குழந்தையின் தாயிடமிருந்து பெறப்பட்ட உடல்வாகின் காரணமாக- அதாவது அதன் தாய்க்கு இருந்த மலச்சிக்கல் தோன்று கிறது. இது தவிர பெரும்பாலான சமயங்களில் ஏற்ற உணவுகள் கொடுக்கப்படாததால் இது ஏற்படுகிறது. எனவே, தாய்ப்பால் குடித்து வளராத குழந்தைகளே இந்நோயால் பெரிதும் பாதிக்கப்படுகிறார்கள். சில வேளைகளில் குழந்தையின் கல்லீரல் பகுதி பாதிக்கப்பட்டிருப்ப தாலோ, மஞ்சட் காமாலை நோயினாலோ இந்நோய் தோன்றலாம்.

அப்போது மலம் காய்ந்து, கடினமாக, களிமண் போன்ற நிறமுடைய தாகக் காணப்படும். இந்நிலை தேவையான அளவு பித்த நீர் சுரக்கவில்லை என்பதைத் தெளிவாகக் காட்டும்.

குழந்தையோ அல்லது தாயோ உண்டுவரும் உணவு வகைகளே மலச்சிக்கலுக்குக் காரணம் என்றால் அவ்வகை உணவு வகைகளை நிறுத்திவிட்டு ஏற்ற உணவு வகைகளை உண்ணுமாறு செய்தல் வேண்டும். இந்நோயைப் போக்க எண்ணி மலமிளக்கிகளைப் பயன்படுத்துவது நோயை நீடித்த தன்மை கொண்டதாக ஆக்கிவிடும்.

சிகிச்சை

பிரையோனியா

குழந்தையின் உதடுகள் வறண்டு காய்ந்து வெடித்துப் போய்க் காணப்படும். உண்ட உணவு எவ்வகை மாற்றமும் இன்றி வாந்தி செய்யப்படுகிறது. காய்ந்து, வறண்டு போன கருநிறமான மலம் வெளியேறுதல்.

கல்கேரியா கார்ப்

வெளிறிய நிறமுடைய, கடினமான, செரிக்கப்படாத உணவுப் பொருட்கள் நிறைந்த மலம். குழந்தையின் பாதங்கள் குளிர்ந்தும், ஈரமாகவும் இருத்தல். இம்மருந்து தொளதொளப்பான தசைகளை யுடைய பருமனான குழந்தைகளுக்கேற்றது.

லைக்கோபோடியம்

மலம் குறைவாகவும், கடினமாகவும், மிகுந்த துன்பத்துடன் வெளியேறுதல், வயிற்றில் பலத்த 'கடமுட' என்ற ஒலி கேட்டல், சிறுநீரில் சிவந்த குறுமணல் போன்ற பொருள் வெளியேறுதல்.

நக்ஸ்வாமிகா

மலம் பெரிதாகவும், கடினமானதாகவும் மிகுந்த துன்பத்துடனும் வெளியேறுதல், அடிக்கடி மலம் கழிக்க வேண்டுமென்ற உணர்வு, (பிரையோனியா, லைக்கோ) குழந்தைக்கு தூக்கமின்மையும், அமைதி யின்மையும் காணப்படுகிறது. வயிற்றில் வலி அடிக்கடி ஏற்படுகிறது. பாலூட்டுபவர் அதிகமாக காபி அல்லது அதிகமான வாசனைப் பொருட்கள் கலந்த உணவு வகைகளை மிகுதியாக உண்பவராக இருத்தல் இதற்குக் காரணமாயிருக்கலாம்.

ஓபியம்

வயிற்றோட்டத்திற்குப் பின் தோன்றும் மலச்சிக்கல் அல்லது மலமிளக்கிகள் மிகுதியாகப் பயன்படுத்தப்பட்டபின் ஏற்படும்

மலச்சிக்கல் (நக்ஸ்), மலம் சிறியதாக, கடினமான கறுப்பு பந்துகள் போன்று காணப்படும்போது.

குழந்தைகளுக்கு ஏற்படும் வயிற்றோட்டம்

குழந்தைப் பருவத்தில் இந்நோய் தோன்றுவது இயல்புதான். எதிர்பாராது வயிற்றுவலியுடன் இந்நோய் தோன்றலாம். அல்லது வலியின்றி மெல்ல மெல்ல இந்நோய் தோன்றலாம். அனைத்துச் சமயங்களிலும் வயிற்றோட்டத்தை நிறுத்த மருந்துகளைப் பயன்படுத்துவது ஏற்றதல்ல, ஏனெனில் இயற்கை குடற்பகுதியில் தேங்கியுள்ள தேவையற்ற, ஊறு செய்யும் பொருட்களை வெளியேற்றக் கையாளும் ஒரு முறையாகவும் இது இருக்கலாம்.

நல்ல உடல் நலமுள்ள குழந்தை நாளொன்றுக்கு மூன்று முதல் ஆறு முறை மலம் கழிக்கலாம். காலம் செல்லச் செல்ல எண்ணிக்கை குறைவதே வழக்கம். எனவே இந்த எண்ணிக்கையைக் காட்டிலும் மிகுதியாகவும், வெளியேறும் மலம் இயற்கைக்கு மாறான நிறம் கொண்டதாகவும்-பச்சை, வெள்ளை-தண்ணீர் போன்ற நிறத்துடன் நாற்றம் மிகுந்ததாகவும் இருந்தால், தேவையான, மருந்துகள் உடனடியாகக் கொடுக்கப்பட வேண்டும்.

காரணங்கள்

குழந்தைகளுக்கு ஏற்படும் வயிற்றோட்டத்திற்கு ஏற்ற, எளிதில் சீரணிக்க முடியாத உணவு வகைகள், கொடுக்கப்படுவதையே முக்கியமான காரணமாகக் கூறலாம். எனவே தாய்ப்பால் ஊட்டப்படாத குழந்தைகளுக்கே இந்நோய் மிகுதியாகத் தோன்றுகிறது. பாலூட்டும் தாயின் மன உணர்வுகளில் ஏற்படும் மாற்றங்களும், அவளது உணவு முறையில் ஏற்பட்ட முறைகேடுகளும் குழந்தைக்கு வயிற்றோட்டத்தைத் தோற்றுவிக்கலாம். குளிர்ச்சியான நேரங்களில் போதுமான பாதுகாப்பில்லாமல் குழந்தையை வெளியில் எடுத்துச் செல்வது, மிகுதியான அளவு வியர்த்தல் அல்லது பல்முளைக்கும் காலங்களில் நரம்புகளில் தோன்றும் உறுத்தல்கள் ஆகியவற்றாலும் கூட குழந்தைகளுக்கு வயிற்றோட்டம் தோன்றலாம்.

சிகிச்சை

அக்கோனைட்

வறண்ட, சூடான சருமம், அமைதியின்மை, அதிகமான பரபரப்பு; மலம் தண்ணீர் போன்றும் வெண்மையாகவுமிருப்பது, சிறுநீர் சிவந்த நிறமுடையதாக இருப்பது.

பெல்லடோனா

குழந்தை தூக்கக்கலக்கம் மிகுந்ததாகவும், அமைதியற்றதாகவும் இருப்பது, மிக அதிகமாக முனகுவது, தூக்கத்தில் அலறி எழுவது; பச்சையான, மிகக் குறைந்த அளவு மலமே வெளியேறுதல்; முகம் வெளிறிப் போயும், சிவந்தும் காணப்படுதல்.

பிரையோனியா

வெப்பமான காலநிலை நிலவும்போது வயிற்றோட்டம் தோன்றும். இந்த வயிற்றோட்டம் ஒவ்வொரு வெப்பமான காலத்திலும் மீண்டும், மீண்டும் தோன்றுகிறது.

கல்கேரியா கார்ப்

மலம் வெள்ளையாகவும், நீர் போன்றுமிருத்தல், குழந்தை தூங்கும்போது அதன் தலையில் மிகுதியான வியர்வை, (மெர்க்சால்) குழந்தை தொதொளப்பான தசையும் பருமனான உடலும், வெளிறிய, மென்மையான சருமமும் உடையதாகக் காணப்படும்.

சாமோமில்லா

மலம் பச்சையாகவும், நீர் போன்றும், உடலை அரித்து விடும் தன்மை கொண்டதாகவுமிருத்தல், மலம் கழிக்கும்போது வயிற்றில் வலி மிகுந்து காணப்படுதல், கெட்டுப்போன முட்டை போன்ற நாற்றமுடைய சூடான வயிற்றோட்டம், குழந்தை ஓயாது அழுது கொண்டும், அரற்றிக் கொண்டும் இருத்தல், அதை அமைதிப்படுத்த யாராவது தூக்கி வைத்துக் கொண்டு இங்குமங்கும் நடந்து கொண்டே இருக்க வேண்டும். குழந்தைகளுக்குப் பல் முளைக்கும் காலத்தில் தோன்றும் வயிற்றோட்டத்திற்கும், வேறு கோளாறுகளுக்கும் மிகவும் ஏற்றதாகும். இரவு நேரத்தில் நோய் மிகுந்து காணப்படும்.

டல்காமரா

மலம் மஞ்சளாகவும், பச்சையாகவும், நீர் போன்றுமிருத்தல், தடுமன் பிடித்ததால் இவ்வயிற்றோட்டம் தோன்றியிருந்தாலோ அல்லது காலநிலை குளிராக மாறும்போது தோன்றியிருந்தாலோ கொடுக்கப்பட வேண்டும்.

போடோபைலம்

வலி ஏதுமில்லாத வயிற்றோட்டம் (சைனா, பெர்ரம்மெட், பாஸ், ஆசிட்) மிகுதியான அளவு நீர் போன்று பீச்சியடிக்கும் மலம் அல்லது மஞ்சள் நிறம் கொண்ட, பிண நாற்றம் போன்ற நாற்றமிகுந்த, சளி போன்ற பொருள் நிறைந்த மலம், மலம் கழிக்கும் முன் வயிற்றில்

மிகுதியான கடமுட ஒலி, மலம் கழிக்கும்போது ஆசனவாய் வெளித் தள்ளுதல், நோய் காலையில், இரவில், வெப்பமான கால நிலையில் அதிகமாதல்.

சல்பர்

நேரத்திற்கு நேரம் நிறமும், தன்மையும் மாறும் மலம், அதிகாலையில் தோன்றும் வலியில்லாத வயிற்றோட்டம், மலம் உடற்பகுதிகளை அரித்துச் சிவக்கச் செய்யும் தன்மை கொண்டதாக இருப்பது (சாமோமில்லா, மெர்க்).

பாலூட்டும் தாயானால், தாய் ஏற்ற, எளிய உணவு வகைகளையே உண்ண வேண்டும். செயற்கை உணவுகள் கொடுத்து வளரும் குழந்தை யானால் அதற்கு எளிய, ஏற்ற உணவுகள் கொடுக்கப்பட வேண்டும்.

குழந்தைகளுக்கு ஏற்படும் வயிற்றுவலி
(Colic of Infants)

இந்நோய் குழந்தைகளுக்கு ஏற்படும் துன்பம் தரும் நோய்களில் முக்கியமான ஒன்றாகும். பொதுவாக, இந்நோய் தாய்ப்பால் குறைவான தரமுடையதாக இருந்தாலும், தேவைக்கு மிகுதியாகப் பாலூட்டப் பட்டாலும் குழந்தையின் வயிற்றுக்கு ஒத்துக் கொள்ளாத உணவைப் பெருமளவில் ஊட்டுவதாலும் பூச்சிகளால் தோற்றுவிக்கப்படும் உறுத்தலாலும், குளிரான நேரங்களில், குழந்தையை வெளியில் கொண்டு செல்வதாலும் தோன்றலாம்.

இந்நோய் எதிர்பாராமலேயே தோன்றி விடுகிறது. குழந்தை உடலை இங்குமங்கும் நெளிக்கிறது. கால்களை வயிற்றை நோக்கி இழுத்து, இழுத்து அழுகிறது. வயிறு பொருமிப் பெரிதாகக் காணப் படுகிறது. வயிற்றில் இரைச்சல் காணப்படுகிறது. குழந்தை மிகுதியாகத் துன்பப்படுகிறது. குழந்தை பல சமயங்களில் கடுமையாக அலறி அழுகிறது. குழந்தையின் முகம் சிவந்து செக்கச் செவேல் எனக் காணப்படுகிறது. அதன் உடலெல்லாம் நடுங்குகிறது. சில வேளை களில் குழந்தை ஏப்பமிடுகிறது. அல்லது ஆசனவாய் வழியாகக் காற்றுப் பிரிகிறது. இவ்வாறு வெளியேறுவது குழந்தையின் துன்பத்தை ஓரளவு குறைக்கிறது.

குழந்தைக்கு ஒரு குறிப்பிட்ட வகையான வயிற்று வலி தோன்றுவது உண்டு; அவ்வாறான வலி, மாலை ஐந்து அல்லது ஆறு மணியளவில் நாள்தோறும் ஏற்படுவதுண்டு. அது ஒரு மணி நேரம் வரை நீடித்திருந்து, பின்னர், குறையலாம். இவ்வாறான வயிற்றுவலி குழந்தையின் பொதுவான உடல்நலத்தையோ அதன் பொதுவான வளர்ச்சியையோ

பாதிப்பதில்லை. இவ்வகையில் குழந்தை பிறந்து 3 மாதங்களுக்குப் பின் மறைந்து விடுகிறது எனக் கூறப்படுகிறது.

காரணம் எதுவாயினும், இந்நோயைப் போக்குவது இன்றியமை யாதது ஆகும்.

சிகிச்சை

அக்கோனைட்

குழந்தைக்கு எதிர்பாராது ஏற்பட்ட அதிர்ச்சியாலோ பயத்தாலோ, மகிழ்ச்சியாலோ, வயிற்றுக்கோளாறு தூண்டப்பட்டிருந்தால், இம்மருந்து பயன் தரவில்லை எனில் ஓபியம் கொடுக்கவும்.

சாமோமில்லா

வாயுத் தொந்தரவினால் ஏற்பட்ட வயிற்றுவலி, வயிறு பொருமிக் கடினமாக இருப்பது, உரத்த குரலில் அழுது அரற்றுவது, உடலை நெளிப்பது, முறுக்கிக் கொள்வது, காலை வயிற்றை நோக்கி இழுத்துக் கொள்வது, கால்கள் சில்லெனக் குளிர்ந்து காணப்படுவது, குழந்தை அழாமல் இருக்க அதை யாராவது தூக்கி வைத்துக் கொண்டு இங்குமங்கும் நடக்க வேண்டும். மஞ்சளான அல்லது பச்சையான அல்லது நீர் போன்ற வயிற்றோட்டம் காணப்படுதல்.

சைனா

ஒவ்வொரு நாளும் வயிற்றுவலி மாலை வேளைகளில் ஒரு குறிப்பிட்ட நேரத்தில் தோன்றுகிறது. (மாலை நேரத்தில் பல்சட்டில்லா) குழந்தை அழுகிறது. எனினும் சிறிது நேரத்திற்குப்பின் சிரிக்கிறது (பெல்லடோனா).

கோலோசிந்த்

தொடர்ந்து அழுது கொண்டே இருத்தல், உடலை முறுக்கிக் கொள்ளுதல், கால்களை வயிற்றை நோக்கியிழுத்துக் கொள்ளுதல், குழந்தை குனிந்து, வளைந்து அழுதல், நேராக நிமிர்ந்திருக்க இயலாது அழுதல்.

இபிகாக்

வெட்டும் வலியால் குழந்தை 'வில்' என்று கத்துவது. கெட்ட நாற்றமுள்ள பச்சை நிறமான நுரைத்த மலம், வாந்தி செய்தல் அல்லது மிகுதியான குமட்டல்.

நக்ஸ்வாமிகா

முறைகேடான உணவினாலோ, உணவுப் பழக்கங்களினாலோ வயிற்றில் ஏற்படும் மிகுந்த வலி. குழந்தை மிகுதியாக அழுகிறது. காலை

இழுத்துக் கொள்கிறது. பின் உதறிக் கொள்கிறது. அடிக்கடி மலம் கழிக்க வேண்டும் என்ற உணர்விருந்தாலும் மலச்சிக்கல் காணப்படுதல், செயற்கை உணவுகள் மிகுதியான மசாலாப் பொருட்கள் நிறைந்த உணவைப் பயன்படுத்தினாலும் இம்மருந்து சிறந்த பயனளிக்கும்.

பல்சட்டில்லா

வாயுத் தொந்தரவு மிகுந்த வயிற்றுவலி, குறிப்பாக, மாலை வேளைகளிலோ அல்லது ஒரு நாள் விட்டு மறுநாளோ தோன்றும் வயிற்றுவலி, குடலில் வாயு உருண்டோடும் ஒலி மிகுதியாகக் கேட்பது, வயிறு முழுதும் மென்மையாகக் காணப்படுவது.

மார்பகங்கள் வீங்குதல்

பிறந்த குழந்தையின் மார்பகங்கள் (breasts) சில வேளைகளில் வீங்கிப் பருத்து, கடினமாக ஆகி விடுவதுண்டு. இதைக் காணும் மக்களிற் சிலர், குழந்தையின் மார்பகங்களில் பால் பிடிப்பதால்தான் இது ஏற்படுகிறது என நம்பி, மார்பகங்களை அழுத்திக் கசக்கி அதிலிருக்கும் பாலை வெளியேற்ற முயல்கின்றனர். இவ்வாறான முயற்சியின் விளைவாக, குழந்தையின் மார்பகங்கள் புண்ணாகி விடுவதுண்டு. சில வேளைகளில் சீழ் கோத்துக் கொள்வதும் உண்டு. இவ்வாறான வீக்கத்திற்கு முதலில் பெல்லடோனாவைச் சில வேளைகள் கொடுத்தால் குணம் கிடைக்கும். அம்மருந்து பயன்படவில்லை என்றால் ஹீப்பர் சல்ப் அல்லது மெர்க்சால் 30 அல்லது 200 வீரியத்தில் கொடுத்துவரத் தீரும்.

குழந்தை அமைதியின்றிக் காணப்படுதல்
(Restlessness of Infants)

ஏற்ற எளிதில் செரிக்கக்கூடிய உணவு வகைகளைக் குழந்தைக்குக் கொடுக்காததாலும், உணவை அளவிற்கதிகமாக ஊட்டுவதாலும், அல்லது குழந்தையின் தாய் காபி, டீ, விஸ்கி, பிராந்தி போன்ற உணர்வுகளை மிகுதியாகத் தூண்டும் பானங்கள் மிகுதியாகப் பருகுவதாலும், அமைதியின்மையும், தூங்க இயலாமையும் குழந்தையிடம் காணப்படுகிறது. குழந்தையைத் தூங்கச் செய்வதற்கு 'கிரைப் மிக்சர்' ஓமத்தண்ணீர் போன்றவற்றைக் கொடுப்பதும், பக்குவமாக மருந்து கொடுப்பதும் தவறாகும். அதற்கு மாறாக, குழந்தை ஏன் அழுகிறது என்பதைக் கண்டு அறிந்து அதற்குத் தேவையான மருந்துப் பொருட்களைக் கொடுத்துச் சரி செய்ய வேண்டும்.

சிகிச்சை

பெல்லடோனா

குழந்தை தூக்கக் கலக்கம் மிகுந்ததாக உள்ளது என்றாலும் அதனால் தூங்க முடியவில்லை. அது தூக்கத்தில் திடுக்கிட்டு எழுந்து அலறுகிறது. தலை சூடாகவும், குழந்தை பயப்படுவது போன்றும் காணப்படுகிறது.

சாமோமில்லா

குழந்தையின் வயிற்றில் வாயுத் தொந்தரவு மிகுந்தும், திடுக்கிட்டு எதிர்பாராது தூக்கத்தில் அதன் உடல் இழுத்துக் கொள்வதும் (Jerks) காணப்படுகிறது. காய்ச்சல் போன்று உடல் சூடு மிகுந்து காணப் படுகிறது. ஒரு கன்னம் மட்டும் சிவந்து காணப்படுகிறது. குழந்தை மிகுதியாக எரிச்சல் படுகிறது. அது தன்னை யாராவது தூக்கி வைத்துக் கொண்டு இங்குமங்கும் செல்ல வேண்டுமென விரும்புகிறது.

காபியா

மிகுதியான நரம்புக் கிளர்ச்சியுடன், உடலில் மிகுந்த வெப்பம் காணப்பட்டாலும், குழந்தை விழித்துக் கொண்டே இருந்தாலும், எப்பொழுதும் பரிதாபமாக அழுது கொண்டே இருந்தாலும்.

இம்மருந்து பயன்படவில்லை என்றால், 'ஓபியம்' கொடுக்கப்பட வேண்டும்.

குழந்தை அழுது கொண்டேயிருப்பது
(Crying of infants)

அழுகை, குழந்தை தன்னுடைய தேவைகளையும், தன்னுடைய துன்பங்களையும் வெளிப்படுத்தப் பயன்படுத்துகிற மொழியாகும். எனவே, ஒரு தாய்-அல்லது குழந்தையை வளர்ப்பவர்கள் கூட-மருத்துவரைக் காட்டிலும், சிறப்பாகவே, குழந்தை எதற்காக அழுகிறது என்பதை நன்றாக அறிந்திருக்க வேண்டும்.

குழந்தை பல்வேறு காரணங்களுக்காக அழலாம், பசியாக இருப்பதால் அழலாம், அல்லது சிறுநீர் கழித்து விட்டதால் அதன் துணிகள் ஈரமாகி விட்டதால் அழலாம். எனவே குழந்தையை ஒரே நிலையில் நீண்ட நேரம் படுத்திருக்கும்படி செய்வது ஏற்றது அல்ல.

அமைதியில்லாது அழுது கொண்டேயிருப்பது, குழந்தைக்கு ஏதோ சுகக்கேடு உள்ளது என்பதைக் காட்டும், கால்களை வயிற்றை நோக்கி மடித்துக் கொண்டும், பின்னோக்கி உதறிக் கொண்டும் அழுவது அதன் வயிற்றில் வலியுள்ளது எனக் காட்டும். எதிர்பாராது, பலமாக அழுவதுடன் தலைப்பகுதியை நோக்கி அல்லது காதுப்

பகுதியை நோக்கி கையை உயர்த்துவது, தலை வலியோ, காது வலியோ அதற்குத் துன்பம் தருகிறது என்பதைக் காட்டும். வாயில் கையை வைத்துக் கொண்டு அழுவது குழந்தைக்குப் பல் முளைப்பதால் அழுகிறது என்பதைக் காட்டும். அழும்போது இருமல் காணப்படுவதும் குழந்தை பால் குடிக்க இயலாமல் தவிப்பதும், குழந்தையின் தொண்டை பாதிக்கப்பட்டுள்ளது என்பதைக் காட்டும்.

எந்தவிதக் காரணமும் இன்றித் திடீரென அலறிக் கத்தினால் அது உடுத்தியிருக்கும் உடை அதற்குத் துன்பம் தரலாம். எனவே அவை அனைத்தையும் நன்றாகச் சோதித்துப் பார்க்க வேண்டும். குழந்தைக்குத் தோன்றும் நோய்களின் குணங்குறிகளை தாய் அறிந்திருப்பதும் அதைத் தெளிவாக மருத்துவரிடம் கூறுவதும் இன்றியமையாதது ஆகும்.

சிகிச்சை

அக்கோனைட்

குழந்தையின் சருமம் வறண்டும் காய்ச்சல் மிகுந்தும் காணப் படுதல், குழந்தை அமைதியற்றதாகக் காணப்படுதல், தூங்க இயலாமல் அழுது கொண்டே இருத்தல்.

பெல்லடோனா

குழந்தை விட்டு விட்டு ஓயாது அழுது கொண்டேயிருத்தல், தூக்கக் கலக்கம் மிகுந்ததாக இருந்தாலும் கூட தூங்காமல் விழித்திருத்தல், தூங்கினாற் கூட திடீரெனத் திடுக்கிட்டுப் பதறி விழித்தெழுந்து 'வீல்' என்று கத்துதல்.

காபியா

குழந்தை அழுவதும் சில நேரங்களில் சிரித்து விளையாடுவதுமாக இருப்பது, தூங்காமலேயே இருப்பது, குழந்தை தூக்கத்தைப்பற்றி நினைப்பதோ, தூங்க முயல்வதோ இல்லை.

நக்ஸ்வாமிகா

குழந்தை வாயுவினால் ஏற்படும் வயிற்று வலியாலும் மலச்சிக்கலாலும், துன்புறுவது. அது எப்பொழுதுமே அழுது அலறுவது, தூங்காமலும், அமைதியில்லாமலும் இருப்பது. அது காலை 3 அல்லது 4 மணிக்கு விழித்துக் கொள்கிறது. அப்பொழுதிருந்து அது தூங்காமல் விழித்துக் கொண்டிருக்கிறது. அதைத் தூக்கி வைத்துக் கொண்டே யிருக்க வேண்டும். எப்பொழுதும் மசாலா வாசனைப் பொருட்கள் மிகுதியாகப் பயன்படும் உணவுப் பொருட்களையும், காபி, டீ முதலிய

பானங்களையும் மிகுதியாக அருந்துபவர்களுடைய குழந்தைகளுக்கு இம்மருந்து மிகுதியாக ஏற்றது. தாய் பாலூட்டி வருபவரானால் தாய்க்கும் இம்மருந்தைக் கொடுத்தல் வேண்டும்.

விக்கல் (Hiccough)

குரல்வளை முகப்பும், உதரவிதானமும் எதிர்பாராத வேளையில் சுருங்குவதால் காற்றுக்குழாயில் வந்து சென்று கொண்டிருக்கும் காற்றைத் தடுக்கிறது. அதன் விளைவாக இந்த வகையான விக்கல் ஏற்படுகிறது. இந்நோய் உள்ளிருக்கும் பல்வேறு நோய்களின் வெளிப்பாடாகவே இருக்கும். பெரும்பாலும் இது வயிற்றுக் கோளாறு களாலேயே தோன்றுகிறது. குறிப்பாக எளிதில் சீரணிக்க இயலாத உணவுகளையோ அல்லது வாசனைப் பொருட்களும் எண்ணெயும், நெய்யும் மிகுந்த பொருட்களையோ உண்பது, போன்றவை.

சில சமயங்களில், டைபாயிட் காய்ச்சலின்போதும், பெரிய கட்டிகள் உடலில் ஏதாவது ஒரு பாகத்தில் தோன்றியிருக்கும்போதும், உடலை மெலியச் செய்து, சோர்வுறச் செய்யும் நோய்களின்போதும் இவ்வாறான விக்கல்கள் தோன்றலாம்.

இந்த நோய்க்கு சிகிச்சையளிக்கும்போது அதற்கான காரணத்தை முதலில் அறிந்து நீக்க வேண்டும். ஒருவேளை இந்நோய் உடல்வாகுக் கோளாறினால் தோன்றியதாக இருந்தால் நிலவும் குறிகளுக்கேற்ற உடல்வாகு மருந்துகளைத் தேர்ந்தெடுத்துக் கொடுத்தல் வேண்டும்.

சிகிச்சை

பெல்லடோனா

விக்கல் எடுக்கும்போது அதனால் வலி மிகுதியாக ஏற்படுவதனால் குழந்தை அதிகமாக அழுகிறது. முகம் சிவந்து காணப்படுகிறது. குழந்தை அமைதியற்று முனகிக் கொண்டேயிருக்கிறது.

ஹையாசியாமஸ்

வயிற்றில் கடமுடவென்ற ஒலியுடன் விக்கல் தோன்றுகிறது. கைகால்களில் வெட்டியிழுப்பு (Jerking) ஏற்படுதல்.

இக்னேஷியா

உணவு உண்ட பிறகோ அல்லது நீர் அல்லது வேறு பானங்கள் பருகிய பிறகோ ஏற்படும் விக்கலுக்கு, குழந்தை அடிக்கடி பெருமூச்சு விடும்.

நக்ஸ்வாமிகா

வயிற்றுக் கோளாறுகளினாலோ அல்லது இரைப்பையில் ஏராளமான தீனியைத் திணிப்பதாலோ இந்நோய் ஏற்பட்டால், அடிக்கடி தோன்றும் வயிற்று வலியுடன் கூடிய மலச்சிக்கல்/ மிகுந்த இடர்ப்பாடுடன் உணவுப் பொருட்களை விழுங்குதல் (பல்சட்டில்லா).

தலையில் பொருக்குகள்
(Scurf on the Head)

பல்வேறு சமயங்களில் குழந்தைகளுக்கு அவர்களின் தலைத் தோலில் அழுக்கடைந்த, மஞ்சள் நிறமான, பொருக்குகள் தோன்றித் துன்புறுத்துகின்றன. மயிர்க்கால் பைகளிலிருந்து சுரக்கும் மிகுதியான கசிவுகள் காய்ந்து, கடினமாக ஆகி, தலைத்தோலில் ஒரு பகுதியில் படிந்து திட்டுத்திட்டாகக் காணப்படுகிறது. அதை நீக்கிப் பார்த்தால் அந்த இடம் கோவைப்பழம் போன்று சிவப்பாகத் தோன்றுகிறது.

தலையைத் தூய்மையாக வைத்திராததும், எப்பொழுதும் தலையை மூடிப் போர்த்தி வைத்துக் கொள்வதும் இந்நோயை உருவாக்கும் காரணங்களாக உள்ளன. நாள்தோறும் நன்றாக நீரில் குளிப்பாட்டி தலை தூய்மையாக்கப்பட்டு, தலைவாரப்படுகிற குழந்தை களுக்குப் பொதுவாக இந்நோய் தோன்றுவதில்லை.

மருத்துவ உதவி இன்றியமையாததாக இருக்கும்போது இதற்கு, சில நாட்களுக்குத் தொடர்ந்து சல்பர் 200 வீரியத்திலோ, 30 வீரியத்திலோ கொடுத்து வரலாம். வேறு மருந்துகள் குறிகளுக்கு ஏற்பத் தேர்ந்தெடுத்துக் கொடுக்கவும்.

வலிப்புகள் (Convulsion - Spasms)

குழந்தைப் பருவத்தின்போது அவர்களின் நரம்பு மண்டலம் மிக எளிதில் உறுத்தலுக்குள்ளாகிறது. அல்லது தூண்டப்படுகிறது. அதன் விளைவாகக் குழந்தைகளுக்கு வலிப்புகள் (Convulsions) தோன்று கின்றன. குழந்தை தன்னுடைய நான்கு வயதுக்குள்ளாகவே இந்நோய் மிகுதியாகப் பாதிக்கப்படுகிறது.

சில வேளைகளில் இந்நோய் தோன்றுமுன், அழுதல்; அமைதியின்றி இருத்தல்; திடுக்கிட்டு அலறுதல்; கீழ்த்தாடை தானாக மிகுதியான அளவு நடுங்குதல் ஆகியவை தோன்றுகின்றன. சில வேளைகளில் தூக்கத்திலேயே இம்மாதிரியான இசிவுகள், எவ்வித முன்னறிவிப்பு மின்றித் தோன்றிவிடுகின்றன.

இந்நோயின்போது, தாடை இசிவுடன் மூடிக் கொள்கிறது. வாயின் ஓரங்களில் நுரை தள்ளுகிறது. முகத்தின் தசை நார்கள்

பல்வேறு திசைகளில் இழுத்துக் கொள்கின்றன. கண்கள் திறந்தவாறே வெறித்துப் பார்க்கின்றன. மங்கலாகவும், கண்ணீர் நிறைந்ததாகவும் காணப்படுகின்றன. கண்ணின் பாவைகள் (Pupils) விரிந்துள்ளன. குறட்டை ஒலி கேட்கிறது. மூச்சுவிடும்பொழுது 'கலகல'வென்ற ஒலி கேட்கிறது. சில வேளைகளில் குழந்தை தன்னையறியாமலேயே மலமும் சிறுநீரும் கழித்து விடுகிறது.

இவ்வாறான இழுப்புகள் 15 அல்லது 20 விநாடிகளுக்கு ஒருமுறை திரும்பத்திரும்பத் தோன்றுகிறது. அவ்வாறு ஏற்படும்பொழுது கைகால் விரல்கள் வளைந்து திருகிக் கொள்கின்றன. தசை நார்கள் இளக்கமின்றிக் காணப்படுகின்றன.

காரணங்கள்

பல் முளைக்கும் சமயத்தில் தோன்றும் உறுத்தல்கள், புறப்பாடு நோய்களின்போது தோன்றும் காய்ச்சல்கள், புறப்பாடு நோய்கள் உள்ளமுக்கப்படுதல், குடற்பூச்சிகள், உணவு முறையில் ஏற்படும் தவறுகள், தலையில் அடிபடுதல், மனத்தில் ஏற்படும் பல்வேறு வகையான உணர்வுகள் இந்நோய்க்கு உடனடிக் காரணங்களாகக் கருதப்படுகின்றன.

சிகிச்சை

அக்கோனைட்

மிகுந்த காய்ச்சல், வறண்ட, சூடான சருமம், கவலையும் அமைதி யின்மையும், பல் முளைக்கும் காலத்தில், குடற்பூச்சிகளின் தொந்தரவினால் ஏற்பட்டால் (சினா) குழந்தை, பல்லை நறநறவென்று கடிக்கும். ஒரு வகையான இழுப்புப் போன்ற விக்கல் காணும்.

ஆர்னிகா

அடிபட்டதாகவோ, மேலேயிருந்து கீழே விழுந்ததாலோ, கீழே விழுந்ததால் மூளை அதிர்ச்சியடைந்ததாலோ அல்லது ஏதாவது கருவிகளால் காயம்பட்டிருந்ததாலோ இழுப்பு தோன்றும்போது.

பெல்லடோனா

தலையில் சூடும், முகமும், கண்களும் சிவந்து காணப்படுவதுடன், கண் பாவைகளும் (pupils) விரிந்து காணப்படுதல் (ஓபியம்), தூங்கும் போது திடுக்கிட்டுப் பதறி எழுவது. தூக்கக் கலக்கும் மிகுந்து காணப் பட்டாலும், தூங்க இயலாமை, வாய், முகத்தின் தசைகள், கண்கள் ஆகியவற்றின் தசைகள் இழுத்துக் கொள்ளுதல், வாயில் நுரை தள்ளுதல், பல்லைக் கடித்தல், இழுப்புக்குப் பிறகு மிகுந்த தூக்கம், மிகவும் கெட்டிக்காரக் குழந்தைகள்.

சாமோமில்லா

கண், கண்பட்டைகள், நாக்கு, கை, கால்கள் ஆகியவற்றின் இழுப்புடன் கை கால்களை முறுக்கிக் கொண்டு நீட்டுவது; தூங்கும் போது தசைகள் துடிப்பதும் முறுக்கிக்கொள்வதும் (பெல்லடோனா); முகம் சிவந்து காணப்படுதல் அல்லது ஒரு கன்னம் சிவந்தும், மற்றது வெளிறிப்போயும் காணப்படுதல். குழந்தை எப்பொழுதும் அழுது கொண்டேயிருத்தல், அதை எந்த நேரமும் யாராவது தூக்கி வைத்துக் கொண்டு இங்குமங்கும் நடந்து கொண்டே இருக்க வேண்டும். நெற்றியிலும், தலையிலும் சூடான வியர்வை, ஓயாது முனகிக் கொண்டே இருத்தல், ஏதாவது பானம் பருகிக் கொண்டேயிருக்க வேண்டுமென்ற விருப்பம்.

சினா

உடல் முழுவதும் அல்லது கை கால்கள் மட்டும் விறைத்துக் கொள்வதுடன் மார்பில் இழுத்தல் காணுதல், குடற்பூச்சித் தொந்தரவு மிகுந்த குழந்தைகளுக்கு மிகவும் ஏற்றது. குழந்தை எப்பொழுதும் மூக்கை நோண்டிக் கொண்டேயிருத்தல், தொண்டையில் ஏதோ ஒன்று இருப்பது போலவும் அதை விழுங்க வேண்டும் போலவும் உணர்வு; தொடர்ச்சியான வறண்ட இருமல், சிறிது நேரம் பாத்திரத்தில் நின்றால் கூட சிறுநீர் பால் போன்று ஆகி விடுதல்.

ஹையாசியாமஸ்

உடலில் உள்ள அனைத்துத் தசைகளும் குறிப்பாக, முகத்தில் உள்ள தசைகள், கண்களை ஒட்டிய தசைகள் இழுத்துக்கொள்ளுதல் அல்லது துடித்துக் கொள்ளுதல். இழுவையுடன் நடுக்கம், வாயில் நுரை தள்ளுதல், எதிர்பாராமல் பயந்ததன் விளைவாகத் தோன்றிய வலிப்புகள் (ஓபியம்), படுத்தவுடன் இருமல் அதிகமாதல், உட்காருவதால் இருமல் குறைதல் (பல்சட்டில்லா).

இக்னேஷியா

தூக்கத்திலிருந்து திடுக்கிட்டுப் பயந்து எழுந்திருத்தல், பெரும் சப்தத்துடன் அழுதல், உடல் முழுதும் நடுங்குதல், தனித்தனி உடற்பகுதிகள் மட்டும் இழுத்துக் கொண்டது போலிருத்தல், இவ்வாறான இழுப்புகள் ஒரு குறிப்பிட்ட இடைவெளிக்குப் பின் திரும்பத் திரும்பத் தோன்றுதல்.

மேற்சொன்ன மருந்துகள் தவிர, ஓபியம், ஸ்ட்ராமோனியம், ஜெல்சிமியம் ஆகிய மருந்துகளும் பயன்படும். மருந்துகள் நோயாளியின் குறிகளுக்கு ஏற்பவே பயன்படுத்தப்பட வேண்டும்.

பல்முளைத்தல் (Dentition)

பல்முளைத்தல் ஒரு நோயல்ல. இது உடல் வளர்ச்சியின்போது தோன்றும் ஒரு நிகழ்ச்சிப் போக்காகும். அந்த வேளையில் ஏராளமான துன்பம் தரும் பல்வேறு வகையான பரிவு நரம்புக் கோளாறுகள் (Sympathetic) தோன்றுகின்றன. அவை மிகுந்த துன்பம் தருபவையாக உள்ளன. அவை நோயாளியின் உயிருக்கு மிகுந்த ஆபத்தைத் தோற்றுவிக்கலாம். எனவே இது தொடர்பாகத் தேவையான செய்திகள் அனைத்தையும் அறிந்து நோயாளிக்கு சிகிச்சை அளிக்கப்பட வேண்டும்.

அனைத்துக் குழந்தைகளுக்கும் ஒரு குறிப்பிட்ட வயதில் பல் முளைத்து விடுவதில்லை. எனினும் குழந்தைக்கு ஆறுமாதம் ஆனவுடன் பல்முளைக்கத் தொடங்குகிறது. அப்போது கீழ்த் தாடையின் முன் வரிசையில் இரண்டு பற்கள் (Two central incisors) தோன்றுகின்றன. ஒன்றிரண்டு மாதங்களுக்குப் பின்னர் மேல் வரிசையில் முன் இரண்டு பற்கள் (Central incisors above) தோன்றுகின்றன. ஒன்பது மாதங்கள் ஆகும்போது கீழே உள்ள வெட்டுப்பற்களும் (lateral incisors below) அதன் பின்னர் விரைவிலேயே மேலே உள்ள வெட்டுப்பற்களும், அதன் பின் முன் கடைவாய்ப்பற்களும் தோன்றுகின்றன. அதாவது பால்பற்கள் என்றழைக்கப்படுகிற 20 பற்கள் இரண்டு அல்லது இரண்டரை ஆண்டுகளுக்குள்ளேயே தோன்றிவிடுகின்றன.

மேலே கூறப்பட்டது போன்று அந்தந்த குறிப்பிட்ட காலத்தில் குழந்தைகள் அனைவருக்கும் பல்முளைத்து விடுவதில்லை. சிலருக்கு முன்னதாகவும், சிலருக்கு உரிய காலத்திலும், சிலருக்குக் காலம் தாழ்த்தியும் பல்முளைப்பதுண்டு. அவ்வாறு வேறுவேறு காலத்தில் குழந்தைகளுக்குப் பல்முளைப்பது அவர்களின் உடல் நலனுக்கு எவ்வகைக் கேட்டையும் செய்வதில்லை.

ஆறு வயதின் தொடக்கத்தில், முளைத்த பற்கள் விழுந்து, நிரந்தரமான பற்கள் தோன்றத் தொடங்குகின்றன. அந்த நிகழ்ச்சிப் போக்கு பதின்மூன்று வயது வரை தொடர்ந்து நடைபெறுகிறது.

'ஞானப்பற்கள்' (Wisdom teech) என்றழைக்கப்படும் கடை வாய்ப்பற்கள், பதினேழு வயதில் தொடங்கி இருபத்திரண்டு வயது வரை நீடிக்கின்றன. ஞானப்பற்களுடன் சேர்ந்து மொத்தமாக முப்பத்திரண்டு பற்கள் (மேல் வரிசையில் 16ம் கீழ் வரிசையில் 16ம் ஆக) ஆகின்றன.

பல் முளைக்கும்போது, ஈறுகள் சிவந்து, வீங்கி, கோணல் மாணலாகக் காட்சியளிக்கின்றன. அவை வெளிவரவிருக்கும் பற்களின் அமைப்பைக் காட்டுவதாக இருக்கும். ஈறுகள் தினவு கொண்டதாக

இருப்பதால் குழந்தை ஏதாவது கடினமான பொருளைத் தன் ஈறுகளால் கடிக்க வேண்டுமென விரும்புகிறது அல்லது தன்னுடைய விரல்கள் அனைத்தையும் வாயினுள் திணித்துக் கொள்கிறது. தொடர்ந்து வாயிலிருந்து எச்சில் வடிந்து கொண்டேயிருக்கிறது. வாய் சூடாகவே இருக்கிறது. ஈறுகள் தொட முடியாதவாறு வலி நிறைந்ததாகவுள்ளது. குழந்தைகளுக்கு காய்ச்சல் காண்கிறது. அதன் தலை சூடாகவும், பாதங்கள் குளிர்ச்சியாகவும், அமைதியற்ற தூக்கம் உடையதாகவும், ஓயாது அழுது கொண்டேயும் இருக்கிறது. சில நேரங்களில் இதனுடன் சேர்ந்தே வயிற்றோட்டமும் இருமலும் காணப்படுகின்றன. அந்த இருமல் குறிப்பாக, இரவு நேரத்தில் மிகுதியாகக் காணப்படுகிறது. குழந்தை தன்னை யாராவது தூக்கி வைத்துக் கொண்டு இங்குமங்கும் உலவிக் கொண்டே இருக்கவேண்டுமென விரும்புகிறது.

இயல்பான உணவு முறையும், போதுமான உடற்பயிற்சியும், ஒழுங்கான பழக்க வழக்கமும் உள்ள குழந்தைகளுக்கு இந்தக் காலம் எந்தவிதத் துன்பமும் இயலாது கழிந்து விடும்.

தாய் மிகுதியான வாசனைப் பொருட்களையும், போதைப் பொருட்களையும், காபி, டீ போன்ற பானங்களையும் பயன்படுத்துவது மட்டுமல்லாமல் அவற்றைக் குழந்தைக்கும் கொடுத்து வந்தால் மேற்சொன்ன துன்பங்கள் தொடர்வதைத் தவிர்க்க முடியாது.

அனைத்து சமயங்களிலும் கீழ்வரும் ஹோமியோபதி மருந்துகள் மிகுந்த பயனளிப்பவையாக இருக்கும்.

சிகிச்சை

அக்கோனைட்

தொடர்ந்து அமைதியற்றதாகவும், அழுது கொண்டேயும் இருப்பது, எனினும் குழந்தையைச் சிறிது நேரத்திற்கொருமுறை வேறு வேறு இடங்களுக்குத் தூக்கிச் சென்றால் துன்பம் குறைகிறது. குழந்தை ஓயாது அலறி அழுது கொண்டே இருக்கிறது. அதைச் சமாதானப்படுத்தவே இயலுவதில்லை. வறண்ட சூடான சருமம், துன்பம் நிறைந்த (disturbed) தூக்கம், தலையில் மிகுதியான சூடு, அதிகமான தாகம், பச்சையான நீர் போன்ற மலத்துடன் கூடிய வயிற்றோட்டம் அல்லது மலச்சிக்கல்.

பெல்லடோனா

பல் முளைத்தலினால் ஏற்படும் இசிவுகள், பல சமயங்களில் இந்த இசிவுகளைத் தொடர்ந்து நல்ல தூக்கம் ஏற்படும். இது நீண்ட நேரம் நீடிக்கும். அல்லது அடுத்த இசிவு வரும் வரை நீடிக்கும். குழந்தை தூக்கத்திலிருந்து பயந்து மிரண்டு எழுந்து பேந்தப் பேந்த விழிக்கிறது.

அப்போது முகம் வெளுத்து, கண்ணின் மணிகள் விரிந்து, கண்கள் ஒரே இடத்தில் நிலைகுத்தியது போல் காணப்படுகிறது. உடல் முழுதும் விறைத்து விடுகிறது. உள்ளங்கையிலும், நெற்றியிலும் எரியும் சூடு காணப்படுகிறது. ஈறுகள் வீங்கி, சிவந்து காணப்படுவதுடன், ஈறுகளின் மீது ஏராளமாகச் சிறிய இரத்தக் குழாய்கள் கண்ணுக்குப் புலனாகின்றன.

கல்கேரியா கார்ப்

பெரிய தலையும், உச்சிக் குழி மூடுவதற்கு நீண்ட நாள் பிடித்த, தலை முழுதும் வியர்வை நிறைந்த, தொளதொளப்பான தசைகளையுடைய குழந்தைகளுக்கு, வெள்ளையான சுண்ணாம்புக் கட்டி போன்ற மலம் கழிக்கிற குழந்தைகளுக்கும், புளித்த வாந்தி செய்கிற, உண்ட உணவு எதுக்களிக்கிற, (regurgitation) குழந்தைகளுக்கும், பானை வயிறுள்ள, பொருமியுள்ள வயிறுள்ள மெலிந்த ஆனால் மிகுந்த பசியுள்ள குழந்தைகளுக்கு பல் முளைப்பதற்கு நாளானாலும் கொடுக்கப்பட வேண்டும்.

சாமோமில்லா

நரம்பு மண்டலம் மிகுந்த கூருணர்வுடையதாகவும், மிகுந்த உறுத்தல் நிறைந்ததாகவும் இருக்கும்போது, எதிர்பாராமல் திகைத்து எழுந்து வீறிட்டு அழுதல் (பெல்), மிக அதிகமான கோபமும், எரிச்சலும், கொள்ளுதல், எப்பொழுதும் தன்னைத் தூக்கி வைத்துக் கொண்டு இங்குமங்கும் உலவிக் கொண்டே இருக்க வேண்டுமென விரும்புதல், ஒரு கன்னம் சிவப்பாகவும், மற்றொன்று வெளுப்பாகவும் இருத்தல், கை கால்களும் முறுக்கிக் கொள்வதுடன் இசிவு காணப்படுதல், வயிற்றோட்டம் காணுதல், அப்போது மலம் பச்சையாக அல்லது மஞ்சளாக அல்லது நீர் போன்றதாகக் காணப்படுதல், அந்த மலம் அழுகிய முட்டை போன்ற நாற்றமுடையதாக இருத்தல்.

சினா

இரவு நேரத்தில் படுக்கையில் சிறுநீர் கழிக்கும் குழந்தைகளுக்கும், தூக்கத்தில் பற்களைக் கடித்துக்கொள்ளும் குழந்தைகளுக்கும், பிற நேரங்களில் வயிறு பொருமிக் கொண்டும், கல்போன்றும் காணப்படும் குழந்தைகளுக்கும், மூக்கை நோண்டிக் கொண்டும், கக்குவானிருமல் போன்ற வறண்ட இருமலுடைய குழந்தைகளுக்கும்.

காபியா

தூக்கம் கொள்ளாத, மிகுந்த நரம்புக் கிளர்ச்சியுள்ள குழந்தைகளுக்கு, அவை ஒரு சில நேரத்தில் அழுது கொண்டும், ஒரு சில நேரங்களில் சிரித்து விளையாடிக் கொண்டுமிருக்கும். அத்துடன் சில சமயங்களில் சிறிதளவு காய்ச்சலும் இருக்கும்.

சல்பர்

முகம் வெளிறிப் போய், மெலிந்து காணப்படும், உச்சிக்குழி மூடாமல் இருக்கும். தோலின் மீது அதிகமாக அரிப்புடன் கூடிய புறப்பாடுகள் காணப்படும். வயிற்றோட்டத்தின்போது மலம் வெள்ளையாகவோ, பச்சையாகவோ, குருதி கலந்ததாகவோ இருக்கும், அதிகாலையில் வயிற்றோட்டம் காணப்படும். உண்ட உணவை அடிக்கடி வாந்தி செய்யும்.

மேற்கூறிய மருந்துகளைத் தவிர, குறிகளுக்கேற்ப நக்ஸ்வாமிகா, இக்னேஷியா, பிரையோனியா, ஹையாசியாமஸ் ஆகிய மருந்துகளும் பயன்படும்.

குழந்தைகளுக்கு கோடையில் ஏற்படும் வயிற்றோட்டம்
(Summer Complaints or Cholera Infantum)

இரண்டு வயதுக்குக் குழந்தைகளையே இந்த நோய் கோடையில் மிகவும் வறண்ட, புழுக்கமான, வெப்ப மிகுந்த காலங்களில் பாதிக்கிறது. சாதாரண வயிற்றோட்டம் போன்றே இது தொடங்குகிறது. எனவே, இது பல சமயங்களில் கவனிக்காமல் விடப்படுகிறது. வேறு சில சமயங்களில் முதலில் உண்ட உணவும், பின்னர் சிலேட்டுமப் பகுதி களும் வாந்தி செய்வதுடன் தொடங்குகிறது அல்லது குமட்டல் காணப்படுகிறது.

வெளியேறும் மலம், சாம்பல் நிறமாகவோ, வெள்ளையாகவோ அல்லது மஞ்சள் நிறமாகவோ, நீர் போன்றோ அல்லது சுண்ணாம்பு நீர் போன்றோ, இரத்தம் கலந்ததாகவோ காணப்படுகிறது.

சில சமயங்களில் காய்ச்சலும் மிகுந்து காணப்படுகிறது. சருமம் சூடாகவும், வறண்டும் காணப்படுகிறது. மிகுந்த தாகம் உள்ளது. வயிறும், தலையும் சூடாகவும் கைகால்கள் குளிர்ந்தும் காணப் படுகின்றன. குழந்தை எதையுமே உண்ணும் விருப்பம் இல்லாததாக இருக்கிறது. மெலிந்து எலும்பும் தோலுமாகக் காணப்படுகிறது. வயிறு உட்குவிந்து, கண்கள் கிடங்கு விழுந்து போய்க் காணப்படுகிறது.

வாயில் புண்கள் தோன்றுகின்றன. மூச்சு விடுவதற்குச் சிரமம் காணப்படுகிறது. இலேசான இழுப்புகள் காணப்படுகின்றன. இறுதியில் குழந்தையை நன்றாகக் கவனிக்காது விட்டால் மரித்து விடுகிறது.

காரணம்

முறையற்ற உணவுப் பழக்க வழக்கங்கள், தட்பவெப்பநிலையில் எதிர்பாராத பெரும் மாற்றங்கள், நல்ல காற்றோட்டமின்மை, பல் முளைத்தல் ஆகியவை இந்நோயின் இன்றியமையாத காரணங்களாக விளங்குகின்றன.

சிகிச்சை

ஆண்டிம் க்ரூட்

நாக்கின் மீது வெண்மையான மாசு படிந்திருக்கும்போது, தாகம் மிகுந்து, வாய் வறண்டு இருக்கும்போது; குமட்டலும்; வாந்தியும் அல்லது எதுக்களித்தவுடன் இருமல் காணப்படும்போது; வயிற்றுப் பொருமலுடன் வயிறு பொருமி இருத்தல்; நாற்றமுடைய சுண்ணாம்பு நீர் போன்ற மலம், அடிக்கடி சிறுநீர் கழித்தல்.

ஆர்சனிக்கம்

குழந்தை வெளிறிப் போயும், மெலிந்தும், எலும்பும் தோலுமாகக் காணப்படுவது. வயிறு பொருமியிருத்தல், பசியின்மை, குமட்டலும் வாந்தியும் மிகுந்ததாக இருத்தல். மஞ்சளான அல்லது நீர் போன்ற, வெண்மையான அல்லது கபில நிறமுடைய வயிற்றோட்டம், அது நள்ளிரவுக்குப் பின்னும் அதிகாலையிலும், உண்டபின்னும், பானங் களைப் பருகிய பின்னும் அதிகரிக்கும்.

இபிகாக்

இம்மருந்தை நோயின் தொடக்க நிலையிலேயே கொடுத்தால் நோய் உடனடியாகக் கட்டுப்படும். உண்ட உணவையும், பருகிய பானங்களையும், அப்படியே வாந்தியெடுப்பது, சிலேட்டுமப் பகுதி களையோ அல்லது பித்தநீரையோ அதிகமாக வாந்தி எடுப்பது, மிகுந்த தாக்கும், உணவுப் பொருட்கள் மீது ஒரு வெறுப்பும், மாசுபடிந்த நாக்கும் காண்பதுடன், நுரைத்த, உணவுப் பொருட்களின் பகுதிகள் நிறைந்த, குருதி கலந்த வயிற்றோட்டம் காணப்படுவது இம்மருந்து கொடுப்பதற்கான முக்கியக் குறிகளாகும்.

நக்ஸ்வாமிகா

இபிகாக் நோயைத் தொடக்கத்தில் குணப்படுத்த முடியவில்லை என்றால் இம்மருந்து கொடுக்கப்பட வேண்டும்.

மெர்க்கூரியஸ்

நள்ளிரவுக்கு முன் வயிற்றோட்டம் மிகுதியாகக் காணுதல், வயிற்றில் வலியும், மலம் கழிப்பதற்குத் துன்பமும் காணப்படுதல், மலம் கழிக்கும்போது உடல் முழுதும் வியர்த்து விடுதல்; வெளியேறும் மலம் பச்சையாகவும், புளிப்பு நாற்றமுடையதாகவும், குறைவாகவும் இருத்தல், அதிகமான குமட்டலும், வாந்தியும் காணப்படுதல், அந்தக் குழந்தைகளுக்கு வெண்ணெய் மீது அதிகமான விருப்பம் காணப்படுதல்.

ஆசிட்பாஸ்

கண்களைச் சுற்றிக் கருவளையம் காணப்படுதல், மிகுதியான தாகம், பசியின்மை, இரவு நேரங்களில் மிகுதியான வியர்வை, வெண்மையான, நீர் போன்ற, இலேசான மஞ்சள் நிறமுடைய, நோவில்லாத வயிற்றோட்டம், நோய் அதிகமான காலம் நீடித்த போதிலும் எந்தவித பலவீனமும் காணப்படாமை (மாறானது ஆர்சனிக், வெராட்ரம் ஆல்ப்).

போடோபைலம்

காலை நேரத்திலும், தூக்கத்தின்போதும் ஏற்படும் வயிற்றோட்டம், தலையை இங்குமங்கும் உருட்டிக் கொண்டேயிருத்தல், தொண்டையில் அடைப்புக் காணுதல் அல்லது எதுக்களித்தல் இல்லாத ஏப்பம், மலம் அரிசிக்கஞ்சி போன்று தண்ணீராக, மஞ்சள் நிறமாக, பிணநாற்றம் கொண்டதாக, சிலேட்டுமப் பகுதி நிறைந்ததாக இருத்தல். மிகுதியான களைப்புண்டாக்குகிற ஏராளமான நீர் போன்ற மலம் எந்தவித வலியுமில்லாது கழிவது, மலம் கழிக்கும்போது ஆசனவாய் வெளித் தள்ளுவது, காலையிலும், சாப்பிட்ட பின்னும், ஏதாவது பானம் பருகிய பின்னும் நோய் அதிகரிப்பது.

சல்பர்

குழந்தை பகல் முழுவதும் தூக்கக் கலக்கம் மிகுந்ததாகவும் இரவெல்லாம் விழித்துக் கொண்டுமிருத்தல், பல்வேறு வகையான தன்மையாக மாறுகிற மலம், எந்தவிதமான வலியுமில்லாதது, காலை அதிகரிப்பது, ஆனால் மலம் பட்ட இடத்தில் தோலை அரித்து விடுவது, குழந்தைக்கு இந்நோய் திரும்பத் திரும்ப பலமுறை தோன்றினாலும் இம்மருந்து கொடுக்கப்பட வேண்டும்.

மேலே கூறப்பட்ட மருந்துகள் தவிர, சாமோமில்லா, பெல்லடோனா, பிரையோனியா, கார்போவெஜி, கல்கேரியா கார்ப், பல்சட்டில்லா ஆகிய மருந்துகளும் குறிகளுக்கு ஏற்பப் பயன்படுத்தப்படலாம்.

உடல் இளைப்பு, உடல் மெலிவு
(Marasmus - Atrophy)

இந்நோய் பொதுவாகக் குழந்தைகளிடம் காணப்படும் அபாயகர மான ஒரு நோய். இன்று எய்ட்ஸ் (AIDS) நோயென மிகுதியாகப் பேசப்படுகிற, உலகைப் பயமுறுத்திக் கொண்டிருக்கிற ஒரு நோய்தான் இது. ஹோமியோபதி முறை இந்த நோய் கண்டமாலை நோய் வாகுடையவர்களுக்குத்தான் தோன்றும் என அறுதியிட்டு உறுதியாகக் கூறுகிறது. தொடர்பான நோயின்போது ஏற்படும் கோளாறையே

குறிக்கிறது. உடல் மெலிந்து எலும்பும் தோலுமாகக் காட்சியளிக்கிறது. உடலின் தசைகள் சுருங்கிப் போய்க் காணப்படுகின்றன. வயிறு பொருமியும், கனமாகவும் காணப்படுகிறது. தோலில் வெளிறிப் போன சீக்காளியின் தன்மை காணப்படுகிறது. குழி விழுந்த கண்கள், மிக அதிகமான மாற்றங்கள் நிறைந்த பசி, அது சில நேரங்களில் அளவிற்கதிகமாகவே உள்ளது. மலம் ஒழுங்காகக் கழிவதில்லை. மலம் சோப்பின் நுரைபோலக் காணப்படுகிறது. மிகுந்த நாற்றமுடையதாக உள்ளது. இந்த நோய் தொடர்ந்து இருந்து வந்தால் முடிவில் அளவிற்கதிகமான சுரம் தோன்றுகிறது. அப்போது இரவு நேரங்களில் நோய் மிக அதிகமாகிறது. மிக அதிகமான தாகம் ஏற்படுகிறது. அமைதியின்மையும் தூக்கமின்மையும் உள்ளது.

இந்நோய் பொதுவாக பரம்பரையான உடல்வாகுக் காரணங்களாலேயே தோன்றுகிறது. என்றாலும் பல் முளைத்தலின்போது ஏற்படும் உறுத்தல் அல்லது முறை தவறிய உணவுப் பழக்க வழக்கங்களும் தூய காற்றும் சுகாதாரமற்ற சூழ்நிலைகளும் நிரம்பிய மக்கள் நெருக்கமிகுந்த இடங்களில் வாழ்வதும் காரணங்களாயமைகின்றன.

இந்த நோய்தான் வயது வந்தோரைத் தாக்கும்போது எய்ட்ஸ் என்ற பெயர் பெறுகிறது. ஹோமியோபதி முறை, நோய் எதுவாயினும், குறிகளுக்கு ஏற்ப மருந்து கொடுத்து அதைக் குணப்படுத்துகிறது என்பது உலகறிந்த உண்மை.

சிகிச்சை

ஆர்சனிக் ஆல்ப்

வறண்ட, மரப்பட்டை போன்ற தோலையுடைய மெலிந்த நோயாளிக்கு, அவர் முகம் வீங்கியும், உப்பியும் காணப்படும். கண்கள் குழிவிழுந்து நீலநிற வளையங்கள் கொண்டதாக இருக்கும். மிக அதிகமான சுரம், சுரத்தின்போது அடிக்கடி சிறுகச் சிறுக நீர் பருகுகிற அடங்காத தாகம், இரவில் படுக்கையில் இங்குமங்கும் புரண்டு கொண்டே இருத்தல், அமைதியின்மை, மிகுந்த நாற்றமுள்ள, சீரணிக்கப்படாத மலம் வலியுடன் கழிக்கப்படும். கை, கால்கள் சில்லிட்டுப் போய் பலம் மிகக் குறைந்தவராய் இருப்பது.

கல்கேரியா கார்ப்

திறந்த உச்சிக்குழியையும், மிகப் பெரிய தலையையும் உடைய குழந்தைகள், வறண்ட தொங்கும் தோலையுடையவை. வயிறு பெருத்தும், கடினமாகவும் காணப்படுதல், நல்ல பசியிருந்தும், உடல் மிக அதிகமாக மெலிந்திருத்தல், ஒரு சிறிதளவு வேலை செய்தாலும்கூட மிகுந்த களைப்படைதல். களிமண் போன்ற நிறம் கொண்ட வயிற்றோட்டம்.

கால்கள் சில்லிட்டு ஈரமாக இருத்தல், தலையில் மிகுதியான வியர்வை, மூச்சுக் குழல்களில் அதிகமான சளி காணப்படுதல்.

சைனா

முகம் வெளிறிப்போய் நோயாளியின் தோற்றம் கொண்டதாக இருத்தல், கல்லீரலும், மண்ணீரலும் வீங்கிப் பருத்துக் காணப்படுதல். மிகுதியான வியர்வை - குறிப்பாக இரவு நேரங்களில் அதிகம், மிகுந்த உடற்சோர்வும் களைப்பும், வலியில்லாது கழிக்கப்படும், செரிமான மடையாத நாற்றமிகுந்த மலம், வயிறு முழுதும் வாயுவினால் நிரம்பிப் பொருமிக் காணப்படுவது.

மெர்க்கூரியஸ்

மஞ்சளான வெளிறிப்போன முகம், பருத்த தலையும், மூடாத உச்சிக்குழியும், உடலில் உள்ள கோளங்கள் வீங்கி, பருத்து உடைவது, மிகுதியான இன்னலுடன் கழிக்கப்படும் சுண்ணாம்பு நீர் போன்ற குருதிகலந்த மலம், இரவு நேரங்களில் மிகுதியான வியர்வை, ஈரமான காலநிலையின் போது குழந்தை எப்பொழுதுமே நோயுற்றிருப்பது.

நக்ஸ்வாமிகா

கல்லீரல் வீங்கிக் கடினமாகக் காணப்படுவது, விடாப்பிடியாகத் தொடர்ந்துவரும் மலச்சிக்கல் அல்லது மலச்சிக்கலும், வயிற்றோட்டமும் மாறிமாறி வருதல், பசி இருந்தாலும் உணவைக் கண்டால் பிடிக்காமல் இருப்பது, அடிக்கடி இரைப்பையில் உள்ள பொருட்கள் வாந்தி செய்யப்படுதல், எப்பொழுதுமே படுத்து ஓய்வெடுத்துக் கொள்ள வேண்டுமென்ற விருப்பம், காலை 3 மணிக்குப் பிறகு தூங்க இயலாது.

சல்பர்

குழந்தை தூக்கிலிருந்து இடையிடையே அலறி அழுது கொண்டே விழித்தெழுகிறது. அது பார்க்கும் அனைத்துப் பொருளையும் விரும்பு கிறது. ஆசனவாயை அரித்து சிவப்பாக ஆக்கக்கூடிய மலம், காலையில் எழுந்தவுடன் மிக அதிகமான அளவு வியர்வை.

மேற்சொன்ன மருந்துகள் தவிர நேட்ரம் மூர், அப்ரோட்டனம், பாஸ்பரஸ், பல்சட்டில்லா, ஸ்டாபிசாக்கிரியா ஆகிய மருந்துகளில் ஒன்றைக் குறிகளுக்கேற்பப் பயன்படுத்தலாம்.

காதுகளுக்குப் பின்னால் தோன்றும் வெடிப்புகளும் புண்களும் (Soreness behind the ears)

பொதுவாக பருமனான குழந்தைகளுக்கு அவர்களின் காது களுக்குப் பின்புறம் உள்ள தோலில் காணப்படும் ஒருவகையான வெடிப்பு, பெரும்பாலும் தோலில் சுகாதாரமற்ற நிலையில் காரணமாகத்

தோன்றுகிறது. பல சமயங்களில் குழந்தை பிறந்தவுடன் அதைக் குளிப்பாட்டும்போது கவனக்குறைவாக காதுகளுக்குப் பின்னாலுள்ள பகுதிகளை நன்றாகக் கழுவாமல் விடுவதாலும் தோன்றுகிறது.

அந்தப் புண்கள் ஈரமின்றிப் பாதுகாக்கப்படுகிறதோடு நாள்தோறும் அதை வெந்நீர் கொண்டு நன்றாகக் கழுவி, அதன் மீது காலண்டுலா தாய்த்திரவத்தையோ பவுடரையோ பூசி வர வேண்டும். அது தவிர, குழந்தைக்கு கல்கேரியா கார்ப், சல்பர், கிராபைட்டிஸ் ஆகியவற்றில் ஒன்றைக் குறிகளுக்கேற்ப தேர்ந்தெடுத்து, தினம் ஒரு வேளையாக சில நாட்கள் வரை கொடுத்து வரவேண்டும்.

குழந்தைகளுக்குத் தோன்றும் குடலிறக்கம்
(Hernia of Infants)

இந்த நோய் குழந்தைகளுக்கு ஏற்படும் ஒரு நோய்தான். பொதுவாக, இது மென்மையான உடல்வாகுள்ள குழந்தைகளுக்கே ஏற்படுகிறது. பெரும்பாலும் இது தொப்புளுக்கு அருகில் அல்லது தொடை இடுக்கு களுக்கு அருகிலேயே தோன்றுகிறது. இது தொப்புளுக்கு அருகில் தோன்றும்போது தொப்புள் குடலிறக்கம் (Umbilical hernia) என்றும், தொடையிடுக்குகளுக்கருகில் தோன்றும்போது தொடையிடுக்கு குடலிறக்கம் (Inguinal hernia hernia) என்றும் அழைக்கப்படுகின்றது. இந்த நோயின்போது குடலின் ஒரு பகுதி அல்லது வயிற்றிலுள்ள உறுப்புகள், ஒரு மறவைக்கட்டி (tumour) போன்று முன் துருத்திக் கொண்டிருப்பதைக் காண முடியும்.

தொப்புள் குடலிறக்கம் குழந்தையைப் படுக்கையில் ஓய்வாகப் படுத்துக்கொள்ளச் செய்து, அந்த நோயுற்ற பகுதியை மென்மையாக அழுத்துவதன் மூலம் குறைத்துவிட முடியும். அவ்வாறு அந்தப் பகுதி உட்சென்றபின் அந்த இடத்தில் ஒரு நல்ல துணியால் கட்டு ஒன்று கட்ட வேண்டும். அந்தக் கட்டு போதுமான காலம் வரை கட்டப்பட்டு வந்தால் - இந்நோய் கட்டுக்குள் அடங்கும்.

அரையிடுக்குகளில் வரும் குடலிறக்கம் பற்றி முன் பகுதிகளில் கூறப்பட்டுள்ளவற்றைக் காண்க.

வியர்க்குரு (Heat spots - Prickly heat)

பெரும்பாலான குழந்தைகளுக்குக் கோடைக்கால வெப்பத்தினால் இந்நோய் தோன்றுகிறது. இது பொதுவாக வியர்க்குரு என அழைக்கப் படுகிறது. முகத்திலும், கழுத்திலும், உடலின் பெரும் பகுதியிலும் இது தோன்றுகிறது. இது ஒரு சிறிய குண்டூசியின் தலையளவுள்ள சிறு சிறு சிவந்த புறப்பாடுகளாகத் தோன்றி பின்னர் அவை நீர்கொள்கின்றன.

இந்த நீர்கொண்ட சிறிய கொப்புளங்கள் தனியாகவே நிலைத்து உடைந்து பின்னர்ச் செதில்கள் தோன்றுகின்றன. இந்த நோயின்போது அரிப்பும் அதனால் ஏற்படும் துன்பத்தைத் தவிர வேறு காய்ச்சல் போன்ற துன்பங்கள் ஏற்படுவதில்லை.

இது சீரண உறுப்புகளின் திறன் குறைந்த குழந்தைகளுக்கும், தட்பவெப்ப நிலையில் தோன்றும் வேறுபாடுகளுக்குத் தோல் மிகுதியான கூருணர்ச்சி கொண்டதாக இருக்கும் குழந்தைகளுக்கும், மிகுதியான வெப்பமுள்ள வீடுகளில் வசிக்கும் குழந்தைகளுக்கும், எப்பொழுதும் அதிகமான உடைகளை அணிந்து கொள்ளும் குழந்தைகளுக்கும் மிகுதியாகத் தோன்றுகிறது.

குழந்தையை அடிக்கடி வெதுவெதுப்பான நீரில் குளிப்பாட்டுவதனாலும், தூய்மையாக வைத்துக் கொள்வதாலும், நல்ல உணவு முறையைப் பின்பற்றி சீரணக் கோளாறுகள் ஏற்படாமல் இருக்குமாறு பார்த்துக் கொள்வதாலும், ஏற்ற உடையை அணிவிப்பதாலும் தூய காற்றுள்ள இடங்களில் வாழச் செய்வதாலும் இந்நோய் தோன்றி முற்றுவதைத் தடுக்கலாம். எனினும், நோய் மிகுந்த நிலையில் கீழே கொடுக்கப்பட்டுள்ள ஹோமியோபதி மருந்துகளில் குறிகளுக்கேற்ற மருந்தைக் கொடுத்து வந்தால், மிகுந்த பயன்தரும்.

சிகிச்சை

அக்கோனைட்

குழந்தைக்குக் காய்ச்சல் கண்டுள்ளது போன்று தோன்றுகிறது. அமைதியின்றித் தூக்கமில்லாமல் தவிக்கிறது.

சாமோமில்லா

குழந்தை வெப்பமான அறைகளில் வாழ்ந்து வந்தாலும், மிக அதிகமான கம்பளித் துணிகளால் மூடப்பட்டிருந்தாலும் எப்போதும் அழுது கொண்டேயிருந்தாலும், யாராவது தன்னைத் தூக்கி வைத்துக் கொண்டு இங்குமங்கும் போக வேண்டுமென விரும்பினாலும்.

டல்காமரா

ஈரமான, குளிர்ந்த காற்றில் மிகுதியான நேரம் வைத்திருக்கும் நேரங்களில் மட்டும் இந்நோய் தோன்றினால்.

புறப்பாடுகள் நீர் நிறைந்தவையாயிருக்கும்போதும், அந்தப் புறப்பாடுகளைச் சொறிந்தாலோ, தேய்த்தாலோ அது அதிகரித்தால்.

சல்பர்

ஏதாவது ஒரு புறப்பாடு உள்ளமுக்கப்பட்டதால் இது தோன்றியிருந்தால்.

குழந்தைகளுக்கு ஏற்படும் வெள்ளைப்போக்கு
(Leucorrhoea of Children)

சிறு குழந்தைகளுக்கு, பெரியவர்களுக்கு தோன்றுவது போன்று அதன் பிறப்புறுப்பிலிருந்து வெள்ளைப்போக்கு ஏற்படுவது உண்டு. இது ஒரு வேளை பிறப்புறுப்புகளின் பகுதிகளைத் தூய்மையாக வைத்துக் கொள்ளாததால் ஏற்படலாம் அல்லது குடற் பூச்சிகளால் ஏற்படும் உறுத்தல்களால் ஏற்படலாம் அல்லது பொதுவான உடல்வாகில் உள்ள குறையினால் ஏற்படலாம். அந்தக் குழந்தையின் தாய்க்கும், மற்றோருக்கும் இது கவலையுண்டாக்குவதாகவே இருக்கும்.

எனினும், குழந்தையின் பிறப்புறுப்புகளைச் சுத்தமாக வெந்நீரினால் கழுவியும், அதற்கு ஏற்ற எளிய உணவை முறையாகக் கொடுத்தும், நல்ல காற்றோட்டமுள்ள அறையில் வாழச் செய்தும் வந்தால் நோய் குறையலாம். எனினும் கீழ்க்காணும் மருந்துகள் அந்த நிலையில் பெரிதும் பயன்படும்.

சிகிச்சை

கல்கேரியா கார்ப்

மென்மையான சளி போன்ற பொருள் வெளியேறுவது, குழந்தை கண்டமாலை நோய்வாகுடையதாகக் காணப்படும். அது தொள தொளப்பான தசைகளையுடைதாகவும் வெளிறிப்போயும், காணப்படும்.

கிராபைட்டிஸ்

வெள்ளைப்போக்கு மிக அதிகமாக இருக்கும். குழந்தையின் தோல் பார்ப்பதற்கு அருவருப்பூட்டுவதாகவும் கவர்ச்சியற்றதாகவும் இருக்கும். கைகால்களின் வளைவுகளிலும், காதின் பின்புறமும், தோல் மடிப்புகளுடன் காணப்படும் இடங்களும் புண்ணாக இருக்கும் அல்லது புண்ணாகக்கூடிய வாய்ப்பு இருக்கும்.

நக்ஸ்வாமிகா

வெளிவரும் வெள்ளைப்போக்கு கெட்ட நாற்றமுடையதாக இருக்கும். அது துணியை மஞ்சள் நிறமுடையதாக மாற்றும். மிகுதியான மலச்சிக்கல் காணப்படும்.

பல்சட்டில்லா

பால் போன்ற வெள்ளைப்போக்கு, குழந்தையின் பிறப்புறுப்புகளின் வெளிப்புறம் வீங்கிக் காணப்படும்.

சல்பர்

குழந்தையின் சருமம் வறண்டதாகவும், செதில்கள் நிறைந்ததாகவும், கவர்ச்சியற்றதாகவும் இருக்கும். வெள்ளைப்போக்கு உடலைப் புண்ணாக்கும் தன்மை கொண்டதாக இருக்கும்.

பகுதி - 14
பொதுவான நோய்கள்

குடி மயக்கம் (Delirium Tremens)

இந்நோய் போதை தரும் பானங்களை மிகுதியாகப் பயன்படுத்துவதால் ஏற்படுகிறது. இந்த நோயின்போது தூக்கமின்மை, சன்னி, நடுக்கம் ஆகியவை தோன்றும். சில வேளைகளில் இது ஓரிரவில் மிகுதியாக மதுபானங்களைப் பருகியதனாலும் ஏராளமான உணவை உண்டதனாலும் கூட ஏற்பட்டு விடலாம். எனினும் வழக்கமாக இது தொடர்ந்து மிகுதியான மதுபான வகைகளைப் பயன்படுத்தி வந்தவர்களுக்கே தோன்றுகிறது.

சில வேளைகளில் திடீரென, வழக்கமாகப் பயன்படுத்தும் மதுபானம் கிடைக்காவிட்டாலோ, பயன்படுத்தாமல் நிறுத்தப்பட்டாலோ, அவருடைய இரைப்பை தளர்ந்து விடுகிறது. அவர் நரம்புத்தளர்ச்சி மிகுந்தவராகவும், அமைதியற்றவராகவும், ஓய்வற்றவராகவும் (restless) காணப்படுகிறார். எதிர்பாராமல் தோன்றும் ஒலிகளைக் கேட்டு பயப்படுகிறார். அல்லது ஒரு நண்பரின் வருகையால் திகிலடைந்து விடுகிறார். அவருடைய கால்களும், கைகளும், நாக்கும் நடுங்குகின்றன. அவர் தூங்க இயலாமல் தவிக்கிறார். அவர் சற்று நேரம் கண்ணயர்ந்தவுடன் பயங்கரமான கனவுகள் தோன்றி அவரது தூக்கத்தைக் கலைத்து விடுகின்றன. பொதுவாக, உடல் சூடற்றதாக உள்ளது. நாடி மிக மெதுவான ஓட்டம் உடையதாக இருக்கிறது. அவர் பேசவும் புலம்பவும் தொடங்குகிறார். அவரைச் சுற்றிலும் பயங்கரமான மிருகங்களோ, வெறுக்கத்தக்க மிருகங்களோ இருப்பதாகக் கூறுகிறார். அல்லது, அவரைக் கொல்லச் சதி செய்யும் சிலர் அவரைப் பின் தொடர்ந்து வருவதாகக் கூறுகிறார். அவர் அபாயகரமானவர் அல்ல. யாருக்கும் தீங்கிழைக்க மாட்டார். எனினும் அவரைப் பின் தொடர்ந்து வரும் கற்பனையான எதிரியிடம் இருந்து தன்னைக் காப்பாற்றிக் கொள்ள, கொலையைக் கூட செய்துவிடுவார் அல்லது அவர் தற்கொலை செய்து

கொள்வார். அவர் களைத்துப் போய் சாகும் வரை இந்த நோய் அவரைத் தொடர்கிறது. எனினும், நன்றாகத் தூங்கி எழுந்தவுடன் பகுத்தறிவுடன் காணப்படுகிறார்.

சிகிச்சை

பெல்லடோனா

பருத்த, குருதி மிகுந்த நோயாளிகளுக்கு, முகம் சிவந்து கண்கள் கோவைப்பழம் போலவும், கண்ணின் பாவை (Pupil) விரிந்திருக்கும் போதும்; பலத்த சிரிப்பு மிகுந்த சன்னியும், தப்பியோடும் எண்ணமும் மிகுந்து காணப்படும்போது, அவரது கண்ணுக்கு முன்னால் பயங்கரமான உருவங்களும், தோற்றங்களும் தெரிவது (opium Stream) திடீரெனக் குதித்தெழுந்து ஓடுதல்.

காம்பர்

முகம் உருக்குலைந்து காணப்படும். கண்கள் குழிவிழுந்து முகம், கை, கால்கள் சில்லென குளிர்ச்சியாக இருக்கும். எண்ணங்களில் குழப்பம், வெறிகொண்ட சன்னி, இசிவுகள், இழுப்புகள், வாயின் ஓரங்களில் நுரைதள்ளுதல், ஒரு வகையான உணர்ச்சியின்மை, சிறுநீர் அடக்கப்படுதல் என்றாலும் சிறுநீர்ப் பையில் மிகுந்த அழுத்தம் இருந்து கொண்டேயிருத்தல்.

காபியா

தலையில் ஒரு ஆணி கொண்டு அடிப்பது போன்ற தலைவலி, மிகுதியான எரிச்சல்படுதல், தூக்கமின்மை, தூக்கத்தில் உளறல், தூக்கத்திலிருந்து திகைத்து எழுந்திருத்தல்.

ஹையாசியாமஸ்

தசைகளில் வெட்டி வெட்டி இழுத்தல் - குறிப்பாக கண், முகம் ஆகிய இடங்களில் உள்ள தசைகளில், வெறி கொண்ட சன்னி, கன்கள் வெற்றிடத்தை வெறித்துப் பார்ப்பது போன்று காணப்படுதல், விரிந்த கண்மணிகள் (Pupils) உளறுதல், கைகளைக் கற்பனையான எதையோ ஒன்றைப் பிடிக்க முயல்வதைப் போன்று அசைத்துக் கொண்டே இருத்தல், தசை நார்களில் இழுப்பு.

லாச்சசிஸ்

குறிப்பாக, தொண்டையில் விழுங்குவதில் துன்பம் காணப்படும் பொழுது (பெல்லடோனா) கழுத்தைச் சுற்றிலும் எந்தப் பொருள் இருந்தாலும் அதைத் தாங்கிக் கொள்ள இயலாமை, டையை பற்றி (Tie)க் கூட. அதிகமாகப் பேசிக் கொண்டேயிருத்தல், பேசும்பொழுது

ஒரு பொருளிலிருந்து மற்றொரு பொருளுக்குத் தாவிக் கொண்டே யிருத்தல். இந்த நோய் மதியத்திலும், தூங்கி எழுந்தவுடனும் அதிகமாகக் காணுதல்.

நக்ஸ்வாமிகா

கைகால்களில் நடுக்கம், இசிவு போன்று தசைகளில் வெட்டி இழுத்தல் (ஹையாசியாமஸ்), ஒரு சீராகச் சிந்திக்க இயலாமை, பேசும்பொழுது அடிக்கடி தவறுகள் செய்தல், பயங்கரமான காட்சிகள் நிறைந்த சன்னி, அப்போது வீட்டிலிருந்து தப்பியோட முயலுதல், மிகுதியாக எரிச்சல்படுவது. தனியாக இருந்து விரும்புவது (தனியாக இருக்க பயம் - ஆர்சனிக்கம்), பெரிய கட்டிகட்டியான மலம், மலச்சிக்கல், சாவு வந்துவிடுமோ என்ற பயம்.

இந்த மருந்துகளைத் தவிர ஓபியம், ஸ்டிராமோனியம் ஆகிய மருந்துகளும் குறிகளுக்கேற்பப் பயன்படுத்தலாம்.

குடிப்பழக்கத்தை விடச்செய்வதற்கு ஆர்சனிக்கம், நக்ஸ்வாமிகா, சல்பர் ஆகிய மருந்துகளில் ஏற்ற ஒன்றை நாள்தோறும் ஒரு சில வாரங்களுக்கும் டியூபர்க், சிபிலினம் ஆகிய மருந்துகளை உயர்ந்த வீரியத்தில் 15 நாட்களுக்கொரு முறையும் கொடுத்துவர வேண்டும்.

மகோதரம் - அல்லது உடற் பகுதிகளில் வீக்கம்
(Dropsy)

உடலில் உள்ள ஊனீர் பைகளில் (Serous cavity) நீர் கோத்துக் கொள்வதையே நாம் மகோதரம் என அழைக்கிறோம். இந்த வீக்கம் தோலுக்கடியில் உள்ள உயிரணுத் திசுக்களில் நீர் கோத்துக் கொள்வதாலும் ஏற்படலாம்.

பொதுவான வீக்கம்

தோலுக்கடியில் உள்ள உயிரணுத் திசுக்களில் இந்த ஊனீர் உடல் முழுதும் சிந்திச் சேரும்பொழுது ஒரு சில குறிப்பிட்ட புழைகளில் (Cavities) அந்த ஊனீர் சேர்ந்து அந்த இடங்கள் வீங்கி அதைத்துக் காணப்படுகின்றன. அதையே நாம் பொதுவான உடல் வீக்கம் அல்லது மகோதரம் எனக் கூறுகிறோம். பொதுவாக இவ்வாறான வீக்கங்கள் கால்களில்தான் தொடங்குகின்றன. சிறிது சிறிதாக அது மேல் நோக்கிச் செல்கிறது. அது உயிரணுத் திசுக்களைப் பாதித்து அவற்றில் ஊடுருவிச் செல்லும்வரை, (அந்த உயிரணுத்திசுப் பகுதிகள்) வீங்கிய பகுதிகள் மென்மையாகவும், பிசைந்த மாவு போன்றும், நெகிழுந் தன்மையில்லாமலும் காணப்படுகின்றன. தோல் வெண்மையாகவும், பளப்பளப்பாகவும், தொட்டால் சில்லென்றும் காணப்படும். அதைத்

தொட்டு அழுத்தினால் அந்த இடம் பள்ளமாகி சிறிது நேரம் அந்தப் பள்ளம் மறையாமலேயே இருக்கும். பசி கேடுற்றுக் காணப்படுகிறது. மிகுதியான தாகம் காணப்படுகிறது. சிறுநீர் அதிகமான நிறமுடைய தாகக் காணப்படுவதோடு, மிகக் குறைவாகவே கழிக்கப்படுகிறது.

காரணம்

இவ்வாறான பொதுவான வீக்கம் சில உறுப்புகள் கெட்ட வேக்காடடைந்திருப்பதால் தோன்றுகிறது. அல்லது ஏதாவது புறப்பாடுகள் வெளிவராது உள்ளமுக்கப்பட்டாலும் அது தோன்றுகிறது. அளவிற்கு மிஞ்சி ஆர்சனிக் கலந்துள்ள மருந்துகளைப் பயன்படுத்துவதாலும் ஏற்படுகிறது. மிகுதியான அளவு குருதி இழப்பாலும், மிக அதிகமான அளவு மதுபானம் அருந்துவதாலும் இந்நோய் தோன்றலாம், பல சமயங்களில் இந்நோய் செவ்வாப்புக் காய்ச்சல் (Scarlet fever), மணல்வாரி (Measles) மற்றும் சில தோல் புறப்பாடு தொடர்பான நோய்களுக்குப் பின், அவற்றின் விளைவாகத் தோன்றலாம்.

வயிற்றில் வீக்கம்

குறிப்பிட்ட உடல் உறுப்புகளை மட்டும் பாதிக்கும் இவ்வாறான வீக்கம், பெரும்பாலான சமயங்களில் காணப்படுகிறது. வயிறு மட்டும் வீங்குவது, முதலில் வயிற்றின் அடிப்பாகத்தில்தான் தோன்றுகிறது. பின்னர் சிறிது சிறிதாக மேல் நோக்கிச் செல்கிறது. அப்போது வயிறு முழுதும் வீங்கிப் பருத்துக் காணப்படுகிறது. நோயாளி அடிவயிற்றில் பாரம் மிகுந்திருப்பதாகக் கூறுவார். வயிற்றில் நீர் மிகுதியாகக் கோத்தவுடன் மூச்சு விடத் திணறுவார். பிற வீக்கங்களின்போது காணப்படுவது போன்று இந்தச் சமயத்திலும், பசியின்மை, மிகுதியான நிறமுடைய, குறைவான சிறுநீர் கழிதல், தோல் வறண்டு காணப்படுதல், பொதுவான உடற் சோர்வு, பலஹீனம் ஆகியவை காணப்படுகின்றன.

காரணம்

இவ்வாறு வயிறு வீங்குவது கல்லீரலில் அல்லது சிறுநீரகங்களில் அல்லது கருப்பையில் ஏதாவது கோளாறிருப்பதால்தான் தோன்றுகிறது. அளவிற்கதிகமாக மதுபானம் அருந்துவதாலும் பெரிட்டோனியம் நீண்ட நாட்களாக வேக்காடடைந்திருப்பதாலும் இது ஏற்படலாம்.

சிகிச்சை

அபிஸ்மெல்

நீர் திரண்டு வீங்குதல், வலது சினைப்பையின் வீக்கம், வயிற்றின் சுவர்களில் புண் போன்ற உணர்வு, உடலின் பல்வேறு பகுதிகளில் தேள் கொட்டுவது போன்ற எரிச்சல் நிறைந்த வலிகள் காணப்படுதல்; சுகமாக

உட்கார்ந்திருக்க வேண்டுமென்றால் நேராக நிமிர்ந்து உட்கார வேண்டும். (ஆர்சனிக்) குறைந்த அளவிலான காப்பிப் பொடியைப் போன்ற நிறமுடைய சிறுநீர், செவ்வாப்புக் காய்ச்சலுடனும் கருப்பையில் தோன்றும் கட்டிகளுடனும் தோன்றும் பல்வேறு வகையான சிக்கல்கள்.

ஆர்சனிக்கம்

தோல் குறிப்பாக முகத்தின் தோல், வெளிறிப்போயும், மஞ்சள் பூத்ததாகவும், பலம் இன்றியும், சோர்வும், களைப்பும், இலேசாக அசைந்தாலும், மயக்க உணர்ச்சி தோன்றுதல், மூச்சுத் திணறுவது போன்ற உணர்ச்சி. குறிப்பாக இரவு நேரத்தில், மிகுதியான தாகம், ஒரு நேரத்தில் மிகக் குறைவாகவே பருகுதல், மனக்கவலை, அமைதி யின்மை, சாவு பற்றிய பயம், இருதய நோயின் விளைவாகவோ அல்லது செவ்வாப்பு நோயின் விளைவாகவோ தோன்றும் வீக்கம்.

பிரையோனியா

கண்ணின் கீழ்ப்பட்டைகள் வீங்கியிருத்தல், உதடுகள் காய்ந்தும், வெடித்துப் போயும், நீலநிறமாகவும் காணப்படுதல், இருதயத்தின் பகுதிகளில் குத்தும் வலிகள் காணப்படுதல், அமைதியாக அசையாமல் இருக்க விரும்புதல், மிகுந்த தாகம், குறைவான சிறுநீர், மிகுதியாக எரிச்சல்படுதல்.

சைனா

முகம் வெளிறிய பழுப்பு நிறமுடையதாகவும், அல்லது வெளிறிய தாகவும், குழி விழுந்து நோயாளி போன்றும். மிகுந்த சோர்வுடனும், களைப்புடனும் காணப்படுவர். மிகுதியான தாகம், ஆனால் அடிக்கடியும் குறைவாகவும் பருகுவது, வயதானவர்களுக்கும். இந்த நோய் உடலில் உள்ள இன்றியமையாத திரவப் பொருள் மிகுதியான அளவு வெளியேறியதாகவும் ஏற்பட்டதனால்.

கோல்சிகம்

முகம் வீங்கியும் மஞ்சள் நிறமாகவும் காணப்படுதல், பாதங்களும் கால்களும் வீங்கியிருத்தல், தோல் குளிர்ச்சியாகவும், வறண்டும் அல்லது இரவு நேரங்களில் சூடாகவும் மாறிக் காணப்படுதல், இதயம் கண்ணுக்குத் தெரிவது போன்று படபடவென்று அடித்துக் கொள்ளுதல், நாடி ஓட்டம் பலமாகக் காணப்படுதல், அல்லது விரைவாகவும் மெதுவாகவும் இருத்தல், குறைவான இருண்ட நிறமுடைய சிறுநீர் கழிதல், சில்லுப்பை மற்றும் செவ்வாப்புக் காய்ச்சலுக்குப் பின் ஏற்படும் நோய்.

சல்பர்

வெளிப்புறப் பகுதிகளில் எரிச்சலும் வீக்கமும், தோலின் மீது நீலநிறப் புள்ளிகள். அது வறண்டும், உமி போன்றுமிருக்கும். எவ்வித காரணமுமின்றி மிகுந்த களைப்பு. தோல் நோய்கள் ஏதாவது ஒன்று உள்ளமுக்கப்பட்டதால் நோய் தோன்றியிருந்தால்.

மேலே சொன்ன மருந்துகள் தவிர, லாச்சசிஸ், லைக்கோபோடியம் ஆகியவை குறிகளுக்கேற்பப் பயன்படுத்தலாம்.

கீல்வாதம் (Gout) (Arthritis)

இது குறிப்பாக, கால்களில் உள்ள விரல்களின் மூட்டுகளில் ஏற்படும் வலியைக் குறிக்கிறது. இது பெரும்பாலான சமயங்களில் கால்களின் கட்டை விரல்களையே மிகுதியாகப் பாதிக்கிறது. அங்கிருந்து அது பிற விரல்களின் மூட்டுகளுக்குப் பரவுகிறது. கீல்வாதம் தோன்று வதற்கு முன்னோடியாக, சீரணக் கோளாறுகள் - குறிப்பாக பசியின்மை, வயிற்றுப் பொருமல், நாக்கு மாசு படிந்திருத்தல், வாயில் கசப்பு ருசி, புளித்த ஏப்பம், மிகுதியான சிறுநீர் கழிதல் போன்றவை - தோன்று கின்றன. பின்னர் எதிர்பாராமல் ஒரு நள்ளிரவு நேரத்தில் கட்டை விரலில் தோன்றும் கடுமையான எரிச்சல் நிறைந்த திருகும் வலியாலோ அல்லது கிழிக்கும் வலியாலோ நோயாளி தூக்கத்திலிருந்து எழுப்பப் படுகிறார். அந்த வலி தாங்க முடியாததாகவும், அசைவினால் அல்லது ஏதாவது ஒரு பொருள் அதன் மீது படுவதால் அதிகரிப்பதாகவும் இருக்கும். கால் கட்டைவிரல் வீங்கிச் சிவந்து சூடாகக் காணப்படும். அதன் விளைவாக நோயாளிக்குக் காய்ச்சலும் கூடத் தோன்றலாம். பொதுவாக, காலையில் அந்த வலி பெருமளவு குறைந்து விடுகிறது. பகல் முழுதும் நோயாளி வலியால் துன்பப்படுவதில்லை. எனினும், இரவு வந்தவுடன் மீண்டும் அந்த வலி தோன்றி நோயாளியைத் துன்புறுத்துகிறது. இவ்வாறு அந்நோய் ஏறத்தாழ ஒரு வாரம் வரை தொடர்ந்து பின்னர் சிறிது சிறிதாகக் குறைகிறது. எனினும் கால் வீங்கிப் பலமிழந்தே காணப்படுகிறது.

கீல்வாதத்தின்போது தோன்றும் வலிகள் தொடர்ந்து நிலவும் போது மூட்டுகளில் உள்ள பூந்தசைகள் கடினமாக ஆகி அதில் ஒருவகை வெண்மையான படிவங்கள் தோன்றுகின்றன. இந்நோய் பல சமயங்களில் இரைப்பையையும், வேறு உள்ளுறுப்புகளையும் கூடப் பாதிக்கிறது.

காரணங்கள்

கீல்வாதம் தோன்றுவதைத் தூண்டும் காரணங்களாக ஆடம்பரமான வாழ்க்கை, போதுமான உடற்பயிற்சியின்மை, மதுபான வகைகள் மிக

அதிகமான அளவு பயன்படுத்துவது - குறிப்பாக திராட்சை ரசம், பீர் போன்றவை, அதிகமான அளவு புளிப்பு ருசியுள்ள பொருட்களைப் பயன்படுத்துவது ஆகியவற்றைக் குறிப்பிடலாம். பெரும்பாலான நோயாளிகளைப் பொறுத்தவரை இது பரம்பரையையொட்டித் தோன்றுவதாகத் தெரிகிறது.

சிகிச்சை

அக்கோனைட்

மிகுதியான காய்ச்சல், பாதிக்கப்பட்ட பகுதிகள் வீங்கிச் சிவந்து, சூடாகக் காணப்படும். அவற்றில் கிழிக்கும் அல்லது குத்தும் வலி காணப்படும். அந்தப் பகுதிகளை அசைக்கும்போது வலி குறைந்து காணப்படும் (ரஸ்டாக்ஸ்), இரவு நேரங்களில் வலி மிகுதியாகி நோயாளி மிகுந்த துன்பமடைவார்.

ஆர்னிகா

பகுதிகளில் காணப்படும் வீக்கம் கடினமாக இருக்கும். அந்தப் பகுதிகளில் சுளுக்கிக் கொண்டது போன்ற அல்லது இரத்தம் கட்டியுள்ளது போன்ற உணர்வு காணப்படுவதோடு, ஏதோ ஒரு கடினமான பொருளின் மீது படுத்திருப்பது போன்ற உணர்வு தோன்றும். யாராவது அடித்து விடுவார்கள் என்றும், அல்லது வீக்கத்தைத் தொட்டுவிடுவார்கள் என்ற பயமும் மிகுதியாகக் காணப்படும்.

ஆர்சனிக்கம்

கால்கள் வீங்கிச் சூடாகவும், பளபளப்பாகவும் காணப்படுவது. அந்த வீங்கிய பகுதியில் எரிச்சல் நிறைந்த சிவந்த புள்ளிகள் காணப்படுதல். அந்த எரிச்சல் நெருப்பாக சுடுவது போன்று இருக்கும். நோயாளி கவலை மிகுந்தவராகவும், அமைதியற்றவராகவும், சாவைப் பற்றி மிகுந்த பயம் கொண்டவராகவும் இருப்பார். தாகம் மிகுந்தவராக இருப்பார். எனினும் சிறிது சிறிதாகவே நீர் பருகுவார். அனைத்து நோய்க் குறிகளும் இரவு நேரத்தில் மிகுதியாகும் - குறிப்பாக நள்ளிரவுக்குப்பின்.

இவற்றைத் தவிர

வீக்கம் மிகுந்து சிவந்ததாகவும் ஆழ்ந்ததாகவும்
இருக்கும் போது.   ... பெல்லடோனா

வலி ஒரு மூட்டிலிருந்து மற்றொரு மூட்டிற்குச்
செல்லும் தன்மை கொண்டதாக இருக்கும்போது
நோயுற்ற பகுதியைப் போர்த்தாமல் வைத்துக்
கொண்டால் நோய் குறையும்போதும்   ... பல்சட்டில்லா

நோய் அசையும்போது அதிகமானாலும்,
ஓய்வினால் குறைந்தாலும், நோயாளி
அமைதியாக இருக்க விரும்பினாலும், வறண்ட
கடினமான, காய்ந்துபோன மலம்
கழிக்கப்படும் போது ... பிரையோனியா

தொட்டால் வலி அதிகமானால் ... சைனா

நோயின் போது நாக்கு வெண்மையான
மாசு படிந்ததாகவும், குமட்டல்
இருந்தாலும் ... ஆண்டிமோனியம் க்ரூடம்

நோய் தொடர்ந்து நிலவினால் ... சல்பர்

குறுகிய கால வாதம்
(Acute Rheumatism)

இந்நோய் சாதாரணமாக பெரும்பாலோரிடம் காணப்படும். மிக அதிகமான வலியையும், வேதனையையும் தரும் ஒரு நோய். இது வழக்கமாக கை, கால்களில் உள்ள மூட்டுகளைத் தாக்குகிறது. எனினும் இது பிற பகுதிகளைத் தாக்குவதில்லை எனக் கூற முடியாது. இந்த நோயின்போது காய்ச்சல், பாதிக்கப்பட்ட பகுதியில் வலி, சூடான வீக்கம் ஆகியவை காணப்படும். இந்த வீக்கமும், வலியும் ஒரு பகுதியிலிருந்து மற்றொரு பகுதிக்குச் செல்லும் இயல்புடையது.

இந்நோய் குளிர், காய்ச்சல் ஆகியவற்றுடன் தொடங்குகிறது. இந்த குளிர், காய்ச்சல் மற்றும் அமைதியின்மை பாதிக்கப்பட்ட பகுதிகளில் வீக்கம் வெளிப்பட்டவுடன் சிறிது குறைந்து காணப்படுகிறது.

சில வேளைகளில் நோயாளி அமைதியாக இருக்கும்போது அவருக்கு வலி தெரிவதில்லை. என்றாலும், சிறிது அசைந்தாலோ அல்லது யாராவது தொட்டுவிட்டாலோ வலி மிகுதியாகிவிடும். அப்போது தோன்றும் காய்ச்சல் மிகுதியாக உள்ளது. நாடித் துடிப்பு மிக வேகமாக உள்ளது. தோல் (சருமம்) சூடாகவும், புளிப்பு நாற்றமுள்ள மிகுதியான வியர்வை உடையதாகவும் கொண்டதாகவும் இருக்கும். அதில் ஏராளமான படிவங்கள் காணப்படும்.

சில வேளைகளில் இந்த நோய் 10 அல்லது 12 நாட்களில் தானாகவே மறைந்து விடுகிறது. வேறுசில சமயங்களில் 5 அல்லது 6 வாரங்கள் வரை நீடிக்கிறது. இந்நோய் ஆளைக் கொல்வதில்லை. எனினும், அது இருதயத்தைப் பாதிக்கும்போது ஆளைக் கொல்லும் திறம் படைத்திருக்கிறது.

காரணங்கள்

வாத (Rheumatism) த்திற்கான உண்மையான காரணங்கள் எதுவென அறுதியிட்டுக் கூறமுடியவில்லை. என்றாலும், சிலர் இந்நோயைப் பெறும் இயல்பைத் தங்கள் மூதாதையரிடமிருந்து வரித்துக் கொள்கிறார்கள். சிலர் குளிர் காற்றில் அலைவது, மழையில் நனைவது, ஈரத்தில் வேலை செய்வது ஆகிய காரணங்களினால் கூட இந்நோயால் பாதிக்கப்படுவதில்லை. பெரும்பாலும் இந்தக் காரணங்களே மிகுதியாக நோயைத் தோற்றுவிக்கும் காரணங்களாக உள்ளன.

சிகிச்சை

அக்கோனைட்

மிகுதியான காய்ச்சல், இருதயத்தில் மிகுந்த படபடப்பு, பாதிக்கப் பட்ட பகுதிகள் அசைவினாலும், ஏதாவது ஒரு பொருளின் மீது உராய்வதனாலும் மிகுந்த வலி ஏற்படுகிறது. அந்தப் பகுதிகள் சிவப்பாகவும், வீங்கியும் காணப்படுகிறது. மார்பில் மூச்சு விடுவதற்குத் துன்பம் தருகிற குத்தும் வலிகள் (பிரையோனியா) நரம்புகள் கிளர்ச்சியூட்டப்படுவதுடன் மனத்தில் பயமும், கவலையும், சிறுநீர் கழிக்கப்படுவதற்கு இயலாமை, சிறுநீரகங்களில் வலி.

ஆர்னிகா

பாதிக்கப்பட்ட பகுதிகள் சிவப்பாகவும், பளபளப்பாகவும், வீங்கியும் இருக்கும். கைகால்கள் செயலிழந்து காணப்படும். அவற்றில் சுளுக்கோ அல்லது காயமோ ஏற்பட்டது போன்ற வலி காணப்படும். நோயுற்ற பகுதி ஏதோ கடினமான பொருள் மீது கிடப்பது போன்ற உணர்வு. நோயாளிக்கு அருகில் வருபவர்கள் அவரைத் தாக்கி விடுவார்களோ என்ற பயம்.

ஆர்சனிக்கம்

வெளிறிப்போன வீக்கத்துடன் எரிகிற, கொட்டுகிற, கிழிக்கிற வலிகள் காணப்படும். சூடான ஒத்தடங்களினால் நோய் குறைவது (ரஸ்டாக்ஸ்) வலியைக் குறைக்கும். மிகுதியான வியர்வை, ஆனால் அந்த வியர்வை நோயாளியைப் பலமிழக்கச் செய்கிறது. அடிக்கடி குளிரும், நடுக்கமும், காய்ச்சலும், தொடர்ந்து பாதிக்கப்பட்ட உடற்பகுதியை எப்பொழுதும் அசைத்துக் கொண்டே இருப்பது, மிகுதியான தாகம், ஆனால் அடிக்கடியும் சிறிது சிறிதாகவும் நீர் குடிப்பது.

பெல்லடோனா

மூட்டுகளில் சிவந்த பளபளப்பான வீக்கம், அதன் ஆழத்தில் வெட்டுகிற, கிழிக்கிற வலிகள், அந்த உறுப்புகளில் இங்குமங்கும் ஓடும்

வலிகள். திடீரென்று தோன்றி திடீரென மறையும் வலிகள். வறண்ட சூடான சருமத்துடன் காய்ச்சல். மிகுதியான தாகம், துடிக்கும் வலி, கழுத்து நரம்புகளில் துடிப்பு, தூக்கக் கலக்கம், திடுக்கிட்டுப் பயப்படுதல், மாலை 3 மணிக்கு இலேசாக அசைவதாலும், ஏதாவது ஒன்று அந்தப் பகுதியில் மீது படுவதாலும் நோய் அதிகமாதல்.

பிரையோனியா

பாதிக்கப்பட்ட பகுதியை நீட்டவோ மடக்கவோ இயலாமை, சிவந்த வீக்கம், (கோல்ச்சிகம்) கிழிக்கிற, குத்துகிற வலி, இலேசாக அசைந்தாலும் நகர்ந்தாலும் வலி, நோயாளி அமைதியாக அசையாமலிருக்க விரும்புகிறார். வறண்ட சூடான சருமம், அல்லது புளிப்புத் தன்மையுள்ள வியர்வை, வாயில் கசப்பு ருசி, வாய் வறண்டு மிகுந்த தாகமுடையவர்களாக இருப்பது. காய்ந்துபோன, வறண்ட கடினமான மலம், அளவிற்கதிகமாக எரிச்சல்படுவது, நோய் இருதயத்திற்கு இடம்மாறி செல்லுதல்.

சாமோமில்லா

பாதிக்கப்பட்ட பகுதியில் இழுக்கிற அல்லது கிழிக்கிற வலியும், மரத்துப்போன அல்லது செயலிழந்த நிலையும் காணப்படும்போது, வலிகள் இரவு நேரத்தில் அதிகமானால்; எரிச்சலுடன் (burning) காய்ச்சல், குளிர் நடுக்கத்துடன் சில பகுதிகளில் சூடு, சூடான வியர்வை, படுத்திருக்கவே மிகவும் விரும்புவது, மிகுந்த அமைதியின்மையுடன் இங்குமங்கும் புரண்டு புரண்டு படுப்பது.

மெர்க்கூரியஸ்

கிழிக்கிற, தெறிக்கிற அல்லது எரிகிற வலி, இரவு நேரத்தில் படுக்கையில் அல்லது ஈரமான காலநிலையில் அல்லது குளிர்ந்த காற்று ஆகியவற்றால் நோய் அதிகமாதல் (டல்காமரா), வெளிறிய சிவப்புநிறம் கொண்ட வீக்கம் கொண்டதாகவும் ஊதிப் போயும் காணப்படுவது, பச்சையான சுண்ணாம்பு நீர் போன்ற தினவுடனும், வலியுடனும் கூடிய வயிற்றோட்டம், மிகுதியான வியர்வை இருந்தாலும் நோய் குறையாமை (லாச்சசிஸ்).

ரஸ்டாக்ஸ்

மூட்டுகளில் சிவந்த பளபளப்பான வீக்கம், அவற்றை நீட்ட மடக்க இயலாமை, அவற்றில் கிழிக்கிற, எரிகிற, பிடித்திழுக்கிற வலிகள், பாதிக்கப்பட்ட பகுதிகள் பலமிழந்து காணப்படுதல். அல்லது அவற்றில் ஏதோ ஒரு பூச்சி ஊர்வது போன்ற உணர்வு, அமைதியாக இருக்கும்போதும் குளிரான, ஈரமான காலநிலையின்போதும் நோய்

மிகுந்து காணப்படுதல், இம்மருந்து அக்கோனைட், ஆர்னிகா, பிரையோனியா ஆகிய மருந்துகள் பயனற்றவை எனத் தெரியும்போது அவற்றிற்குப் பின்னர், பயன்படும்.

பல்சட்டில்லா

மாலைவேளையில் அல்லது இரவு நேரங்களில் வெப்பமான அறையில் அல்லது நிறை மாற்றங்களின்போது அதிகரிக்கும் வலிகளுக்கு இம்மருந்து ஏற்றது. வலிகள் ஒரு மூட்டிலிருந்து இன்னொரு மூட்டிற்கு விரைவாகச் செல்கிறது. பாதிக்கப்பட்ட பகுதிகளில் மரத்துப் போனது போன்ற உணர்வு, குளிர்ந்த காற்றால் வலி சமனமடைதல், வெளிறிப் போன முகமுடைய, இலேசான குளிரில் கூட நடுங்கும் நோயாளி களுக்கு மிகவும் ஏற்றது.

சல்பர்

நீண்டகால வாத (Rheumatism) நோய்க்கும், குறுகிய கால வாதத்தின் விளைவுகளுக்கும், கிழிக்கிற, குத்துகிற அல்லது மந்தமான வலிகளுக்கு, தலையின் உச்சிப் பகுதி தொடர்ந்து சூடாகக் காணப்படுதல் (குளிர்ந்து காணப்படுதல் வெராட்ரம் ஆல்ப்) அடிக்கடி மயங்கி விழக்கூடிய பலமிழந்த நிலை.

இந்த நோய் இருதயத்தைப் பாதிக்கும்போது, அக்கோனைட், ஆர்சனிக்கம், பெல்லடோனா, லாச்சசிஸ், பல்சட்டில்லா, ஸ்பைஜீலியா, அல்லது சல்பர் ஆகியவற்றைக் குறிகளுக்கு ஏற்ப பயன்படுத்திக் கொள்ள வேண்டும்.

நீண்டகால வாதம் (Rheumatism)

இந்த நோயை விவரிப்பதைக் காட்டிலும் உணர்ந்தறிந்து கொள்வதே சிறப்புடையதாகும். ஏனெனில் இது பெரும்பாலானவர் களிடம் காணப்படுகிறது ஒரு சாதாரண நோயாகவே விளங்குகிறது. குறுகிய கால நோயின்போது காணப்படும் காய்ச்சல் இதில் காணப் படுவதில்லை; வலி ஒரு நிரந்தரமான தன்மையுடையதாக இருக்கிறது; பாதிக்கப்பட்ட பகுதிகள் வீங்கியோ, சிவந்தோ காணப்படுகிறது. அங்கு காலநிலை வேறுபட்டால் குறிப்பாக, குளிரினால் நோய் மிகுதியாகிறது. அந்தப் பகுதிகள் நீண்ட நேரம் ஓரிடத்தில் உட்கார்ந்து பின் எழுந்திருக்கும்போது வலி மிகுந்ததாகவும் நீட்ட மடக்க இயலாததாகவும் காணப்படுகிறது. சில நோயாளிகளின் கை, கால்கள் நோயின் விளைவாக கோணல் மாணலாகப் போய்விடுகின்றன. இந்த நோய் பெரும்பாலும், முழங்கால், இடுப்பு, தோள்பட்டை, முதுகு ஆகிய பகுதிகளைப் பாதிக்கின்றது.

குறுகிய கால வாத (Rheumatism)த்தைத் தோற்றுவிக்கும் காரணங்களே நீண்டகால வாதத்திற்கும் காரணமாகும்.

சிகிச்சை

காஸ்டிகம்

தசை நார்கள் சுருங்கிவிடுதல், மூட்டுகளில் வீக்கம் மற்றும் வலி; நோயாளிக்குப் பக்கவாதம் ஏற்படும் நிலையிருந்தால்.

கால்மியா

வலிகள் அனைத்தும் மேலிருந்து கீழ் நோக்கிச் செல்லும், நோய் வலது பக்கத்தில் மிகுதியாக இருக்கும், வலி இடத்திற்கு இடம் மாறிக் கொண்டேயிருக்கும், சில சமயங்களில் உடல் மதமதத்துப் போய் விடுதல், மார்புபாகத் தசைகளில் வலி.

குவாய்க்கம்

உறுப்புகள் ஒழுங்கில்லாமல் பல பக்கங்களில் இழுத்துக் கொள்ளுதல்; மாலை 6 மணி முதல் காலை 4 மணி வரையிலும் அதிகப்படும் வலிகளிலும், காஸ்டிகம் கொடுத்த பின்னும் கொடுக்கப்பட வேண்டிய மருந்து.

செலிடோனியம்

கல்லீரல் பாதிக்கப்பட்டதால் வரும் வாத நோய்களுக்கும், வலப்புறத் தோள் சப்பையின் உட்பாகத்தில் காணும் வலிகளுக்கும்.

செனப்போடியம்

இடப்புறத் தோள்பட்டையின் உட்புறத்தில் ஏற்படும் வலிக்கு.

பைட்டோலக்கா

நாள்பட்ட நோயினால் உறுப்புகள் பயனற்றுப் போன நிலைமைகளில்.

காலி அயோடைட்

மூட்டுகளில் வீக்கம், கொட்டும் வலிகள், நோய் இரவில் அதிகப்படுதல்.

பிரையோனியா

கிழிக்கும் வலிகள், அசைவதால் அதிகப்படுதல், மார்பு பாகத்தில் வலி.

ரூட்டா

மணிக்கட்டுகள், கணுக்கால்கள் அதிகமாகப் பாதிக்கப்பட்டிருந்தால்.

லேடம்பால்

உடல் சூடில்லாது குளிர்ந்தே இருக்கும். நோயாளியின் வலிகள் கீழிருந்து மேல் நோக்கிச் செல்லும்.

பென்சாயிக் ஆசிட்

வலது முழங்கால் மட்டும் அதிகமாகப் பாதிக்கப்பட்டிருந்தால்.

காலோபைலம்

கை கால்களிலுள்ள சிறு மூட்டுக்கள் பாதிக்கப்பட்டிருந்தால்.

வாதநோயின்போது இதயமும் பாதிக்கப்பட்டிருந்தால் ஸ்பைஜீலியா, காக்டஸ், அக்கோனைட், டிஜிடாலிஸ், பிரையோனியா ஆகிய மருந்துகளையும் குறிகளுக்கேற்பப் பயன்படுத்தவும்.

நோய் நிலவும்போது கொடுக்கப்படும் மருந்துகளின் ஊடே, அவற்றை நிறுத்திவிட்டு, சல்பர் கொடுக்கவும்.

தோள்பட்டை வாதம் (Myalgia)

கைகளைத் தூக்க உதவும் தசைநார்கள் பாதிக்கப்பட்டதால் (Triangular Deltoid Muscle) ஏற்படும் வலி. இதன் விளைவாகக் கைகளை எளிதில் தூக்கவோ, அசைக்கவோ இயலாது. இடது பக்கம் தோள் பட்டை வலிக்கு - பெர்ரம்பாஸ், சல்பர். வலது பக்க தோள்பட்டை வலிக்கு - சாங்குனேரியா. இரு பக்கங்களிலும் தோள்பட்டை வலியிருந்தால் - சல்பர், சிபிலினம்.

நரம்பு வலிகள் (Neuralgias)

நரம்புகளில் தோன்றும் கடுமையான வலியையே இவ்வாறு குறிப்பிடுகிறோம். சாதாரணமாக முகம், கண், காது, மூளையிலும் கூட இவ்வாறான நரம்பு வலிகள் ஏற்படுவதுண்டு. கை கால்களிலும், பற்களிலும் கூட ஏற்படுவதுண்டு. இவ்வாறான வலிகள் பெரும்பாலும் வேறு நோய்களைக் காட்டும் அடையாளங்களாகத் திகழ்கின்றன. நரம்புகள் உடல் முழுதும் பரவியிருப்பதால் இந்நோய் உடலின் எந்தப் பகுதியில் வேண்டுமானாலும் தோன்றலாம். இந்நோய் பெரும்பாலான சமயங்களில் மருத்துவரின் திறமையைச் சோதிப்பதாக உள்ளது. எனினும் கீழ்க்காணும் ஏதாவது ஒன்றைக் குணங்குறிகளுக்கேற்பக் கொடுத்து வந்தால் நோய் விரைவில் குணமாகும்.

வலி, எரிச்சல் நிறைந்ததாகவும், குத்தும் வலியாகவும் இருந்தால்; நோய் வெப்பத்தினால் தற்காலிகமாகக் குறைந்து, குளிரால் அதிகரித்தால்.

பெல்லடோனா

முகத்தின் நரம்புகளில் வலி, கன்னத்து எலும்புகளிலும், தாடை எலும்புகளிலும், அல்லது கழுத்திலும் வலி - முக நரம்பு வாதம் எதுவானாலும் அவற்றிற்கு ஏற்றது.

கோலோசிந்த்

இங்குமங்கும் ஓடுகிற கிழிக்கும் வலி, அது பெரும்பாலும் இடதுபக்கம் மிகுதியாகக் காணப்படுகிறது. சற்று இலேசாகத் தொட்டால் கூட வலி மிகுதியாகிறது. வலி தலைக்கும், நெற்றிக்கும் செல்கிறது.

இவை தவிர மாக்பாஸ், லைக்கோபோடியம், பல்சட்டில்லா, ஸ்பைஜீலியா, பிரையோனியா ஆகிய மருந்துகளையும் குறிகளுக்கேற்பப் பயன்படுத்தலாம்.

இடுப்பு (குறுக்கு) வலி (Lumbago)

முதுகிலும், குறுக்கிலும் (loins) ஏற்படும் வலியையே இவ்வாறு குறிக்கிறோம். இந்நோய் எதிர்பாராமல் ஒருவரைத் தாக்குகிறது. நோயாளி எந்தவித வலியோ நோவோ இன்றி நடமாடிக் கொண்டிருக் கிறார். திடீரென உட்கார்ந்து எழுந்திருக்கும்போது அல்லது குனியும் போது முதுகில் பிடித்துக் கொள்கிறது. அல்லது இந்த இடுப்பு வலி தோன்றுகிறது. அப்போது தோன்றும் வலி மிகுந்த துன்பம் தருவதாக உள்ளது. நோயாளி சிறிது அசைந்தால் கூட நோய் மிக அதிகமாகி நோயாளியைத் துன்புறுத்துகிறது. நோயாளி குனிந்து நடக்க வேண்டிய தாகிறது. அல்லது முதுகை அசையாமல் வைத்துக் கொள்ள வேண்டிய திருக்கிறது. இந்த நோயின்போது வீக்கமோ அல்லது சிவந்திருத்தலோ காணப்படுவதில்லை. இது சாதாரணமாக நீங்காத நோயாகக் கூட நிலைத்து விடுகிறது.

சிகிச்சை

பெல்லடோனா

இடுப்பில் பிடித்திருக்கும் கடுமையான வலி, முதுகு உடைந்து போய் விடுமோ என்ற உணர்வு, அது அசைக்க இயலாது ஆக்கிவிடும். நோயாளி மிகுந்த எரிச்சல் உடையவராக இருப்பார். அவருடைய முகம் சிவந்தும் தலை சூடாகவும் காணப்படும்.

பிரையோனியா

முதுகில் மிகுந்த நோவு அல்லது இங்குமங்கும் ஓடும் வலி, இது நோயாளியைக் குனிந்து நடக்கும்படியாகச் செய்கிறது. இலேசான அசைவு கூட நோயை மிகுதிப்படுத்தும். நோயாளி மிகுந்த எரிச்சல் உடையவராக இருப்பார். அவருக்கு மலச்சிக்கல் மிகுதியாக இருக்கும்.

நக்ஸ்வாமிகா

முதுகில் அடிபட்டது போன்ற கடுமையான வலி, படுக்கையில் புரண்டால் கூட வலி அதிகம். நோயாளிக்கு மலச்சிக்கலும், மூலநோயும் இருக்கும்.

மெர்கூரியஸ்

நோய்க்குறிகள் இரவிலும், ஈரமான வேளைகளிலும், மழைக் காலத்திலும் மிகுதியாகக் காணப்படும். அவருக்கு ஏராளமான வியர்வை ஏற்பட்டாலும் கூட அது நோயைச் சற்றும் குறைக்காது.

ரஸ்டாக்ஸ்

இடுப்பில் சுளுக்கிக் கொண்டது போன்ற வலியோ அல்லது அடிபட்டது போன்ற வலியோ காணப்படும். ஏதோ கடினமான ஒன்றின் மீது படுத்துக் கொண்டால் வலி குறைவாகத் தோன்றும் அல்லது ஓயாது இங்குமங்கும் நடந்தால் குறையும். இரவு நேரத்தில் அதிகரிக்கும் - குறிப்பாக நள்ளிரவுக்குப் பின் - புயலுக்கு முன் - ஈரமான கால நிலையில்.

தொடை நரம்பு வாதம்
(Sciatica)

இது தொடையிலுள்ள சியாட்டிக் நரம்பில் ஏற்படும் வாதம் ஆகும். இதை சியாட்டிக் நரம்பு வாதம் (Rheumatism) என அழைப்பதுண்டு. உண்மையில் சொல்லப்போனால் இது தொடையில் உள்ள ஒரு நரம்பில் தோன்றும் நரம்பு வலியே ஆகும். இந்த நோயின்போது, இடுப்பு மூட்டுகளிலிருந்து (தொடையின் பின்புறத்தில்) முழங்கால் வரைக்குமோ அல்லது பாதம் வரைக்குமோ வலி காணப்படுகிறது. இந்த வலி கடுமையானதாகவும் விட்டுவிட்டுத் தோன்றும் இயல்புடைய தாகவும் உள்ளது. பெரும்பாலான சமயங்களில் இந்த வலி வயிற்றுக் கோளாறுகளுடன் தொடர்புடையதாக உள்ளது.

சிகிச்சை

அக்கோனைட்

வலி கடுமையாக இருப்பதால் நோயாளி அமைதியற்றவராக இருக்கிறார். (சாமோமில்லா) மிகுந்த பயமும், கவலையும், இருக்கையை விட்டு எழுந்திருக்கும்போது தலை சுற்றல், இரவு நேரத்தில் மிகுதி, ஓரிடத்தில் அமைதியாக இருக்க இயலாமை.

ஆர்சனிக்கம் ஆல்பம்

ஒரு குறிப்பிட்ட காலத்திற்கொருமுறை தோன்றும் பழுக்கக் காயவைத்த ஊசியால் குத்தப்படுவது போன்ற வலி, இரவு நேரத்தில் வலி தாங்க இயலாததாக இருக்கும் (அக்கோனைட், சாமோமில்லா).

பெல்லடோனா

இங்குமங்கும் ஓடுகிற அல்லது கிழிக்கிற வலி. அந்த வலி திடீரெனத் தோன்றி திடீரென மறைகிறது. வெளிச்சத்தையும், இரைச்சலையும் விரும்பாமை. மாலை நேரத்தில் நோய் அதிகரித்தல்.

சாமோமில்லா

வலி தலைப்பகுதியில் மிகுதியான வியர்வையைத் தோற்றுவிப்ப தோடு, நோயாளி அதனால் கதறியழுமாறு செய்கிறது. பொறுமை அற்றவராக ஆகிறார். நண்பரின் கேள்விக்குக் கூட அமைதியாகப் பதிலளிக்க முடியவில்லை. சிறிய அளவு வலியையும் பொறுத்துக் கொள்ள முடியாதவர். அதனால், மிக அதிகமான கோபமும் எரிச்சலும் கொள்கிறார் (அக்கோனைட்).

கோலோசிந்த்

வலி இடதுபக்கம் மிகுதியாகக் காணப்படுகிறது. கடுமையான பிளக்கிற அல்லது இங்குமங்கும் ஓடுகிற வலி, தொடுவதாலோ அல்லது இலேசாக அசைவதாலோ நோய் அதிகமாகிறது. கிழிக்கிற, திருகுகிற வலியுடன் கவலையும், அமைதியின்மையும்.

நக்ஸ்வாமிகா

பாதிக்கப்பட்ட பகுதிகள் மரத்துப் போய்க் காணப்படுவதோடு அவற்றில் கிழிக்கும் வலியும் காணப்படுகிறது. நாயாளி எரிச்சல் மிகுந்தவராகவும், தனியாக இருக்க விரும்புபவராகவும் இருக்கிறார். மிகுதியான வாசனைப் பொருட்கள் அல்லது மசாலாப் பொருட்கள் சேர்க்கப்பட்ட உணவு வகைகளை மிகுதியாகப் பயன்படுத்துபவர் களுக்கும், மதுபான வகைகளை அதிகமாகப் பயன்படுத்துபவர்களுக்கும் மிகவும் ஏற்றது.

ரஸ்டாக்ஸ்

வலி ஓய்வாக இருக்கும்போது அதிகமாகக் காணப்படுகிறது. தொடர்ந்து இங்குமங்கும் நடந்து கொண்டேயிருந்தால் ஓரளவு வலி குறையும். இரவு நேரத்தில் - குறிப்பாக நள்ளிரவுக்குப் பின்னும், மழைக் காலத்திலும், ஈர வேளைகளிலும் வலி மிகுதியாகக் காணப்படுகிறது.

கழுத்துப் பிடிப்பு (Crick in the neck)

பெரும்பாலான சமயங்களில் இவ்வாறான கழுத்து வலி பலருக்கு ஏற்படுவதுண்டு. அந்த வலி பொதுவாக, தடுமன் பிடித்துக் கொள்வதாலும், குளிர்ந்த காற்று அதிகமான அளவு அவரது உடலில் பட்டதாலும் அல்லது நீரில் அல்லது மழையில் நனைந்து விட்டதாலும் தோன்றுகிறது.

ஒரு சில சமயங்களில் வயிற்றுக் கோளாறும் வேறு உள்ளூறுப்புகளின் நோய்களும் கூட இதற்குக் காரணங்களாக அமையலாம். எனவே நோயின் காரணங்களை அறிந்தும், நோயின் குறிகளை அறிந்தும் மருந்து தேர்ந்தெடுத்துக் கொடுக்கப்பட வேண்டும்.

இந்நோய் பெரும்பாலான சமயங்களில் ஒரு பக்கத்திலேயே தோன்றுகிறது. அந்தப் பக்கம் கழுத்தைத் திருப்பும்போதும், அல்லது அதைத் தொட்டாலும் புண் போன்று மிகுந்த வலி காணப்படுகிறது.

கீழ்க்காணும் மருந்துகளை ஒரு நாளைக்கு இரண்டு அல்லது மூன்று வேளை குறிகளுக்கு ஏற்பத் தேர்ந்தெடுத்துக் கொடுத்துவர நோய் விரைவில் குணமாகும்.

மருந்துகள்

அக்கோனைட்

வியர்வை வெளிவராமல் தடுத்தாலோ அல்லது வறண்ட குளிர்க் காற்றில் வெளியில் சென்று வந்ததாலோ ஏற்பட்டிருந்தால்.

பெல்லடோனா

கழுத்து திருப்ப முடியாதவாறு விறைப்பாகவும், வலி மிகுந்த தாகவும் இருக்கும். தொண்டைப்புண்ணும், கழுத்துக் கோளங்கள் வீங்கியும் காணப்படும்.

பிரையோனியா

இலேசாக அசைந்தால் கூட அதிகமாகும் கழுத்துப் பிடிப்பு.

ரஸ்டாக்ஸ்

மழையில் நனைந்ததாலோ, ஈரத்தினாலோ நோய் ஏற்பட்டிருந்தால், தொடர்ந்து இங்குமங்கும் உலவுவதால் அல்லது அசைவதால் வலி குறைந்தால்.

கை கால்களில் தசைநார்கள் இழுத்துப் பிடித்தல்
(Cramps in the limbs)

தசைநார்கள் எதிர்பாராது தானாகவே இழுத்துக் கொள்வதால் ஏற்படும் வலி. இந்நோய் கணுக்கால், பாதங்கள் மற்றும் விரல்களில் தான் தோன்றுகிறது. இது சில நோய்களின்போது தோன்றும் குணங்குறிகளில் ஒன்றாகும் - குறிப்பாக வர்ணம் பூசுவோருக்கு ஏற்படும் வயிற்றுவலி, வயிற்றோட்டம், குலுற்றபோது. பல சமயங் களில் இந்நோய் காரணம் ஏதும் இல்லாமலேயே தோன்றுகிறது.

சிகிச்சை

கல்கேரியா கார்ப்

கணுக்காலில் (Calf) இரவு நேரத்தில், குறிப்பாக, கால்களை நீட்டும்போது தோன்றும் கடுமையான வலி. கால் சில்லென்று குளிர்ந்தும் ஈரமாகவும் இருக்கும். கண்டமாலை நோய் வாகுடையோருக்கு ஏற்றது.

கார்போவெஜி

மாலையிலும், படுக்கையில் படுத்திருக்கும்போதும் கால்களின் பாதங்களில் தோன்றும் இழுப்புகளுக்கு (Cramps), கால்களில் மிகுதியான வியர்வை.

நக்ஸ்வாமிகா

கணுக்காலில் இழுத்துப் பிடிக்கும் வலி, கால்களை மடக்கும்போது பாதங்களில் இழுவைகளைப் போன்ற இழுத்துப் பிடிக்கும் வலி, வயிற்றுக் கோளாறுகள் உடையவர்களுக்கும், மதுபானம் அருந்து வோருக்கும், ஆடம்பர வாழ்க்கை நடத்துவோருக்கும் ஏற்றது.

செபியா

கணுக்கால் பகுதியில் இரவு நேரத்தில், படுக்கையில் படுத்திருக்கும் போது குறிப்பாக, சூலுற்றபோது தோன்றும் கடுமையான வலி.

வெராட்ரம் ஆல்ப்

இம்மாதிரியான கடுமையான இழுவைகள் வராமல் தடுக்க இம்மருந்து பெரிதும் பயன்படும். இம்மருந்தை தினம் ஒரு வேளை இரவு நேரத்தில் சில நாட்களுக்குக் கொடுத்து வரவும்.

மயங்கி விழுதல் (Fainting) (Swooning)

இது ஒரு சாதாரண நோய்தான். என்றாலும், சில சமயங்களில் இது இருதயத்தில் ஏற்பட்டுள்ள கோளாறைச் சுட்டிக்காட்டுவதாக இருக்கும். அல்லது மூளையின் திறன் மிகவும் குறைந்து விட்டது என்பதைக் காட்டுவதாக இருக்கும். அல்லது நீண்ட காலம் நோய் வாய்ப்பட்டிருந்தால் தோன்றிய பலவீனத்தால் ஏற்படலாம். அல்லது வலியாலோ, அதிர்ச்சியாலோ, பயத்தாலோ, அல்லது மிக அதிகமான அளவு இரத்தம் இழந்ததாலோ ஏற்படலாம். மிகவும் மென்மையான உள்ளமும் உடலமைப்பும் கொண்டவர்கள் இந்த நோய்க்கு எளிதில் ஆட்படுவர் - குறிப்பாக, பெண்கள் மனக்கிளர்ச்சியின் காரணமாகவோ அல்லது இரத்தத்தைப் பார்த்தாலோ மயங்கி விழுந்து விடுவர்.

சிகிச்சை

தலை தாழ்ந்து இருக்குமாறு நோயாளியைப் படுக்க வைத்து முகத்தில் குளிர்ந்த நீரைத் தெளிக்க வேண்டும். அல்லது அம்மோனியா, குடம், அமில்நைட்ரேட் இவற்றில் ஒன்றை மூக்கின் முன் வைத்து மூச்சிழுக்கச் செய்ய வேண்டும்.

காரணம் நமக்கு நன்றாகத் தெரிந்தால் கீழ்க்காணும் மருந்துகளில் ஏதாவது ஏற்ற ஒன்றைக் கொடுக்க வேண்டும்.

பயத்தினால் தோன்றியதாக இருந்தால்	அக்கோனைட் கோலோசிந்த், ஓபியம்
அடிபட்டதினால் அல்லது கீழே விழுந்ததால் தோன்றியிருந்தால்	ஆர்னிகா
இரத்தம் மிகுதியாக வெளியேறியதால் அல்லது உடலைப் பலஹீனப்படுத்தும் காரணங்களால்	சைனா
திடீரெனத் தோன்றிய மன உணர்ச்சிகளால்	இக்னேஷியா, சாமோமில்லா
கடுமையான வலியினால் தோன்றியிருந்தால்	அக்கோனைட், கோக்குலஸ், சாமோமில்லா
வலி மிகக் கடுமையானதாக இருந்தால்.	வெராட்ரம்

காக்காய் வலிப்பு (Epilepsy) (Fits)

இந்த நோயின்போது நோயாளி தன் உணர்விழந்து - கீழே விழுந்து, கால், கை, தலை ஆகியவை வெட்டி இழுக்கத் தொடங்குகின்றன. இவ்வாறான வலிப்பு தோன்றுவதற்கு முன்னர் நோயாளிக்குத் தலைவலி, கிறுகிறுப்பு, காதில் இரைச்சல், தலைக்கனம், முகம் மிக அதிகமாக வெளிறிப் போதல் காணப்படுகிறது. கைக்கட்டை விரல் உள்ளங்கையை நோக்கித் திரும்பிக் கொள்கிறது. எனினும் பல நோயாளிகளை இந்நோய் திடீரெனத் தாக்கி வீழ்த்தி விடுகிறது. அனைத்து சமயங்களிலும் நோயாளி தன் உணர்வை இழந்து விடுகிறார். கண்களும், முகமும் பல்வேறு திசைகளில் இழுத்துக் கொள்கின்றன. முகம் சிவப்பாக அல்லது கருஞ்சிவப்பு நிறமாகக் காணப்படுகிறது; பற்களை நறநறவென்று கடித்துக் கொள்கிறார்; வாயிலிருந்து நுரை

தள்ளுகிறது; கைகால்கள் இசித்துக் கொள்ளத் துவங்குகின்றன, மூச்சு விடுவதில் துன்பம் ஏற்படுகிறது. சில வேளைகளில் சிறுநீரும், மலமும் தானாகவே வெளியேறுகிறது.

பொதுவாக இம்மாதிரியான வலிப்புகள் 5 நிமிடத்திலிருந்து 20 நிமிடம் வரை நீடிக்கிறது. எனினும் சில வேளைகளில் அது மேலும் நீடிக்கிறது. இந்த வலிப்பு நீங்கியபிறகு நோயாளி பல மணி நேரம் தொடர்ந்து தூங்குகிறார். தூங்கி எழும்போது நோயாளி பழைய உடல் நலத்துடன் காணப்படுகிறார். என்றாலும் ஒரு சில நோயாளி களுக்கு, இவ்வாறான வலிப்பிற்குப் பிறகு, தொடர்ந்து பல நாட்கள் தலைவலியும், பலமின்மையும், சோம்பலும் காணப்படுகின்றன.

இந்நோய் சாதாரணமாக மனிதனைக் கொல்வதில்லை. எனினும் நீண்ட நாட்களாக இந்நோய்க்கு ஆட்பட்டவர்கள் மூளைக் கோளாறுடையவர்களாக ஆகிறார்கள்.

காரணங்கள்

இந்த வலிப்பு நோய் பரம்பரையானதாகவோ அல்லது உடல் வாகை அடிப்படையாகக் கொண்டதாகவோ இருக்கலாம். இந்த நோயைத் தூண்டும் உடனடிக் காரணங்களாக, மிக அதிகமாக உணர்ச்சிவசப்படுதல், பயம், அச்சம், கோபம், மிகுதியான உடல் உழைப்பு, மிகுதியான பாலுறவு, சுய இன்பம் நுகர்தல், தோல் வியாதி களை உள்ளமுக்கி வைத்தல், போதைப் பொருட்களைப் பயன்படுத்துதல், மிக அதிக அளவில் மதுபானம் அருந்துதல் ஆகியவற்றைக் கூறலாம்.

சிகிச்சை

வலிப்பு தோன்றியவுடன் ஒரு கார்க்கையோ, மென்மையான ஒரு மரக்கட்டையையோ, - நாக்கை பற்களால் கடித்துக் காயப்படுத்தி விடாமலிருக்க, - பற்களுக்கிடையில் கொடுக்க வேண்டும். முகம் மிக அதிகமாகச் சிவந்தும், கண்கள் சிவப்பாக தலையும் முதுகும் பின்னால் வளைந்து கொண்டாலும் பெல்லடோனா 200யை ஒரு முறை அல்லது இரண்டு முறை கொடுக்கவும். நோயாளி மருந்தை உண்ணும் திறனற்றவராக இருந்தால், பெல்லடோனா 200 திரவமருந்தை ஒரு கைக்குட்டையில் ஊற்றி அதை அவரது மூக்கின் அருகில் வைக்கவும். அல்லது அந்த மருந்தையே முகத்திலும் உடலிலும் தேய்த்துவிடவும். நோயாளி உணர்விழந்த நிலையில், குறட்டை ஒலியுடன் மூச்சு விட்டுக்கொண்டும், கண்களை அகலத் திறந்து கொண்டும் காணப் பட்டால் ஓபியம் 200 மேலே கூறியபடி பயன்படுத்தவும்.

மேலும் சில மருந்துகள்

(அ) காரணங்களையும், காலத்தையும் அடிப்படையாகக் கொண்டு

பயத்தால்	: இக்னேஷியா, காஸ்டிகம், குப்ரம், ஹையாசியாமஸ்.
புறப்பாடுகள் உள்ளமுக்கப் பட்டதால்	: ஆர்சனிக்கம், காஸ்டிகம், குப்ரம், சல்பர், கல்கேரியா.
உணர்ச்சி மிகுதியால்	: பெல்லடோனா, ஹையாசி, இக்னேஷியா, நக்ஸ்வாம், பல்சட்டில்லா.
தண்ணீரில் நனைந்ததால் அல்லது வேலைசெய்ததால்	: சல்பர்.
அதிகாலையில் தோன்றினால்	: கல்கேரியா, லைக்கோபோடியம்.
இரவில் தோன்றினால்	: கல்கேரியா, லைக்கோ.
அமாவாசையில் தோன்றினால்	: சிலிக்கா, சல்பர், காஸ்டிகம்.
பௌர்ணமியில் தோன்றினால்	: கல்கேரியா, ரஸ்டாக்ஸ்.
தண்ணீர் குடிப்பதனால்	: கல்கேரியா, ரஸ்டாக்ஸ்.
தூங்கும் போது தோன்றினால்	: சிலிகா, காலிகார்ப்.

(ஆ) வலிப்புடன் தோன்றுகிற சில குறிகளை அடிப்படையாக வைத்து

வலிப்புக்கு முன்னும்	: பெல், காஸ்டிகம்.
பின்னும் தலைவலி	: கல்கேரியா, சாமோமில்லா.
உணர்விழத்தலுடன்	: ஹையாசியாமஸ், பெல்லடோனா, ஸ்ட்ராமோனியம், ஓபியம்.
இருதயப் படப்புடன்	: ஆர்சனிக்கம், அக்கோனைட், சல்பர், க்கோனாயின்.
சிறுநீர் தன்னையறியாமலே கழிதல்	: காஸ்டிகம், குப்ரம், லாச்சசிஸ், ஹையாசியாமஸ்.
வாயில் நுரைதள்ளுதல்	: கல்கேரியா, காஸ்டிகம், சிலிகா, பெல்லடோனா, குப்ரம், இக்னேஷியா, ஹையாசியாமஸ், லாச்சசிஸ்.

வலிப்புக்குப் பின் வியர்வை	: சிலிகா, பெல், சிகேல்.
முன்னும் பின்னும் தலைசுற்றல்	: பெல்லடோனா, லாச்சசிஸ், கல்கேரியா, சிலிகா, ஓபியம், ஆர்சனிக்.

(இ) முக்கியமாக பாதிக்கப்படுகிற பகுதிகள்

தலை	: லைக்கோபோடியம், காஸ்டிகம், குப்ரம், பெல், சிகுடா.
முகத்தின் தசைகள்	: பெல், சாமோ, ஓபியம், ஸ்ட்ராமோனியம்
கைகளும் விரல்களும்	: குப்ரம், இக்னேஷியா
கால்கள்	: குப்ரம், இக்னேஷியா, ஹையாசியாமஸ்.

தொடக்க நிலையில் உள்ள ஹோமியோபதியர்கள், மருத்துவர் இல்லா வேளைகளில் மருந்துகளைக் குறிகளுக்கேற்பக் கொடுத்து பின்னர் பட்டறிவு மிக்க ஒரு ஹோமியோபதி மருத்துவரிடம் நோயாளியை அழைத்துச் செல்வது இன்றியமையாதது.

நடுக்கல் வாதம் (Chorea-St. Vitus's dance)

இது ஒரு நரம்பு தொடர்பான நோய். இது பெரும்பாலும் ஏழு வயது முதல் 20 வயதுள்ளவர்களையே பாதிக்கிறது. பையன்களைக் காட்டிலும் பெண்களே இந்நோய்க்கு மிகுதியாக ஆட்படுகிறார்கள்.

இந்நோய் மிக மெல்லவே, நோயாளி அறியாமலேயே தோன்றி வளர்கிறது. இந்த நோயின் முன்னோடிகளாக பசியின்மையுடன் கூடிய வயிற்றுக் கோளாறு, ஏப்பம், வாயுப் பொருமல், மலச்சிக்கல், மறதி, மனத்தளர்ச்சி, சோர்வு ஆகியவை காணப்படுகின்றன. இந்தக் குணங்குறிகள் சில காலம் தொடர்ந்து நிலவியபின், கை கால்களில் உள்ள தசைகளில் அல்லது முகத்தில் உள்ள தசைகளால் சில சில சமயங்களில் இழுத்தலும், வெட்டி இழுத்தலும் காணப்படுகிறது. நோயாளி நடப்பதும் அசைவதும் மிக வேடிக்கையாகவும், விநோத மாகவும் தோன்றும். இந்நோய் அபாயகரமானது இல்லை என்றாலும், தொடர்ந்து நிலவினால் நோயாளி மனக்கோளாறு கொண்டவராக ஆகலாம்.

காரணம்

இதன் உண்மையான காரணம் இன்னும் அறிந்து கொள்ளப்பட வில்லை. சிலர் இதைப் பரம்பரையாகத் தோன்றும் நோய் எனக் கூறுகின்றனர். எனினும் இந்நோயைத் தூண்டும் உடனடிக் காரணங் களாக, பயம், அச்சம், காதலில் தோல்வி, தோல் தொடர்பான நோய் களைப் பூச்சு மருந்துகளைப் பயன்படுத்தி உள்ளமுக்குவது, வியர்வை

வெளிவராமல் தடுப்பது, தவறான முறைகளில் பாதரசத்தையும், மனவுணர்வுகள், பொறாமை, உள்ளமுக்கப்பட்ட மாதவிடாய், சுய இன்பம் அனுபவித்தல் ஆகியவற்றைக் கூறலாம்.

சிகிச்சை

பெல்லடோனா

முகம் மிக அதிகமாகப் பாதிக்கப்பட்டிருந்தாலும், நோயாளி கொன்னிக் கொன்னிப் பேசினாலும், தலைவலி மிகுந்திருந்தாலும், கை கால்கள் மிகுதியாக நடுங்குவதால் நடக்கக்கூட இயலாமை. இம்மருந்து பெண்களுக்கு மிகவும் ஏற்றது.

கல்கேரியா கார்ப்

தானாகவே தசைகள் ஆடுதலும், அசைதலும், குறிப்பாக ஒருபக்கம் மட்டுமே அதிகமாக- குறிப்பாக வயது வந்து பல் முளைக்கும் காலத்தில், கண்டமாலை நோய்வாகுடையவர்களுக்கும், ஈரமான குளிர்ந்த பாதங்களை உடையவர்களுக்கும் ஏற்றது.

காஸ்டிகம்

இரவு நேரங்களில் தூங்கும்போதுகூட தசைகள் கோணிக் கொள்ளுதல், திருகிக் கொள்ளுதல், சுண்டி இழுத்தல். அது நோயாளி யைத் தூங்க முடியாது செய்கிறது.

சினா

குடற்பூச்சிகள் மிகுந்துள்ள நோயாளிகளுக்கு மிகவும் ஏற்றது. எப்போதும் மூக்கை நோண்டிக் கொண்டே இருப்பவர்களுக்கு, சிறுநீர் சற்று நேரம் ஓரிடத்தில் தேங்கி நின்றாலும் கூட பால் போன்ற நிறமுடையதாகிவிடும்.

கோக்குலஸ்

வலது காலும், வலது கையும் தானாகவே ஆடுதல், முகம் ஊதி ஒருவகையான நீல நிறத்துடன் காணப்படுதல், கை உறைந்து போனது போல் இருத்தல், வண்டி, வாகனங்களில் செல்லும்போது நோய் அதிகரித்தல்.

ஹையாசியாமஸ்

கைகளை உயரே தூக்குதல், எதை எடுக்க விரும்புகிறாரோ அதை எடுக்க இயலாமல் போதல், கைகளில் வைத்திருக்கும் பொருள்களைக் கீழே போட்டுவிடுதல், தள்ளாடி நடத்தல், நோயாளி மிகுதியாகப் பேசும் தன்மை கொண்டவர்.

இக்னேஷியா

நோய் பயத்தாலோ அல்லது வேறு வகையான மன உணர்வுகளாலோ தோற்றுவிக்கப்பட்டிருந்தால், உணவு உண்டபின் நோய் அதிகமாதல், மல்லாந்து படுப்பதால் நோய் குணமடைதல்.

பல்சட்டில்லா

எதற்கும் விரைவில் கண்ணீர் விடும் மென்மையான உள்ளம் கொண்ட பெண்களுக்கும், முதல் மாதவிடாய் அல்லது பூப்பெய்தல் காலந்தாழ்ந்ததாகவும் இன்னல் அல்லது துன்பம் நிறைந்ததாகவும் இருக்கும்போதும்.

ஸ்ட்ராமோனியம்

இழுப்புகளும், திருகல்களும் குறுக்குவசமாக அல்லது உடல் முழுதும் கடுமையாக இருக்கும்போது, நோயாளி மிக அதிகமான நரம்புத் தளர்ச்சி உடையவராக இருக்கும்போது, நோயாளி இங்குமங்கும் விரைவாக நடக்கிறார். நினைவு சக்தி இழத்தல்.

பயங்கரக் கனவு
(Nightmare-incubus)

இது தூங்கும்போது தோன்றும் ஒரு துன்பம் தரும் உணர்வாகும். இந்த நேரத்தில் பாதிக்கப்பட்டவர் அசையவோ அல்லது பேசவோ இயலாது திணறுகிறார். மூச்சுத் திணறி இறந்து விடுவாரோ எனப் பயப்படுகிறார். கனவு காண்பவர் பலமுறை அலறியெழ முயல்கிறார். ஆனால் அது அவரால் இயலவில்லை. இறுதியில் மிகுந்த திகிலுடன் அலறி எழுந்திருக்கிறார்.

சிகிச்சை

முதலில் நோயின் காரணத்தை அறிந்து அதைக் களைந்தெறிய முயல வேண்டும். சீரணக் கோளாறுகளால் ஏற்பட்டிருந்தால் அதற்கு ஏற்ற மருந்துகளைக் குறிகளுக்கு ஏற்பத் தேர்ந்தெடுத்துக் கொடுக்க வேண்டும். மன உணர்வுகளின் திரிபுகளால் இது ஏற்படுவதானால் அந்தக் குறிகளுக்கான மருந்துகளைத் தேர்ந்தெடுத்துக் கொடுப்பதோடு அவை தோன்றும் சூழ்நிலை, பழக்க வழக்கங்கள் முதலியவற்றை மாற்ற வேண்டும். போதுமான உடற்பயிற்சி செய்வதும், உணர்வுகளைத் தூண்டும் பொருட்களை உண்பதும், பயன்படுத்துவதும் தவிர்க்கப்பட வேண்டும்.

தூக்கமின்மை (Sleeplessness)

தூக்கமின்மை நோயின் விளைவாக இல்லை என்றால், வாழும் முறையின் கோளாறுகளே காரணங்களாக அமைகின்றன. சிலர்

மாலை வேளைகளில் எதை உண்டாலும் அல்லது சிறிதளவே உண்டாலும் அவர்களுக்கு தூக்கமின்மை தோன்றி விடுகிறது. வேறு சிலருக்கு படுக்கைக்குச் செல்லுமுன் ஏதாவது உணவு உட்கொண்டா லொழிய உறக்கம் வருவதில்லை.

இந்த நோய் பல நாட்கள் நீடிக்குமானால், பசியின்மை தோன்று கிறது. வயிறு கெடுகிறது. மனம் தளர்ந்து விடுகிறது. தலைவலி தோன்றுவதோடு மிகுதியான நரம்புத் தளர்ச்சியும் பகற்கனவுகளும் தோன்றுகின்றன.

இந்நோயைத் தோற்றுவிக்கும் முக்கியமான காரணங்கள் தீவிரமான, அதிகப்படியான மன உழைப்பு, மேசையடித் தொழில் செய்வது, தொடர்ந்து தேநீர் அல்லது காபி போன்ற பானங்களை மிகுதியாகப் பருகுவது.

திறந்தவெளியில் உடற்பயிற்சி செய்வது இதற்கு ஒரு நல்ல தீர்வு ஆகும்.

சிகிச்சை

பெல்லடோனா

நோயாளி தூக்கக் கலக்கம் உடையவராக இருக்கிறார். என்றாலும் அவரால் தூங்க முடியவில்லை (ஓபியம்), உறங்கத் தொடங்கியவுடன் பயந்து திடுக்கிட்டு எழுந்திருத்தல் (நக்ஸ்வாமிகா) அதிகாலையில் அதிகம்.

சாமோமில்லா

காபியை அதிகமாகப் பயன்படுத்தியதனால் ஏற்பட்டிருந்தால் (நக்ஸ்வாமிகா), நோயாளி பொறுமையற்றவராகவும், எரிச்சல் படுபவராகவும் உணர்ச்சி வசப்படுபவராகவும் இருப்பார்.

காபியா

மிகுதியான உறக்கமின்மையும், பொதுவான நரம்புக் கிளர்ச்சியும் (excitability), குறிப்பாக மிகுதியான மகிழ்ச்சியூட்டும் காரணங்களாலோ அல்லது தேநீர் மிகுதியாகப் பயன்படுத்தியதாலோ தோன்றியிருந்தால்.

நக்ஸ்வாமிகா

மிகுதியான மன உழைப்பின் காரணமாகவோ அல்லது சீரண உறுப்புகளின் வலிமையின்மையாலோ தோன்றியிருந்தால், காபியினாலோ அல்லது மதுபானங்களைப் பயன்படுத்தியதாலோ அல்லது வாசனைப் பொருட்கள் மிகுதியாகப் பயன்படுத்தப்பட்ட உணவு வகைகளை உட்கொண்டதாலோ தோன்றி இருந்தால்.

ஓபியம்

பயம், அச்சம், அல்லது மனத்தைக் காலையில் ஆழ்த்துகிற அல்லது மிகுதியான மகிழ்ச்சியில் ஆழ்த்துகிற உணர்ச்சிகளால் நோய் தோன்றியிருந்தால், கண்முன் பல்வேறு தோற்றங்களும், உருவங்களும் காணப்படுவது போன்ற எண்ண மிகுதியால் உறக்கம் கெட்டாலும், நீண்ட கால மன உழைப்பிற்குப் பின்னும் நீண்ட காலம் இரவு விழித்திருந்ததனால் தோன்றிய விளைவுகளுக்கும் ஏற்றது.

விந்து தானாகவே வெளியேறுதல்
(Seminal Emissions)

விந்து தானாகவே வெளியேறும் நோய்க்கு உள்ளாகிறவர்கள் போன்று மிக அதிகமான துன்பத்திற்கு ஆளாகும் நோயாளிகள் வேறு யாரும் இல்லை. சில வேளைகளில் இளைஞர்கள் - இரவு நேரங்களில் விந்து தானாகவே வெளியேறும் இந்த நோய்க்கு ஆளாகிறார்கள். இவ்வாறான நோய் அவர்களுக்கு அவர்கள் அறியாமலேயே, எந்தவிதக் குறிப்பிடத்தக்க காரணமுமின்றி நிகழ்ந்து விடுகிறது. அது உண்மையில் எந்த வகையிலும் அவர்களின் உடல் நலனைப் பாதிப்பது இல்லை. ஆனால் நாம் இப்பகுதியில் ஆண்களும் - பெண்களும் - கூட சுய இன்பம் அனுபவிப்பதால் ஏற்படும் கேடுகளைக் குறிப்பிட விரும்புகிறோம்.

அவ்வாறான பழக்கத்தை மேற்கொள்கிற இளைஞர்களின் உற்றாருக்கும், பெற்றோருக்கும் எச்சரிக்கையாகச் சிலவற்றைக் கூறி, தங்களுடைய இளஞ்சிறார்களையும், இளைஞர்களையும் இத்தீய பழக்கங்களில் ஈடுபடாமல் காக்க வேண்டுமென்பதற்காகவே இது எழுதப்படுகிறது. நம் நாட்டில், நாம் நினைப்பதைக் காட்டிலும், அதிகமான அளவு ஆண்களும், பெண்களும் இப்பழக்கத்திற்குள்ளாயிருக் கிறார்கள். இன்றைய அவசரம், ஆத்திரம், மனச்சஞ்சலங்கள், நெருக்கடிகள், பொருளாதாரப் பிரச்சினைகள், வன்முறைகள், போதைப் பொருட்கள் நிறைந்த உலகில் அவற்றின் விளைவுகளைப் போக்கவும், அவற்றிலிருந்து தன்னை விடுவித்துக் கொள்வதற்கும் இதை ஒரு வழிமுறையாக, வடிகாலாகப் பின்பற்றுகிறார்கள். பெண்களைக் காட்டிலும், ஆண்களே இப்பழக்கத்திற்கு எளிதில் அடிமையாகிவிடுகிறார்கள். இப்பழக்கம் போன்று வேறு எந்தப் பழக்கமும் மிக அதிகமான மனச்சோர்வை, மனவேதனையை, மற்றும் உடற்சோர்வை, உடல் வேதனையை உண்டாக்குவது இல்லை. இந்தப் பழக்கத்திற்கடிமைப்பட்டவர்கள் மிகுந்த துன்பத்திற்குள்ளாகிறார்கள். அது அறிவை மழுங்கச் செய்கிறது. நினைவு சக்தியை அழிக்கிறது. மனத்தைச் சீர்கெடச் செய்கிறது. நரம்பு மண்டலத்தைப் பயனற்றதாக ஆக்கி விடுகிறது. உயிராற்றலை (Vital power) அழித்து விடுகிறது, ஆன்மாவைக் கேடுறச் செய்கிறது.

இப்பழக்கம் வயது வந்தோரால், இளைஞர்களுக்குக் கற்றுக் கொடுக்கப்படுகிறது. இளைஞர்களும், வயதுவந்தோரும்கூட இப்பழக்கத் தினால் தோன்றும் தீய விளைவுகளை அறிந்திருப்பதில்லை எனவே இது பற்றி அறிந்தவர்கள், இந்தப் பழக்கத்தை அவர்கள் கைவிடுமாறு செய்வதற்கு வேண்டுவன செய்தல் வேண்டும். பெற்றோர்களும் ஆசிரியர்களும் குறிப்பாக, ஹோமியோபதி மருத்துவர்களும், இந்தப் பழக்கம் நம் இளைஞர்களைப் பற்றிக் கொள்ளாதவாறு, தூய, நல்லொழுக்கங்கள் நிறைந்த வாழ்வைக் கற்றுக் கொடுக்க முன்வருவதோடு, மூத்தோரும் முன்மாதிரியாக இருந்து அறநெறி செறிந்த வாழ்வே சிறந்தது என நம் இளைஞர்களுக்குக் கற்றுக் கொடுக்க வேண்டும்.

பெண் குழந்தைகள் அவர்களின் பிறப்புறுப்புகளில் அழுக்கு நிறைந்திருப்பதாலோ அல்லது ஏதாவது புறப்பாடுகள் தோன்றி அரிப்பு நிறைந்திருப்பதாலோ அல்லது பூச்சி தொந்தரவினாலோ அந்தப் பகுதிகளில் அழற்சி ஏற்பட்டு அரிப்பு தோன்றுவதாலோ இவ்வாறு இயற்கைக்கு முரணான வகையில் தன்னைத் தானே திருப்தி செய்து கொள்ளும் முறையைப் பழகிக் கொள்கிறார்கள்.

இதுபற்றி நாம் மிகுதியாக இங்குப் பேசுவது ஏற்புடையதாக இராது. எனினும், பெற்றோரும் ஆசிரியர்களும், குறிப்பாக ஹோமியோபதி மருத்துவர்களும் இவ்வாறான பழக்கம் நம் பிள்ளைகளைப் பற்றிக் கொள்ளாமலும், பற்றிக் கொண்டால் அதைப் போக்கவும் தேவையான வற்றைச் செய்ய வேண்டும்.

இவ்வாறான பழக்கம் ஏற்படாமல் தடுக்க பிள்ளைகளை சிறந்த ஒழுக்கமுடையவர்களாகவும், அறநெறிகளைப் பின்பற்றுபவர்களாகவும், ஆக்க முயலுதல் வேண்டும். (இன்றைய சுற்றுப்புறச் சூழ்நிலைகள் அனைத்துமே இம்முயற்சிகளுக்கு எதிராக இருக்கலாம்.) நல்ல உயர்வான ஒழுக்கத்தைக் கற்றுக் கொடுக்கும் இலக்கியங்களை நல்லவர்கள் உருவாக்க முன் வர வேண்டும். குழந்தைகள் 'இப்படித்தான் வாழ வேண்டும்' என வலியுறுத்தும் நூல்கள் மிகுதியாகப் பெருகி அதை அவர்கள் படித்து அறிந்து நடக்க நாம் அனைவரும் ஒன்றிணைந்து அவர்களுக்கு கற்றுக் கொடுக்க வேண்டும். நல்ல காற்றோட்டமுள்ள இடங்களில் உடற்பயிற்சி செய்வதையும், கூட்டாக ஒன்றிணைந்து விளையாடும் விளையாட்டுகளையும் ஊக்குவிக்க அடிக்கடி நீராடும் பழக்கத்தையும், உடலை நன்றாகக் கழுவிக் கொள்ளும் பழக்கத்தையும் ஏற்படுத்த வேண்டும். கடினமான படுக்கைகளில் படுத்துறங்க வேண்டும். மிக அதிகாலையில் எழுந்து விரைவில் படுக்கைக்குச் செல்லும் பழக்கத்தை மேற்கொள்ள வேண்டும். காற்றோட்டமுள்ள இடங்களில் படுத்துறங்குதல் வேண்டும். இவை அனைத்தும் பழமையான

கருத்துக்களே என்றாலும் இவற்றைப் பின்பற்றி வந்தால்தான் நாட்டில் பெருகி வரும் மூளை மற்றும் நரம்பு மண்டலம் தொடர்பான நோய்களிலிருந்து நம்மை நாமே காப்பாற்றிக் கொள்ள முடியும். ஹோமியோபதி மருத்துவர் (வேறு நோய்களுக்கான சிகிச்சைக்காக) தன்னை நாடி வரும் இளைஞர்களுக்கு மேற்சொன்ன செய்திகளை மனத்தில் கொண்டு தேவையான செய்திகளை அறிந்து, வேண்டிய சிகிச்சைகளைச் செய்தல் வேண்டும். அதற்கான சில மருந்துகள் கீழே கொடுக்கப்பட்டுள்ளன.

கல்கேரியா கார்ப்

மிகுந்த மனச்சோர்வு, கண்ணீர் விட்டு அழவேண்டும் போன்ற உணர்வு, (சல்பர்) ஏதோ ஒரு துன்பமான நிகழ்ச்சி நடக்கப் போகிறது என எதிர்பார்த்தல்; அடிக்கடி இரவு நேரத்தில் விந்திழப்பு, கால்களில் ஒரு நனைந்த காலுறையை மாட்டிக் கொண்டிருப்பது போன்ற உணர்வைத் தரும் வியர்வை.

சைனா

எந்த விதமான உழைப்பையும் மேற்கொள்ள விருப்பமின்மை, இரவு நேரத்தில் விந்து தானாக வெளியேறுதல் (பாஸ், ஆசிட்); பசியின்மை, அசீரணம், இரவு நேரங்களில் களைப்பை உண்டாக்கும் வியர்வை.

நக்ஸ்வாமிகா

மிகுந்த கோபமும், எரிச்சலும் கொள்பவர், வெறுப்பு மிகுந்தவர், சிடுசிடுப்பு மிகுந்தவர், தனியாக இருக்கவே விரும்புகிறார். வழக்கமாக மலச்சிக்கல் உடையவர், மலம் பெரிய, கடினமான கட்டிகளாக இருக்கும். முறையான வாழ்க்கையைப் பின்பற்றாதவர்களுக்கும் உடல் உழைப்பே இல்லாதவர்களுக்கும் சந்தையில் விற்கும் மருந்து களை வாங்கிப் பயன்படுத்துவோருக்கும் மிகவும் ஏற்றது.

ஆசிட்பாஸ்

யாருடனும் உரையாட விருப்பமின்மை, எதைப்பற்றியும் கவலைப்படாமை, பிறர் கேட்கும் கேள்விகளுக்கும்கூட பதில் கூற விருப்பமின்மை, அடிக்கடி இரவு நேரங்களில், மிகுந்த சோர்வையும், களைப்பையும் உண்டாக்கும் விந்து வெளியேறுதல்; காலை நேரங்களில் மிகுந்த வியர்வை, நரம்பு மண்டலம் மிகுதியாகப் பாதிக்கப்பட்டிருக்கும்.

ஸ்டாபிசாக்ரியா

மிகுந்த வருத்தம்; தன்னுடைய செயலை எண்ணி வருந்தி அழவேண்டும் போன்ற உணர்வு; பாலுறவுகளைப் பற்றியே எப்பொழுதும்

சிந்திப்பது; நினைவுசக்தி குறைந்து விடுதல்; பாலுறவுகள் பற்றிய கனவுகளுக்குப் பின் விந்து ஒழுக்கு. இம் மருந்தும், பிளாட்டினா-டியூபர்குலினம் ஆகிய மருந்துகளும் மாற்றி மாற்றிக் கொடுக்கப்பட்டு வந்தால் இப்பழக்கத்திற்கு அடிமையாகி இருப்பவர் அதைக் கைவிட்டு விடுவார் என்பது திண்ணம்.

நினைவு சக்தி குறைதல்
(Weakness or Loss of Memory)

இந்தக் குறை பல்வேறு காரணங்களால் தோன்றலாம். காரணம் எதுவோ அதை அடிப்படையாகக் கொண்டும், குறிகளுக்கேற்பவும், மருந்து கொடுக்கப்பட வேண்டும்.

ஏதாவது உடலிலுள்ள நீர்ப்பொருள் இழப்பினால் ஏற்பட்டு இருந்தால் - சைனா.

தலையில் அடிபட்டதால் தோன்றியிருந்தால் - ஆர்னிகா.

மதுமயக்கத்தால் ஏற்பட்டிருந்தால் - நக்ஸ்வாமிகா.

வருத்தத்தினாலோ, துன்பத்தினாலோ, ஏமாற்றத்தினாலோ ஏற்பட்டிருந்தால் - இக்னேஷியா.

பொதுவாக நினைவு சக்திப் பெருக்கத்திற்கு - அன்னகார்டியம், --லிபாஸ்.

கண்டமாலை (Goitre)

தைராய்டு கோளம் வீங்கி விடுவதால் கழுத்தைச் சுற்றிலும் வீங்கித் தொங்குவதையே நாம் கண்டமாலை என்கிறோம். இந்தக் கோளம் வீங்குவதால், காற்றுக்குழல் அழுத்தப்படுகிறது. அதன் விளைவாக நோயாளி மிக அதிகமான அளவு உள்ளே மூச்சிழுப்பதற்கு சிரமப்படுகிறார். பெரும்பாலும் மலைப்பாங்கான பிரதேசத்தில் உள்ள பெண்களே இந்நோயால் பெருமளவு பாதிக்கப்படுகின்றனர். இந்நோய் தோன்றுவதற்கு உடல்வாகுக் கோளாறே அடிப்படையான காரணமாகும்.

அண்மைக் காலத்தில் தோன்றிய நோயாக இருந்தால் அயோடின் மற்றும் ஸ்பாஞ்ஜியா பெரிதும் பயனளிக்கும். நாள்பட்ட நோயாக இருந்தால் கல்கேரியா கார்ப், கார்போவெஜி, செபியா ஆகியவை பெரும் பயனளிக்கும்.

செபியாவும், தூஜாவும் வீக்கத்தின் மீதுள்ள சிரைகள் வீங்கியும், வலிமிகுந்ததாகவும் காணப்பட்டால் கொடுக்க வேண்டும்.

பெல்லடோனா: அந்த நோய் தொடங்கி சில நாட்களே ஆகி இருந்தாலும், அது தடுமன் பிடித்ததால் ஏற்பட்டிருந்தாலும் கொடுக்கப்பட வேண்டும்.

அக்கோனைட்: அந்த வீக்கத்தின் மீதுள்ள பகுதி அதிக அளவு சூடானதாகவும், சிவந்ததாகவும் காணப்படுவதுடன் காய்ச்சல் மிகுதியாக இருந்தால் கொடுக்கப்பட வேண்டும்.

இந்நோய்க்கு தைராடினம் என்ற மருந்து பெரிதும் பயன் உள்ளது.

தீச்சுட்ட புண்ணும், வெந்நீர்க் கொப்புளங்களும்
(Burns and Scalds)

தீச்சுட்ட புண்ணும், வெந்நீர்க் கொப்புளங்களும் அபாயகரமான வையும், மிக அதிகமான துன்பந்தருபவையுமாகும். புண் இருக்கும் இடத்தையும், நோயாளியின் உடற்திறனையும் அடிப்படையாகக் கொண்டுதான் அதன் அபாயமும் இருக்கும். வெந்நீர்க் கொப்புளங் களின் விளைவுகளிலிருந்து குழந்தைகள் எளிதில் மீள்வதில்லை. ஏனெனில் குழந்தைகளின் நரம்பு மண்டலம் முழுமையும் இதன் விளைவாகப் பாதிக்கப்படுகிறது. சிறுகுழந்தைகளுக்கு மூளையும் பாதிக்கப்படுவதால் அவர்களின் உயிருக்கும் ஆபத்தாக முடிகிறது. வயதானவர்கள் இந்நோயினால் மிக அதிகமாகப் பாதிக்கப்படுவ தில்லை. வயிற்றிலோ அல்லது தலையிலோ ஏற்படும் தீக்காயங்கள் மிக அதிகமான அளவு ஆபத்தானவை.

தீக்காயங்களையும், வெந்நீர்க் கொப்புளங்களையும் குளிர்ந்த நீரில் கழுவுவது அல்லது குளிப்பாட்டுவது இன்றைய புதிய முறை மருத்துவமாகும்.

காந்தாரிஸ்

மேலெழுந்தவாரியான சிறிய தீச்சுட்ட புண்களுக்கு காந்தாரிஸ் தாய்த்திரவத்தின் 20 சொட்டுகளை ஒரு சிறிய குவளை நீரில் விட்டு அதில் பஞ்சை நனைத்து காயம்பட்ட இடங்களை நனைத்துக் கொண்டே இருக்க வேண்டும். கடுமை குறைந்தவுடன் அந்த இடத்தில் காந்தாரிஸ் களிம்பைத் தடவி விடுதல் வேண்டும். அதே மருந்தை 200 வீரியத்தில் நாளொன்றுக்கு இரண்டு முறை கொடுத்துவரவும்.

யூர்ட்டிகா யூரென்ஸ்

இந்த மருத்துவம் பல்வேறு வகையான தீச்சுட்ட புண்களுக்கும் பயன்படும். காந்தாரிஸ் பயன்படுத்தப்பட்ட மாதிரியிலேயே இதுவும் பயன்படுத்தப்பட வேண்டும்.

இவ்வாறான புண்களின் விளைவாக ஏற்படுகிற உடல்வாகுக் கோளாறுகளுக்குக் கீழ்க்காணும் மருந்துகளில் ஒன்றைக் குறிகளுக் கேற்பப் பயன்படுத்தலாம்.

அக்கோனைட்

குளிர், நடுக்கம், அதிகமான காய்ச்சல், சூடான சருமம், மிகுந்த தாகம், பயம், கவலை ஆகிய குறிகள் காணப்பட்டால்.

ஆர்சனிக்கம்

நீர்போன்ற இருண்ட வயிற்றோட்டம், மிக விரைவாக உயிராற்றல் குறைந்து விடுதல்; மிகுந்த தாகம், தண்ணீர் குடித்தல், அடிக்கடியும் சிறிது சிறிதாகவும் குடித்தல்; சாவிற்குப் பயம், அமைதியின்மையும் கவலையும்.

சாமோமில்லா

கடுமையான தீக்காயங்களுக்குப் பின் ஏற்படும் இசிவுகள்; வலிகளை தாங்க இயலாமை, பொறுமை இன்மை, அமைதியாகக் கேட்ட கேள்விகளுக்கு பதில் சொல்ல இயலாமை, தலையிலும் முகத்திலும் சூடான வியர்வை.

சைனா

மிகுதியான அளவு புண்கள் உடைதல், அதனால் மிகுந்த சோர்வு, வலியில்லாத நீர் போன்ற இருண்ட வயிற்றோட்டம் - குறிப்பாக இரவு நேரத்தில் அதிகம்.

சிலிகா

புண்கள் விரைவாக ஆறுவதற்கென கொடுக்கப்பட வேண்டும்.

சல்பர்

செந்தழும்பேறுவதில் தாமதம் ஏற்பட்டாலும் புண்களில் அரிப்பும் எரிச்சலும் காணப்பட்டாலும், புண்களைச் சுற்றி வேக்காடு காணப்பட்டாலும்.

படுக்கைப் புண்கள் (Bed Sores)

ஒருவர் நீண்ட நாட்களாக ஒரு கடுமையான நோயின் காரணமாக படுத்த படுக்கையாகவே இருக்கும் நிலையில் இருந்தால், முதுகுப் புறத்தில் துருத்திக் கொண்டிருக்கும் முதுகெலும்புகள், இடுப்பெலும்புகள், இடுப்புக்கூட்டெலும்புகள் மிகுதியாக அழுத்தப்பட்டு அந்த இடங்கள் வேக்காடடைந்து புண்கள் தோன்றுகின்றன. இவ்வாறு ஏற்படுவதற்கு உடல் நலனுக்குகந்த தூய்மையின்மையும், மலம், மூத்திரம் ஆகியவை

படுக்கையில் படிவதும் காரணமாக விளங்குகின்றன. தொடக்கத்தில் நோயாளி படுக்கை ஏதோ உப்பின் மீது அல்லது சிறுகற்கள் மீது படுத்திருப்பது போன்று உணர்கிறார். அந்தப் பகுதிகளை சோதித்துப் பார்த்தால் அவை சிவந்தும், கரடுமுரடாகவும் இருப்பதைக் காணலாம். பின்னர் அந்த இடம் வெடித்துப் புண்கள் தோன்றுகின்றன.

சிகிச்சை

படுக்கைப்புண் தோன்றப்போகிற அடையாளங்கள் தெரிந்தவுடன் ஒரு பெரிய கரண்டி நீரில் 20 சொட்டு ஆர்னிகா தாய்த்திரவத்தைக் கலந்து அந்த இடத்தில் பூசி வரவும். தோல் வெடித்துப் புண் உண்டான பிறகு காலண்டுலா தாய்த்திரவத்தை மேற்சொன்னவாறு பயன்படுத்தவும். நோயாளி படுப்பதற்கென மென்மையான மெத்தைகள் பயன்படுத்தப்பட வேண்டும்.

ஒற்றை அம்மைக் கொப்புளம் (Chilblain)

எதிர்பாராத விதமாக காலநிலையில் ஏற்படும் மாற்றங்களினால் உடலில் ஏற்படும் வேக்காட்டையே நாம் இவ்வாறு பெயரிட்டு அழைக்கிறோம். பொதுவாக, இந்நோய் கால், கை, காது, மூக்கு ஆகிய இடங்களிலேயே தோன்றுகிறது. அந்தப் பகுதி வழக்கமாக வீங்கி கருநீல நிறத்துடன் காணப்படுகிறது. அப்போது காலநிலை மாறும் நிலையில் இருந்தால் பாதிக்கப்பட்ட பகுதியில் எரிச்சலும், அரிப்பும், வலியும் காணப்படுகின்றன. கடுமையான நிலையில் அந்த வீக்கங்களில் நீர்கோத்து பெரிய அம்மைக் கொப்புளங்கள் போன்று காட்சி அளிக்கின்றன. விரைவில் அந்தக் கொப்புளங்களிலிருந்து நீர் கசியத் தொடங்குகின்றது. பெரும்பாலான சமயங்களில் புண் ஆறாததாக ஆகி நோயாளிக்கு மிகுந்த துன்பம் தருகிறது.

சிகிச்சை

தொடக்கத்தில் வீங்கிய பகுதியில் மிகுந்த எரிச்சல் காணப்படும் பொழுது அந்தப் பகுதியில் பனிக்கட்டியை வைத்து நன்றாகத் தேய்ப்பது அல்லது குளிர்ந்த நீரை அதன்மீது அடிக்கடி ஊற்றிவருவது பயனுள்ளதாக இருக்கும். பின்னர், புண்ணில் நீர்கோத்து எரிச்சலும் அரிப்பும் காணப்படும்போது காந்தாரிஸ் தாய்த் திரவத்தை, (ஒரு சிறு கோப்பை நீரில் 20 சொட்டுகள் விட்டுக் கலக்கி) பாதிக்கப்பட்ட பகுதி மீது பூசி வரவும், அந்தப் புண்ணிலிருந்து நீர் வடியத் தொடங்கிய பின்னர் ஆர்னிகா தாய்த் திரவத்தை அல்லது காலண்டுலா தாய்த் திரவத்தை மேற்சொன்ன முறையில் பயன்படுத்தி வருதல் நன்று. இவை தவிர, கீழே கொடுக்கப்பட்டுள்ள மருந்துகளில் ஒன்றைக் குறிகளுக்கேற்ப கொடுத்துவரப் பயன்தரும்.

ஆர்சனிக்

கால்விரல்களில் காணப்படுகிற கொப்புளங்கள் சூடாகவும், பளபளப்பாகவும், எரிச்சல் மிகுந்த வலிகொண்டதாகவும் இருந்தால்.

பாஸ்பரஸ்

கைவிரல்களிலும் கால் விரல்களிலும் தோன்றும் கொப்புளங்கள். அவை நீல நிறமானவையாகவும், எரிச்சலும் வலியும் நிறைந்தவையா யிருந்தால்.

பல்சட்டில்லா

பாதிக்கப்பட்ட பகுதிகள் மிகவும் சிவந்ததாகவும், எரிச்சலும் வலியும் மிகுந்ததாகக் காணப்பட்டால்.

சல்பர்

கால் விரல்களில் உள்ள கொப்புளங்கள் வெடித்து, நீர் வெளியேறிப் புண்ணான பிறகு.

இரவு நேரத்தில் படுக்கையிலேயே சிறுநீர் கழிப்பது
(Wetting the bed at night)

இந்தக் கோளாறு பொதுவாக பத்து அல்லது பதினைந்து வயதுக்குட்பட்ட சிறுவர்களுக்கே தோன்றுகிறது. எனினும் வயது வந்தோர் சிலருக்கும் கூட இந்தக் கோளாறு தோன்றுவதுண்டு. ஒரு சில குழந்தைகளுக்குப் பொதுவான எந்தவித உடல்நலக் கோளாறும் இல்லாதபோது கூட, சிறுநீர்ப்பையின் திறன் குறைவாக இருப்பதால் இது தோன்றுகிறது.

சிகிச்சை

சினா

குடற்பூச்சிகளால் மிகுந்த தொல்லைக்குள்ளாகி வரும் சிறுவர் களுக்கும், பெரியவர்களுக்கும் இம்மருந்து ஏற்றது. இது தவிர, மெர்கூரியஸ், சல்பர், கிராபைட்டிஸ் ஆகிய மருந்துகளும் பெரிதும் பயனுள்ளவையாயிருக்கும். இம்மருந்துகளையே வயது வந்தோருக்கும் பயன்படுத்தலாம்.

காஸ்டிகம்

இரவு நேரத்தில் தூங்கும்போது மட்டும் நிகழ்ந்தால்.

பெல்லடோனா

மூளையில் உறுத்தலோ அல்லது வேறு கோளாறுகளோ ஏற்பட்டிருந்தால், தோன்றினால்.

கார்போ அனிமாலிஸ்

அறிந்து கொள்ளக்கூடிய எந்த விதமான காரணமும் இல்லாமல் இது நிகழ்ந்தால்.

உடற்சோர்வு (Fatigue)

மிக அதிகமான உடல் உழைப்பு, இவ்வாறான உடல்வலி, நோவு, சோர்வு ஆகியவற்றைத் தோற்றுவிக்கும். இவ்வாறான நேரங்களில் கீழே கொடுக்கப்பட்டுள்ள மருந்துகளை அதன் குறிகளுக்கேற்ப கொடுத்து வாருங்கள்.

ஆர்னிகா

மிகுதியான களைப்பு, உடல் முழுதும் நொந்து போனது போன்ற ஒருணர்வு, இங்குமங்கும் நடக்கும்போதும், அசையும்போதும் வலி.

ரஸ்டாக்ஸ்

கனமான பொருட்களைத் தூக்கியதாலோ, மிகுதியான உடல் உழைப்பாலோ, உடலில் மிகுந்த வலிகள் தோன்றியிருந்தால்.

சைனா

மிகுதியான வியர்வை தோன்றி அதன் விளைவாகச் சோர்வும் களைப்பும் ஏற்பட்டிருந்தால் அதைப் போக்க இந்த மருந்து பெரிதும் பயன்படும்.

இவை தவிர காபியா, வெராட்ரம் ஆல்பம், கோக்குலஸ் ஆகிய மருந்துகளையும் குறிகளுக்கேற்பப் பயன்படுத்தலாம்.

வாய் திக்குதல் – திக்குவாய் (Stammering)

இது ஒரு வகையான நடுக்கல் வாதமே. இது பேச்சு தொடர்பான உறுப்புகளைப் பாதிப்பதாலேயே இது ஏற்படுகிறது. இதற்கு மிகவும் பயனுள்ள மருந்துகளாகக் கருதப்படுபவை பெல்லடோனா, ஹையாசியாமஸ், ஸ்ட்ராமோனியம், சல்பர், காஸ்டிகம், கல்கேரியா, கன்னபிஸ் சாட்டிவா மெசீரியம் ஆகியவை.

பகுதி - 15
காய்ச்சல்கள்

இன்புளுயன்சா (Influenza)

மக்களிடையே தோன்றும் நோய்களில் இன்புளுயன்சா நோயைப் போன்று வேறு எந்த நோய்க்கும் இவ்வளவு அதிகமான ஆராய்ச்சிகள் மேற்கொள்ளப்படவில்லை என்றே கூறலாம். பல சமயங்களில் - குறிப்பாக 1918 இலிருந்து 1919 வரையிலும், 1958ஆம் ஆண்டிலும், 1964ஆம் ஆண்டிலும் இந்நோய் உலகின் பல பகுதிகளில் பரவி மக்களுக்குத் தொல்லை தந்தது. இது ஒரு துன்பந்தரும் தொற்றுநோய். 1918இல் ஐரோப்பாவில் போரில் இறந்தவர்களின் எண்ணிக்கையைக் காட்டிலும், இந்நோயால் அவதியுற்று இறந்தவர்களின் எண்ணிக்கை மிகுதியாகும். டாக்டர் லெய்ட் லா (Laid law) என்பவர் இதுபற்றி ஏராளமான ஆராய்ச்சிகள் செய்து இது ஒரு வகையான நோய் நுண்மங்களால் ஏற்படுவதாகக் கண்டறிந்து கூறியுள்ளார். இந்நோய் நுண்மங்கள் ஒரு நோயாளியின் தும்மல், இருமல் ஆகியவற்றால் மிக வேகமாகப் பிறரைத் தொற்றிக் கொள்கின்றன.

இதன் அறிகுறிகள்

இந்நோய் எதிர்பாராமல் திடீரெனத் தோன்றுகிறது. இந்நோய் பரவும் தன்மையும், இதன் குறிகளும் காலம், இடம் ஆகியவற்றை அடிப்படையாகக் கொண்டு மாறுவதால், பொதுவாக இதன் குறிகள் இவைதான் என அறுதியிட்டுக் கூறிவிட முடியாது.

எனினும், இந்நோய் மிகுந்த தலைவலியுடன் தொடங்குகிறது. தொண்டை சிவந்து, டான்சில் கோளங்கள் வீங்கிக் காணப்படுகின்றன. இடைவிடாத புகைச்சல் இருந்தாலும், கோழை வெளிப்படாது. இக்குறிகள் தோன்றியவுடன் காய்ச்சலும் தோன்றி ஓரிரு நாட்களில் அவரைப் பலம் குறைந்தவராக ஆக்கிவிடுகிறது. மனச்சோர்வு அவரை வாட்டுகிறது. சில சமயங்களில், குறிப்பாக நோய் நிலைமையின்போது நோயாளி உணவுக் கட்டுப்பாட்டை மேற்கொள்ளாதிருந்தால்

குடலையும் பாதிக்கிறது. நாக்கு மாசு படிந்து காணப்படும். செரிமானக் கோளாறு தோன்றி மலச்சிக்கல் காணும்.

இந்நோயின் நிமோனிக் இளம் (Pneumonic Type) - அதாவது நோயாளியின் மார்பில் சளி நிறைந்திருப்பதுடன் காய்ச்சல் - சற்று அபாயமானது. இதன் முக்கிய குறி உடல் சற்றுக் கறுத்து, நீலம்பூத்தது போல் காணப்படும். மூச்சிறைப்பு ஏற்படும். காய்ச்சல் மிகுதியாய் இராது. சில சமயங்களில் உடல் வெப்பம் குறைந்து மரணம் கூட ஏற்படுவதுண்டு. வேறு சில சமயங்களில் சிறுநீரகங்கள் பாதிக்கப்பட்டு அல்புயூமன் காணப்படும். இந்நோயின்போது மார்பைச் சோதித்துப் பார்ப்பது மிக இன்றியமையாதது ஆகும். சில வேளைகளில் மார்பில் சளி சிறிது கூட இல்லாது போன்ற ஒலியே கேட்கும். நாடி ஓட்டம் மெதுவாக இருக்கும். மூச்சு வாங்கி விடுவதும் மெதுவாகவே இருக்கும். இந்த நோயாளியிடம் காணப்படும் நிறமாற்றத்தை உற்று நோக்கி அறிதல் வேண்டும். சற்று நீல நிறத்தையடைந்த நோயாளிகள் அதிகமாக இருக்கிறார்கள். இந்நோயை ஹோமியோபதி மருத்துவ முறையில் மருந்து கொடுத்தால் எளிதில் குணப்படுத்தி விடலாம்.

குறிகளும் மருந்துகளும்
அக்கோனைட்

மிகுதியான காய்ச்சல், குளிர் நடுக்கம், படபடப்பு, மிகுதியான தாகம், வறண்ட இருமல், பயம் ஆகியவை இதன் குறிகள்.

ஜெல்சிமியம்

குளிர், நடுக்கம், காய்ச்சல், நெற்றியில் சூடு, மிகுதியான தலைவலி, மூச்சில் நீர்வடிதல், தும்மல், மயங்கிய நிலையில் படுத்தே இருத்தல், சோர்வு. இந்த மருந்தை அக்கோனைட்டுக்கு அடுத்த நிலையில் கொடுத்தால், காய்ச்சல் எந்த வகையைச் சார்ந்ததாயினும் அதைக் குறைத்து, நீடிக்க விடாமல் தடுத்துவிடலாம்.

யூப்படோரியம் பர்ப்

காய்ச்சலுடன், எலும்புகளிலும் மூட்டுகளிலும், இடுப்பிலும் கடுமையான வலி, மிக அதிகமான பித்தவாந்தி, பலக்குறைவு, தாகம் ஆகியவை இம்மருந்தின் குறிகள்.

ஆர்சனிக் அயோட்

குளிர் மிகுதியாக இருத்தல், கண், மூக்கு ஆகியவற்றிலிருந்து நீர் வடிதல், மூக்கடைப்பு, வியர்வையே தோன்றாதிருத்தல், தாகம் மிகுதியாக இருத்தல் ஆகிய குறிகளுக்கு மிகச் சிறந்த மருந்து.

ஜெல்சிமியத்துடன் இம்மருந்தை மாற்றிக் கொடுத்து வந்தால், மிக விரைவில் நோய் நீங்கும்.

அல்லியம் சீபா

மூக்கிலிருந்தும், கண்ணிலிருந்தும் மிகுதியான நீர்வடிதல், கழுத்தில் வலி, கண்ணுக்கு மேலும், தலையின் பின்புறத்திலும் தாங்க முடியாத வலி, வறண்ட இருமல் ஆகிய குறிகளுக்கு ஏற்ற மருந்து.

பாப்டிசியா

இந்நோய் தொற்று நோய் போன்று பரவிவரும் வேளையில், உடலில் மிகுந்த வலி, குளிர், நடுக்கம், நாற்றமிகுந்த மலம், மூத்திரம் காணப்படும்போது கொடுக்கப்பட வேண்டிய மருந்தாகும். டைபாய்ட் போன்ற காய்ச்சலாக மாறுவதையும் இது தடுக்கும்.

ஆர்சனிக் ஆல்ப்

உடலினுள் வெப்பமான உணர்ச்சி, போர்த்திக் கொள்ளாமல் இருந்தால் குளிர் மிகுந்து நடுக்கம், இருமல், மூச்சுத்திணறல், தாகம், வறட்சி, அமைதியின்மை ஆகியவை இதன் குறிகளாகும்.

இன்புளுவன்சினம்

இத ஒரு நோசோட் (Nosode) (அதாவது நோய்க்கிருமியில் இருந்து தயாரிக்கப்பட்ட மருந்து) ஆகும். இம்மருந்தை இந்நோய் பரவியுள்ள இடங்களில், நோய் தடுப்பு மருந்தாகவும், நோய் வந்தபின் நோய் நீக்கும் மருந்தாகவும் பயன்படுத்தலாம்.

பைட்டோலக்கா

தொண்டைப்புண், தாங்க முடியாத தலைவலி, உடல் வலி ஆகியவை இம்மருந்தின் குறிகளாகும்.

மேலே கூறப்பட்ட மருந்துகள் தவிர ரஸ்டாக்ஸ், பெல்லடோனா, பிரையோனியா, நக்ஸ்வாமிகா, ஹீப்பர் சல்ப், பல்சட்டில்லா ஆகிய மருந்துகளை அவற்றின் முக்கியமான குறிகளை அறிந்து பயன்படுத்துக.

நோயாளி ஓய்வெடுத்துக் கொள்ளுதல் இன்றியமையாதது. சூடான நீரையும், திரவ உணவுவகைகளையும் மட்டுமே பயன்படுத்துதல் மிக இன்றியமையாதது.

சாதாரணக் காய்ச்சல் (Simple Fever)

பொதுவாக காய்ச்சலின்போது நடுக்கமும், உடலில் மிகுந்த, விரைவான நாடியோட்டமும், தாகம், அமைதியின்மை மற்றும் உடலின் செயல்களில் மாற்றம், சோர்வும் களைப்பும் காணப்படுவது வழக்கம், சாதாரணக் காய்ச்சலின்போது மிகுதியான சூடும், விரைவான

நாடி ஓட்டமும், தாகமும், அமைதியின்மையும், தமனிகள் கிளர்ச்சியூட்டப் படுவதும் காணப்படும். சாதாரணக் காய்ச்சல்கள் தோன்றி விரைவில் மறைபவை என்றாலும், அவை பல சமயங்களில் உடலின் உள்ளே நிலவுகிற பல்வேறு கோளாறுகளை வெளியில் தோன்றச் செய்யும் சிறந்த அடையாளங்களாகவே திகழ்கின்றன. எனவே, அதற்கும் மிகுந்த கவனத்துடன், முறைப்படி மருத்துவம் செய்வது இன்றியமையாதது.

சிகிச்சை

காய்ச்சல் எந்தவித அடிப்படையான காரணத்தினாலும் தோன்றவில்லை எனத் தெரிந்தால், குறிப்பாக உடல் மிகுந்த சூடாகவும், வறண்டும் காணப்பட்டால் அக்கோனைட் என்ற மருந்தைக் கொடுத்து வந்தால் போதுமானது. புறப்பாட்டுக் காய்ச்சலாக இருந்தாலும், டைபாய்ட் தொடர்பான காய்ச்சலாக இருந்தாலும் இதுவே தேவையான முதல் மருந்தாகும்.

விட்டு விட்டு வரும் காய்ச்சல் (Intermittent Fever)

இவ்வாறான காய்ச்சல் மிகுந்த சூடு, பலமான, விரைவான நாடியோட்டம், வறண்ட சருமம், உலர்ந்த வாய், வெடித்துப் போன உதடுகள், வெண்மையான மாசு படிந்துள்ள நாக்கு ஆகியவற்றுடனும், மிகுந்த தாகம், சிவந்த சிறுநீர், மலச்சிக்கல், விரைவான மூச்சுவிடுதல் ஆகியவற்றுடனும் தொடங்குகிறது. நாடியோட்டம் ஒரு சீரானவுடன் பெரும்பாலான குணங்குறிகள் மறைந்து விடுகின்றன. எனினும் இந்நோய் 14 நாள்கள் நிலவி அதன் உச்சக்கட்டத்தையடையும். அப்போது மூக்கிலிருந்து இரத்தம் வடிதல். வயிற்றோட்டம், மிகுதியான வியர்வை ஆகியவை தோன்றி பின்னர் நோய் மறைந்து விடும். ஹோமியோபதி முறை மருந்துகள் கொடுப்பதன் மூலம் நோயின் தீவிரத்தைக் குறைத்து அது நிலவும் நாள்களையும் குறைந்து விட முடியும்.

இந்நோய் திடீரென வியர்வையை உள்ளமுக்குவதாலோ குளிர்ந்த, ஈரமான கடுமையான காற்றில் அலைந்து திரிவதாலோ, மிகுதியான மன உணர்ச்சிகளாலோ, அளவிற்கதிகமான சீரணிக்க இயலாத உணவுகளை உண்பதாலோ, அல்லது ஏதாவது உடற்பகுதியில் தோன்றியுள்ள வேக்காட்டினாலோ தோன்றலாம்.

சிகிச்சை

அக்கோனைட்

தமனிகளில் மிகுதியான அளவு விரைவான இரத்த ஓட்டத்தை மிக விரைவில் குறைக்கக் கூடியது. மேலே குறிப்பிடப்பட்டுள்ள பெரும்பாலான குறிகளுக்கு ஏற்ற மருந்து.

பெல்லடோனா

நெற்றியில் கடுமையான வலி, முகம் மிகவும் சிவந்து காணப்படுதல், நெற்றிப்பொட்டுகளில் உள்ள தமனிகள் பலமாக அடித்துக்கொள்ளுதல்; இரவில் தூக்கமின்மை, கடுமையான சன்னி, கண்கள் நெருப்புப் போன்று சிவந்து தோன்றுதல்; உடல் சூட்டினால் எரிவது போன்றிருத்தல், மிகுதியான தாகம்.

பிரையோனியா

பித்தம் தொடர்பான சிக்கல்கள் காணப்படும்போதும், மார்பின் உட்புறத்தில் கோளாறுகள் தென்படும்போதும், காய்ச்சல் மிகுந்து காணப்பட்டால் இம்மருந்து கொடுக்கப்படவேண்டும். தலைசுற்றல், முகத்திலும் தலையிலும் மிகுதியான சூடு, முகம் வீங்கிக் காணப்படுதல். கை, கால்களில் தெறிக்கும் வலி.

சாமோமில்லா

கன்னங்கள் சிவந்து காணப்படுதல், கொதிக்கும் காய்ச்சல் நோயாளி மிகுதியாக எரிச்சல் கொண்டவராக இருத்தல், கைகால் நடுங்குதல், கவலை கொண்டவராக இருத்தல், இருதயம் படபடவென்று அடித்துக் கொள்ளுதல்; உடல் சூடாக இருந்தாலும் குளிரால் நடுங்குதல்.

காந்தாரிஸ்

இரவு நேரங்களில் மிகுதியாகக் காணப்படும் காய்ச்சலுக்கு; மிகுந்த எரிச்சலும், சூடும் காணப்படும்போதும், வாய் வறண்டு, மிகுதியான தாகமும், வேகமான நாடியோட்டமும் காணப்படும்போதும் நோயாளி வலது பக்கத்தில் அதிகமான வலி உள்ளதாகக் கூறும்போதும் கொடுக்கப்பட வேண்டும்.

சீரணக் கோளாறினால் ஏற்படும் காய்ச்சல்

(Bilious or Gastric fever)

பித்தநீர் சுரப்பிகளும், இரைப்பையும் கேடுறுவதாலேயே இவ்வாறான காய்ச்சல் தோன்றுகிறது. நோயாளி, உடல் குளிர்வதாகவும், அது முதுகின் அடிப்பாகத்திலிருந்து கழுத்துவரை ஊர்ந்து செல்வது போலக் காணப்படுகிறது என்றும் கூறுவார். அதனுடன் இணைந்தே காய்ச்சலின்போது தோன்றும் உடற்சூடும் காணப்படும். மேலும், வாயில் கசப்பு ருசி இருக்கும். நாக்கு வெண்மையான மாசு படிந்து காணப்படும். பின்னர் அது சிறிது சிறிதாக மஞ்சள் நிறமாகவோ, கபில நிறமாகவோ மாறக்கூடும். நெற்றியில் கடுமையான தலைவலி இருக்கும். பசி இருக்கவே இருக்காது. உணவின் மீது ஒருவகை வெறுப்பு கூட தோன்றலாம். எனினும், வலுக்கட்டாயமாக உண்ணப்படுகிற உணவு வாந்தி செய்யப்படுகிறது. அவ்வாறு வாந்தி செய்யப்பட்ட

பொருட்கள் மஞ்சளாகவோ, பச்சையாகவோ காணப்படும். பெரும்பாலும் புளித்த நாற்றமுடையதாக இருக்கும். நோயாளியின் வாயில் கசப்பு ருசியே மிகுந்து காணப்படும். வழக்கமாக மலச்சிக்கல் இந்நோயின் போது நிலவும், எனினும் சில வேளைகளில் வயிற்றோட்டம் தோன்றுவதும் உண்டு. அவ்வாறு வெளியேறும் மலம் மஞ்சளாகவோ, பச்சையாகவோ, கபில நிறமாகவோ இருப்பது வழக்கம். சிறுநீர் கழிப்பது குறைவாகவும், மிகுதியான அளவு மஞ்சள் நிறமாகவும் இருக்கும். வயிற்றின் கல்லீரல் பகுதி புண் போன்ற நோவுடையதாகவும் வலியுடையதாகவும் காணப்படும்.

இவ்வகைக் காய்ச்சலுக்கு ஒரு நிலையான போக்கோ, காலமோ இல்லை. காய்ச்சலும் ஒரே சீராக இருப்பதில்லை. சீரண உறுப்புகள் பாதிக்கப்பட்டிருந்தால் நோயாளி விரைவில் குணமடைந்து எழுந்து விடுவார். பித்தம் தொடர்பான குறிகள் மிகுந்து அந்த உறுப்புகள் பாதிக்கப்பட்டிருந்தால் நோயாளி குணமாவதற்குப் பல நாள்கள் ஆகலாம். பல்வேறு சமயங்களில் இந்தக் காய்ச்சல் டைபாய்ட் காய்ச்சலாக மாறிவிடுவதும் உண்டு (குறிப்பாக நோயாளி உணவுக் கட்டுப்பாடுகளை மேற்கொள்ளாதிருந்தால்).

இவ்வாறான நோய்க்கு இன்றியமையாத காரணங்களாக ஒழுக்கக்கேடு, - குறிப்பாக உண்பதிலும், பானங்கள் பருகுவதிலும்; தேவையற்ற செரிக்க இயலாத பொருட்களை, தேவையற்ற நேரங்களில் இரைப்பையில் திணிப்பது; உடல் உழைப்பு சிறிது கூட இல்லாதிருப்பது; மதுபானம், டீ, காபி போன்ற பானங்கள் அருந்துவதும், போதைப் பொருட்களைப் பயன்படுத்துவதும் கூட சில வேளைகளில், மெல்ல, மெல்ல இந்த நோயைத் தூண்டும் காரணங்களாக இருக்கலாம்.

சிகிச்சை

அக்கோனைட்

மிக அதிகமான தாகமும், வறண்ட சருமமும், மிகுந்த காய்ச்சலும் குளிரும், சிவந்த முகமும், மூச்சு விடுவதற்குச் சிரமமும், அதிகமான நரம்புக் கிளர்ச்சியும் காணப்படும்போது தண்ணீரைத் தவிர அனைத்துப் பொருட்களும் கசப்பாக இருத்தல் (பிரையோ); கசப்பான பித்த வாந்தி (சாமோ); உண்ட பின்னோ அல்லது ஏதாவது பானம் பருகியவுடனோ வயிற்றில் வலி; குத்துகிற, தெறிக்கிற தலைவலி; கல்லீரல் பகுதியில் நோவு மிகுந்து காணப்படுதல்.

பிரையோனியா

படுக்கையை அல்லது இருக்கையை விட்டு எழுந்திருக்கும் போது தலைசுற்றல், உணர்விழத்தல்; நெற்றியில் வலி, உதடுகள் காய்ந்து,

வறண்டு வெடித்துப் போய்க் காணப்படும். நாக்கு வெண்மையான அல்லது மஞ்சளான மாசு படிந்ததாக இருக்கும். அனைத்து உணவுப் பொருட்களும் பானங்களும் கசப்பு ருசியுடையதாகக் காணப்படும். நீண்ட இடைவெளிக்குப் பின்னர் மிக அதிகமான அளவு நீர் பருகுவார். உண்டவுடன் வாந்தி; கல்லீரல் பகுதியில் குத்தும் அல்லது எரியும் வலி. மலச்சிக்கல், மலம் காய்ந்து, வறண்டு போனதாக இருக்கும். நோயாளி மிகுந்த எரிச்சல்படுபவராக இருப்பார்.

சாமோமில்லா

நோயாளி மிகுந்த எரிச்சல் கொள்பவராகவும், எதைக் கண்டாலும் கோபம் கொள்பவராகவும் இருப்பார். தலையில் சூடான வியர்வை, கசப்பான வாந்தி, மலம் பச்சையாகவும், தண்ணீர் போன்றும், சுண்ணாம்பு நீர் போன்றும் கழிவது அல்லது முட்டையின் செதில்கள் போன்று (Chopped eggs) காணப்படுவது, சருமம் மஞ்சளாகத் தோன்றுகிறது.

மெர்கூரியஸ்

வெளிறிய, மஞ்சள் நிறமான முகம், நாக்கு அழுக்கடைந்து மஞ்சள் நிறமான மாசு படிந்திருப்பது. உதடுகளிலும், நாக்கிலும், ஈறுகளிலும் கன்னங்களிலும் குழிப்புண்கள் காணப்படுவது, வாயில் கசப்பான, மழுமழுப்பான அல்லது இனிப்பான சுவை காணப்படுவது, கல்லீரல் பகுதியில் வலி, இரத்தத்துடன் கலந்துள்ளது போன்று காணப்படும் கரிய நிறமுள்ள சிறுநீர்.

நக்ஸ்வாமிகா

நோயாளி தனிமையில் இருக்க விரும்புகிறார். மிகுதியாக எரிச்சல் படுகிறார். தலை வெடித்துப் பிளந்து விடுமோ என எண்ணும் அளவு தலைவலி. வாயில் கசப்பு ருசி அல்லது புளிப்பு ருசி. கசப்பான திரவம் எதுக்களிக்கப்படுதல். உணவை வாந்தி செய்வது அல்லது கசப்பான திரவப் பொருள் வாந்தி செய்யப்படுவது. இரைப்பையின் பிடித்து இழுக்கும் கடுமையான வலி. வழக்கமான மலச்சிக்கல், மிகுந்த துன்பத்துடன் வெளியேற்றப்படுகிற கடினமான, பெரிய கட்டியான மலம், காலை 3 மணிக்கு மேல் தூங்க இயலாது. காலையில் நோய் அதிகமாதல்.

பல்சட்டில்லா

கண்ணீர் விடும் இயல்புள்ள, எப்போதும் வருத்தமான மனநிலை கொண்டவர்களுக்கு; உட்கார்ந்து எழுந்திருக்கும்போது தலைசுற்றல்; தலைவலி பலமாக அடிப்பது போன்ற வலி; மாலையிலும், வெப்பமான

அறையிலும், குனிந்தாலும், மனஉழைப்பாலும் நோய் அதிகமாதல். நாக்கு மஞ்சள் நிறமான மாசு படிந்திருப்பது, வாயில் சப்பென்ற சுவை காணப்படுவது, இரவு நேரத்தில் வயிற்றோட்டம், மலம் நீர் போன்று அல்லது பச்சையாகக் காணப்படும். மிகுதியான கொழுப்புப் பொருள் நிறைந்த செரிக்க இயலாத உணவுகளை உண்டதால் நோய் தோன்றியிருந்தால் கொடுக்கப்படவேண்டிய மருந்து.

சல்பர்

தலையின் உச்சியில் எப்பொழுதுமே அதிகமான சூடு காணப்படுதல்; உட்காரும்பொழுது தலைசுற்றல், பசியின்மை, வாயில் எந்தவித ருசியும் இல்லாதிருத்தல்; காலையில் தோன்றும் வலியில்லாத வயிற்றோட்டம்; புளித்த ஏப்பம்; குனிந்து நடக்கும் மெலிந்த உடல் உடையோருக்கு ஏற்றது.

டைபாய்ட் காய்ச்சல் (Typhoid Fever)

டைபாய்ட் என்னும் காய்ச்சல் மிகவும் ஆபத்தானது என மக்கள் கருதிவந்தனர். அந்நிலை இன்று ஓரளவு நீங்கியுள்ளது. இந்நோய் எபர்த்பேசிலஸ், டைபோரஸ் என்ற விஷக்கிருமிகளால் தோற்றுவிக்கப் படும் ஒரு தொற்றுநோய் எனக் கருதப்படுகிறது. இது பொதுவாகக் குடலைத் தாக்குவதால் என்ட்ரிக் காய்ச்சல் (Enteric Fever) அல்லது குடற்காய்ச்சல் என அழைக்கப்படுகிறது. பெரும்பாலான சமயங்களில் இந்நோய் எதிர்பாராமல் ஒருவரைத் தாக்கி விடுகிறது. மெதுவாக அது உயர்கிறது. நோயாளி தலைவலிக்கிறது என்றும், குறுக்கு கடுக்கிறது என்றும், உடலெல்லாம் சோர்வாக உள்ளது என்றும், கழுத்து வலிக்கிறது என்றும் கூறுவார். மோசமான கனவுகள் நிறைந்த அமைதியற்ற தூக்கம், வயிற்றுக் கோளாறுகள், பொதுவான உடல் நலமின்மை ஆகியவை காணப்படுவதாகவும் கூறுவர்.

இவ்வாறான குணங்குறிகள் ஒரு வாரம் அல்லது பத்து நாள்கள் தொடர்ந்து காணப்படலாம். அந்த நாள்களில் அவர் தன்னுடைய வழக்கமான பணியைக் கூட ஒழுங்காகச் செய்து வருவார். எனினும், வார இறுதியில் அவரால் படுக்கையை விட்டு எழுந்திருக்க இயலாமல் போய்விடுகிறது.

பொதுவாக, இந்நோய் குளிர், நடுக்கம், காய்ச்சல், விரைவான நாடியோட்டம் ஆகியவற்றுடன் தொடங்குகிறது. நோயாளி, தலைவலி, தலைசுற்றல், கண்ணிற்கு முன் ஏதோ ஒன்று பளிச்சிடுதல், காதுகளில் ரீங்காரமிடும் ஒலி, அமைதியற்ற துன்பம் நிறைந்த தூக்கம் ஆகியவை காணப்படுவதாகக் கூறுவார்.

நோய் மிகுதியாக ஆகும்போது நோயாளி பலஹீனமானவராகவும், தூக்கக் கலக்கம் நிறைந்தவராகவும், என்ன செய்கிறோம் என்பதை அறியாதவராகவும், பிறர் பேசுவதைக் கேட்க இயலாதவராகவும், படுக்கையிலிருந்து எழுந்து ஓட முயல்பவராகவும் சன்னி கொண்ட வராகவும் காணப்படுகிறார். முகம் சிவந்து, கருஞ்சிவப்பு நிறமுடைய தாகக் காணப்படுகிறது; கண்கள் பிரகாசமாகக் காணப்படுகிறது; உதடுகள் காய்ந்து, வறண்டு, வெடித்துப் போய்க் காணப்படுகிறது; பற்களும், ஈறுகளும் ஒருவகையான பாசம் படிந்து காணப்படுகிறது. நாக்கு கபில நிறமுடையதாகவும் வறண்டும், பிளந்தும் காணப்படுகிறது. வயிறு பொருமியிருக்கிறது. தொடக்கத்தில் மலச்சிக்கல் மிகுந்துள்ளது. பின்னர் வயிற்றோட்டம் தொடங்குகிறது. வெளியேறும் மலம் இருண்டதாக அல்லது பச்சையாக அல்லது நாற்றமிகுந்ததாகவுள்ளது. சில வேளைகளில் மலம் தானாகவே வெளியேறுகிறது. நோயாளி மிகுந்த சோர்வுடையவராகவும், தன்னறிவு இழந்தவராகவும் காணப் படுகிறார்; அவருடைய போர்வை, படுக்கையுடன் அல்லது கற்பனையான பொருட்களுடன் விளையாடுகிறார். பிதற்றல் காணப் படுகிறது. மலம் கழிக்கும்போது இரத்தமும் வெளிவருகிறது. இவற்றுடன் குளிர்ந்த, மிகுதியான வியர்வை காணப்படுகிறது. எதையும் விழுங்க முடியாத நிலை தோன்றுகிறது; கைகால்கள் சில்லிட்டுப் போய்விடுகிறது.

இந்நோய் நிலவுகிற காலம் வேறுபடுகிறது. சில வேளைகளில் இந்நோய் விரைவானதாகி, நோயாளியை உடனடியாகக் கொன்று விடுகிறது அல்லது இரண்டாவது வாரத்திலேயே நோயிலிருந்து மீளும்படி செய்கிறது. பெரும்பாலான சமயங்களில் இந்நோய் ஐந்து அல்லது ஆறு வாரங்கள் நிலவக்கூடும். எனினும் சராசரியாக இந்நோய் 21 நாள் நிலவுகிறது. இந்நோய்க்கு மிகுதியான கவனத்துடன் சிகிச்சை யளிக்க வேண்டும்.

சிகிச்சை

பாப்டிசியா

இவ்வியாதியின் தொடக்கமுதல் தோன்றும் குறிகளுக்கு கொடுக்கப்பட வேண்டிய மருந்து- உடலில் நொந்தது போன்ற வலி, படுக்கையில் புரண்டு கொண்டேயிருத்தல், வயிற்றில் வலி, மிகுந்த வியர்வை, கெட்ட நாற்றத்துடன் கூடிய மலம்.

ஜெல்சிமியம்

நோய் தோன்றியவுடன் காணுகிற உடல் வலி, நடுக்கம், தலைவலி, பலக்குறைவு ஆகியவற்றிற்கு.

பிரையோனியா

மார்பில் வலி, மலச்சிக்கல், அசையமுடியாமை, முன்பக்கத் தலைவலி, தாகம், அதிக அளவில் தண்ணீர் குடித்தல், மலச்சிக்கல் மிகுந்து காணப்படும்போதும்.

ஆர்சனிக்கம் ஆல்பம்

மிகுந்த பலக்குறைவு, கைகால்கள் அசைக்க இயலாமை; சாவு பயம்; நடு இரவுக்குப் பின் நோய் அதிகரித்தல்; கருநிறமுடைய, கெட்ட நாற்றமுடைய வயிற்றுப் போக்கு; தாகம், ஆனால் குறைந்த அளவு நீர் அடிக்கடி குடிப்பது.

ரஸ்டாக்ஸ்

ஓரிடத்தில் தொடர்ந்து உட்கார்ந்தோ, படுத்தோ இருக்க முடியாமை, நாக்கின் நுனியில் முக்கோண வடிவச் சிவப்பு நிறம். இடுப்பிலும், முதுகிலும் வலி; தன்னையறியாமல் மலம் வெளியேறுதல்.

ஆர்னிகா

நோய் அதிகமாயிருக்கும்போது கூட தனக்கு ஒரு நோயுமில்லை எனக் கூறுவது.

பாஸ்பரஸ்

வயிற்றில் காந்தும் உணர்ச்சி, இருமல், மார்பு வலி, ஆசனவாய் எப்பொழுதுமே திறந்தே இருப்பது போன்ற உணர்வு, இடதுபக்கம் திரும்பிப் படுத்துக் கொள்ள இயலாமை.

ஹையாசியாமஸ்

பொறாமைக்குணம், தன்னை எல்லாம் கொல்ல நினைக்கிறார்கள் என்ற எண்ணம், உடைகளைக் களைந்தெறிந்து விட்டு நிர்வாணமாக இருக்கவேண்டுமென்ற எண்ணம், கீழ்த் தாடை தொங்குதல், பிதற்றல் ஆகிய குறிகளிருந்தால்.

லாச்சசிஸ்

பிதற்றல், ஆடை உடலின் மீது படுவதைத் தாங்கிக் கொள்ள இயலாமை, நொந்த நிலை, தூங்கி எழுந்தவுடன் நோய் அதிகமாதல்.

ஆசிட் மூர்

மரணம் நெருங்கிக் கொண்டிருக்கும் நிலையில், நாக்கு காய்ந்து வறண்டு போயிருத்தல், சிறுநீர் கழியும்போது மலம் வெளியேறுதல், மெதுவான பலமிழந்த நாடி, படுக்கையிலிருந்து நோயாளி நழுவுதல்,

மனம் தெளிவாக இருந்தாலும் சப்தமிட்டு அலறுவார், அல்லது சப்தமில்லாது வேதனைப்படுவார்.

கார்போவெஜி

குளிர்ந்த உடல், விசிறிகொண்டு வீசும்படி கேட்டுக் கொள்வார். குளிர்ந்த வியர்வை, பிணத்தையொத்த முகம், கறுப்புநிற இரத்தம் வெளியேறுதல், உடல் நீல நிறமடைதல், டைபாய்டினம், பைரோஜினியம் ஆகிய மருந்துகளையும் தேவைக்கேற்ப இடையிடையே பயன் படுத்தலாம். மருந்துகளைத் தேவைக்கேற்ப ½ மணிக்கொரு தடவை யிலிருந்து 4 மணிக்கொரு தடவை வரை கொடுக்கலாம்.

பகுதி - 16
காயங்கள் (Wounds)

ஹோமியோபதி மருத்துவமுறையில் நாம் காயங்களை ஆறு வகையாக வகைப்படுத்திக் கூறுகிறோம்.

1. வெட்டப்பட்ட காயங்கள் (Incised wounds) அல்லது சிராய்க்கப்பட்ட காயங்கள்

கூர்மையான, வெட்டுவதற்குப் பயன்படுகிற அரிவாள் அல்லது வாளால் ஏற்பட்ட காயங்கள். இவை எளிதில் குணப்படுத்தக்கூடியவை. எனினும் இரத்தப்போக்கு மிகுதியாக இருப்பதைக் கட்டுப்படுத்துவது துன்பம் நிறைந்ததே.

2. கிழிக்கப்பட்ட காயங்கள் (Lacerated Wounds)

இவற்றில் தசைநார்கள் கூரான கத்தியால் பிளக்கப்படுவதற்குப் பதிலாக, கிழித்தெறியப்படுகின்றன. காயங்களின் ஓரங்கள் ஒழுங்கற்றவை யாக உள்ளன. தாறுமாறாகக் காணப்படுகின்றன. அவை எளிதில் சீழ் வைத்துப் புண்ணாகாமல் குணப்படுவதில்லை.

3. அடிபட்ட வகைகள் (Contusted) அல்லது ஊமைக் காயங்கள்

ஏதாவது ஒரு பளு நிறைந்த கருவி அல்லது ஆயுதத்தால் உடலின் பகுதிகளின் மீது தோற்றுவிக்கப்படும் காயம். இவ்வாறான காயங்கள் மேற்பகுதியில் மிகுதியான சேதங்களை விளைவிக்காமல், உடலின் உள்ள பகுதிகளுக்கு, பல சமயங்களில், பெரும் தேசம் விளைவிக்கின்றன. இவ்வாறான காயங்கள், ஆளைக் கொன்று விடுவதுண்டு.

இரத்தக் காயங்களுக்குச் செய்யப்பட வேண்டிய முதலுதவி, வழியும் இரத்தத்தை உடனடியாக நிறுத்துவதேயாகும். இது பல்வேறு முறைகளால் செய்யப்படலாம். அவை டார்னிகேட் கட்டுகள், அழுத்திப் பிடித்தல், கட்டுதல், பனிக்கட்டிகளை வைத்தல், காயம்பட்ட பகுதிகளை உயரமாக வைத்துக் கொள்ளுதல் ஆகியவை.

தமனிகள் (Arteries) காயப்படுத்தப்பட்டிருந்தால் அதிலிருந்து இரத்தம் நாடித்துடிப்புக்கு ஏற்ப, கொப்பளித்துக் கொப்பளித்து வெளியேறும்; வெளியேறும் இரத்தமும் மிகுந்த சிவப்பு நிறமுடையதாக இருக்கும். இந்தக் காயங்கள் எப்பொழுதும் குணப்படுத்துவதற்குக் கடினமானவை.

சிரைகள் (Veins) காயம்பட்டிருந்தால் அதிலிருந்து வரும் இரத்தம் சற்று கருநீல நிறமாகக் காணப்படும். இரத்தம் வெளியேறுவது சற்று மெதுவாகவும், ஒரே சீராகவும் இருக்கும்.

சிறிய இரத்த நாளங்களே பாதிக்கப்பட்டிருந்தால், இரத்தப் போக்கு மருந்தை வைத்துக் கட்டுப் போட்டவுடனேயே நின்று விடுகிறது.

இரத்தம் வெளியேறுவதை நிறுத்துவதற்கு காலண்டுலாவின் தாய் திரவத்தைப் பஞ்சில் நனைத்துக் கட்டுவது மிகுந்த பயனளிக்கும். அந்த மருந்தை உள்ளே கொடுப்பதும் புண் ஆற உதவும். அது போன்று ஆர்னிகா 200யை உள்ளே கொடுத்து வரலாம்.

பல் பிடுங்கப்பட்ட பின் ஏற்படும் இரத்தப் போக்கு நிற்க மேற்கூறப்பட்ட மருந்துகளைப் பயன்படுத்துவதுடன் பாஸ்பரஸ் 200-தேவையான அளவு பயன்படுத்தினால் இரத்தப் போக்கு விரைவில் நின்றுவிடும்.

இரத்தப் போக்கின் விளைவாகக் காய்ச்சல் ஏற்பட்டால் அக்கோனைட் கொடுக்க வேண்டும்.

அதன் விளைவாக சோர்வு, களைப்பு, வலிமையின்மை, அக்கோனைட் கொடுக்க வேண்டும்.

சற்று அகலமான, அல்லது மிகவும் விரிந்துள்ள காயங்களும், கண் இமைகள், கண் பட்டைகள், காதுகள், உதடுகள் மற்றும் கன்னங்கள் ஆகிய இடங்களில் ஏற்படும் காயங்களுக்குத் தையல் போடுவது இன்றியமையாததாக இருக்கும். இவை தவிர, தேவைப்படும் வேறு மருந்துகளும், அவற்றிற்கான குணங்குறிகளும் பின்வருமாறு.

அக்கோனைட்

காய்ச்சல் மிகுதியாக இருக்கும்போது, கவலையும், பயமும், நரம்புக் கிளர்ச்சியும் காணப்பட்டால்; இம்மருந்து மிகுந்த, நல்ல இரத்த ஓட்டமுள்ள பருமனானவர்களுக்கு ஏற்றது.

ஆர்னிகா

ஒரு விபத்துக்குப் பிறகு ஒருவனுடைய உடலில் தோன்றும் உடல்வாகுக் கோளாறு எதுவாயினும் இம்மருந்து கொடுக்கப்பட

வேண்டும். உடலெல்லாம் நோவும், வலியும். அவர் எதன் மீது படுத்திருந்தாலும் அது மிகவும் கடினமாக இருப்பது போன்று உணர்வார். அடியோ அல்லது காயமோ பல ஆண்டுகளுக்கு முன்னால் ஏற்பட்டிருந்தால், அதன் விளைவுகளையும் போக்க இம்மருந்தை கொடுக்கப்பட வேண்டும்.

4. குத்தப்பட்ட காயங்கள் (Punctured wounds) அல்லது துளைக்கப்பட்ட காயங்கள்

குறுகிய கூர்மையான கருவிகளால் அல்லது ஆயுதங்களால் தோற்றுவிக்கப்பட்ட காயங்கள், குறிப்பாக ஊசி, ஆணி, முள், துப்பாக்கி முனையிலுள்ள கத்தி (Bayonet) ஆகியவை. இவ்வாறான காயங்கள் ஆழமானவையாயிருந்தால் விரைவில் ஆறுவது இல்லை. அவை சீழ் கொண்ட புண்ணாகியே ஆறுகின்றன.

5. துப்பாக்கிக் குண்டுகளால் ஏற்பட்ட காயங்கள் (Gun shot wounds)

இவை துப்பாக்கிக் குண்டுகள் ஒருவர் உடலைத் துளைப்பதால் ஏற்படும் காயங்கள். இதற்கு அடிபட்ட காயங்களின் இயல்புகளும் துளைக்கப்பட்ட காயங்களின் இயல்புகளும் உண்டு.

6. நச்சுக் காயங்கள் (Poisoned wounds) அல்லது விஷக்காயங்கள்

விஷத்தன்மை கொண்ட பிராணிகளாலோ அல்லது பைத்தியம் பிடித்த நாய்கள் போன்ற மிருகங்கள் கடித்ததாலோ ஏற்படும் காயங்கள்.

சிகிச்சை

காயம் கடுமையானதாகவும், ஏராளமானதாகவும் இருக்கும் போது இயன்ற முதலுதவிகள் மட்டும் செய்து ஒரு தேர்ந்த அறுவைச் சிகிச்சை மருத்துவ நிபுணரிடம் உடனே அழைத்துச் செல்வது மேல்.

கீழ்க்காணும் முதலுதவிகளைச் செய்யலாம்.

சாமோமில்லா

மிக அதிகமான அளவு சீழ் புண்ணிலிருந்து வெளியேறுதல்; புண் ஆறாமை. நோயாளின் எரிச்சலும் கோபமும் கொள்பவராக இருக்கிறார். எந்தக் கேள்விக்கும் அவரால் அமைதியாகப் பதில் சொல்ல இயலாது.

சைனா

அதிகமான அளவு இரத்தப் போக்கு (ஆசிட்பாஸ்), மயங்கிக் கீழே விழுதல், முகம் சாவுக்களைக் கொண்டதாக இருத்தல்; தெறிக்கும் தலைவலி, அது பெரும்பாலும் இரத்தப் போக்கின் விளைவாக ஏற்பட்டதாக இருக்கும்.

ஹீப்பர் சல்ப்

எந்தச் சிறு காயமாக இருந்தாலும் விரைவில் சீழ் வைக்கிறது. இம்மருந்து கண்டமாலை நோய் வாகுடையவர்களுக்கு ஏற்றது.

சுளுக்கு – தசைகள் பிசகிக் கொள்ளுதல்
(Sprains - Subluxation)

மூட்டுகளைச் சுற்றியுள்ள மென்மையான தசைநார்ப்பகுதிகள் இழுத்துக் கொள்ளுதல் அல்லது திருகிக் கொள்ளுதலின் விளைவாத ஏற்படும் மாற்றங்களையே இவ்வாறு குறிக்கிறோம். தசைநார்கள் சாதாரணமாக இழுத்துக் கொண்டிருக்கலாம் அல்லது அவை சிறிதளவோ அல்லது பெருமளவோ தெறித்துப் போயிருக்கலாம். இவ்வாறான சுளுக்குகளை முற்றுப் பெறாத தசை பிசகுதல் (Incomplete luxation) என அழைப்பது வழக்கம். இது, குறிப்பாக கால்கள், முழங்கால்கள், மணிக்கட்டுகள் ஆகிய இடங்களில் உள்ள மூட்டுகளையே பெரிதும் பாதிக்கிறது. இது ஏற்பட்ட உடனேயே கடுமையான வலி தோன்றுகிறது. அதனுடன் அந்தப் பகுதியில் வீக்கமும், நிற மாற்றமும் ஏற்படுகிறது. விபத்துக்குள்ளானவர் மயங்கிய நிலையை அடைகிறார். பாதிக்கப்பட்ட பகுதி விறைப்பாகி, சோர்வடைகிறார்.

சிகிச்சை

பாதிக்கப்பட்ட பகுதி நன்றாக உயரமான இடத்தில் தூக்கி வைக்கப்பட வேண்டும். மூன்று தேக்கரண்டி ஆர்னிகா தாய்த் திரவத்துடன் ½ அவுன்ஸ் தண்ணீர் சேர்த்து அதை அந்தப் பகுதி மீது தடவி வரவேண்டும். அதன் மீது சுடுநீரால் ஒத்தடம் கொடுக்க வேண்டும். இம்மருந்தை உள்ளுக்கும் 3 மணி நேரத்திற்கொருமுறை 200 வீரியத்தில் கொடுத்து வரலாம்.

சுளுக்கின் கடுமை குறைந்த பிறகு கீழ்க்காணும் மருந்துகளில் ஏதாவது ஒன்றைக் குறிகளுக்கு ஏற்பக் கொடுக்க வேண்டும்.

பிரையோனியா

சுளுக்கிய பகுதிகளை அசைக்கும்போது வலி மிகுதியாகக் காணப்பட்டால், மிகுந்த மலச்சிக்கல், மலம் காய்ந்து போய், வறண்டு கடினமாகக் காணப்படுதல், பாதிக்கப்பட்டவர் எரிச்சல் மிகுந்தவராக இருக்கிறார்.

ரஸ்டாக்ஸ்

இரவு நேரங்களிலும், ஓய்வாக அசையாதிருக்கும்போதும், புயல் மற்றும் மழை நேரங்களிலும் வலிமிகுந்து காணப்படுகிறது. வாதநோய் வாகுடையவர்களுக்கு மிகவும் ஏற்றது.

பெல்லடோனா

வீக்கம் மிகுந்து காணப்பட்டால்.

கன்றிப்போன காயம் (Bruises)

உடலின் ஏதாவது ஒரு பகுதியில், மொட்டையான ஆயுதத்தால் ஏற்பட்ட காயத்தின் விளைவால் தோன்றும் வடுக்களை அல்லது வீக்கங்களை நாம் இவ்வாறு அழைக்கிறோம். இவ்வாறான காயங்களின் போது தோற்பகுதி கிழிக்கப்படுவதோ, வெட்டப்படுவதோ இல்லை. இவ்வாறான காயங்கள் சிறியவையாகவும், இலேசானவையாகவும் இருக்கும்போது, தோலின் மீதுள்ள இரத்த நாளங்களில், இரத்தம் தேங்கி அந்தப் பகுதி வீங்கியும், நிறமாற்றமடைந்தும் காணப்படுகிறது. ஆழ்ந்துள்ள தசைநார்களும், பிற அமைப்புகளும் பாதிக்கப்படும் பொழுது, பெரும்பாலான சமயங்களில் சீழ் கொள்கிறது.

சிகிச்சை

ஒரு கரண்டி (Teaspoon) ஆர்னிகா தாய்த்திரவத்தை 10 அல்லது 15 கரண்டி நீருடன் கலந்து, அந்த நீரில் நனைத்த துணிகளைக் காயங்களின் மீது போடவும். அதே மருந்தை 30 அல்லது 200 வீரியத்தில் தேவையான இடைவெளியில் உள்ளுக்குக் கொடுத்து வரவும். காயம் இலேசானதாக இருந்தால் 6 மணிக்கொருமுறையும் காயம் கடுமையானதானால் 1 மணி அல்லது ½ மணிக்கொரு முறையும் கொடுத்து வரவும்.

தவிர, அக்கோனைட், ஆர்சனிக், சைனா ஆகிய மருந்துகளைக் குறிகளுக்கேற்பப் பயன்படுத்தவும்.

மண்டையோட்டில் காயங்கள்
(Wounds of the Scalp)

மண்டையோட்டின் மீது ஏற்படும் காயங்கள் சிறியவையாயினும், பெரியவையாயினும் அபாயகரமானவையே. எனவே அவற்றிற்கு ஏற்ற சிகிச்சையை உடனடியாக மேற்கொள்ள வேண்டும்.

சிகிச்சை

முதலில் காயங்கள் நன்றாகக் கழுவி - நீர்த்த காலண்டுலா தாய்த் திரவத்தையே பயன்படுத்தலாம் - அதன் மீதுள்ள வேறு பொருட்களை நீக்கி விட வேண்டும். பின்னர் தாய்த் திரவத்தில் நனைத்த பஞ்சையே அதன்மீது வைத்துக் கட்ட வேண்டும். காயம் ஆழ்ந்தும், அகலமானதாகவுமிருந்தால் கைதேர்ந்த அறுவைச் சிகிச்சை மருத்துவரிடம் அழைத்துப் போவது இன்றியமையாதது.

இரத்தக் காயம் ஏற்படாமல் வெறும் ஊமை அடியாகவே இருந்தால் ஆர்னிகா தாய்த்திரவத்தை அடிபட்ட இடங்களில் தடவி, ஒத்தடம் கொடுக்க வேண்டும். காய்ச்சல் தோன்றினால் அக்கோனைட் தேவையான அளவு கொடுக்கப்பட வேண்டும்.

சீழ்கொண்டால் ஹீப்பர் சல்ப் கொடுக்க வேண்டும்.

மூளையில் அடிபடுதல்
(Concussion of the Brain)

தலைக்கு ஏற்பட்ட ஏதாவது ஒரு அடியினாலோ, அல்லது கீழே விழுந்ததாலோ அல்லது ஏதாவது ஒரு கருவியினால் அடிபட்டதால் திடீரென, எதிர்பாராமல் மூளையின் செயற்திறனுக்கு இடையூறு ஏற்படுவதையே நாம் இவ்வாறு கூறுகிறோம். மூளைக்கு ஏற்பட்ட அதிர்ச்சி அல்லது அடி பலமானதாக இல்லாதபோது அது தலைசுற்றல், கண் பார்வை மங்குதல், தலைவலி, கைகால் நடுக்கம், வயிற்றில் குமட்டல் அல்லது வேறு கோளாறுகள், தூங்கிக் கொண்டே இருக்க வேண்டுமென்ற விருப்பம் ஆகிய தொந்தரவுகள் மட்டுமே காணப் படுகின்றன.

மிகக் கடுமையான காயங்களில், உணர்விழத்தல், உடல் எல்லாம் வெளிறிப் போதல், உடல் சில்லிட்டுப் போதல், நாடி ஓட்டம் மிக மெல்லியதாக, இடைஇடையே விட்டுவிட்டு அடித்தல் அல்லது அடிப்பதைத் தெரிந்து கொள்ளவே முடியாதிருத்தல், மூச்சு விடுவது மிகவும் மெதுவாக இருத்தல் அல்லது அது வெறும் பெருமூச்சுகளாக மட்டுமே இருத்தல் காணப்படுகிறது. பல சமயங்களில் காயங்கள் மிகக் கடுமையாக இருக்கும்போது நோயாளி இறந்து விடுகிறார்.

சிகிச்சை

ஆர்னிகா

இது, இந்த வேளையில் கொடுக்கப்பட வேண்டிய முக்கியமான மருந்து. இம்மருந்தை (20 மாத்திரைகளை அல்லது 10 சொட்டு தண்ணீர் மருந்தை) (dilution) ஒரு அவுன்ஸ் நீரில் கலந்து கால்மணி அல்லது அரைமணிக்கொரு தேக்கரண்டி வீதம் கொடுத்து வரவும்.

அக்கோனைட்

வறண்ட சூடான சருமத்துடன் மிகுந்த காய்ச்சல்; மூச்சுத் திணறல்; மிகுந்த நரம்புத் தளர்ச்சி; இரவு நேரத்தில் சன்னி (Delirium).

பெல்லடோனா

கோவைப்பழம் போன்ற சிவந்த, கோபமாகப் பார்ப்பது போன்று காணப்படும் கண்கள்; முகம் சிவந்தும் வீங்கியும் காணப்படுதல்; தெறிக்கும் தலைவலி; ஒலியும், ஒளியும் மிகுந்த பயத்தைத் தருவதால் தாங்க இயலாமை, அவை அவருடைய நோய்க் குறிகள் அனைத்தையும் அதிகப்படுத்தும். தூங்க வேண்டுமென்ற விருப்பம். ஆனால் தூங்க இயலாமை.

ஓபியம்

கண்கள் பாதி மூடியிருத்தல், குறட்டை விடுவது போன்ற மூச்சு, சன்னியில் பேசுவது போன்ற பிதற்றல். கண்கள் முழுதும் திறந்திருப்பது, முகம் கருநீல நிறமுடையதாகவும், வீங்கியும் காணப்படுவது. மலம் உருண்டையாகவும், கட்டிகளாகவும் கறுப்பாகவும் காணப்படுவது.

நாட்ரம் சல்ப்

இம்மருந்து தலையில் காயம்பட்டதன் பின்விளைவுகளை நீக்க முதற்குறிகள் மறைந்தவுடன் உயர்ந்த வீரியங்களில் கொடுக்க வேண்டும்.

எலும்பு முறிவுகள் (Fractures)

ஏதாவது ஒரு கருவியால் அடிபட்டதாலோ, கீழே விழுவதாலோ எலும்புகளுக்கு ஏற்படும் காயங்கள் அல்லது ஊனங்களையே எலும்பு முறிவுகள் என்கிறோம். எலும்பு முறிவுகளை அது எந்தத் திசையை நோக்கித் தோன்றியுள்ளது என்பதை அடிப்படையாகக் கொண்டு, குறுக்கு முறிவு (Transverse), சாய்ந்த முறிவு (Oblique), நீட்டுப்போக்கான முறிவு (Longitudinal) எனப் பிரிக்கிறோம். எலும்பு முறிவுடன் தோன்றிய காயங்களை அடிப்படையாகக் கொண்டு சாதாரண முறிவு (Simple) அல்லது சிக்கலான (Complicated) முறிவு எனவும் பிரிப்பதுண்டு.

எலும்பு மட்டும் முறிந்திருந்தால் சாதாரண முறிவு என்றும், எலும்பு முறிவுடன் இணைந்து இரத்த நாளங்களும், தசைநார்களும், தசைகளும், நரம்புகளும் மிகுந்த அளவு பாதிக்கப்பட்டிருந்தால் சிக்கலான முறிவு என்றும் அழைக்கிறோம்.

எலும்பு முறிவு ஏற்பட்ட உடன் தாங்கொணாத வலியும் வீக்கமும் அந்தப் பகுதியில் தோன்றி விடும். எனவே அந்தப் பகுதியை இயன்ற அளவு சாதாரண நிலையில் இருக்கச் செய்து கைதேர்ந்த நுட வைத்தியரிடம் அழைத்துச் செல்லுங்கள். வேண்டிய முதலுதவியாக,

ஆர்னிகாவும் தண்ணீரும் நீரில் நனைத்த துணிகளை மெதுவாக அந்தப் பகுதியின் மீது போட்டு வையுங்கள். உள்ளுக்கும் அம்மருந்தையே கொடுத்து வாருங்கள்.

மூட்டுகள் இடம் பெயர்தல்
(Dislocations - Luxations)

அசைகிற மூட்டுகள் ஏதோ ஒரு காரணத்தால் அதனிடத்திலிருந்து நகர்ந்துவிடுதலையே நாம் இவ்வாறு பெயரிட்டு அழைக்கிறோம். இவ்வாறான சமயங்களில் எலும்புகளைப் பிணைக்கும் தசைநார்கள் தெறித்து விடுவதுண்டு. பல சமயங்களில் நகர்ந்துவிட்ட மூட்டுகளை ஒட்டியுள்ள தசைகளும் புரண்டு விடுவதுண்டு.

இவ்வாறு மூட்டுகள் இடம் பெயர்ந்தவுடன் வலி, வீக்கம், மூட்டுகள் இருப்பிடம் புரண்டு, அசைய முடியாமல் அல்லது அசைக்க முடியாமல் ஆகிவிடுகிறது. அதன் விளைவாக அந்தப் பகுதியின் அமைப்பு, அதன் நீளம், அதன் வழக்கமான திசை ஆகியவை மாறி உருமாறி விடுகின்றன. இதுவும் எலும்பு முறிவுகளைப் போன்றே நுட வைத்தியரிடம் அனுப்பப்பட வேண்டிய ஒன்றே. ஏனெனில் உடலமைப்புகளைப் பற்றி முழுதும் அறியாமல் அதைச் சீர்செய்ய முயல்வது அதைக் கேடுறச் செய்வதிலேயே முடியும்.

மூட்டு விலகியதனால் காய்ச்சல் தோன்றினால் உள்ளுக்கு ஆர்னிகாவும் அக்கோனைட்டையும் மாறி மாறிக் கொடுக்கவும். நோயுற்ற பகுதியை நல்ல குளிர்ந்த நீர் கொண்டு நனைத்துக் கொண்டே இருக்கவும்.

மூட்டுகளோடு தொடர்பில்லாத தசைநார்கள் பாதிக்கப்பட்டிருந்தால் ரஸ்டாக்ஸ் 200ம் உள்ளுக்குக் கொடுத்து வரவும்.

தேனீகொட்டுதல் மற்றும் தேள் கொட்டுதல்
(Stings of bees) (Poisoned wound)

தேனீ, மற்றும் குளவி கொட்டுதல் ஆகியவற்றிற்கு, வலி மிகுந்து காணப்படும்போது காய வைக்கப்பட்ட இரும்புத் துண்டு ஒன்றை, கொட்டப்பட்ட இடத்தைச் சுட்டு விடாமல், அதற்கு மேற்பகுதியில், காயத்தால் ஏற்பட்ட வலி குறையும் வரை காட்ட வேண்டும்.

பாம்புக் கடியின் போதும், தேள் கடியின் போதும், உப்புக் கலந்த தண்ணீரை அடிக்கடி கொடுப்பது, அல்லது வெறும் உப்பைக் கொடுப்பது, அல்லது வெள்ளைப் பூண்டுத் துண்டுகளைச் சிறிது சிறிதாக வெட்டிக் கொடுப்பது பேருதவியாக இருக்கும். இவை தவிர எக்னாஷியா என்ற மருந்தின் தாய்த் திரவத்தையும், நக்ஸ்வாமிகாவின்

தாய்த் திரவத்தையும் வேளைக்கு 30 சொட்டு வீதம் ½ மணி அல்லது ¼ மணிக்கொரு முறை கொடுத்து வர துன்பம் தீரும்.

ஆர்சனிக்

வலி அதிகமாகவும், அது இருதயத்தை நோக்கியும் செல்வதாக இருந்தாலும், காயங்கள் வீங்கி நீல நிறமுடையவையாய் காணப்பட்டாலும், வாந்தி, மயக்கம், கிறுகிறுப்பு ஆகியவை காணப்பட்டாலும் கொடுக்கப்பட வேண்டும்.

பெல்லடோனா

ஆர்சனிக் கொடுத்துப் பயனில்லை என்றால் பெல்லடோனா கொடுக்கவும்.

மெர்கூரியஸ் அல்லது ஆசிட்பாஸ்

காயங்களின் விளைவாகத் தோன்றிய நாள்பட்ட விளைவுகளுக்குப் பயனுள்ளதாக இருக்கும்.

செனிகா அல்லது ஆர்சனிக்

மனிதனோ, பைத்தியம் பிடித்த அல்லது கோபம் கொண்ட நாயோ அல்லது வேறு மிருகமோ கடித்ததன் விளைவாக ஏற்பட்ட காயங்களுக்கு. அவ்வாறான காயங்களுக்கு ஹைட்ரோபோபினம் அல்லது லேடம்பால், ஆர்னிகா, பெல்லடோனா ஆகியவையும் பயனளிக்கக் கூடியதே. ஹைட்ரோபோபினத்திற்கு லைசின் என்ற மற்றொரு பெயரும் உண்டு.

பகுதி - 17

புற்றுநோய்*

(Cancer)

புற்றுநோய் பல நூற்றாண்டுகளாகவே உலகில் நிலவி வருகிறது. வேத காலத்திலும், பண்டைய எகிப்தியர் காலத்திலும் இந்நோய் இருந்து வந்திருக்கிறது என்பதைக் காட்டும் ஆதாரங்கள் கிடைத்துள்ளன. இந்நோய் மிகவும் கடுமையான நோயாகக் கருதப்படுகிறது. எனவே விஞ்ஞானிகளும், மருத்துவ அறிஞர்களும் தொடர்ந்து ஆராய்ந்து வருகின்றனர். எனினும், இன்றுவரை எந்தவித போற்றத் தகுந்த நோய் நீக்கும் மருந்தை எவரும் கண்டுபிடித்து விட்டதாகத் தெரியவில்லை.

பெரும்பாலும் இந்நோய் 35 வயதிற்கு மேற்பட்டவர்களையே பாதிக்கிறது. இது வாய், வயிறு, ஆசனவாய், முலைகள், கருப்பைவாய் கல்லீரல், உதடுகள் ஆகியவற்றையே பெரிதும் பாதிக்கிறது.

புற்றுநோய் என்பது மனித உடலில் காணப்படும் உயிரணுக்கள், நோய் நுண்மங்களாக மாறி மிகவும் விரைவாக வளர்ச்சியடைவதுதான். புற்றுநோய் நச்சு மறவைக் கட்டி (Malignant Tumours) வகையைச் சார்ந்தது. அது சளிச் சவ்வின் மேற்தோலில் நோய் நுண்மங்களை உற்பத்தி செய்யும் திறன் கொண்டது. இந்தக் கட்டிகள், இரத்த நாளங்கள், அவற்றின் உறைகள் ஆகியவற்றின் ஒட்டுத்தசைகளையும் சளிச்சவ்வின் மேற்தோலின் படலங்களையும் (Epithelial tissues) உள்ளடக்கியவை. அவை பாதிக்கப்பட்ட சவ்வுப் படலத்தின் தன்மையை அப்படியே வைத்துக் கொள்கின்றன அல்லது புதிதாக உருவான கூறுகளால் மாற்றத்திற்கு உள்ளாகின்றன. இவ்வாறான மாற்றங்களில் ஒட்டுத் தசைகளிலும், இரத்த ஓட்டப் பகிர்விலும் தோன்றும் மாற்றங்களே இன்றியமையாதவை.

உடலுக்கு எந்தவிதமான நன்மையும் விளைவிக்காது, எவ்விதக் காரணமும் இன்றி, உடலின் ஏதாவது ஒரு பகுதியில் உள்ள தசையில் புடைப்புப் போன்ற தோற்றத்துடன் வெளிப்படுகிற முறையே கட்டி (Tumour) என அழைக்கப்படுகிறது.

வீக்கங்கள் அல்லது படைப்புகள் அனைத்துமே கட்டிகள் அல்ல. சில கட்டிகள் வீக்கத்தைத் தோற்றுவிப்பது கூட இல்லை.

கட்டிகள் எந்தச் சூழ்நிலையில், ஏன் தோன்றுகின்றன என்பன வற்றிற்கான உண்மையான காரணங்களை இன்றுள்ள அறிவியல் சூழ்நிலையில் அறிந்து கொள்ள இயலவில்லை. எனினும், அவை எவ்வாறான முறைகளில் வளர்கின்றன, அவற்றின் அமைப்பு எவ்வாறு இருக்கும் என்பன போன்றவை பற்றி மட்டும் நாம் வர்ணித்துக் கூற முடிகிறது. இவ்வாறு வர்ணிப்பது அவற்றை வகைப்படுத்தப் பயன்படுகிறது.

கட்டிகளின் அமைப்பையும், அதன் வளர்ச்சிப் போக்கையும் அடிப்படையாகக் கொண்டு கட்டிகளை இருவகையாகப் பிரிக்கலாம். 1. நன்மறவைக் கட்டிகள் (Benign Tumours), 2. நச்சு மறவைக் கட்டிகள் (Malignant Tumours).

நன்மறவைக் கட்டிகள் மெதுவாகத் தோன்றி வளர்கின்றன. பிற உறுப்புகளுக்குப் பரவுவதில்லை. அதாவது ஓர் உறுப்பிலிருந்து மற்றோர் உறுப்பிற்குத் தாவுவதில்லை. நோயாளியின் உடலை மிக விரைவில் மெலியச் செய்வதில்லை.

அதற்கு மாறாக, நச்சு மறவைக் கட்டிகள் மிக வேகமாக வளர்ந்து மிகுதியான வேதனையைத் தருகின்றன. வலுவிழந்த உடலையும், பதனிழந்த மேனியையும், ஒளியிழந்த கண்களையும் கொண்ட உடற் தேய்வைத் தோற்றுவிக்கின்றன. நச்சு மறவைக் கட்டிகளில் காணப்படும் நோய் நுண்மங்கள் அருகிலுள்ள தசைகளுக்குள்ளும், உறுப்புகளுக் குள்ளும் ஊடுருவிச் சென்று, வளர்ந்து, இரத்தத்தின் மூலமாகவும் தொலைவிலுள்ள பிற இடங்களுக்கு எடுத்துச் செல்லப்படுகின்றன. இதன் விளைவாக நச்சு மறவைக் கட்டிகள் உடலின் வேறு எந்தப் பகுதிக்கு வேண்டுமானாலும் தாண்டிச் சென்று அங்குத் தோன்றலாம்.

புற்றுநோய் உடலின் எந்தப் பகுதியில் வேண்டுமானாலும் தோன்றலாம் இன்றுள்ள நிலைகளில் எந்த வயதில் வேண்டுமானாலும் தோன்றலாம். எனவே, புற்றுநோய் ஒருவர்க்கு சிலகாலஞ்சென்ற பின்னர் உறுதியாகத் தோன்றும் வாய்ப்புள்ளது என்பதைக் காட்டும் அடையாளங்களை கீழே தொகுத்துக் கூறியுள்ளோம். அவை தோன்றியவுடன் மருத்துவரை அணுகி, வேண்டிய சோதனைகளைச்

---

* இந்நூலாசிரியரின் 'புற்றுநோய்' என்ற நூலில், புற்று நோய் பற்றி மேற்கொண்டு பல விவரங்களை அறிந்து கொள்ளலாம். (நியூ செஞ்சுரி புக் ஹவுஸ் (பி) லிமிடெட், சென்னை - 98).

செய்து, தேவையான சிகிச்சை பெறத் தவறக் கூடாது. புற்று நோயின் முன்னோடிகளாகத் திகழக்கூடிய அறிகுறிகள்:

1. இரண்டு அல்லது மூன்று வாரங்களுக்கு மேல் தேவையான சிகிச்சைக்குப் பின்னும் புண்கள் ஆறாதிருத்தல்.
2. மிக அதிகமான அளவு எரிச்சலூட்டும் குணமாகாத இடைவிடாத இருமல்.
3. மூன்று, நான்கு வாரங்களுக்கு மேல் நிலவுகிற தொண்டைக் கரகரப்பு, குரல் மாற்றம்.
4. தொடர்ந்து காணப்படும் அசீரணம்.
5. உணவு மற்றும் பானங்களை விழுங்குவதில் பெரும் அவதி.
6. நகில்களில் கருவுற்ற காலத்தில் ஏற்படும் வீக்கம் தவிர வேறு சமயங்களில் தோன்றும் வீக்கங்கள் அல்லது தசைகள் மற்றும் மேல்தோல் தடித்துத் தோன்றுதல்.
7. உடலில் எந்தப் பகுதியிலாவது முன்னரே இருந்து வந்த கரண்கள், மருக்கள், மச்சங்கள் போன்றவற்றில் திடீரெனத் தோன்றும் வீக்கங்கள் மற்றும் கசிவுகள்.
8. உடலின் எந்தப் பகுதியிலாவது தசைகள் தடித்துத் தோன்றுதல் அல்லது புதிய கட்டிகள் தோன்றுதல்.
9. உணவுப் பழக்கத்திலோ, தூங்கும் பழக்கத்திலோ ஏற்படும் வேண்டாத மாற்றங்கள்.
10. சிறுநீர் கழிப்பதில் வழக்கத்திற்கு மாறான குறிகள் - வலி காந்தல், குருதிக் கசிவு.
11. நாள்பட்ட மலச்சிக்கல் அல்லது வயிற்றுப் போக்கு.
12. உடலின் திறப்புகளிலிருந்து வழக்கத்திற்கு மாறான இரத்தக் கசிவுகளோ வேறு வகையான கசிவுகளோ தோன்றுதல்.
13. மீண்டும், மீண்டும் தோன்றும் வலி அல்லது நாள்பட்ட தீராத வலி.
14. நீண்ட காலத்திற்கு முன் அடிபட்ட இடங்களில் தோன்றும் வலிகள் அல்லது வேறு மாற்றங்கள்.
15. எதிர்பாராமல் உடல் எடையில் ஏற்படும் குறைவோ மிகுதியோ.
16. தேவையில்லாதபோது பல்லைப் பிடுங்கி அதன் பின் ஏற்படும் வலிகள்.

17. கருப்பையில் அறுவைச் சிகிச்சைக்குப்பின் ஏற்படும் வலிகள்.
18. அறுவைச் சிகிச்சைக்குப் பின் பல்வேறு இடங்களில் தோன்றும் வலி.

மேற்கண்ட குறிகளில் ஒன்றோ அல்லது ஒரு சிலவோ 40 வயதுக்கு மேற்பட்டவர்களிடம் காணப்பட்டால் மருத்துவரை அணுகி, உண்மையான நிலைகளையும், குணங்குறிகளையும் கூறி சிகிச்சை பெறுவது நல்லது. வழக்கமான சிகிச்சை முறை பயனளிக்கவில்லை எனத் தெரியும்போது, உடனடியாக ஒரு பட்டறிவுமிக்க ஹோமியோபதி மருத்துவரை அணுகிச் சிகிச்சை பெறுவது நோயாளியின் நலனுக்கு ஏற்றதாக இருக்கும்.

சிலவகைப் புற்றுநோய்களுக்குத் தேவைப்படும் மருந்துகள்

உதட்டில் தோன்றும் புற்றுநோய்க்கு

ஆர்சனிக், ஆல்ப், காண்டுரங்கோ, ஹைட்ராஸ்டிஸ், செபியா, தூஜா, கார்போ அனிமாலிஸ், பாஸ்பரஸ்.

நாக்கில் தோன்றும் புற்றுநோய்க்கு

ஆர்சனிக், ஆல்ப், ஆரம்மூர், கார்போ அனி, க்ரோட்டலஸ் ஹாரி, க்ரோம் ஆசிட், ப்யூலிகோ, ஹைட்ராஸ்டிஸ், காலி ப்ளோர், காலி சைனே, லாச்சசிஸ், மூரியாட்டி ஆசிட், ரேடியம் ப்ரோம், சிலிகா, தூஜா, செம்பெர்வினம் டிங்டோரம்.

நாக்கு - தொண்டை

அபிஸ், அலுமினா, ஆர்சனிக்கம் ரேடியம், ப்ரோமேட்டம், காலி சைனேட்டம்.

குரல்வளை

ஆர்சனிக், ஆசிட் நைட், பாஸ்பரஸ், சாங்குனேரியா, தூஜா

அண்ணத்தில் தோன்றும் புற்றுநோய்

ஆரம்மெட், காலியைக், மெர்க்சைனட், மெர்க்கார், ஆசிட் நைட், சின்னபரிஸ்

மலக்குடலில் புற்றுநோய்

பைட்டோலக்கா, ரூடா, காலின் சோனியா

சிறுநீர்ப் பைகள்

டெரிபன்தினா, தூஜா, சிமாபிலா.

சுக்கிலச் சுரப்பிகளில்

செபல் செருலாட்டா

ஆண்குறி (penis)

ஆர்சனிக், கார்போ அனி, பெர்ரம்மூர், க்ரோமியம், பாஸ்பரஸ்.

விதைகள் (Testes)

ஸ்பான்ஜியா, ஆக்சாலிக் ஆசிட், தூஜா, ஆரம்மெட்.

விதைப்பை (Scrotum)

ஃபூலிகோ.

கருப்பை

ஆர்சனிக், பூபோ, க்ரோமியம்.

அக்குள்

அஸ்டீரியாஸ்

பைலோரஸ் மற்றும் ட்யோடினம்

ஆர்னித்தோகோலம்

சிறுகுடற்பகுதி

காண்டுரங்கோ, கார்போ அனிமாலிஸ், ஆர்சனிக், ஆல்ப், பெட்ரோலியம்.

கணையம்

பாஸ்பரஸ்

கழுத்து

சிஸ்டஸ்கான், மெர்கூரியஸ்

சீகம் (Cecum)

ஆர்னித்தோகோலம்

சிக்மாய்டு கோலன் (Sigmoid colon)

ரூடா, ஸ்க்ரோபுலேரியா நோடோசா, செம்பர்லினம், டெக்டோரம்.

மருந்து கொடுக்கும்பொழுது குணங்குறிகளை அடிப்படையாகக் கொண்டே மருந்து கொடுக்கப்பட வேண்டும். தொடக்க நிலையில் உள்ளவர்களுக்கு முதலுதவியாக மருந்துகள் கொடுத்து, பின்னர் பட்டறிவுமிக்க ஹோமியோபதி மருத்துவரிடம் நோயாளியை அழைத்துச் செல்வது இன்றியமையாதது.

பகுதி - 18

இயலாமை அல்லது ஆண்மைக் குறைவு

(Impotence)

ஒரு ஆண்மகன் தன் துணைவியுடன் உடலுறவு கொள்ளும் போது சிறப்பான முறையில் அவளுக்குப் போதுமான அளவு மன நிறைவளிக்க இயலாதிருப்பதையே இந்த இயலாமை என்னும் சொல் குறிக்கிறது. இந்நிலை ஓர் ஆண்மகனுக்கு நரக வேதனையைத் தருவதுடன் அவனை நடை பிணமாகவும் செய்து விடுகிறது. மனிதன் இவ்வுலக வாழ்வில் பெறுகிற மிகச் சிறந்த இன்பத்தை அவனிடமிருந்து பறித்து விடுகிறது. அவனது இயலாமை அவனது வாழ்க்கையையே அடியோடு பயமுறுத்துகிறது. ஆண்குறி விறைப்பின்றி, மெலிந்து, குறுகி, வலிமையற்றுத் துவண்டு கிடந்து அவன் ஆண்மகனல்ல எனப் பறைசாற்றுகிறது.

இவ்வாறான ஆண்மைக்குறைவு முழுமையானதாக இருக்கலாம். அல்லது ஒரு குறிப்பிட்ட அளவினதாக இருக்கலாம். இவ்வாறான இயலாமை மிகுதியாக சுய இன்ப முறைகளால் இன்பம் அனுபவித்ததன் விளைவாகவோ, அல்லது மிகுதியான புணர்ச்சியில் ஈடுபட்டதனாலோ தோன்றியிருக்கலாம். இந்நிலை நரம்புத் தளர்வினாலோ, பயத்தின் விளைவாகவோ அல்லது வேறு வகையான உணர்வுகளின் விளைவாகவோ ஏற்பட்டிருக்கலாம்.

பெரும்பாலான சமயங்களில் மருத்துவர்கள் என்ற போர்வையில் உலவும் சமுதாய விரோதிகள், ஏதும் அறியாத இளைஞர்களைப் பயமுறுத்திப் பணம் பறிக்க சிகிச்சை முறைகள் செய்து நோயாளியை மேலும், மேலும் பல்வேறான உளக்குமுறல்களுக்கும், துன்பங்களுக்கும் உள்ளாக்குகிறார்கள்.

பாலுறுப்புகளின் மென்மையான அமைப்பும், அவற்றின் இயல்பும், பணிகளும் நோயாளி அவருடைய நோய்க்கான சிகிச்சைகளைத் தானே செய்து கொள்வது ஏற்புடையதல்ல என அறிவிக்கின்றன. அது

மட்டுமல்லாது நோயாளி மிகுதியான விளம்பரப்படுத்திக் கொள்ளும் வைத்தியரையோ, மருத்துவரையோ அணுகி தன்னை வருத்திக் கொள்ளுதலும் தவறானது ஆகும் எனத் தெளிவாக்குகின்றன.

எனவே, மிகுதியாகப் பாதிக்கப்பட்டுள்ள நோயாளி நேர்மையான, நிலையாக ஓரிடத்திலிருந்து பல காலம் மருத்துவம் செய்து வரும் பட்டறிவுமிக்க மருத்துவரை நாடி அவரிடம் தன் நிலையை விளக்கி, சிகிச்சை மேற்கொள்வது ஏற்புடையதாகும்.

தொடக்க நிலையில் கீழ்க்காணும் மருந்துகள் பயன்படும்.

சல்பர் 30 அல்லது 200

வளர்ந்த, மெலிந்த, எப்பொழுதும் வருத்தம் மனநிலையுள்ள இளமைக் காலத்தில் சுயஇன்ப முறையினால் விந்திழப்பு மிகுதியாக இருந்தவர், தன்னுடைய மனைவியுடன் உடலுறவு கொள்ளத் தொடங்கும் பொழுதே கூட விந்திழப்பு ஏற்பட்டு ஆண்குறி தளர்ந்து, மனைவியை மனநிறைவடையச் செய்ய முடியாத நிலை காணப்படும். இந்நிலையில் இம்மருந்தை முறைப்படி கொடுத்து வந்தால் சில வாரங்களில் குணமாகும்.

ஆசிட்பாஸ்

சுய இன்பம் அனுபவித்து, ஏராளமான விந்து இழப்பு ஏற்பட்ட, உடல் வளர்ச்சி மிகுதியாக நடைபெறும் காலத்தில் இளைஞர்களிடம் காணப்படும் இக்குறைக்குச் சிறந்த மருந்தாகும்.

ஜெல்சிமியம்

நீண்ட காலமாக சுய இன்பம் அனுபவித்து வந்த இளைஞர்களுக்கும், பாலுணர்வு அற்றுப்போய், ஆண்குறி, தளர்ந்து மெலிந்து காணப்படு வோருக்கும் பயன்படும். இவர்களுக்கு மாலை வேளைகளில் இலேசான விறைப்பு ஏற்பட்டு விந்து வெளியேறும். மனம் தளர்ந்திருப்பார். இவர்கள் மெலிந்து எலும்பும், தோலுமாகக் காணப்படுவர். பசி இருக்காது.

இந்த மருந்தின் தாய்த் திரவத்தை 5 முதல் 10 சொட்டு வரை காலை, மாலை இரு வேளைகள் கொடுத்துவர நோய் முழுதும் நீங்கும்.

லைக்கோபோடியம்

மிக அதிகமான அளவு புணர்ச்சியில் ஈடுபட்டதன் விளைவாக, அதாவது 2 அல்லது 3 மனைவியர்கள் அல்லது வேறு பெண்களுடன் உடல் உறவு வைத்துக் கொண்டுள்ளவர்களுக்கும் வயோதிகர்களுக்கும் ஏற்படும் இயலாமைக்கு ஏற்ற மிகச் சிறந்த மருந்து. இந்த மருந்தை உயர்ந்த வீரியங்களில் பயன்படுத்துவது நல்லது.

இது பயன்படாதபோது நைட்ரிக் ஆசிட் என்ற மருந்தைப் பயன்படுத்த வேண்டும்.

இந்த மருந்துகள் தேவையான பயனைத் தந்தவுடனேயே நிறுத்தப்பட வேண்டும்.

ஆக்னஸ் காஸ்டஸ்

ஆண்களிடையேயும் பெண்களிடையேயும் பாலுணர்வு சிறிது கூட காணப்படாதிருக்கும்போது கொடுக்கப்பட வேண்டும்.

கிராபைட்டிஸ்

புணர்ச்சியின்போது இயலாமை; எனினும் அதில் அளவு கடந்த விருப்பம்; புணர்ச்சியில் விருப்பமின்மை; புணர்ச்சியின் தொடக்கத் திலேயே விந்து வெளிப்பட்டு ஆண்மகன் பயனற்றுப் போதல் ஆகியவற்றிற்கு ஏற்றது.

கலாடியம்

ஆண்குறி, விதைகள், பக்கங்கள் ஆகியவற்றில் அரிப்பு, ஆண் குறியின் முன்பகுதி மிக அதிகமாகச் சிவந்திருத்தல், அது மிகவும் வீங்கிப் பருத்துத் தளர்ந்து, குளிர்ந்து பயனற்றுக் காணப்படுவது. அப்பகுதி முழுதும் வியர்வை - விதைப்பை மிகுந்து வியர்வை உடையதாகக் காணப்படுவது - அல்லது தூக்கத்தில் ஆண்குறியின் விறைப்பு - விழித்திருக்கும்போது விறைப்பின்மை முழுதும் இயலாமை.

மோஸ்சறு

நீரிழிவு நோய் மிகுந்திருக்கும்போது அதிகமான சிறுநீர் வெளியேறுவதுடன் காணப்படும் இயலாமைக்கு ஏற்றது. செலினியம், கல்கேரியா கார்ப், பாஸ்பரஸ், யோஹிம்பினம், டாமியானா ஆகிய மருந்துகளும் நோயாளியின் பிற குறிகளுக்கேற்ப வேறு மருந்துகளையும் பயன்படுத்த வேண்டும்.

நரம்புத் தளர்ச்சியினால் தோன்றும் இயலாமை
(Nervous Impotence)

இவ்வகை ஆண்மையின்மை ஏதாவது மனத்தில் தோன்றுகிற வலிமையான எண்ணங்கள் மற்றும் உணர்வுகளின் காரணமாகவே தோன்றுகிறது. பொதுவாக, இந்நிலை தானே இன்பம் நுகர்ந்து வந்த இளைஞர் அப்பழக்கத்தை கைவிட்டபிறகும், இரவு நேரங்களில் தொடர்ந்து விந்து இழப்பு ஏற்படுவதைக் கண்டு பயந்து தனக்கு ஆண்மைக்குறைவுள்ளதோ எனப் பயப்பட்டு தன்னுடைய ஆண்மை யைப் பரிசோதித்துப் பார்க்க ஒரு பெண்ணுடன் புணர்ச்சியில் ஈடுபட

முயலும் போது தோன்றுகிற புதுமையின் விளைவாகவும், அதன் போது ஏற்படும் மன உணர்வுகளின் விளைவாகவும், புணர்ச்சியை வெற்றிகரமாக நிறைவேற்ற முடியாது போய்விடுகிறது. இதனால், அவர்களுக்கு அவர்களின் ஆண்மையில் பெரும் சந்தேகம் தோன்றி அதன் விளைவாக மனமும், உடலும் சீர்கெட்டு நடமாடும் பிணமாகி விடுகின்றனர். அவர்கள் மணம் செய்து கொள்ளவும் தயங்குகிறார்கள்.

இவ்வாறான ஆண்மைக் குறைவில் மனமே பெரும் பங்கு வகிக்கிறது. சொல்லப்போனால் அதுவே தலையாய பங்கு வகிக்கிறது.

பல பயமுறுத்துகிற விளம்பரங்களையும், நூல்களையும் படித்து அதன் விளைவாகத் தனக்குத் தன்னுடைய வருங்கால மனைவியுடன் இன்பமாக வாழ இயலவே இயலாது என்று நினைத்து இளைஞர்கள் வெதும்புகிறார்கள். பிறர், பெண்களிடையே தங்களுக்குக் கிடைத்த வெற்றிகளைப் பற்றிப் பொய்யாகப் பெருமையடித்துக் கொள்வதைக் கேட்டு தங்களுக்கு இந்நிலை வரவே முடியாது என எண்ணிக் குமைகிறார்கள். இவையனைத்தும் இன்னும் பெண்ணை நேருக்கு நேர் சந்தித்து புணர்ச்சியில் ஈடுபடாத இளைஞர்களுக்கும் முதலில் நிகழ்ந்த சில நிகழ்ச்சிகளில், சிலபல சூழ்நிலைகளாலும், மனநிலையாலும் புணர்ச்சியின் முழுப்பயனையடைய முடியாதவர்களுக்கு பெரும் மனத்தளர்ச்சியைத் தோற்றுவித்து விடுகிறது. அதன் விளைவாக பெண்ணை நெருங்கும்போது கை கால்கள் பதறி, கண் கட்டி, நிலைகுலைந்து ஆண்குறியும் விறைப்பை இழந்து விடுகிறது. இவ்வாறான நிலைக்கு மன உணர்வுகளே காரணம் என்பதை அறிந்து கொள்க.

அனகார்டியம், ஒனோஸ்மோடியம், ஆசிட்பாஸ், சல்பர் ஆகிய மருந்துகளும் நோயாளியின் மனநிலையில் மாற்றங்களைத் தோற்றுவிக்கக் கூடிய வேறு மருந்துகளும் குணங்குறிகளுக்கேற்பப் பயன்படுத்தப்பட வேண்டும்.

வேறு சமயங்களில் - தன்னுடைய துணைவியின் மீது விருப்பமின்மையோ, வெறுப்போ காரணமாக அமையலாம்.

பல சமயங்களில் மற்றொரு பெண் மீது அடங்காவிருப்பம் கொண்டிருப்பதால் தன் மனைவியுடன் புணர்ச்சியில் ஈடுபடுவது இயலாததாக இருக்கலாம்.

அவ்வாறான சமயங்களில் இயலாமை தோன்றுவதற்கு அறவழி மீறல்களே அடிப்படைக்காரணம் ஆகும். அதாவது வள்ளுவர் போற்றும் நல்லொழுக்கங்களை மீறுவதே காரணம்.

தற்காலிகமாகத் தம்பதிகளைப் பிரித்து வைத்தல், உணவுப் பழக்க வழக்கங்களை மாற்றுதல், வாழ்கின்ற சூழ்நிலைகளை மாற்றுதல், காசி, இராமேஸ்வரம் - வேளாங்கண்ணி, ஆஜ்மீர் - தாஜ்மஹால் ஆகிய இடங்களுக்கு இன்பச் சுற்றுலா மேற்கொள்ளுதல் ஆகியவை பல சமயங்களில் பயனளிக்கிறது.

பெருமளவு பாஸ்பரஸ் சத்துகளைக் கொண்ட உணவு வகைகளை - மீன், கணவாய் மீன் சிப்பிகள், முருங்கைக்கீரை, முருங்கைப்பூ, காய்கள் ஆகியவற்றை - மிகுதியாக உண்பதும் பெரிதும் பயன்படும்.

உடல்வாகுக் கோளாறுகளால் மலட்டுத்தன்மை தோன்றியிருந்தால், அதற்கான மருந்துகள் - ஆரம்மெட், பாரிகார்ப், கல்கேரியாகார்ப், கானபிஸ், கோனியம், பெர்ரம், ஹெலனாய், நக்ஸ்வாமிகா, பார்ஸ்பரஸ், நாட்கார்ப், பிளாட்டினா, செபியா, சல்பர், தைராய்டினம்.

நோயாளியின் பொதுவாக குணங்குறிகளுக்கேற்பவும், சிறப்பான குணங்குறிகளுக்கேற்பவும், மருந்து தேர்ந்தெடுத்துக் கொடுக்கப்பட வேண்டும். தேர்ந்தெடுக்கப்பட்ட மருந்து உடல்வாகுக் குறைகளைப் போக்குவதற்கு எற்ற மருந்துடன் மாற்றி மாற்றிக் கொடுக்கப்பட்டால் மலட்டுத்தன்மை உறுதியாக நீங்கி நோயாளிக்கும் அவரது குடும்பத்தினருக்கும் அளவிலா மகிழ்ச்சியை உண்டுபண்ணும் என்பது திண்ணம்.

பகுதி - 19
பொருட்குண சிந்தாமணி

இந்தப் பகுதியில் சில ஹோமியோபதி மருந்துகளின் முக்கியமான குறிகளும், தனிச்சிறப்பான குறிகளும் கொடுக்கப்படுகின்றன. இந்த மருந்துகளின் குண இயல்புகளைப் பற்றிப் படித்து அறியும் வாசகர்களுக்கு அவை ஹோமியோபதி மருத்துவமுறைக்கான வலிமை வாய்ந்த ஒரு அடிப்படையைத் தோற்றுவிக்கும் என்பது உறுதி.

இந்த வர்ணனையின் கீழ், 'வேறுபடுத்திக் காட்டும் தனிச் சிறப்பான குறிகள்' (Distinguishing Characteristics), "முதல் தரமான பொதுக்குறிகள்" (First Grade Generals) [இந்தக் குறிகளுடன் அடங்கும் இன்றியமையாத "மனக் குறிகளும்" (Mental Symptoms)] நோயாளி நோய் மிகுந்தவராக அல்லது நோய் குறைந்தவராக இருக்கும் நிலைகளைக் காட்டுகிற குறிகள் (Modalities) என்ற மூன்று முக்கியமான தலைப்புகளில் ஒவ்வொரு மருந்தின் உண்மையான நோய் நீக்கும் இயல்புகளைக் கொடுக்க முயன்றுள்ளோம். ஏதாவது ஒரு நோய்க்குள்ள வழிகாட்டும் குறிகளுக்கு (Guiding Symptoms) ஏற்ப சரியான முறையில் இந்த மருந்துகள் பயன்படுத்தப்பட்டால் - அந்த நோய்க்கு என்ன பெயரிட்டு அழைத்தாலும் - "முள்ளை முள்ளால் எடுக்கலாம்" "Similia Similibus Curantur" என்ற அடிப்படை ஹோமியோபதி விதியின்படி - அந்த நோய் குணமாகக் கூடியதாக இருப்பின் உறுதியாகக் குணமாகிவிடும். அந்த நோய் குணமாக முடியாத அளவு மிகவும் முற்றியதாக இருப்பின், நோயாளியின் அப்போதைய குறிகளுக்கேற்ப மருந்து தேர்ந்தெடுக்கப்பட்டு, கொடுக்கப்பட்டால் அந்த நோயாளிக்கு அவர் வாழும் நாள் வரை அவருடைய நோய்க்குத் தற்காலிகக் குணம் தருவதாக இருக்கும். தூக்க மருந்துகளோ, அல்லது மயக்க மருந்துகளோ தேவைப்படாது.

'ஹோமியோபதி' நோயாளியைக் குணப்படுத்துகிறதே தவிர, நோயையல்ல என்பதை நாம் நினைவில் கொள்வது இன்றியமையாதது. எனவே நம்மிடம் உதவி கோரிவரும் நோயாளியிடம் முதல் தரமான பொதுக் குறிகளையும், தனிச்சிறப்பான குறிகளையும், நோய் அதிகரித்தல்

அல்லது குறைதல் பற்றிய விவரங்களையும் கேட்டு அறிந்து கொள்ள வேண்டும். ஏனெனில் அவையே நோயாளியைத் தனிச்சிறப்பான தன்மைகளை உடையவராகக் காட்டுகின்றன. எனவே அவை மிகவும் இன்றியமையாதவை.

கீழே கொடுக்கப்படுகிற முக்கியமான 15 மருந்துகளின் தனிச் சிறப்பான குறிகள், பொதுக் குறிகள், நோய் அதிகரித்தல் அல்லது குறைதல் ஆகியவற்றை அறிந்து கொண்டபின் வேறு மருந்துகள் பற்றி அறிந்து கொள்ளலாம். அதன் பின்னர், ஒரு மருந்திற்கும் பிற மருந்துகளுக்கும் உள்ள வேறுபாடுகளைத் தெரிந்து கொள்ளலாம். தொடக்க நிலையில் உள்ள வாசகர் சிறிது சிறிதாக தன் மருத்துவ அறிவைப் பெருக்கி, வளப்படுத்திக் கொள்ளலாம்.

சல்பர் (Sulphur)

தனிச்சிறப்பான குறிகள்

ஹானிமன் கண்டுபிடித்த 'சோரா' நச்சை நீக்கும் அருமருந்து. இது மையத்திலிருந்து விளிம்பை நோக்கிச் செல்லும் இயல்புடையது. தோலுக்கு மிக நெருங்கிய தொடர்புடையது. தோலில் சிவந்த நிறத்தைத் தோற்றுவிக்கிறது. உடல் துவாரங்களில் எரிச்சலை உண்டு பண்ணுகிறது. வெளிவரும் திரவங்கள் அனைத்தும் காரமானவை. அவை உடற்பகுதிகளை அரித்து விடுகின்றன.

பொதுக்குறிகள்

பலமுறை குளித்தாலும் உடல் நாற்றம் போவதில்லை. அவருடைய உடலில் தோன்றும் நாற்றமே அவருக்கு அருவருப்பை உண்டாக்கு கிறது. வயிற்றுக்குழியில் காலை 11 மணிக்கு காலியாக இருப்பது போன்ற உணர்வு ஏற்படுகிறது. தன் பலமெல்லாம் போய்விட்டது போன்ற உணர்வு, மிகவும் பசியாக இருப்பது போன்ற உணர்வு தோன்றுகிறது.

கை கால்களைக் கழுவிக் கொள்ளுதல், குளித்தல் ஆகியவற்றிற்குச் சிறிதும் விருப்பமின்மை. அப்படிச் செய்தால் நோய்கள் மிகுதியாகுதல்; நோய்கள் திரும்பத் திரும்ப வந்து கொண்டே இருத்தல்; நிற்க இயலாமை; கீழே உட்கார்ந்தேயாக வேண்டும் அல்லது ஒரு நாற்காலியில் சாய்ந்து கொள்ள வேண்டும் என்ற நிலை.

தலையில், உச்சிக்குழியில் சூடு; சூடான, வியர்வை நிறைந்த கைகள், படுக்கையில் கால்களில் எரிச்சல்; அவற்றைப் போர்வைக்கு வெளியில் நீட்டிக் கொள்வது; நீண்டநாள் குடிப்பழக்கமுள்ளோர் திருந்துகிறார்கள், ஆனால் மீண்டும் தங்கள் பழக்கத்தைத் தொடர் கிறார்கள். உடலின் பல்வேறு பகுதிகளில் கொத்துக் கொத்தாக

கட்டிகள் அல்லது ஒன்றன்பின் ஒன்றாகக் கட்டிகள் தோன்றுவது. உடலின் பல்வேறு பகுதிகளில் எரியும் உணர்வு; தோல் அசுத்தமாக இருப்பது; அதிகமாக அரிப்பது; சொறிவதால் சமனமடைவது, ஆனால் சொறிதல் எரிச்சலை உண்டாக்குகிறது. மகிழ்ச்சியான கனவுகள் தோன்றுவது; கந்தல் கூட மிக அழகாகத் தோன்றுவது; அனைத்துப் பொருட்களும் கவர்ச்சிகரமானவையாக இருப்பது.

ஏன்? எதற்காக? என்ற கேள்விகளை மிகுதியாகக் கேட்போர் புதியன காணும் விஞ்ஞானிகள், தத்துவப் பேரறிஞர்கள், மதம் மற்றும் தத்துவங்கள் பலவற்றைப் பற்றி பேசிக் கொண்டே இருப்போர்; பகற்கனவு காண்போர்; குறைந்த காலை உணவு உண்போர்.

தோற்றம் அசுத்தமானதாகவும், கழுவாததாகவும், வெறுக்கத்தக்க தாகவும் இருத்தல்; மிக அதிக அளவு சுயநலக்காரராகவும், விரைவில் கோபம் கொள்பவராகவும், பொறுமையற்றவராகவும், வருத்தம் நிறைந்தவராகவும் இருத்தல், அவர்களின் அசைவில், செயல்களில் மிகவும் விரைவானவர்களாக இருத்தல்.

நோய் கூடுதல்

நிற்பது, குனிவது, காலை 11 மணி; நள்ளிரவு; வெதுவெதுப்பான நிலை; வெயில்; நெருப்பின் அருகாமை; அறையின் வெப்பம், படுக்கை, சூடான ஒத்தடங்கள்; வெக்கையான கால நிலை, குளிர்ந்த, ஈரமான காலநிலை, புயலுக்கு முன்.

நோய் குறைதல்

ஒரே சீரான தட்பவெப்பம்; வறண்ட காலநிலை.

உறவு மருந்துகள்

கல்கேரியா கார்ப்; லைக்கோபோடியம்; பல்சட்டில்லா, சரசபரில்லா; செபியா; சல்பர்; கல்கேரியா என்ற வரிசையில் மருந்துகள் கொடுக்கப்பட்டால் சிறந்த பயனளிக்கிறது.

அக்கோனைட் என்ற மருந்து இந்த மருந்தினைப் போன்றது. ஆனால் அது குறுகியகால நோய்களில், குறுகிய காலத்திற்கு மட்டுமே வேலை செய்யும் திறனுடையது. சல்பர் நீண்டகால நோய்களில் ஆழ்ந்து, நீண்ட நாட்களுக்கு வேலை செய்யும், எனினும் மார்ச்சளி சுரத்திலும், வேறு குறுகியகால தீவிர நோய்களிலும் சிறப்பாகப் பயனளிக்கிறது.

மெர்க்சால், கல்கேரியா கார்ப் ஆகிய மருந்துகள் சல்பருக்குப் பின் மிகச் சிறப்பாக வேலை செய்கின்றன.

கல்கேரியா கார்போனிக்கா
(Calcarea Carbonica)

தனிச்சிறப்பான குறிகள்

குழந்தைக்கணை (Rickets), கண்டமாலை (Scrofula) ஆகியவை ஏற்படக்கூடிய உடல்வாகு உள்ளவர்களுக்கும்; உடல் மிகப் பெருத்தவர்களுக்கும்; வியர்க்கும், குளிர்ந்த, ஈரமான பாதங்களைக் கொண்டவர்களுக்கும்; இரவு நேர வியர்வையும் வயிற்றில் புளிப்பும், வயிற்றோட்டமும் உடையவர்களுக்கும்; எப்போதுமே உடற்சூடு குறைவாக உள்ளவர்களுக்கும் இம்மருந்து கொடுக்கப்பட வேண்டும்.

பொதுக் குறிகள்

உடலின் பல பாகங்களில் நாற்றமுள்ள வியர்வை, மருத்துவ அடிப்படையில் (Clinically), கண்டமாலை, குழந்தைக்கணை, குரல்வளைச் சுரப்பி வீக்கம் (Goitre) ஆகிய நோய்கள் தோன்றக் கூடியவர்களுக்கும்; சில்லிட்ட பாதங்களுடன் கூடிய தலைவலி, எக்சீமா இடுப்பு நோய்கள்; கழலைகள்; தொடக்க நிலையில் உள்ள எலும்புருக்கி நோய்; சீரணக் கோளாறு; குழந்தைகளிடம் போதுமான வளர்ச்சியின்மை; உடல் மெலிதல், மென்மையான எலும்புகள்; சுரப்பிகள் (Glands) தொடர்பான நோய்கள் ஆகியவற்றிற்கும், மிகுதியாக வேலை செய்ததால் மனமும், உடலும் மயங்கிய நிலை; சிறு கழலைகள் (Polypi); நோய் நீங்கிய நிலையில் இருக்கும்போது மீண்டும் தோன்றுதல்; எளிதில் சளிப்பிடித்துக் கொள்ளக்கூடிய, மிக அதிகமாகச் சளி வெளிவரக்கூடிய, கண்டமாலை நோய்க்கு உட்படக் கூடிய நோயாளிகளுக்கும்; பருத்த உடலும், பெருத்த வயிறும், மிகப் பெரும் தலையும், வெளுத்த உடலும், வெளிறிப்போன தோற்றமும் உடைய குழந்தைகளுக்கும்; தண்ணீரில் நீண்ட நேரம் வேலை செய்வதால் வரும் நோய்களுக்கும்; குளிரால் மிக அதிகமாகப் பாதிக்கப்படுபவர்களுக்கும்; உடலின் ஒருசில பகுதிகளில் மட்டுமே வியர்வை ஏற்படுபவர்களுக்கும் பயன்படும். முட்டைகளை அதிகமாக விரும்பும் குழந்தைகள், அழுக்குப் பொருட்களையும், சீரணிக்க முடியாத பொருட்களையும் உண்ணும் குழந்தைகள், ஓயாது வயிற்றோட்டத்தால் பாதிக்கப்படுகிற குழந்தைகள் ஆகியோருக்கு; தொளதொளப்பான, தொங்கும் தசையையுடைய, கொழுத்த, வியர்த்துக் கொண்டிருக்கிற, சில்லிட்ட, ஈரமான உடல் உடையவராகவும், புளிப்பான நாற்றமுடையவராகவும் இருப்பவர்களுக்கும் பயன்படும்.

பயம் மிகுந்தவராக இருப்பார், பிறர் அவருடைய மனக் குழப்பத்தைக் கண்டு விடுவார்களோ என்ற பயம்; வருங்காலம் பற்றிய பயம்;

துயரம் தரும் செய்தி அல்லது மோசமான செய்திகள் வந்துவிடுமோ என்ற பயம்; அவருடைய உடல் பற்றி, அதாவது விரும்பத்தகாத ஏதாவது ஒன்று நிகழ்ந்து விடுமோ என்ற பயம்; ஈழை நோய்; அல்லது எலும்புருக்கி நோய் பற்றிக்கொள்ளும் என்ற பயம்; தன்னுடைய பகுத்தறிவை இழந்து விடுவோம் என்ற பயம்; ஏதோ ஒரு தீராத கொல்லும் நோய் தனக்கிருக்கிறது என்ற பயம்; பார்க்கும் அனைத்தையும் கண்டு பயம்; திறந்த வெளியில் பயம். கல்கேரியா நோயாளி மெதுவான இயக்கமுடையவர்.

நோய் அதிகரித்தல்

காலையில் விழித்துக் கொண்டவுடன்; குளித்தலினால்; நீரில் வேலை செய்வதனால்; பௌர்ணமி, அமாவாசை நாள்களில் மிகுதியாக மன, உடல் வேலை செய்ததனால்; குனிவதனால்; திறந்த வெளியில்; குளிர்க் காற்றில்; குளிர்ந்த காலநிலையில்; கைகால்களைத் தொங்க விடுவதால்; சூரிய வெப்பத்தினால்.

நோய் குறைதல்

காலை உணவிற்குப் பின், கை கால்களை முடக்கிக் கொள்வதனால்; உடையைத் தளர்த்திக் கொள்வதனால்; மல்லாந்து படுத்துக் கொள் வதனால்; நன்றாகத் தேய்ப்பதனால்; வறண்ட வெப்பமான காலநிலையில்.

குழந்தைகளுக்கு இந்த மருந்தைத் திரும்பத் திரும்ப பலமுறை கொடுக்கலாம். மேலே சொன்ன குறிகளையுடைய குழந்தைகள் சிறந்த உடல் நலமுடையவர்களாக ஆவார்கள். ஆனால், முதியவர்களுக்கு இந்த மருந்தைக் கொடுக்கும்போது மிகுந்த கவனம் தேவை. பௌர்ணமி, அமாவாசை நாள்களில் இம்மருந்தைக் கொடுக்காமல் இருப்பதே சிறந்தது.

இந்த மருந்து ஹானிமன் கண்டுபிடித்த மருந்துகளிலேயே மிகச் சிறந்ததாகும்.

உறவு மருந்துகள்

ரஸ்டாக்ஸ், லைக்கோபோடியம், சினிகா, குறுகியகால நோய் களில் கல்கேரியா நோயாளிக்கு பெல்லடோனா கொடுப்பது நல்லது.

லைக்கோபோடியம், பாஸ்பரஸ், சிலிகா ஆகிய மருந்துகளுக்கு முன் கொடுக்கப்பட்டால் மிக நன்றாக ஆழ்ந்து வேலை செய்கிறது.

மூக்குச்சளியில், கல்கேரியா கொடுத்தபின் காலிபைக்ரோம் கொடுக்கப்பட்டால் நல்லது. பள்ளி வயதுப் பெண்களுக்கு பல்சட்டில்லா பயன்படாதபோது இது மிகவும் பயனுள்ளதாக இருக்கும்.

பகை மருந்துகள்

பிரையோனியா, நைட்டிரிக் ஆசிட், சல்பர் ஆகிய மருந்துகளுக்கு முன்னர் கல்கேரியாவைப் பயன்படுத்துதல் கூடாது. அவ்வாறு பயன்படுத்தினால் அது சில சிக்கல்களை ஏற்படுத்தலாம்.

லைக்கோபோடியம் (Lycopodium)

"இம்மருந்தையும், சல்பர், கல்கேரியா ஆகிய மருந்துகளையும் சுற்றி பொருட்குண சிந்தாமணியில் சேர்க்கப்பட்டுள்ள அனைத்து மருந்துப் பொருட்களையும் இணைக்க முடியும்." எனவே இந்த மருந்தைப் பற்றி அறிந்து கொள்ளுதல் இன்றியமையாததாக விளங்குகிறது.

இந்த மருந்தின் மூலப்பொருள் வீரியமாக்கப்படுமுன் படுக்கைப் புண்களுக்குப் பயன்படுத்தும் ஒரு பொடிமாவு செய்யப் பயன்படும் செடியாகும். ஆனால் ஹானிமன் அவர்களின் முறையில் வீரியமாக்கப் பட்டவுடன் இன்றியமையாத, ஆழ்ந்து வேலை செய்யும் உடல்வாகுக் கேற்ற ஒரு சக்திவாய்ந்த மருந்தாகி விடுகிறது. மிக உயர்ந்த வீரியங் களில் கொடுக்கப்பட்டால், பெரும்பாலான சமயங்களில், இம்மருந்து நோயை மிகைப்படுத்தி விடலாம். எனவே இம்மருந்தைக் கொடுக்கும் போது மிகுந்த கவனத்துடன் கொடுக்க வேண்டும். உறுதியாக இந்த மருந்துதான் கொடுக்கப்பட வேண்டும் எனத் தெரிந்தால் ஒழிய அதுபோன்ற குறிகளுக்குப் பொருத்தமான வேறு மருந்துகளே கொடுக்கப்பட வேண்டும்.

இம்மருந்து சோரா, சிபிலிஸ், சைக்கோசிஸ் ஆகிய மூன்று நச்சுக் களையும் களைந்தெறியக் கூடிய அருமருந்தாகும்.

தனிச்சிறப்பான குறிகள்

மிகுந்த அறிவுக் கூர்மையுடைய, ஆனால் உடல்வலி குன்றியவர் களுக்கேற்றது. உடலின் மேல்பாகம் மெலிந்திருப்பது, கீழ்பாகம் சுரந்து பெருத்திருப்பது. முகம் வெளுத்துப்போய் பழுப்பு நிறமுடையதாய் இருப்பது, நெற்றியில் சுருக்கங்கள் நிறைந்திருப்பது, வயிற்றில் வாயு மிகுதியாகச் சேர்ந்திருப்பது, குறிப்பாகக் கீழ் வயிற்றில், ஆசனவாய் வழியாகக் காற்று வெளியேறுதல், மிகுந்த பசி, ஆனால் சில வாய்ச் சோறு சாப்பிட்ட உடனே தொண்டைவரை நிறைந்து விட்டது போன்ற உணர்வு, வலதுபுறத்தில் காணும் அனைத்து நோய்க் குறிகளும் வலதுபுறம் தொடங்கி இடதுபுறம் பரவும் நோய்க்குறிகளிலும், மாலை 4 மணி முதல் இரவு 8 மணி வரை அல்லது இரவு முழுதும், நோய்க் குறிகள் அதிகரிக்கும் நோய்கள் அனைத்திலும் இம்மருந்து பயன்படும்.

பொதுக் குறிகள்

அதிகப்படியான வாயுவினால் வயிற்றில் கடமுடவென்ற ஒலிகள்; மிக அதிகமான பசி இருந்த போதிலும் ஒரு சில கவளங்களில் வயிறு நிரம்பி விடுதல், வயிறு ஊதிக் கொள்ளுதல், மலச்சிக்கல், ஆனால் மலம் கழிக்க வேண்டுமென்ற உணர்வு அடிக்கடி தோன்றுதல்.

நாசித் துவாரங்கள் விசிறி போன்று சுருங்கி விரிதல்; அந்த இயக்கம் எப்பொழுதுமே மெதுவாக இருப்பதில்லை. மிக அதிகமான வேகமுடையதாகவே இருக்கும். அது மூச்சு விடுதலுக்கு இணையாக இருப்பதில்லை; குறிகள் அனைத்தும் திடீரெனத் தோன்றும், திடீரென மறையும். குப்பென்று உடல் முழுதும் சூடேறுதல், மின்னல் போன்ற வலிகள்; அமைதியின்மை; இங்கும் அங்கும் நடப்பதால் குறைதல்; வலதுபாகம் சூடாகவும், இடது பாகம் குளிர்ந்தும் இருத்தல்.

தனியாக இருப்பதற்குப் பயம்; மனிதர்களைக் கண்டால் பயம்; தன்னுடைய சொந்த நிழலைக் கண்டுகூட பயம்; யாராவது அவருக்கு நன்றி சொன்னால்கூட கண்ணீர் விட்டு அழுவார். எப்போதுமே ஏதாவது ஒரு அபாயம் நிகழ்ந்துவிடக் கூடும் என்று பயம்; பாலத்திற்கு வருவதற்கு முன்னர் அதைத் தாண்ட முயல்வார்; காலையில் எழுந்தவுடன் சிடுசிடுப்பு; நோயுற்றிருக்கும்போது மிகுந்த அகங்காரம் கொண்டவராக இருப்பது; சீறிவிழுவது; பேராசையுடையவராக இருப்பது; தான்தான் பெரியவரென்று நினைப்பது; மனம் தளர்ந்து போவது; கஞ்சத்தனம் மிகுந்தவராயிருப்பது.

துணிகளை இறுக்கமாகக் கட்டுவதைத் தாங்க முடியாமை; கடுமையான வாசனைகளையும், பேரொலிகளையும் தாங்க இயலாமை; மிக அதிகமான அளவு உணர்ச்சி கொண்டவராயிருத்தல்; யாரும் எதிர்த்துப் பேசுவதைச் சகித்துக் கொள்ள இயலாமை; தன்னை அறியாமல் மிக அதிகமான கோபம் கொள்ளுதல்; சிறுநீரில் சிவந்த மண்குருணைகள் காணப்படுதல்; நத்தைச்சிப்பி மீன் (Oysters) களை உண்ண முடியாது. ஏனெனில் அவை அவருக்கு வாந்தியை உண்டாக்கு கின்றன. இனிப்புப் பண்டங்களையும், இனிப்பையும் மிகுதியாக விரும்புதல்.

ஏதாவது ஒரு செயலைச் செய்ய வேண்டியதிருப்பது அவருக்கு ஒரு பூதம் போன்றிருக்கும். உதாரணமாக - நாளை ஒரு மேடைப் பிரசங்கம் செய்ய வேண்டுமெனில், அவருடைய குறிப்புகள் "ஒரு வேளை காணாமல் போக்கி விடலாம்; பொதுவாகக் காரியத்தைக் கெடுத்து விடலாம்" என்பதைப் போன்ற பயங்கள் அவர் மனத்தில் தோன்றும். எனினும், எப்படியோ அவரை மேடையில் ஏற்றிவிட்டால் மிக வெற்றிகரமாகச் சொற்பொழிவாற்றி விடுவார்.

நோய் மிகுவது

காலை எழுந்தவுடன்; மாலை 4 முதல் 8 மணி வரை நள்ளிரவுக்கு முன்னர்; ஒரு சிறிதளவு சாப்பிட்டவுடனேகூட; சூடான அறை; சில்லிட்ட உணவு; பானம், கீரை, காய்கறிகள், பயறு, பட்டாணி, ரொட்டி ஆகியவற்றைச் சாப்பிட்டவுடன்; மதுபானம், பால் அருந்தியவுடன்.

நோய் குறைதல்

திறந்தவெளி; சூடான உணவும், பானமும்; இயக்கம், அசைதல்.

உறவு மருந்துகள்

செலிடோனியம், கல்கேரியா கார்ப், கல்கேரியாவுக்கும் சல்பர் ஐபோட், கிராபைட்டிஸ், லாச்சசிஸ், செலிடோனியம் ஆகிய மருந்துகளுக்குப் பின்னால் கொடுக்கப்பட்டால் நன்றாக வேலை செய்கிறது.

முறிவு மருந்துகள்

காம்பர், பல்சட்டில்லா, காஸ்டிகம்

ஆர்சனிக்கம் ஆல்பம்
(Arsenic Album)

ஆர்சனிக்கம் ஆல்பம் அனைத்து உறுப்புகளிலும், தசைநார்களிலும் வேலைசெய்யும் அற்புத மருந்து. இதனுடைய தெளிவான, தனிச் சிறப்பான குறிகளும், பலவகையான நோய்களுக்கு ஒத்திசைவானதாக இருப்பதும், இம்மருந்தை ஹோமியோபதி முறையில் அடிக்கடி பயன்படுத்துவதை இன்றியமையாததாக ஆக்குகிறது. பெரும்பாலான சமயங்களில் அதனுடைய பொதுக்குறிகள், அது மிகவும் வெற்றிகரமாகப் பயன்படுத்துவதற்கு வழி செய்கின்றன.

கோழைப்படலம், தோல், நரம்பு ஆகியவற்றின் நோய்களிலும், பித்தசுரம், டைபாய்ட் சுரம் ஆகியவற்றிலும் வேறு பல சுரங்களிலும்; வயிறு, குடல், நுரையீரல், கல்லீரல் ஆகியவற்றில் ஏற்படுகிற வேக்காடுகளிலும்; காலரா, பாண்டுவீக்கம், பிளவைகள் ஆகிய நோய்களிலும் அமைதியற்றுப் புரண்டு புரண்டு படுக்கை நிலை எந்த நோயில் காணப்பட்டாலும் இம்மருந்தைப் பயன்படுத்த வேண்டும்.

தனிச்சிறப்பான குறிகள்

அமைதியற்ற தன்மை (புரண்டு புரண்டு படுப்பது அல்லது ஒரு நாற்காலியிலிருந்து மற்றொரு நாற்காலி அல்லது கட்டிலுக்கு மாறிக் கொண்டேயிருப்பது); மிகுதியான அளவு பலவீனம்; அவருக்குள்ள நோயின் அளவைக் காட்டிலும் மிகுதியான அளவு பலம் குறைந்திருத்தல்; சாவு பயம்; தனியாக இருக்க பயம்; குழந்தைகள் தங்களைத் தூக்கி வைத்துக் கொண்டே இருக்க வேண்டுமென அழுதல்.

பொதுக்குறிகள்

அதிகமான எரிச்சலுடன் கூடிய வலி, அது எங்கிருந்தாலும் சரி, சூட்டினாலும், சூடான ஒத்தடங்களாலும், மேல் பூச்சுக்களாலும் வலி குறைவு. அதிகமான தாகம், அடிக்கடி நீர் பருகுவார். ஆனால் ஒரு சிறிதே பருகுவார். பொதுவாக ஒரு வாய்தான் குடிப்பார். வாந்தியும் மலம் கழித்தலும் ஒரே சமயத்தில் நிகழும். மிகுதியான குளிரும், நடுக்கமும் இருக்கும். நெருப்பைக் கூட அணைத்துக் கொள்ள விரும்புவார். ஒரு ஆர்சனிக் நோயாளி "அவருடைய உடல் அடுப்பிலும், தலை குளிர்பதனப் பெட்டியிலும்" இருக்க வேண்டுமென விரும்புவார்.

மிக அதிகமான அளவு ஒழுங்கையும், தூய்மையையும் விரும்புவார். அந்தந்தப் பொருட்கள் அந்தந்த இடத்தில் ஒழுங்காகவும், அழகாகவும் வைக்கப்பட வேண்டும்; சற்று கோணலாக இருப்பதைக்கூட அவர் விரும்பமாட்டார்.

ஆர்சனிக் நோயாளியின் முகம் கவலையால் சுருக்கங்கள் நிறைந்ததாக இருக்கும்; வறண்டதாகவும், பதனிட்ட தோல் போலவும் இருக்கும்; அவருடைய தலைமயிர் நேராக நிமிர்ந்தும் கரடுமுரடாகவும் இருக்கும்.

பிற எந்த மனிதருக்கும் மரியாதை கொடுக்காதவர்; பணம் சம்பாதிக்கப் பெரிதும் விரும்புவர்; பேராசைக்காரர்; வெறுப்பு மிகுந்தவர்; இலாபத்திற்காகத் தன்னுடைய சகோதரனுடையதைக் கூடக் கொள்ளையடிக்கக் கூடியவர்; தன்னைத் தவிர வேறு யாரிடமும் அன்பில்லாதவர்.

அவருடைய உடலின் கழிவுப் பொருட்களான மலம், மூத்திரம், வியர்வை ஆகியவை குறைவாகவும், காரத்தன்மை மிகுந்ததாகவும், பின்நாற்றமுடையதாகவும், பச்சை நிறமுடையதாகவும் இருக்கும்.

"நிச்சயமாக சாகப்போகிறோம். எனவே மருந்துண்பது பயனற்றது" என எண்ணுபவர். ஒவ்வொரு நாளும் ஒவ்வொரு மூன்றாவது நாளும் அல்லது ஒவ்வொரு பதினைந்து நாள்களும்; ஒவ்வொரு ஆண்டும் திரும்பத் திரும்ப வரும் நோய்களைக் குணப்படுத்த இம்மருந்து இன்றியமையாதது.

நோய் மிகுதியாதல்

நள்ளிரவுக்குப்பின்; இரவு 1 மணி முதல் 2 மணி வரை; மதியம் 1 மணி முதல் 2 மணி வரை; குளிரால்; குளிர்பானங்களால் அல்லது உணவால்; தலையைத் தாழ்த்தி வைத்துக் கொண்டு பாதிக்கப்பட்ட பக்கமாகப் படுத்திருத்தலால்.

நோய் குறைதல்

பொதுவாக வெப்பத்தினால், சூட்டினால் (Warmth), தலைவலி மட்டும் குளிர்ந்த நீரில் குளிப்பதால் தற்காலமாகக் குறைகிறது. எரிச்சல் சூடானவற்றால் குறைகிறது; சூடான பானங்களால் குறைகிறது.

துணை மருந்துகள்

கார்போவெஜி; ரஸ்டாக்ஸ்; பாஸ்பரஸ்; தூஜா.

முறிவு மருந்துகள்

ஓபியம்; சைனா; ஹீப்பர்; நக்ஸ்வாமிகா; இபிகாக்.

தூஜா ஆக்சிடெண்டாலிஸ்
(Thuja occidentalis)

தூஜா சைக்கோசிஸ் நச்சை நீக்குவதற்குப் பயன்படும் மிக இன்றியமையாத மருந்துகளில் ஒன்று. காலிபிளவர் போன்ற சதை வளர்ச்சிக்கும் உடலில் ஏற்படும் சதை வளர்ச்சிகளுக்கும், அம்மைப்பால் வைத்துக் கொண்டதன் தீய விளைவுகளை முறிப்பதற்கும் இம்மருந்து பெரிதும் பயன்படும்.

இம்மருந்து தேவைப்படும் நோயாளிகளின் உடலில் அதிகப் படியான நீரகம் (Hydrogen) இருக்கும். அதன் விளைவாக அவர்களது இரத்தத்திலும், தசைகளிலும் அதிகப்படியான நீர் இருக்கும். எனவே மழை, குளிர்ந்த, ஈரமான காலநிலை; ஈரமான படுக்கைகள்; மீன்; வெள்ளரிக்காய்; தண்ணீர்க்காய் போன்ற நீர் மிகுதியாக அல்லது நீர்நிலைகளுக்கு அருகில் கிடைக்கும் பொருட்கள் நோயை மிகுதிப் படுத்தும். இவ்வகையான உடல்வாகு உள்ளவர்களை சைக்காட்டிக் (Psychotic) வகை அல்லது நீர் மிகுந்த உடல்வாகு (Hydrogenoid) என்று அழைக்கிறோம்.

பொதுக்குறிகள்

தன்னுடைய படுக்கையில் யாரோ அந்நியர் படுத்திருப்பது போன்ற உணர்வு; உடல் கண்ணாடியில் செய்யப்பட்டது போன்ற உணர்வு; உயிருள்ள பிராணி ஒன்று வயிற்றினுள் இருப்பது போன்ற உணர்வு; உடலும் ஆன்மாவும் தனித்தனியாகப் பிரிக்கப்பட்டிருப்பது போன்ற உணர்வு.

கிரீஸ் அல்லது மெழுகு தடவியது போன்ற, பளபளப்பான முகம்; பெரும்பாலான சமயங்களில் ஒளி ஊடுருவிச் செல்லக் கூடியதாக இருப்பது.

முன்னர் பெரியம்மை ஏற்பட்டிருந்தாலோ அல்லது பாம்பு கடித்திருந்தாலோ, இம்மருந்து கொடுக்கப்பட வேண்டும்.

வியர்வை - குறிப்பாகப் பாலுறுப்புகளில் பூண்டு நாற்றமுடைய தாகவும், தேன் போன்று இனிப்பானதாகவும், சில வேளைகளில் எரிக்கப்பட்ட கொம்பு அல்லது இறகு அல்லது கடற் பஞ்சு போன்ற நாற்றமுடையதாக இருப்பது; துணியால் மூடப்படாத பகுதிகளில் மட்டுமே வியர்வை. தூக்கத்தில் மட்டும் வியர்வை; எழுந்தவுடன் மறைந்து விடுகிறது.

மேகவெட்டை நோயின் காரணமாக ஏற்பட்ட நாள்பட்ட வாதம்; தலைக்குள் அல்லது தலையிலிருந்த வெளியில் ஆணியை அடிப்பது போன்ற உணர்வு.

வெங்காயம் சாப்பிட இயலாமை; சாப்பிட்டால் நோயால் பீடிக்கப்படுவது.

நோய் அதிகமாதல்

இரவு நேரம்; படுக்கையின் வெப்பத்தால்; காலை 3 மணியும் மாலை 3 மணியும்; குளிர்ந்த, ஈரமான காற்று; போதைப் பொருட்கள்; இடது பக்கம்; காபி சாப்பிட்டபின்.

நோய் குறைவது

அழுத்துவது; தேய்ப்பது; சொறிவது; ஓய்வாக இருக்கும்போது; பாதிக்கப்பட்ட பக்கத்தில் படுத்திருப்பது ஆஸ்துமாவைக் குறைக்கிறது.

உறவு மருந்துகள்

சாபினா; சிலிக்கா; நாட்ரம் சல்ப்; மெடோரினம், மெர்க்சால், ஹைட்ரிக் ஆசிட் ஆகியவற்றிற்குப் பின்னால் கொடுக்கப்பட்டால் சிறப்பாக வேலை செய்கிறது.

முறிவு மருந்துகள்

மெர்க்சால்; காம்பர்; பல்சட்டில்லா; இதுதான் பாலபருக்களுக்கும், பாலுண்ணிகளுக்கும் ஒரே மருந்து என்பதில்லை. எனினும், இதுவே அவை அனைத்திலும் சிறந்தது.

எந்த வகையான நோயாக இருந்தாலும், நோயாளி அம்மைப்பால் குத்திக்கொண்டபின்தான் நோய் வந்தது என்ற கூறினாலோ அல்லது ஏதோ ஒரு விஷப்பூச்சி கடித்த பிறகுதான் தனக்கு அந்த நோய் வந்தது என்று கூறினாலோ - அது எவ்வளவு காலத்திற்கு முன்னால் நடந்திருந் தாலும் சரி - இந்த மருந்தே அதற்கெனக் கொடுக்கப்பட வேண்டும்.

நோயாளியின் உடலில் மேகவெட்டை நோயின் குறிகள் இருப்பதாகத் தோன்றினால், அல்லது அவருக்கு மேகவெட்டை நோய் இருந்தால் நாம் ஆராய்ந்து கொடுக்க வேண்டிய மருந்து இதுவேதான்.

அக்கோனைட் (Aconite)

தனிச்சிறப்பான குறிகள்

தான் சாகப்போகும் நேரத்தைத் துல்லியமாகக் கூறுவது; மனப்பாரம்; பயத்திலும் அதனுடைய பயன்களைப் பற்றிய அச்சத்திலும் காட்டப்படுகிற உணர்ச்சி மற்றும் உள்ளம் தொடர்பான மனப்பாரங்கள் (Tension), மிகுதியான அளவு அமைதியற்றிருத்தல்; மிக அதிகமான கவலை (Anxicty), சாவு பற்றிய பயத்தைப் போக்க என்னதான் எடுத்துரைத்தாலும் கேட்டுக்கொள்ளமாட்டார்.

மிகுந்த வலியுடன் இங்குமங்கும் புரண்டு படுத்தல், சாய்வு நிலையிலிருந்து எழும்போது வெளிறிப்போன முகம், பெரும் தண்ணீர் குடிக்கும் தாகம், தண்ணீரைத் தவிர அனைத்தும் கசப்பாக இருத்தல், மிகுதியான சுரம், சருமம் காய்ந்து போய் சூடாயிருத்தல், நாடித் துடிப்பு வேகமாகவும், பலமாகவும் இருத்தல், மிகுந்த கடுமையுடன் திடீரென வரும் நோய்கள்.

பொதுவானவை

வறண்ட குளிர்க்காற்று, வறண்ட ஈரமான குளிர்க்காற்று அல்லது கீழ்க்காற்றினால் தோற்றுவிக்கப்பட்ட நோய்கள்; பெரும் பயம், பயத்தால் வாழ்க்கையே துன்பமயமாகத் தோன்றுதல்; கூட்டத்தைக் கண்டு பயம்; தெருவைக் கடக்கப் பயம், வலியைப் பொறுத்துக் கொள்ள முடியாமை; அது அவரைப் பைத்தியமாக்கி விடும் போலிருப்பது.

நோயாளி அமைதியாக ஏதும் செய்யாதிருந்தால் அக்கோனைட் மருந்தைக் கொடுப்பது ஏற்றதல்ல. வறண்ட, மூச்சைத் திணறடிக்கிற, பலமான ஒலியுடன் கூடிய கடினமான மணிபோல் ஒலிக்கிற, ஊதிபோல் ஒலிக்கிற கடுமையான இருமல்.

தொடுவதையோ அல்லது போர்த்திக் கொள்வதையோ பொறுத்துக் கொள்ள முடியாது; திடீரெனத் தோன்றுகிற குருட்டுத்தனம் (Blindness); திடீரென ஏற்பட்ட குளிரினால் - குறிப்பாக குழந்தை களிடத்தில் - ஏற்படும் குறைவான, சிவப்பான, சூடான மூத்திரம், குளிர்ந்த வறண்ட காற்று பட்டதால் முகத்தில் இசிவு. நோயாளி தன்னுடைய இரைப்பையிலிருந்தே அவர் சிந்திக்கிறதாகக் கற்பனை செய்து கொள்கிறார்.

குளிர்ந்திருத்தல், மரத்துப் போயிருத்தல், துடித்தல் ஆகியவை மிகுதியாகவுள்ள பக்கவாதத்திற்கு அக்கோனைட் சிறந்த மருந்தாகும். பருமனான உடல் உள்ளவர்களுக்கு ஏற்படும் மிகுந்த, சிவப்பான இரத்தப்போக்கு, மலம் முழுவதும் இரத்தமாயிருத்தல்.

குறுகியகால தீவிர நோய்களின் தொடக்கத்தில் இம்மருந்து கொடுக்கப்பட வேண்டும். நோய் குணமாவதற்குரிய மாற்றங்கள் ஏற்பட்டபின் இதைக் கொடுத்தல் கூடாது. அக்கோனைட்டைக் காய்ச்சலைத் தணிப்பதற்கு மட்டுமே கொடுத்தல் கூடாது. இந்த மருந்து கொடுப்பதற்கான குறிகள் நோயாளியிடத்தில் காணப்பட்டால் இந்த மருந்து ஒன்றே அவருடைய நோய் முழுவதையும் குணப்படுத்தி விடும். வேறு மருந்து தேவைப்படாது.

நோய் மிகுதியாதல்

மாலையில், நள்ளிரவில், வெப்பமான அறையில், படுக்கையிலிருந்து எழுந்தவுடன், பாதிக்கப்பட்ட பக்கத்தில் படுத்திருந்தால், குளிர்ந்த, வறண்ட காற்று, வெயிலின் சூடு, அதிர்ச்சி, சில்லிட்டுப் போதல், அச்சம், பயம்.

நோய் குறைதல்

ஓய்வாக இருக்கும்போது, உடல் மீது போர்த்தப்பட்ட துணிகளை எடுத்த பிறகு.

உறவு மருந்துகள்

காய்ச்சலில் தூக்கமின்மைக்குக் காபியா, காயங்களுக்குப் பின் வலியைத் தாங்க முடியாதிருந்தால் ஆர்னிகா, அனைத்து சமயங்களிலும் சல்பர். அக்கோனைட் தொடங்கிய சிகிச்சையை சல்பர் முழுதும் குணப்படுத்தி விடும்.

நக்ஸ்வாமிகா (Nuxvomica)

இம்மருந்தை ஒரு 'சர்வரோக நிவாரணி' என்றால் மிகையாகாது. ஏனெனில் அதனுடைய குறிகள் அனைத்தும், சாதாரணமாக ஏற்படும் நோய்களுக்கும், அடிக்கடி தோன்றும் நோய்களுக்கும் ஒத்திசைவானதாக உள்ளன. அது, இன்றைய புதுமுறை வாழ்வில் தோன்றும் பல நோய்களுக்கு ஏற்றதாக உள்ளது. இன்றைய அவசரம் நிறைந்த, இக்கட்டுகள் நிறைந்த, மனப்பாரங்கள் (Tension) நிறைந்த வாழ்க்கை மக்களைச் சோர்வடையும்படியும், நோஞ்சான்களாகிவிடும் படியும், சிடுசிடுப்பும், கோபமும் நிறைந்தவர்களாகும்படியும் செய்கிறது. இதற்குத் தகவமைத்துக் கொள்வதறகு புகை பிடிக்கிறார்கள்; மதுபானம் அருந்துகிறார்கள்; போதைப் பொருட்களை உண்கிறார்கள்; இரவில்

நீண்டநேரம் கண் விழித்திருக்கிறார்கள். எனவே பசி மறைந்து விடுகிறது. வாசனைப் பொருட்கள் - கறிமசாலா, பட்டை, சோம்பு மிகுதியாகப் பயன்படுத்தப்படும் உணவுகளே தேவைப்படுகிறது. அல்லது அவற்றைத்தான் உண்ணமுடிகிறது. அதன் விளைவாக சீரணம் கெட்டு விடுகிறது. இவை பெரும்பாலும் ஆண்களாலேயே மேற்கொள்ளப்படுகின்றன என்பதால் இம்மருந்து ஆண்களுக்கே பெரிதும் பொருந்தும்.

தனிச்சிறப்பான இயல்புகள்

நக்ஸ்வாமிகா நோயாளிகள் ஒல்லியானவர்களாகவும், எரிச்சல் படுபவர்களாகவும், கவனமானவர்களாகவும், பற்றும் ஆர்வமும் உள்ளவர்களாகவும், பித்தவாகுடையவர்களாகவும், சண்டைக்காரர் களாகவும், வெறுப்புணர்வு கொண்டவர்களாகவும், தீய நோக்கம் உடையவர்களாகவும் இருப்பர். பெரும்பாலும் அவர்கள் பெருங்குடியர் களாகவே இருப்பர்.

காலை 4 மணி வரை தூங்கி, பின் 2 மணி நேரம்வரை விழித்திருந்து விட்டு, படுக்கையை விட்டு எழுந்திருக்க வேண்டிய நேரத்தில் தூங்கி விடுகிறார். பின்னர், அவர் விழித்திருக்கும்போது, எரிச்சலும் சோம்பலும் கொண்டவராக இருக்கிறார்.

பொதுக் குறிகள்

அவர்கள் மிகவும் அதிகமாக நேசிக்கிறவர்களைக் கொல்ல வேண்டுமென நினைப்பது; எளிதில் கோபம் கொள்வது அல்லது எளிதில் பரபரப்படைவது அல்லது எரிச்சலடைவது. சிறு நோயைக் கூடத் தாங்கிக் கொள்ள இயலாமை; ஒலிகள், வாசனைகள், ஒளி, இசை ஆகியவற்றைத் தாங்க இயலாமை; வெளியில் நடக்கும் சிறு நிகழ்ச்சிகள் கூட மனத்தைப் பெரிதும் பாதிக்கிறது. எப்பொழுதுமே படித்துக் கொண்டு வீட்டிற்குள் அடைந்து கிடப்பவர்கள்; மேசையடித் தொழில் செய்வோர்; எந்தவித உடல் உழைப்புமில்லா சிந்தனை யாளர்கள்.

அதிகப்படியாக, காபி, புகையிலை, மதுபானம், மிகுதியாக மசாலா பயன்படுத்தப்பட்ட உணவுவகை, பக்குவப்படுத்தப்பட்டு, டின்களில் அடைக்கப்பட்ட உணவுவகை ஆகியவற்றை மிகுதியாக உண்பதனால் பாதிக்கப்படுவோர்.

எப்பொழுதும் சில்லென்றிருக்கும் தேகவாகுடையவர்கள், மூச்சுவிடும்பொழுதும் அருகில் வந்தவுடனும் புளித்த நாற்றமடிப்ப வர்கள், மூலநோயால் பாதிக்கப்பட்டுள்ள அல்லது மூலநோயின்

அறிகுறிகளையுடைய, நல்ல செரிமானம் இல்லாத, நரம்புத் தளர்ச்சியுள்ள, கவலை நிறைந்தவர்களுக்கு இம்மருந்துதான் கொடுக்கப்பட வேண்டும்.

இலேசாக நடக்க ஆரம்பித்தாலும், இலேசான காற்றடித்தாலும் உடல் சில்லிட்டுப் போதல், உடல் சூடுபெற முடியாமை, வெப்பத்தினால்கூட மாறாத சில்லென்ற தன்மை, உடலின் மீதுள்ள துணிகளை நீக்கினால் குளிர் ஆட்டுவது, தசைகள் வெட்டி இழுக்கப்படுதல், இசிவுகள், வலிப்புகள், உணர்வு இருக்கும்போதே ஏற்படும் வலிப்புகள்.

அடிக்கடி மலம் கழிக்க வேண்டுமென்ற உணர்வு, சென்று உட்கார்ந்தால் மலம் வெளிவராமை.

நோய் அதிகமாதல்

காலையில், காலை 4 மணிக்கு விழிக்கும்போது, மன உழைப்பு அதிகம் இருக்கும்போது, சாப்பிட்டவுடன் அல்லது மிகுதியாகச் சாப்பிட்டவுடன், தொடுதல், ஒலிகள், கோபம், கறிமசாலா கலந்த உணவு, போதைப் பொருட்கள், வறண்ட காலம், குளிர்க் காற்று.

நோய் குறைதல்

மாலையில் ஓய்வாக இருக்கும்போது, படுத்திருக்கும்போது, ஈரமான, குளிர்ந்த வேளைகளில்.

உறவு மருந்துகள்

அனைத்து நோய்களிலும் சல்பர் இம்மருந்திற்குப் பெரிதும் உதவியாக இருக்கிறது.

பகை மருந்துகள்

சிங்க்கம் மெட்டாலிக்கம் இந்த மருந்திற்கு முன்னாலும் பின்னாலும் கொடுக்கப்படக் கூடாது.

முறிவு மருந்துகள்

காபியா, இக்னாஷியா, கோக்குலஸ், பல்சட்டில்லா. இம்மருந்துகள் இரவு நேரங்களில் படுக்கைக்குப் போகுமுன், மனம் ஓய்வாக இருக்கும் போது கொடுக்கப்பட்டால் மிகச் சிறப்பாக வேலை செய்கிறது.

பல்சட்டில்லா (Pulsatilla)

நக்ஸ்வாமிகா ஆண்களுக்கேற்ற மருந்து என்றால், இம்மருந்து மங்கையர்க்கு ஏற்ற மருந்தாகும். மனநிலையும், அது தொடர்பான சார்பு நிலைகளும் (Disposition) தான் இம்மருந்தைத் தேர்ந்தெடுப்பதில் முக்கியமான பங்கு வகிக்கின்றன. காற்றைப் போன்று அடிக்கடி மாறும் மனம் (Fickle) கொண்டவர்களாகவும், மிக அதிகமான அளவு

தொட்டாற் சிணுங்கிகளாகவும், கண்ணீர் வடித்து அழுகின்ற இயல்புடையராகவும் இருப்போருக்கு இம்மருந்து தேவைப்படும். பல்சட்டில்லா நோயாளி மென்மையானவராகவும் (Mind), வளைந்து கொடுப்பவராகவும் (Yielding) இருப்பார். அதே நேரத்தில் அவர் எரிச்சல் கொண்டவராகவும் இருக்கலாம். அவர் உடல் சிலலென்றிருக்கும், ஆனால் வெப்பத்தை வெறுப்பார், குளிர்ந்த உணவுகளையே மிகுதியாக விரும்பி உண்பார், நோயாளி திறந்த வெளியை விரும்புவார்; அங்கு, அவருக்கு நோய் குறைவாக இருக்கும். பூந்தசைகள் அனைத்தும் பாதிக்கப்பட்டிருக்கும். கொழுப்புச் சத்து உள்ள பொருட்களை வெறுப்பார் அல்லது அதை உண்டால் நோயுறுவார், வெளியேறும் கழிவுப் பொருட்கள் அனைத்தும், கட்டியாகவும், கொழகொழப் பாகவும், மஞ்சளாகவும் அல்லது மஞ்சள் கலந்த பச்சையாகவும் இருக்கும். ஆறுதல் கூறுவதையும், மிகுதியாகக் கொஞ்சப்படுவதையும் பெரிதும் விரும்புவார். அவருடைய நோய்க் குறிகளைப் பற்றிக் கூறும்போது கூட கண்ணீர் விட்டு அழுவார்.

பொதுவானவை

தாகமே இராது. குறிகள் எப்பொழுதுமே மாறிக் கொண்டே யிருக்கும். வலிகள் இங்குமங்கும் மாறிக் கொண்டேயிருக்கும். மலத்தின் நிறம் மாறிக் கொண்டேயிருக்கும். பல்சட்டில்லா மருந்தின் இன்றியமையாத குறிகளை ஒட்டி, அம்மருந்து தேவைப்படும் நோயாளியின் அனைத்து நோய்களுக்கும் கொடுக்கப்பட வேண்டும்.

என்ன வகையான காய்ச்சலாக இருந்தாலும், நோயாளி குளிர் மிகுந்தவராகவும், சூட்டினால் நோய் மிகுதியாக ஆவதாகவும் இருக்கும். நோயாளி தாகம் இல்லாதவராக இருப்பார். உதாரணமாக, டைபாய்டு, மணல்வாரி, பொன்னுக்குவீங்கி, பித்தக்காய்ச்சல், சளிக்காய்ச்சல், முறைக்காய்ச்சல், வாதக் காய்ச்சல் இவற்றில் எதுவாயிருந்தாலும் மேலே கூறப்பட்ட குறிகள் காணப்பட்டால் இம்மருந்தைப் பயன்படுத்துவதே சிறந்தது.

ஒருபக்க வியர்வை, முதல் மாதவிலக்கே-பூப்பெய்துவதே காலந்தாழ்த்தப்பட்டால், பாதங்கள் தண்ணீரில் நனைவதால், மாதவிலக்குத் தடைபட்டால்.

வேக்காடுகளும், வெளிப்பாடுகளும் ஊதா நிறமுடையதாக இருப்பது, நரம்புகள் சுருண்டிருத்தல், கொழுப்புச்சத்து நிறைந்த, ஊட்டச்சத்துகள் நிறைந்த உணவு, பன்றிக்கறி, கேக்குகள் ஒத்துக் கொள்ளாமை.

கண்கட்டிகள், கண் ஒட்டிக் கொள்ளுதல், காதுவலி, சளிப்பிடித்தால் காதுகேளாமை, விரைவீக்கம், ப்ராஸ்டேட் கோளங்களின் வேக்காடு, மணல்வாரி, சிச்சிலுப்பை ஆகியவற்றின் பின் விளைவுகள் முதலியவற்றில் பயன்படுகிறது.

பல்சட்டில்லா நோயாளி தன் கையைத் தலைக்கு மேல் வைத்துக் கொண்டு தூங்குகிறார். பல்சட்டில்லா இரும்புத் தொடர்பான மருந்துகள் மிகுதியாக சாப்பிட்டதனால் ஏற்படும் மோசமான விளைவு களுக்கும், கொய்னா மருந்துகளை மிகுதியாகச் சாப்பிட்டதனால் ஏற்பட்ட பின் விளைவுகளுக்கும் முறிவாக வேலை செய்கிறது. இது சைக்கோசிஸ் நச்சைப் போக்கும் மருந்தாகும்.

நோய் மிகுதியாதல்

வெப்பமான மூட்டப்பட்ட அறை, மாலை, அந்திநேரம், அசையத் தொடங்கியவுடன், இடதுபுறம் படுத்திருக்கும்போது அல்லது வலியில்லாத பக்கத்தில் படுத்திருக்கும்போது, விருந்துச் சாப்பாடு, கொழுப்புப் பொருட்கள், செரிக்க முடியாத பொருட்கள், சூடான ஒத்தடங்கள்.

நோய் குறைதல்

திறந்த வெளியில் வலி மிகுந்த பக்கம் படுத்திருத்தல், குளிர்ந்த காற்று, குளிர்ந்த அறை, குளிர்ந்த உணவுப் பொருட்களைச் சாப்பிடுதல் அல்லது பானங்களைப் பருகுதல்.

மணல்வாரி (Measles) ஓரிடத்தில் தோன்றினால் அங்கு அந்நோயால் பாதிக்கப்படாதோர் அனைவரும் பல்சட்டில்லாவை 3 அல்லது 6 வீரியத்தில் 1 நாளைக்கு 3 முறை சாப்பிடுவது சிறந்த தடுப்பு மருந்தாக விளங்கும்.

உறவு மருந்துகள்

காலிசல்ப், லைக்கோபோடியம், சிலிக்கா, சல்பூரிக் ஆசிட்.

முறிவு மருந்துகள்

சாமோமில்லா, காபியா, இக்னேஷியா, நக்ஸ்வாமிகா, நாள்பட்ட நோய்களுக்கு சிகிச்சை தொடங்குவதற்குமுன் பல்சட்டில்லாவை ஒன்று அல்லது இரண்டுமுறை கொடுத்த பின் தொடங்கலாம்.

சிலிகா (Silicea)

தனிச்சிறப்பான குறிகள்

பலஹீனமான, நரம்புத் தளர்ச்சியுள்ள, எளிதில் கோபம் கொள்கிற, இளகிய மனமுடைய, விட்டுக் கொடுத்துவிடும் தோல்வி மனப்பான்மை யுள்ளவர்கள், உடல் மற்றும் மனத் திட்பம் குறைவாகியிருப்பவர்கள்.

கைகளிலும், பாதங்களிலும் நாற்றமுள்ள வியர்வையுள்ளவர்கள். சிலிகா இரண்டு முனைகளிலும் தலை-கை-கால்களிலும் வியர்க்கும் என்று கூறப்படுகிறது. பெரிய தலைகளையுடைய குழந்தைக்கணை நோயால் பீடிக்கப்பட்ட குழந்தைகள், தலையில் அதிகமாக வியர்க்கும் குழந்தைகள்.

தலை மிகவும் சூடாகவே வைக்கப்பட வேண்டும். கணுக்கால்கள் பலமற்றவை. நடை பழகக் குழந்தைகளுக்கு நீண்ட நாள்களாவது. வியர்வை தடுக்கப்பட்டதனால் தோன்றுகிற நோய்கள், செரிமானம் மிகவும் குறைவாக இருப்பதாலும் ஊட்டம் குறைவாக இருப்பதனாலும் பாதிக்கப்பட்ட குழந்தைகள், உடலிலும், மனத்திலும் மிகுதியான உணர்வுடையவர்கள்.

ஒலிகளால் மிகுதியாகப் பாதிக்கப்படுவர். அதனால் பயமும், கவலையும் நிறைந்தவராக இருப்பது. அழும் மனநிலை, குழந்தைகள் பிடிவாதம் நிறைந்ததாகவும் முரட்டுத்தனமாகவும் இருப்பது. அன்பாகப் பேசினால் அழுவது.

பொதுக் குறிகள்

மாறாத கருத்துகள், நோயாளி குண்டூசியைப் பற்றியே சிந்திக் கிறார். அவற்றை நினைத்துப் பயப்படுகிறார். அவற்றைக் கவனமாக எண்ணுகிறார்.

இம்மருந்து உடலில் புகுந்துள்ள எலும்புத்துண்டுகள், முள், கண்ணாடித்துண்டு ஆகியவற்றை வெளியேற்ற உதவுகிறது. கட்டிகளைப் பழுக்க வைக்கப் பயன்படுகிறது. எல்லாவிதமான பவுந்திரங்களு (Fistula) க்கும் பயன்படும். சீழ்பிடிக்கும் அனைத்து நோய்களிலும் இது பயன்படும்.

சில்லென்று இருத்தல், வெப்பம் குறைவாக இருத்தல், உடற்பயிற்சி செய்யும்போதுகூட போர்த்திக் கொள்ள வேண்டும். அழுக்கான சருமம் உடையவர்கள், எந்த ஒரு சிறு காயமும் பெரிதாகச் சீழ்வைக்கிறது. தலையை அல்லது முதுகுப் பக்கத்தை குளிர்ந்த காற்றுப்படும்படி வைத்திருப்பதால் ஏற்படும் நோய்கள்.

சிலிகா தேவைப்படும் குழந்தை பெருவயிறும், சுருங்கிய உடலும், குழி விழுந்த கண்களும், சூம்பிப்போன, வயதான தோற்றமுடைய முகமும் உடையவர்களாகவும், எளிதில் சளி பிடித்துக் கொள்பவர் களாகவும் இருப்பர்.

தீராத தலைவலி, காதுகளில் வேக்காடு, முதுகெலும்பில் எரிச்சல், எலும்புகள் உள்ளேயே அரிக்கப்படுதல், அம்மைப்பால் குத்திக்

கொண்டதால் ஏற்பட்ட தீயவிளைவுகள், மதுபானங்கள், குடிப்பதைத் தாங்க இயலாமை, சீழ்பிடிப்பதுடன் தொடர்புள்ள நோய்கள், பல்லில் கட்டிகள், பவுந்திரங்கள், இடுப்புமூட்டு வியாதிகளுக்கு இம் மருந்து பயன்படும்.

நோய் அதிகமாதல்

அமாவாசை, குளிர், மாதவிலக்கின்போது, போர்வைகளை நீக்குதல் - குறிப்பாகத் தரையில் படுத்துக் கொள்ளுதல்.

நோய் குறைதல்

வெப்பம், குறிப்பாக, தலையை நன்றாக மூடிக் கொள்வதனால், சீரணக்கோளாறுகளைத் தவிர அனைத்து நோய்களும், ஆறிப்போன உணவுகளால் குறைவு, நீண்டகால நோய்களில் பல்சட்டில்லாவுக்குப் பதிலாகப் பயன்படுகிறது.

உறவு மருந்துகள்

தூஜா, பல்சட்டில்லா.

முறிவு மருந்துகள்

காம்பர், ஹீப்பர் சல்ப்.

பகை மருந்துகள்

மெர்கூரியஸ்

ஹீப்பர் சல்ப் (Hepar Sulph)

தனிச்சிறப்பான குறிகள்

உடலிலும், மனத்திலும் மிக அதிகமான உணர்ச்சி - குறிப்பாக குளிர்ந்த காற்றினாலும், இலேசாகத் தொடுவதனாலும் பொறுக்க முடியாத வேதனை. அது மயக்கத்தைக்கூட உண்டாக்கும் அளவுக்கு இருக்கும்.

துடிக்கும் வலி, குறிப்பாக மீன்முள் இருப்பது போன்ற உணர்ச்சி.

பொதுவான குறிகள்

குளிர்ந்த, திறந்தவெளியையும், வறண்ட, குளிர்ந்த காற்றையும் தாங்க இயலாமை, குளிரை மிக அதிகமாக உணர்வது, மிக அதிகமான அளவு உடை அணிந்து கொள்வது. வெயில் கடுமையாக இருக்கும் போது கூட பெரிய மேலங்கிகளை அணிந்து கொள்வது.

சிறு வலியைக் கூடப் பொறுத்துக் கொள்ள இயலாமை. வெளியிலும், சுற்றுப்புறங்களிலும் நிகழ்பவற்றைக் கண்டும் கேட்டும்

மிக அதிகமான உணர்ச்சி அடைவது. சிறு விஷயங்கள் கூட கோபமூட்டும், எரிச்சல் ஊட்டும். அடிக்கடி மாற்றத்தை விரும்புவது.

தொடுவதை-குறிப்பாக குழிப்புண்கள், கட்டிகள், புறப்பாடுகள் இருக்கும்போது அவற்றைத் தொடுவதைப் பொறுத்துக் கொள்ள இயலாமை. இம்மருந்து தேவைப்படுபவர் அவசரப்படுபவர், பொறுமை யற்றவர்; அவரை எவ்வகையிலும் மனநிறைவு செய்ய முடியாது. சிறு விஷயங்கூட பெரும் சினத்தை உண்டாக்கும். திடீரெனத் தோன்றும் கொலை செய்ய வேண்டுமென்ற உணர்வு; தற்கொலை செய்து கொள்ள வேண்டுமென்ற உணர்வு; எரிக்க வேண்டுமென்ற உணர்வு; பொருட்களுக்குத் தீவைக்க வேண்டுமென்ற உணர்வு.

மிக அதிகமான, பிசுபிசுப்பான வியர்வை, சிறிதளவு வேலை செய்தாலும் அதிகமாவது, ஈரமான காலங்களில் நோயாளியின் நோய்க் குறிகள் குறைந்திருத்தல், மசாலாவையும் புளிப்பையும் அதிகமாக விரும்புதல், குழந்தையின் உடலில் புளிப்பு நாற்றம், மலம் புளிப்பு நாற்றமுடையதாக இருப்பது, செயலிலும் பேச்சிலும் பானம் அருந்துவதிலும் கூட அவசரம், சொற்கள் அருவிபோன்று கொட்டுதல், சிறிய காயமும் சீழ் பிடித்து ஆறாமை.

ஹீப்பர் சல்பர் மனத்தையும், உடலையும் பாதிக்கும் ஒரு சக்தி வாய்ந்த மருந்து.

நோயாளி சிறுநீர் கழித்து முடித்து விட்டோம் என்று எண்ண முடியாமை.

சிறுநீர்ப்பையில் இன்னும் சிறுநீர் தேங்கியிருக்கிறது என்ற எண்ணம் சிறுநீர் கழிக்க சிறிது நேரம் காத்திருக்க வேண்டியதிருக்கிறது.

இது சோரா நச்சுக்கு எதிரான முக்கியமான மருந்துகளில் ஒன்று.

நோய் மிகுதல்

வறண்ட குளிர்க் காற்றால், குளிர்ந்த காற்றால், இலேசான காற்றால் கூட, பாதரச மருந்துகள் பயன்படுத்தியதால், தொடுவதனால், வலி மிகுந்த பக்கத்தில் படுத்திருப்பதனால்.

நோய் குறைதல்

குளிர்ந்த ஈரமான காலம், தலையை நன்றாக மூடிக் கொள்வதால், வெப்பத்தினால், உண்டபின்.

முறிவு மருந்துகள்

பெல்லடோனா, சாமோமில்லா, சிலிகா, இம்மருந்து உயர்ந்த வீரியத்தில் கொடுக்கப்பட்டால் கட்டிகள் பழுத்து உடைவதைத்

தடுத்து உள்ளே அமிழ்ந்து விட உதவும். மிகக் குறைந்த வீரியத்தில் (3x) கொடுத்தால் கட்டிகள் மிக விரைவில் உடைந்து ஆற வழி செய்யும்.

சைனா (China)

தனிச்சிறப்பான குறிகள்

இரத்தம், மலம், சிறுநீர், வியர்வை, விந்து போன்ற உடலில் உள்ள முக்கியமான திரவப் பொருட்களும், கழிவுப் பொருட்களும் மிகுதியாக வெளியேறியதனால் ஏற்பட்ட பலஹீனங்களுக்கும், நோய்களுக்கும் மிகவும் சிறந்த மருந்தாகும்.

முகம் வெளிறிப் போயிருத்தல், காதுகளில் இரைச்சல், வாயில் கசப்பான சுவை, உணவை வெறுப்பது, காபி, பீன்ஸ், மசாலா வாசனைத் திரவியங்களை மட்டும் மிகுதியாக விரும்புவது, இலேசான உடல் உழைப்பில்கூட அதிகமான வியர்வை, குழந்தை நொறுக்குத் தீனியை மிகுதியாக விரும்புவது.

இலேசாகத் தொடுவதுகூட பொறுக்க முடியாதிருத்தல்; அருகில் யாராவது வந்தால் தன்னைத் தொட்டு விடுவார்களோ என்ற பயம்; மிக அதிகமான வாயுத் தொந்தரவு, வயிறு முழுவதும் வாயு அடைத்துக் கொண்டிருப்பது; உடல் முழுதும் நடுக்கம்; ஒரு நாள் விட்டு மறு நாள் வரும் நோய்கள்.

பொதுக்குறிகள்

சோகை பிடித்த, உடல் பருத்த, வெளிறிப்போன, மூச்சு இறைக்கிறவர்கள், மிக அதிகமாகக் களைத்துப் போய் உள்ள மனிதர்கள், கிழிக்கும் வலி, வெட்டும் வலி, திருகும் வலி, துடிக்கும் வலி ஆகியவை.

மூக்கு, தொண்டை, கர்ப்பப்பை அல்லது வேறு எந்த வழியிலாவது இரத்தம் மிகுதியாக வெளியேறியதன் விளைவுகள், மிக அதிகமான பசி, ஆனால் உணவு மீது விருப்பமின்மை, மலேரியா சுரம் போன்று விட்டுவிட்டுக் காணும் சுரம், சுரத்தின்போது தாகமின்மை, சுரத்தின் போது வியர்வை.

புளித்த, செரிக்காத, நீர் போன்ற கரிய பித்தத்தன்மை நிறைந்த, தானாக வெளியேறுகிற, வலியில்லாத, அதிகப்படியான வயிற்றோட்டம்.

தூக்கம் அமைதியில்லாதிருத்தல், உடலுக்கு உற்சாக மூட்டுவதாக இல்லாமலிருப்பது, கனவுகள் நிறைந்ததாக இருப்பது.

நோய் அதிகரித்தல்

இலேசாகத் தொடுவது, காற்று வீசுதல், ஒருநாள் விட்டு மறுநாள், உடலின் நீர்ச் சத்துப் பொருட்கள் வெளியேறுவது, இரவு நேரம், சாப்பிட்டபின், குனிந்தால்.

நோய் குறைதல்

கடினமாக அமுக்குதல், திறந்தவெளி, வெப்பம்.

முறிவு மருந்துகள்

ஆர்னிகா, ஆர்சனிக்கம், நக்ஸ்வாமிகா, இபிகாக்.

துணை மருந்து

பெர்ரம் மெட்டாலிக்கம்.

பகை மருந்துகள்

டிஜிட்டாலிஸ், செலினியம்.

இந்த மருந்தின் வரலாற்றுடன்தான், ஹானிமனின் புகழும், ஹோமியோபதியர்களுடைய ஆர்வமும், பிரிக்க முடியாதவாறு பிணைக்கப்பட்டுள்ளது. இந்த மருந்துதான் ஹானிமன் முதலில் தானே உண்டு நிரூபித்தது. இந்தச் சோதனையின் மூலமே அவருடைய மனத்தில் ஹோமியோபதி பற்றிய எண்ணம் உதிக்கச் செய்தது. இந்த மருந்தின் சோதனை நியூட்டனுக்கு ஆப்பிள் பழம் விழுந்ததும், கலிலியோவுக்கு விளக்கு அசைந்தாடியதும் தோற்றுவித்த பெரும் மாற்றங்களைத் தோற்றுவித்தது.

பெல்லடோனா (Belladonna)

தனிச்சிறப்பான தன்மைகள்

மிகுதியான வெப்பத்துடன் சிவந்திருத்தல்; சோதித்துப் பார்க்கும் விரல்களைச் சுட்டுவிடக்கூடிய அளவு அதிகமான சூடு; விரல்களிலும் கூட சூடு; கண்கள் பிரகாசமாக இருப்பது; கண்ணின் மணிகள் முழுதும் விரிவாகியிருப்பது; முகம் சிவப்பாகவும் சூடாகவும் இருப்பது; கழுத்தில் உள்ள இரத்தக்குழாய்களின் துடிப்பு, தலைசூடாக இருத்தல்; கைகளும் பாதங்களும் குளிர்ந்திருத்தல்; நாடி வேகமாகவும், பட்பட் என்றும் அடித்தல்; குளிர்ந்த பானங்கள் குடிக்க, குறிப்பாக லெமனேட் குடிக்க விருப்பம்; தொண்டையும், நாக்கும் சிவப்பாயிருத்தல்; வெளிச்சத்தைப் பார்க்க இயலாமை.

பொதுவான குறிகள்

நோய் எதிர்பாராமல் திடீரெனத் தோன்றும் - குறிப்பாகக் குழந்தைகளிடத்தில்; சன்னி சுரத்தில் கடிக்கிறார், துப்புகிறார், பிராண்டுகிறார், அடிக்கிறார், எல்லாப் பொருட்களையும் கிழிக்கிறார்.

தொடர்ந்து சிரித்துக் கொண்டும், பைத்தியம் போலப் பேசிக் கொண்டுமிருக்கிறார்; படுக்கையிலிருந்து குதித்து எழுந்து தப்பி ஓட முயல்கிறார்; தலையிலும், முகத்திலும் சூடு; கண்கள் பிதுங்கிய நிலை.

பெல்லடோனா முழுமையும் கோபாவேசமும், திடீரென நிகழ்வதும் ஊடுருவிப் பாய்கிறது. கட்டு மீறிய தலைவலி; அளவிற்கதிகமான துடிப்புகள்; தாங்கமுடியாத பிதற்றல்கள்; கட்டு மீறிய பைத்தியம்; கட்டுமீறிய இழுப்புகள்; திருகல்கள்.

"சுருங்கச் சொன்னால், பெல்லடோனா நோயாளி, அவரது மூளையில் பெருங்குழப்பம் கொண்டிருக்கிறார்" என டாக்டர் டைலர் கூறுகிறார். பேய், பூதம், பிசாசு, சிங்கம், புலி, நாய் இவற்றைப் பார்ப்பது போன்ற எண்ணம். இருட்டில் இருக்கப் பிரியம்.

இம்மருந்து நரம்புமண்டலம் முழுமையிலும் வேலை செய்கிறது. இது அடிக்கடி பயன்படுத்தக்கூடிய மிகச்சிறந்த மருந்துகளில் ஒன்று.

காக்கைவலிப்பு, இழுப்பு, தொடக்க நிலையில் உள்ள வலிப்பு, இரணச்சன்னி வலிப்பு, சதைகளில் பிடிப்பு, பக்கவாதம், இடது அல்லது வலது பக்க பக்கவாதம் - குறிப்பாக கைகள், கீழ்ப்பாகத் தசைகள், திடீரெனக் காணும் வேக்காடு, கோளங்களின் வீக்கம்.

குழந்தைகளுக்குக் காணும் வலிப்பு, அமைதியின்மை, சிவந்த முகம், டைபாய்ட் சுரம், சீரணக் கோளாறினால் ஏற்பட்ட சுரம், சிவப்பு சுரம் (Scarlet Fever), சுரத்தின்போது வியர்வை, நெற்றியில் குளிர்ந்த வியர்வை, நாடித்துடிப்பு மெதுவாக, கடினமானதாக, நிறைந்ததாக இருக்கும்.

சிவந்த கட்டிகள், கொப்புளங்கள்.

நோய் அதிகமாதல்

தொடுவது, அசைவது, ஒலிகள், காற்று வீசுவது, பிரகாசமான, பளபளப்பான பொருட்களைப் பார்த்தல், மாலை 3 மணிக்குப் பின், இரவு, நள்ளிரவுக்குப் பின், பானங்கள் அருந்தும்போது, தலையின் மீதுள்ள துணிகளை விலக்கும் போது, கோடைக்கால வெயில், படுத்திருத்தல்.

நோய் குறைதல்

ஓய்வாக இருத்தல், நேராக நிற்றல் அல்லது உட்கார்ந்து இருத்தல், வெப்பமான அறை.

துணை மருந்துகள்

கல்கேரியா கார்ப்.

முறிவு மருந்துகள்

காம்பர், காபியா, ஓபியம், அக்கோனைட், ஹீப்பர் சல்ப், பல்சட்டில்லா.

பிரையோனியா (Bryonia)

தனிச்சிறப்பான குறிகள்

ஒரு சிறிது அசைந்தாலும், அல்லது நடந்தாலும், அல்லது கண் இமைகளை மூடித் திறந்தாலும், பேசினாலும் கூட நோய் மிகுதியாதல். மிக அதிகமான அளவு ஓய்வாக இருப்பதில் விருப்பம். அதனால் நோய் குறைவது. சிறிது எதிர்ப்புத் தெரிவிக்கப்பட்டாலும் கோபம் போன்ற பெரும் எரிச்சல்; பெரும் அளவில் குளிர்ந்த தண்ணீர் குடிப்பதற்கு - குறிப்பாக நீண்ட கால இடைவெளிக்குப் பின்.

பொதுக்குறிகள்

சிறிது எதிர்ப்புத் தெரிவிக்கப்பட்டாலும் அல்லது தொந்தரவு கொடுக்கும் சூழ்நிலையிலும் கோபம் போன்ற பெரும் எரிச்சல். ஏதேனும் ஒரு வாரத்திலோ, ஏமாற்றத்திலோ, அல்லது கோபத்திலோ எளிதில் நிலைகுலையக் கூடிய மனநிலை. இது ஒரு தனித்தன்மை வாய்ந்த தேகவாகுதான். அதற்குப் பிரையோனியா கொடுப்பது இன்றியமையாதது.

நோயுற்றிருக்கும்போது முகம், கரிய, சிவப்பு நிறமுடையதாகவும், மயங்கிய நிலையில் உள்ளதாகவும் இருக்கும்.

உதடுகளும், தொண்டையும், வாயும், மிக அதிகமான அளவு வறண்டிருத்தல். நாக்கில் அடர்த்தியாக வெண்படலம் படிந்திருத்தல்.

தைக்கும் வலிகள், குத்தும் வலிகள், சிறிது அசைந்தாலும் கூட அதிகரிப்பது. நோயாளி அவருடைய சொந்த வீட்டில் இருக்கும்பொழுதே கூட தன்னை வீட்டிற்கு அழைத்துப் போக வேண்டுமெனக் கூறுதல். ஏழையாகப் போய் விடுவோம் என்ற பயம். தன் தொழில் அல்லது வியாபாரத்தைப் பற்றியே ஓயாது பேசுதல்.

பிரையோனியா நோயாளியை எதிர்த்து ஒருபொழுதும் பேசாதீர்கள். ஏனெனில் அது அவரது நோயை மிகுதிப்படுத்தி விடும். அவருக்கு ஏதோ ஒன்று வேண்டும், ஆனால் அது என்ன என்று மட்டும் அவருக்குத் தெரியாது.

பிரையோனியா குணப்படுத்தும் நோய்கள் மெதுவாகவே தோன்றி, மெதுவாகவே அதிகரிக்கின்றன. பல நாள்களுக்கு முன்னரே அறிகுறிகள் தோன்றி விடுகின்றன. நோய் தோன்றுவதற்கு நீண்ட நாள்களுக்கு முன்னரே சோம்பேறித்தனமுடையவராக ஆகிவிடுகிறார். களைத்துப் போய்விடுகிறார். எந்த ஒரு காரியத்தையும் செய்ய விரும்பவில்லை. பேசவோ அசையவோ விரும்புவதில்லை. இது, மெதுவாக வளர்ந்து ஒரு நோயாக முற்றுகிறது. இந்த நிலையின் தொடக்கத்திலேயே பிரையோனியா கொடுக்கப்பட்டால் நோயாளியைத் துன்புறுத்தி வரும் நோயைத் தொடக்கத்திலேயே போக்கி விடலாம்.

பிரையோனியா நோயாளி உணவின் தன்மை, அதன் ருசி ஆகியவற்றைப் பற்றிச் சிறிதும் கவலைப்படாமல், கண்டதையும் வயிற்றில் போட்டுக் கொள்கிறார்.

நுரையீரல் சவ்வின் அழற்சி (Pleurisy) யிலும், மார்ச்சளி நோயிலும் பிரையோனியா நோயாளி வலி மிகுந்த பக்கத்திலேயே படுத்திருப்பார். இது விநோதமானதுதான். இதுதான் பிரையோனியாவின் தனிச் சிறப்பான இயல்பு.

நோய் அதிகரித்தல்

வெப்பம், அசைவுகள் எதுவாயினும், காலை சூடான உணவு, வெப்பமான காலநிலை, அதிகமாக வேலை செய்வது, தொடுதல், கழிவுப்பொருட்கள் வெளியேற்றப்படாமல் தடுக்கப்படுவது.

நோய் குறைதல்

வலி மிகுந்த பக்கத்தில் படுத்திருப்பது; அழுத்துதல்; ஓய்வு; குளிர்ந்த பொருட்கள்.

உறவு மருந்துகள்

அலுமினா; ரஸ்டாக்ஸ்.

முறிவு மருந்துகள்

அக்கோனைட், சாமோமில்லா, நக்ஸ்வாமிகா.

கார்போ வெஜிடாபிலிஸ்
(Carbo Vegetabilis)

இந்த மருந்தும், ஆர்சனிக் ஆல்பம், மூரியாடிக் ஆசிட் ஆகிய மருந்துகளும் சாவின் வாயிலிருந்து ஏராளமானவர்களை மீட்டுள்ளது.

இது சோரா நச்சைப் போக்கவல்ல சிறந்த மருந்தாகும். இது நீடித்த நோய்களிலும் குறுகியகால நோய்களிலும் பெரும் பயனுள்ளது.

தனிச்சிறப்பான குறிகள்

கார்போ வெஜிடாபிலிஸ் தேவைப்படும் நோயாளி பருமனான வராகவும், சோம்பல் நிறைந்தவராகவும், கொழுப்பு மிகுந்தவராகவும் இருக்கிறார். அவருடைய நோய் நீண்டகாலத் தன்மையுடையதாகவே இருக்கும். நோயாளி எளிதில் மயங்கி விழுந்து விடுகிறார். களைத்துப் போய் விடுகிறார். அவருக்கு நல்ல தூய காற்று மிகுதியாகத் தேவைப் படுகிறது. வேகமாக விசிறிக்கொண்டேயிருக்க வேண்டும். ஜன்னல்கள் எல்லாம் திறந்து வைத்துகொள்ள வேண்டும் என நோயாளி விரும்புவார்.

உடலில் உள்ள இன்றியமையாத நீர்ச்சத்துக்கள் வெளியேறியதால் ஏற்பட்ட பலவீனம். மிக அதிகமான மருந்துப் பொருட்களை உண்டதால் ஏற்பட்ட பலவீனம்.

பொதுக்குறிகள்

உள் உறுப்புகளில் காணும் தாங்க முடியாத எரிச்சல். ஆனால் வெளிப்புறத்தில் சில்லென்று இருப்பது, சவக்களை, மூச்சு விடுவதில் மிகுந்த துன்பம், நெற்றியில் குளிர்ந்த வியர்வை - குறிப்பாக முழங்கைக்குக் கீழும் முழங்காலுக்குக் கீழும் சில்லிப்பு, தளர்ந்த குரல், இதயத் துடிப்பும், நாடித் துடிப்பும் தாறுமாறாக இருத்தல், பலமற்று இருத்தல்.

நீண்ட நாட்களாகத் தொடர்ந்து இருந்துவரும் மேல் வயிற்றுப் பொருமல், சில உறுப்புகளில் இரத்தக் குறைவு, நீடித்த அல்லது குறுகிய கால வயிற்றுப்போக்கு, நாற்றமுள்ள கழிவுப் பொருட்கள்.

மெல்லிய இரத்தக்குழாய்களில் இரத்தம் ஓடாமல் நின்று விடுகிறது. மூக்கு, இரைப்பை, ஈறுகள், குடல், சிறுநீர்ப்பை அல்லது எந்தப் பூந்தசைப் பகுதியிலிருந்து இரத்தம் வெளியேறினாலும் அதற்கு இதுவே சிறந்த மருந்தாகப் பயன்படுகிறது. உடலின் மேல்பாகம் விவரிக்க முடியாதவாறு வெளிறிப் போனாலும் இதுவேதான் மருந்தாகும்.

குறுகியகால நோய்களால் மிகவும் பாதிக்கப்பட்டதால் ஏற்பட்ட இரத்த சோகையும், பலவீனமும், டைபாய்ட் சுரத்திற்குப் பின் உடல் தேறாமை, முழுதும் சரிவர குணமாகாமல் இருத்தல், குறைந்த செரிமானம், ஏப்பம் சிறிதளவே நோயைக் குறைக்கிறது. குளிர்க்காலத்தி லிருந்து கோடைக்காலத்திற்கு மாறும்போது ஏற்படும் நோய்கள்.

நோயின் இறுதி நிலையில் மிக அதிகமான, குளிர்ந்த வியர்வையும், குளிர்ந்த மூச்சும், குளிர்ந்த கை கால்களும், நீலநிற விரல் நகங்களும், குளிர்ந்த நாக்கும், குரல் மங்கிப் போதல் ஆகியவை ஏற்பட்டுள்ள நிலையிலும்கூட இம்மருந்து நோயாளியின் உயிரைக் காக்கும் அருமருந்தாகும்.

நோய் மிகுதல்

மாலை, இரவு, திறந்தவெளி, குளிர், கொழுப்புச் சத்துள்ள உணவு, வெண்ணெய், காபி, பால், வெப்பமான, ஈரமான காலநிலை, மதுபானம்.

நோய் குறைதல்

ஏப்பம் விடுதல், விசிறுதல்

முறிவு மருந்துகள்

காம்பர், அம்ப்ரா, ஆர்சனிக்.

துணை மருந்துகள்

காலி கார்ப், டிரோசிரா

மெர்க்கூரியஸ் சொலுபிலிஸ்
(Mercurius Solubilis)

சிபிலிஸ் நச்சுக்கும், சைக்கோசிஸ் நச்சிற்கும் எதிரான மருந்து. இம்மருந்து உடலின் ஒவ்வொரு உறுப்பையும், தசையையும் பாதிக்கிறது. நலமுள்ள உயிரணுக்களைக் கேடுறச் செய்கிறது. இரத்தத்தைக் கேடுறும்படி செய்கிறது. இம்மருந்து ஹோமியோபதி முறையில் உயிர்காக்கும் மருந்தாகவும், உயிரைப் பேணும் மருந்தாகவும் விளங்கு கிறது. இதைச் செய்த பெருமை டாக்டர் ஹானிமன் அவர்களையே சாரும்.

தனிச்சிறப்பான குறிகள்

குளிராக இருப்பினும், வெப்பமாக இருப்பினும் அதைத் தாங்க இயலாமை, இரவு நேரத்தில் நோய் அதிகரித்தல், வலதுபுறம் சாய்ந்து படுத்துக் கொள்வதால் நோய் அதிகரித்தல், படுக்கையில் மிகுதியாக வியர்க்கும்போது நோய் அதிகரித்தல்.

நிணநீர் அமைப்பு முறையும் அதனுடன் அனைத்துப் பூந்தசை களும், கோளங்களும், உள்ளுறுப்புகளும், எலும்புகளும் குறிப்பாகப் பாதிக்கப்படுகின்றன. கடற்பஞ்சு போன்ற இரத்தம் கசியும் ஈறுகள், வீங்கிய, ஈரமான, நலம் கெட்ட வாய், மற்றும் நாக்கு, வாய் நாற்றம், ஏறத்தாழ வீங்கிய டான்சில் கோளங்கள், மாலை வேளையில் குளிர்,

அதிகப்படியான எண்ணெய் போன்ற வியர்வை, அந்த வியர்வை நோயைக் குறைக்காது. இருமல், ஈரமான பசை நிறைந்த சுகாதாரமற்ற சருமம், மூக்கு சிவப்பாகவும் வீங்கியும் புண்ணாகவும் இருத்தல், தொண்டைக் கம்மல் ஆகியவற்றிற்கு மெர்கூரியஸ் மிகச்சிறந்த மருந்தாகும்.

பொதுக்குறிகள்

இது மஞ்சட்காமாலை, மந்தமான கல்லீரல், வாதம், பொன்னுக்கு வீங்கி, கண்டமாலை, தொண்டைக்கம்மல், வயிற்றோட்டம், வயிற்றுக் கடுப்பு (மலம், இரத்தம், சளி ஆகியவை கலந்ததாக இருப்பது, வலியுடன் மலம் வெளியேறுவது, அதனால் மயக்க நிலை தோன்றுவது), தடுமன், இருமல், இரவு நேரத்தில் அதிகரிக்கும் இருமல், நோயுற்ற கண்ணாம்பட்டைகள், வெள்ளைப்படுதல், கழுத்துப் பிடிப்பு, தொண்டைக் கரகரப்பு ஆகிய இந்த நோய்களுக்கு மேலே சொன்ன குறிகள் காணப்படும் போது மெர்கூரியஸ் கொடுக்கப்பட வேண்டும்.

சொத்தைப் பல்லின் விளைவாக ஏற்படும் பல்வலிக்கும், நலமற்ற ஈறுகளில் உள்ள, ஆடுகின்ற பற்களுக்கும், இது முக்கியமான மருந்தாகும். இது சிறிது காலத்திற்கு முன்னர் தோன்றிய கிரந்தி நோய்க்குச் சிறந்த மருந்தாகும்.

மெர்கூரியஸ் நோயாளி ஒரு மனித வெப்பமானி. குளிரும் வெப்பமும் அவரை விரைவில் பாதிக்கும். தண்ணீர் போன்ற, பச்சையான நாற்றமுள்ள இரத்தம் கலந்த சீழ் பிடிக்கும் இயல்புக்கும் இதுவேதான் மருந்தாகும்.

ஆண்குறியில் புண், விரைவீக்கம், ஆண்குறியில் வியர்வை, மாதவிலக்கின்போது முலையில் வலி, முலை வீங்குதல், மாத விலக்கின் போது இரத்தப்போக்கு அதிகம், சினைப்பையில் குத்துவலி, பெண்குறியில் அரிப்பு, கிரந்திப் புண், நாற்றம், கருப்பையில் புண், புற்று.

நோய் மிகுதல்

இரவு நேரம், ஈரமான, குளிர்ந்த கால நிலை, வலதுபக்கம் படுத்திருத்தல், வியர்வை காணுதல், வெப்பமான அறை, சூடாக உள்ள படுக்கை, ஓய்வெடுக்கும்போது.

நோய் குறைதல்

படுத்திருக்கும்போது, காலையில், சமமான தட்பவெப்ப நிலையில்.

முறிவு மருந்துகள்

ஆரம்மூர், ஹீப்பர் சல்ப், நைட்ரிக் ஆசிட், சல்பர், மெசீரியம்.

மேலே விளக்கிக் கூறப்பட்ட 15 மருந்துப் பொருட்களைத் தவிர - ஏராளமான மருந்துப் பொருட்கள் - மண்ணிலிருந்து, எக்ஸ்ரே கதிர்கள் வரையும், தங்கத்திலிருந்து வெடிமருந்து வரையும், தேனீக்களின் விஷத்திலிருந்து, நாகப்பாம்பின் விஷம் வரையும், கெட்டுப்போன மாட்டிறைச்சியிலிருந்து மனித உடலில் தோன்றும் புற்று நோயின் கழிவுப் பொருட்கள் வரை ஹோமியோபதி முறையில் மருந்தாக்கப் பட்டு சோதனை நிரூபணம் செய்யப்பட்டு அவற்றை அறிந்து நோய் தீர்க்கப் பயன்பட்டு வருகின்றன. அவற்றை நீங்களும் அறிந்து பயன்படுத்துங்கள். நோய் தீர்க்கும் கலையில் வெற்றி பெறுங்கள். உயர்ந்த மனமும், வலிமை வாய்ந்த உடலும் கொண்ட மனித சமுதாயமாக மலரச் செய்யுங்கள்.

நூற்பெயர்க்கோவை (Bibliography)

Anshutz, E.L.

Therapeutic Byways
World Homoeopathic Links, New Delhi - 55.

Battacharya, A.K.

Tridosha and Homoeopathy (Revised & Enlarged Second Edition)
Firma KLM Private Ltd., Calcutta (1982).

Bose, S.K.

Human Anatomy and Physiology
M. Battacharya & Co., Calcutta (1960).

Boericke, Williams

Materia Medica
Roy Publishing Company, Calcutta.

Boyd, William

A Text book of Pathology:
Structures and Functions in Disease (Eighth Edition)
Lea & Febicer, Philadelphia.

Clarke, J.H.

The Prescriber,
The Homoeopathic Publishing Company Ltd.
152, Landor Road, London S.W.G.

Compton Burnett J.

Curability of Tumours by medicines
B. Jain Publishers (P) Ltd., New Delhi

Compton Burnett J.

Diseases of the Liver
B. Jain Publishers (P) Ltd., New Delhi.

Compton Burnett J.

Organ Diseases of Women
Harren & Brother, Calcutta.

Compton Burnett J.

> The Change of Life in Women
> B. Jain Publishers (P) Ltd.

Compton Burnett J.

> Tumours of the Breast
> B. Jain Publishers (P) Ltd

Constantine Herring

> The Homoeopathic Domestic Physician
> B. Jain Publishers (P) Ltd., New Delhi.

Cowperthiwaite A.C.

> A Textbook of Gynaecology,
> Jain Publishing Company, New Delhi-16.

Cyril Scott

> Victory over Cancer without Radium or Surgery
> True Health Publishing Co., 152 Landon Road, London.

Dearson

> Diseases of the Skin
> B. Jain Publishers (P) Ltd., New Delhi.

Dorothy Shepherd

> A Physician's Posy

Dorothy Shepherd

> More Magic of the Minimum Dose
> 152, London Road, London SWG.

Doughlas

> Skin Diseases
> Roy Publishing House, Calcutta - 62.

Dutta A.C.

> Homoeopathy - In the Light of Modem Science (Second Revised Edition)
> Jain Publishing Co., New Delhi.

Edmund Carlten

> Homoeopathy in Medicine & Surgery
> Jain Publishing Company, New Delhi.

Eli G. Jones

> Cancer, its Causes, Symptoms and Treatment
> B. Jain Publishing Company, New Delhi.

Eli. G. Jones

> Definite Medication
> B. Jain Publishing company, New Delhi.

Ellis Barker J.

> My Testament of Healing
> The Homoeopathic Publishing Co. Ltd., (1949)
> 24, St. George St. (Hanover Square) London W.I.

Ellis Barker J.

> New Lives for Old. How to Cure the Incurable
> The Homoeopathic Publishing Co. (1949)
> 24, St. George St. (Hanover Square) London S.W. I.

Gallavardin J.P.

> Plastic Medicine
> World Homoeopathic Links, New Delhi - 55.

George Royal

> Textbook of Homoeopathic Theory and Practice of Medicine
> Jain Publishing Company, New Delhi.

Herbert Robert

> Art of Cure by Homoeopathy
> B. Jain Publishers, New Delhi.

Iyer T.S.

> A Beginner's Guide to Homoeopathy
> S. Viswanathan, Bangalore (1961).

Jahr G.H.G.

> The Homoeopathic Treatment of the Diseases of Females and Infants at the Breast
> 3rd edition (Translation) 1959.
> M. Battacharya & Co Private Ltd., Calcutta.

Jahr G.H.G.

> Therapeutic Guide - The most important results of more — than 40 years of practice (1961)
> Harren & Brother, Calcutta.

Johnson, I.D.

A Guide to Homoeopathic Practice
[The Homoeopathic Physician, Calcutta 1948]

Kamthan P. S.

Remedies for Skin and Bone Diseases
B. Jain Publishers, New Delhi.

Kaplan A.

Obstetrics and Gynaecology
and its Tamil Translation by Dr. Manimekalai (March 1966)
Bureau of Tamil Publication, Madras.

Kazansky

Cancer
Foreign Languages Publishing House (1955), Moscow.

Kent J.T.

Lectures on Homoeopathic Philosophy
Jain Publishing Co., New Delhi.

Kent J.T.

Lectures on Materia Medica (1964)
Bhattacharya & Co., Calcutta.

Kent J.T.

Repertory (Second Indian Edition), 1966.
Roy Publishing House, Calcutta.

Mansarov H.H.

Problems of Dietology, Gastro - enterology and Hepatology in Avicenna's Cannon of Medicine

Danish Publishing House (1980).

Nathan Elshtein

The Doctor, the Patient and Time (1979)
Periodic - Tallinn.

Patel Raman Lal

Instruction to Patients under Special Treatment for Cancer or Tumour etc.
Kottayam, Kerala.

Pekelis V.

    Realise Your Potential
    Mir Publishers (1987)

Petrov R.V.

    Me or Not Me
    Mir Publishers (1987).

Roy

    Etiology
    Hrishikesh Homoeopathic Pharmacy, 8A Brindaban Basek St. Hatkola (P.O.) Calcutta, 1940.

Ruddock E.H.

    Homoeopathic Vade Mecun:
    Asoka Publishers, Delhi.

Ruddock E.H.

    The Lady's Manual of Homoeopathic Treatment in the Vicious Derangement incidental to her Sex (1947)
    Homoeopathic Publishing Company
    24, St. George St., Hanovar Square,
    London - W.I.

Shubin B. and Yu. Gritsman

    Men Vs Cancer
    Mir Publishers - English Translation - 1987, Moscow.

Small A.E.

    A Manual of Homoeopathic Practice for the Families and Private Individuals
    Economic Homoeo Pharmacy, Calcutta.

Sokolov E.I. and Belov E.V.

    Emotions and Heart Diseases (English Translation) 1986.
    Mir Publishers, Moscow.

இராமகிருஷ்ணன் சி.

    மாதர் நோயும் மருத்துவமும்

நியூ செஞ்சுரி புக் ஹவுஸ் பிரைவேட் லிமிடெட், சென்னை.

இராமகிருஷ்ணன் சி.

நோய் நீக்கும் ஹோமியோபதி மருத்துவ முறை - அறிமுகம்

நியூ செஞ்சுரி புக் ஹவுஸ் பிரைவேட் லிமிடெட், சென்னை.

இராமகிருஷ்ணன் சி.

வயிற்றுக் கோளாறுகள்

நியூ செஞ்சுரி புக் ஹவுஸ் பிரைவேட் லிமிடெட், சென்னை.

இராமகிருஷ்ணன் சி.

புற்று நோய்

நியூ செஞ்சுரி புக் ஹவுஸ் பிரைவேட் லிமிடெட், சென்னை.

கதிரேசன் அ.

நோயின்றி வாழ்க

நியூ செஞ்சுரி புக் ஹவுஸ் பிரைவேட் லிமிடெட், சென்னை.

சோமசுந்தரம் ஓ.
ஜெயராமகிருஷ்ணன் தி.

மனநோயும் இன்றைய மருத்துவமும்

நியூ செஞ்சுரி புக் ஹவுஸ் பிரைவேட் லிமிடெட், சென்னை.

நரேந்திரன்

நோயை வெல்வோம்

நியூ செஞ்சுரி புக் ஹவுஸ் பிரைவேட் லிமிடெட், சென்னை.

லூச்னிக் என்.

நான் ஏன் தந்தையைப்போல் இருக்கிறேன் (மொழிபெயர்ப்பு) மீர் பதிப்பகம் (1980), மாஸ்கோ

ததாரினோவ் வி.

மனித உடற்கூறு இயலும், உடல் இயங்கு இயலும்

(மொழி பெயர்ப்பு)

மீர் பதிப்பகம் (1980), மாஸ்கோ.

ஜெயராமகிருஷ்ணன் தி.
ஜெயச்சந்திரன் பு.

உணர்ச்சிகள் உருவாக்கும் உடல் நோய்கள்

நியூ செஞ்சுரி புக் ஹவுஸ் பிரைவேட் லிவமிடெட், சென்னை.

செய்தித் தாள்களும், மாத, வார இதழ்களும்

The Hindu - Supplements Dec. 88

Homoeopathy Bulletin - Calcutta

The Homoeopthic Heritage - October 1978

Torch of Homoeopathy - October 1964

சித்த மருத்துவம்

நல்வழி

தினமணிக்கதிர்

தினமலர்

மூலிகைமணி